全国高职高专护理类专业规划教材（第二轮）

U0792555

护理药理学

（第2版）

（供护理及助产类专业使用）

主　编　张　庆　苏溪淇

副主编　武彩霞　邓元荣　田　园　刘鸿业

编　者（以姓氏笔画为序）

邓元荣（福建卫生职业技术学院）
田　园（济南护理职业学院）
白　婧（山西省晋中市卫生学校）
刘　佳（长春市第二中等专业学校）
刘鸿业（山东省青岛第二卫生学校）
苏溪淇（重庆医药高等专科学校）
李　文（赣南卫生健康职业学院）
李　凌（唐山市丰润区卫生职业中等专业学校）
李高文（宁波卫生职业技术学院）
张　庆（济南护理职业学院）
武彩霞（山东医学高等专科学校）
郑　丹（山东药品食品职业学院）
郑　磊（山东省立第三医院）
靳　卓（廊坊卫生职业学院）
阚　晶（安徽医学高等专科学校）
谭　娇（重庆医药高等专科学校）

中国健康传媒集团
中国医药科技出版社

内容提要

本教材为“全国高职高专护理类专业规划教材（第二轮）”之一。本次修订继续采用“任务驱动式”模式，按照“任务导入”“任务描述”“任务实施”“任务解析”“任务检测”的结构编写，围绕实际用药护理任务，参照《全国护士执业资格考试大纲》和护理岗位需求，系统介绍了护理工作中的常用药物，重点阐述了药物的不良反应和用药护理等内容。内容上增加了考点提示、护考机考模拟题，并将“用药前”“用药中”“用药后”三段式用药护理程序进行了“任务实施流程单”的设计。内容共 14 个工作项目，包含了 48 个用药护理工作任务及 22 个实训。本教材为书网融合教材，即纸质教材有机融合电子教材，教学配套资源（PPT、微课、思维导图等），题库系统，数字化教学服务（在线教学、在线作业、在线考试），使教材内容立体化、深动化，便教易学。

本教材适供高等职业教育（含中高职衔接层次）护理及助产类专业师生使用，可以作为参加全国护士执业资格考试的参考书，也可作为护理类职业技能鉴定和在职护理人员在临床护理工作中学习药理学相关知识的参考书。

图书在版编目（CIP）数据

护理药理学／张庆，苏湲淇主编．—2 版．—北京：中国医药科技出版社，2019．7
全国高职高专护理类专业规划教材（第二轮）
ISBN 978－7－5214－0911－6

Ⅰ．①护…　Ⅱ．①张…　②苏…　Ⅲ．①护理学－药理学－高等职业教育－教材　Ⅳ．①R96

中国版本图书馆 CIP 数据核字（2019）第 115925 号

美术编辑　陈君杞
版式设计　友全图文

出版　**中国健康传媒集团**｜中国医药科技出版社
地址　北京市海淀区文慧园北路甲 22 号
邮编　100082
电话　发行：010－62227427　邮购：010－62236938
网址　www. cmstp. com
规格　889×1194 mm $^{1}/_{16}$
印张　27 $^{1}/_{2}$
字数　600 千字
初版　2015 年 7 月第 1 版
版次　2019 年 7 月第 2 版
印次　2023 年 4 月第 5 次印刷
印刷　三河市万龙印装有限公司
经销　全国各地新华书店
书号　ISBN 978－7－5214－0911－6
定价　78.00 元

数字化教材编委会

主　编　张　庆　苏溪淇

副主编　李高文　郑　丹　刘　佳　白　婧

编　者（以姓氏笔画为序）

邓元荣（福建卫生职业技术学院）
田　园（济南护理职业学院）
白　婧（山西省晋中市卫生学校）
刘　佳（长春市第二中等专业学校）
刘鸿业（山东省青岛第二卫生学校）
苏溪淇（重庆医药高等专科学校）
李　文（赣南卫生健康职业学院）
李　凌（唐山市丰润区卫生职业中等专业学校）
李高文（宁波卫生职业技术学院）
张　庆（济南护理职业学院）
武彩霞（山东医学高等专科学校）
郑　丹（山东药品食品职业学院）
唐敏芳（山东医学高等专科学校）
靳　卓（廊坊卫生职业学院）
阚　晶（安徽医学高等专科学校）
谭　娇（重庆医药高等专科学校）

出版说明

“全国高职高专护理类专业规划教材”于2015年由中国医药科技出版社出版，全套教材共27门，是针对全国高职高专医药院校护理类专业教育教学需求和复合型临床人才培养目标要求而编写，自出版以来得到了各院校的广泛欢迎。为了进一步提升教材质量，使教材更好地服务于院校教学，同时为了进一步贯彻落实国务院办公厅《关于深化医教协同进一步推进医学教育改革与发展的意见》（〔2017〕63号）等有关文件精神，不断推动职业教育教学改革，推进信息技术与医学教育融合，加强医学人才培养，使职业教育切实对接岗位需求，教材内容与形式及呈现方式更加契合现代职业教育需求，培养具有整体护理观的护理人才，在教育部、国家卫生健康委员会、国家药品监督管理局的支持下，中国医药科技出版社组织了本套教材的修订工作，并由全国近百所高职高专院校及附属医疗机构260余名专家、教师精心编撰，即将付梓出版。

本轮教材共包含27门，其中24门教材为新修订教材（第二版），主要特点如下。

一、内容精练，专业特色鲜明

本轮教材建设对课程体系进行科学设计，整体优化；对上版教材中不合理的内容框架进行适当调整；内容上吐故纳新，力求达到基础学科与专业学科紧密衔接、主干课程与相关课程合理配置的目标。教材内容精练、针对性强，具有鲜明的专业特色和高职教育特色。

二、对接岗位，强化能力培养

本轮教材强化以岗位需求为导向的理实教学，注重理论知识与护理岗位需求相结合，对接职业标准和岗位要求。每门教材在由教学一线经验丰富的教师组成编写团队的基础上，吸纳了多位具有丰富临床经验的医护人员参与编写，满足培养应用型人才的需求。在教材正文适当插入临床案例，起到边读边想、边读边悟、边读边练，做到理论与临床护理岗位相结合，强化培养学生临床思维能力和护理操作能力；同时注重护士人文关怀素养的养成，注重吸收临床护理新技术、新方法、新材料，体现教材的先进性。

三、对接护考，满足考试需求

本轮教材内容和结构设计，与国家护士执业资格考试紧密对接，在国家护士执业资格考试相关课程教材中以“考点提示”和“目标检测”的形式插入护士执业资格考试考点与真题，为学生学习和参加护士执业资格考试奠定基础，提升学习效率。

四、书网融合，学习便捷轻松

全套教材为书网融合教材，即纸质教材与数字教材、配套教学资源、题库系统、数字化教学服务有机融合。通过“一书一码”的强关联，为读者提供全免费增值服务。按教材封底的提示激活教材后，读者可通过 PC、手机阅读电子教材和配套课程资源，并可在线进行同步练习，实时反馈答案和解析。同时，读者也可以直接扫描书中二维码，阅读与教材内容关联的课程资源（“扫码学一学”，轻松学习 PPT 课件；“扫码练一练”，随时做题检测学习效果），从而丰富学习体验，使学习更便捷。教师可通过 PC 在线创建课程，与学生互动，开展在线课程内容定制、布置和批改作业、在线组织考试、讨论与答疑等教学活动，学生通过 PC、手机均可实现在线作业、在线考试，提升学习效率，使教与学更轻松。此外，平台尚有数据分析、教学诊断等功能，可为教学研究与管理提供技术和数据支撑。

本轮教材修订在组织、编写和审定过程中，得到众多专家的悉心指导和相关院校的大力支持，在此一并致谢！

改革创新的过程也是探索提升的过程，目标的提出至目标的实现是一个漫长、曲折的过程。在此殷切希望各医药卫生类院校师生和广大读者在使用中对教材进行检验，并提出宝贵意见，使本套教材日臻完善，为促进我国高职高专护理类专业教育教学改革和人才培养做出积极贡献。

中国医药科技出版社
2019 年 5 月

全国高职高专护理类专业规划教材（第二轮）

建设指导委员会

张　庆（济南护理职业学院）
张　荣（毕节医学高等专科学校）
张　健（长春医学高等专科学校）
张　敏（安徽医学高等专科学校）
张　德（四川护理职业学院）
张亚军（内蒙古医科大学继续教育学院）
陈　燕（惠州卫生职业技术学院）
陈秋云（漳州卫生职业学院）
陈顺萍（福建卫生职业技术学院）
陈晓玲（安徽卫生健康职业学院）
陈瑄瑄（漳州卫生职业学院）
林建兴（漳州卫生职业学院）
林斌松（漳州卫生职业学院）
周卫凤（安徽医学高等专科学校）
周谊霞（贵州医科大学）
庞　燕（四川护理职业学院）
洪　霞（福建卫生职业技术学院）
郭永洪（云南工商学院）
黄小凤（漳州卫生职业学院）
谌　秘（南昌大学第四附属医院）
谢万兰（襄阳职业技术学院）
薛　梅（天津医学高等专科学校）

前 言 / PREFACE

2019年1月，国务院颁布了《国家职业教育改革实施方案》（国发〔2019〕4号）对职业教育改革做出了重大部署。作为职业教育的重要组成部分，护理职业教育改革也将加速推进，护理人才培养模式也会发生新转变，我们及时在原“全国医药高职高专护理类专业规划教材”《护理药理学》的基础上，紧紧围绕“培养与我国社会主义现代化建设要求相适应，德、智、体全面发展，具有综合职业能力，在第一线工作的高素质的高级护理技能型人才”的目标，根据改革新要求、新特点，特别是充分领会《国家职业教育改革实施方案》对教材建设的要求，借鉴近年来护理教学改革成果，科学分析护理岗位需求，充分依托“医药大学堂”网络信息平台，大幅度增加数字资源，增加对接未来“1+X”岗位证书考试需要的模拟练习内容，将未来护理岗位需要与医药知识技能融合为“用药护理”核心内容，在继续采用“任务驱动”模式的基础上，力求打造全新的“书网融合”创新型教材，为全国护理职业教育改革贡献应有作用。

本教材在编写过程中始终坚持体现“三基”（基本理论、基本知识、基本技能）、“五性”（思想性、科学性、先进性、启发性、适用性）、“三特定”（特定对象、特定要求、特定限制）的原则，在主要面对专科层次的同时，根据《国家职业教育改革实施方案》，扩大适用范围，在药理学框架基础上，围绕“用药护理”这个核心任务，力求在护理专业特色上下功夫，以求更好满足专业需求，体现专业水平。在护理专家的指导下，我们设计了“工作任务实施流程单”，将护理程序应用到用药护理中，并概括提炼为“用药前”“用药中”“用药后”，配合数字资源进行详细展示，这也是本版教材适应新要求的主要创新点，是对药理教材采取“活页式”“清单式”编写的一次尝试。同时结合临床实际和护考大纲，优化用药护理案例，配以数字资源解答，以利于学以致用，融会贯通；在编写内容上，适当增加“两新”（新药物、新应用），对临床已经少用的药物和陈旧知识点予以删略，对临床评价高的新药和新用药技术酌予介绍，尤其是对近年来取得较多进展的心血管药物、精神类疾病药物、抗糖尿病药物、抗恶性肿瘤靶向药物、抗HIV药物进行了补充更新，优化了“用药护理的药品常识”“专科用药护理”等内容；除部分代表性药物外，各类药物的作用机制和体内过程仅简要介绍，重点介绍其类别、作用、临床应用、不良反应及用药护理等与临床护理关系密切的内容，突出护理专业特色和工作岗位情境。

为适应职业教育改革新形势和各地在使用上一版的经验总结，本教材改进了“任务驱动”模式，采用“项目－任务”的结构编写，力求“以工作任务引导教学活动”“在工作情境中完成教学任务”。通过“学习目标”明确教学要求，用“任务导入”“任务描述”引入典型工作任务，通过“知识平台”和“拓展提升”介绍“必需”“够用”的知识，通过融入“用药护理程序”的“任务实施”完成工作任务，并用“任务解析”和“任务检测”加以评价学习效果，其中“任务实施”改为两部分，一部分保留在纸稿中，改为“任务实施流程单”，另一部分则优化进数字资源，为后期制作体现岗位任务的数字资源打好基础，编写体例保留了上一版的“知识链接”等部分，利于师生开展交流互动、情景模拟、任务驱动模式和PBL教学等教学方法，目标检测题均采用护考模拟题型，用“考点提示”突出重点，以利于教学安排和复习巩固。整个教材结构前后呼应，便于学生识记和应用。教材最后还编写了实践环节，包括用药护理模拟训练和药理学经典验证性实验及配套数字资源，各校可有选择的使用。本教材为书网融合教材，即纸质教材有机融合电子教材，教学配套资源（PPT、微课、思维导图等），题库系统，数字化教学服务（在线教学、在线作业、在线考试），使教材内容立体化、深动化，便教易学。

本教材共14个工作项目，包含了48个用药护理工作任务及工作实训，均来自临床护理实际，纸质稿与上一版相比更加精练，其余内容优化进入数字资源。所选药物主要遴选自《国家基本药物（2018年版）》（文中以上角标［基］表示）及临床常用且疗效肯定的新特药，药物名称、制剂、用法均参照最新版《中华人民共和国药典》和《新编药物学》（第18版），专业术语均采用全国自然科学名词审定委员会公布的科技名词，在编写过程中，借鉴参考了部分国内外《护理药理学》《药理学》《用药护理》等教材，在此特向各教材的编写专家表示崇高的敬意。本教材收录的药物剂量和用法仅供临床用药参考，不具备法律效力，特此声明。

本教材的编写得到所有编者及其所在单位领导的大力支持与帮助，部分学校的护理、助产专业学生参与了数字资源录制工作，在此并表示由衷的感谢！

由于编写时间仓促，编者水平有限，本教材中难免存在疏漏与不足之处，敬请广大师生批评指正，以便日臻完善。

编　者

2019年5月

目　录 / CONTENTS

项目一

护理药理学基础理论

项目简介

同学们，欢迎来到护理药理学的天地，自此，我们将共同学习在未来护理工作中，如何科学、安全地使用药物，提高护理水平，更好地为人民群众的健康服务，在神圣的护理事业中实现自己的人生价值和美好梦想。

作为护士，掌握好临床科室所用药物的作用、临床用途、不良反应，是正确执行医嘱、评估疗效、用药宣教的基础。尤其对药物不良反应的监测，更是临床安全、有效、经济用药的前提。在本项目中，我们分四个任务向大家进行介绍，一是护理药理学的概念和任务、用药护理概述与药品常识，处方与医嘱常识；二是药物效应动力学，主要介绍药物作用的基本规律及药物作用机制；三是药物代谢动力学，主要介绍药物的体内过程及血药浓度随时间变化的规律；四是影响药物作用的因素，包括机体方面的因素和药物方面的因素。学习本项目能帮助大家尽快熟悉本门课程的特色情境，为全面掌握知识技能打好基础，对同学们从事临床用药护理工作有重要意义。

任务一　认识护理药理学

扫码“学一学”

学习目标

识记

1. 掌握药物、药理学、药效学、药动学等重要概念。掌握药品包装标识和处方规则。
2. 熟悉药品常用剂型特点。
3. 了解药品流通、使用中的管理规定。

应用

1. 能利用药品说明书或包装介绍药品，开展用药护理的技能。
2. 会阅读和执行医嘱或处方，合理选择剂型。

任务导入

小郭是省医专护理专业大二学生，这次国庆假期回家邻居许奶奶找上门来，许奶奶是个“老病号”，有高血压、失眠、青光眼等疾病，血脂、血糖指标也不正常，三天两头跑医院，家里的药特别多，就像一个“小药房”，这次她专门向小郭请教还有什么“好药”可以使用。

任务描述

根据许奶奶的情况，需要小郭完成一次合理用药的健康教育任务。要求充分利用有关药品说明书、包装和病历、处方等资源。

知识平台

一、护理药理学的概念和任务

药物（drug）是指作用于机体，调节、影响其形态结构、生理功能、代谢水平、遗传过程，具有诊断、防治疾病以及计划生育等用途的化学物质。一般可按其来源分为天然药物、化学合成药物和生物技术药物等。

药理学是研究药物与机体相互作用规律及其机制的科学，药理学是医学与药学的交叉学科，又是基础医学与临床医学之间的桥梁学科。其中，研究药物对机体作用规律及其机制的科学称为药物效应动力学（pharmacodynamics），简称药效学；研究机体对药物的处置过程及血药浓度随时间而变化的规律的科学称为药物代谢动力学（pharmacokinetics），简称药动学。药效学和药动学构成药理学学科的两大结构体系（图1－1）。

考点提示

药物、药理学、药效学、药动学的概念和区别。

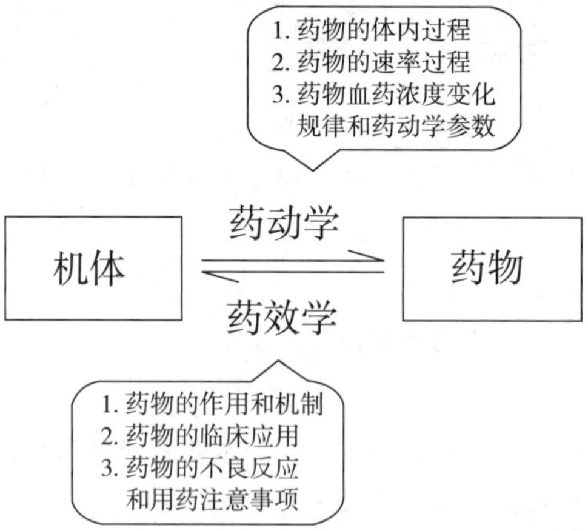

图1－1　药物与机体相互关系示意图

知识链接

药物起源的“药食同源”学说

远古人类在获取食物时，逐渐认识到有些植物、动物的可食部分具有缓解病痛的作用，这些具有特殊作用的有效部位逐渐演变成独立于食物外的药物。中国古代就有“神农氏尝百草，识百毒，而知药”的传说，钟鼎文的“藥（药）”字，就包含了“草”“木”的含义，释为“治病草，从草，乐声”，后称“药为治病之物，以草类居多”。而药的英文单词“drug”是来自于希腊文“drogen”，原意是干草，也体现了这一观点。

药物均具有客观的药理作用，其实际疗效除取决于药物自身化学结构和制剂因素外，也受使用方法、护理措施、心理因素、环境因素等药外因素的影响，药物均具有一定的不良反应，使用不当甚至带来药源性疾病，也会影响到最终的治疗效果。

同一种化合物，因为使用剂量和方法的不同，可能分别成为食物、药物和毒物，因此，国家专门制订了《中华人民共和国药品管理法》等一系列法律法规对药物和药品实行严格管理。为规范药物和药品的具体使用，国家还实行了“处方药与非处方药分类管理制度”和“国家基本药物制度”。本书对《国家基本药物目录（2018年版）》收录的药物种类名称均以上角标“［基］”进行了标示。上述制度是深化我国医药卫生体制改革，提高人民群众健康水平的重要举措。

课堂活动

维生素C广泛存在于食物中，如摄入量不足就会导致坏血病等，需要补充维生素C治疗，而维生素C也经常辅助治疗感冒等病症，但如果一次大剂量口服维生素C，就有可能损伤胃黏膜，产生毒害作用。

请同学们根据上述材料思考讨论：

1. 能否简单认定维生素C就是食物、药物或毒物？
2. 界定某一化学物质是食物、药物、毒物的主要依据是什么？

扫码“看一看”

二、用药护理概述与药品常识

（一）用药护理概述

用药护理是护理学与药理学交叉融合的应用型学科，其任务是研究、指导和帮助护理人员，在药理学基本原理的指导下，在临床护理、预防保健等工作中，正确、合理地应用药物，充分发挥疗效，减少或避免不良反应，提高护理质量。药理学在护理工作中的核心问题就是临床工作中的用药护理问题。

因此，护理专业的学生通过学习本门课程，可全面掌握、理解药物作用、临床用途、不良反应等知识，了解影响因素和注意事项，初步具备药物应用时的护理技能和合理用药和宣传教育能力，帮助同学们在未来工作岗位上，正确执行药物治疗方案，合理、高效地进行用药护理，提高患者的治疗效果和生活质量。

护士时刻工作在临床工作的第一线，是用药护理的实施者，承担着执行处方或医嘱，观察药物治疗效果和不良反应，指导合理用药，开展预防保健和健康教育等职责，可以按护理工作流程划分为：用药前、用药中、用药后三个阶段。

1. 用药前 应包括：①仔细阅读医嘱、处方，掌握患者用药史等基本信息；②熟悉药物应用知识，如选择药物的依据和类别，相关适应证和不良反应等，要熟悉具有“三致”等特殊毒性作用的药物，时刻注意特殊药品的管理制度；③熟悉选用药物的剂型、规格、剂量、用法、疗程及注意事项，特别注意婴幼儿适宜剂型的选择；④熟悉药物的不良反应和防治措施，了解有关配伍禁忌，熟记混合配置静脉药物的规范和要点；⑤做好护患沟通和心理护理等配合措施。

2. 用药中 严格执行护理操作规范给药，如“三查、七对、一注意、六准确”等；如患者自行服用要认真指导用药，必要时加强对患者家属的给药指导。同时要注意：①未经医生许可不得随意变更给药方案，如剂量、滴速、间隔、时间和次数等，尤其是新生儿、婴儿、儿童的剂量换算要确保无误；②认真观察和评估疗效、不良反应，如有异常情况及时报告医生；③评估用药依从性，备有患者给药困难时的替代补救措施，做好护患沟通和合理用药宣教。

3. 用药后 主要包括：①结合患者实际，客观评估药物疗效和不良反应，配合医生采取相应措施；②准确回顾、总结用药护理过程，协助医生评价、完善药物治疗方案；③清点药具、药械，做好病区药品使用登记、核对等工作，尤其对特殊管理的药品，严格按照有关规定管理；④开展合理用药的健康教育，尤其是对出院患者和家属加强用药后需指导，提高药物远期疗效或社区用药水平。

（二）药品管理与药品制剂常识

1. 药品管理有关知识

（1）药品管理法规 《中华人民共和国药品管理法》是我国药品管理工作的主要法律依据，于1985年7月1日颁布实施，新修订的药品管理法于2001年12月1日施行，并制定有相应的《中华人民共和国药品管理法实施细则》。国家食品药品监督管理总局等部门还制定有相应的法规，上述法律法规规范我国药品科学、合理、安全地使用，加强药品监督管理，保证人民群众的用药安全。

其他在护理工作经常用的法律法规还包括：《麻醉药品和精神药品管理条例》《医疗用毒性药品管理办法》《处方管理办法》《药品不良反应报告和监测管理办法》及《药品说明书和标签管理规定》。

（2）药典 药典是国家记载和规定药品规格、标准的法典，是药品生产、检验、供应和使用的法定依据。药典所收载的药物为法定药，可依法在市场流通使用。

药典一般每隔5年再版一次，由国家食品药品监督管理总局主持编纂，颁布实施最新版是2015年出版的《中华人民共和国药典》。

（3）处方药、非处方药 为了保障人民用药安全，使用方便，我国颁布《处方药与非处方药分类管理办法（试行）》并于2000年1月1日起施行。

1）处方药（Rx，prescription drugs） 是指必须凭执业医师或执业助理医师处方才可调配、购买和使用的药品。

2）非处方药（nonprescription drugs，over the counter，OTC） 是指应用安全、质量稳

定、疗效确切、不经执业医师或执业助理医师处方即可自行判断、购买和使用的药品。非处方药根据其安全性又划分为甲、乙两类。甲类非处方药只限于在医疗机构和社会药房，在药师指导下购买使用，而乙类非处方药可以在经药品监督管理部门批准的普通商业企业零售。

处方药与非处方药的比较见表1－1。

表1－1　处方药和非处方药的比较

	处方药	非处方药
使用决定权	有执业资格的医师、助理医师	在药师指导下，由使用者自行确定
使用疗程	由病情和治疗需要决定	有明确限制，一般疗程较短
药品经营部门	各级医疗机构和社会药店	医疗机构、社会药店、经批准的商店
药物剂型种类	各种适宜剂型	仅限于口服剂型和外用剂型
药品说明书	用规定格式和专业术语介绍	用科学易懂，详细准确的文字介绍
药品外包装	无特殊标记要求	印有 OTC 专有标识
广告宣传范围	医药卫生类专业学术刊物	各类大众传播媒介均可

（4）国家基本药物制度　国家基本药物是指适应基本医疗卫生需求，剂型适宜，价格合理，能够保障供应，公众可公平获得的药品。

我国于2010年全面实行这一制度，政府举办的基层医疗卫生机构、非营利性医疗机构全部配备和使用基本药物，其他各类医疗机构也必须按规定使用基本药物。

我国纳入国家基本药物的品种都应是《中华人民共和国药典》收载的，或者卫生和计划生育委员会、国家食品药品监督管理总局颁布药品标准的品种。其遴选原则是“防治必需”“安全有效”“价格合理”“中西药并重”“基本保障”“临床首选”“基层能够配备”。

（5）特殊管理的药品　根据《中华人民共和国药品管理法》的有关规定，麻醉药品、精神药品、医疗用毒性药品和放射性药品要实行严格的特殊管理，这些称为特殊管理药品。具体要按照药监部门制定的各类特殊管理药品实施细则严格执行。

考点提示

处方药、非处方药、国家基本药物概念和区别。

1）麻醉药品（narcotic drugs）　是指连续使用易产生身体依赖、能成瘾癖的药品，包括：阿片类、可卡因类、大麻类、化学合成麻醉药品类及国家食品药品监督管理部门指定的其他易成瘾癖的药品、药用植物原料及其制剂。

2）精神药品（psychotropic drugs）　是指直接作用于中枢神经系统，产生兴奋或抑制作用，长期连续使用能产生依赖性的药品。根据其致依赖程度和危害程度，又分为两类，第一类精神药品，如安钠咖、咖啡因等；第二类精神药品，如地西泮、三唑仑等；第一类致依赖性、毒性和成瘾性更强，管理更为严格。

3）医疗用毒性药品（poisons pharmaceuticals）　是指毒性剧烈、治疗剂量与中毒剂量相近，使用不当会致人中毒或死亡的药品。如砒霜、生半夏、阿托品、氢溴酸东莨菪碱等。

4）放射性药品（radioactive pharmaceuticals）　是指用于临床诊断或者治疗的放射性核素制剂或者其标记药物。常见的如：放射性同位素发生器及其配套药盒、放射免疫测定盒等，如^{131}I、^{132}P等。

上述特殊管理的药品的规范标志见图1－2。

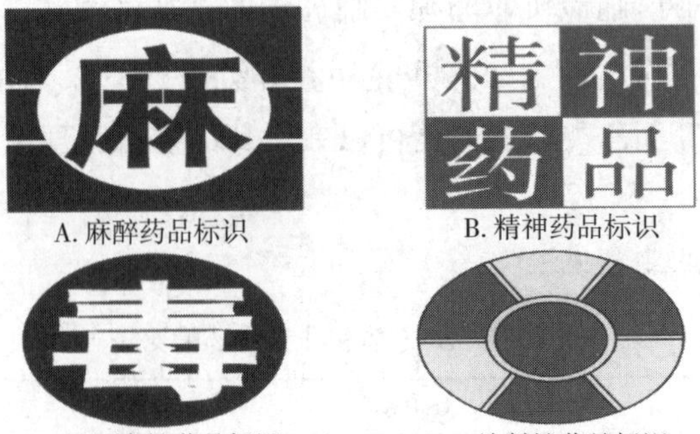

A. 麻醉药品标识　B. 精神药品标识

C. 医用毒性药品标识　D. 放射性药品标识

图 1－2　特殊管理药品的规范标示

（6）药品的标识规定　根据我国药品管理法规的有关规定，药品命名应依据《中国药品通用名称命名原则》组织制定，称为中国药品通用名称（china approved drug names，CADN），简称通用名，其名称具有强制性、约束性，药品标签、说明书、包装上必须使用通用名，并且不可做商标注册。另外，不同药品生产企业可以在一个通用名下申请自己独有的，注册商标的商品名称，称之为专有名，学术刊物和著作中不可出现专有名。依据药物化学结构命名法命名的称为化学名，由于过于繁琐，一般很少被大众和医护人员使用，多在药典和说明书中作为通用名的补充。有些药品有约定俗成的名称，称为别名，如对乙酰氨基酚又称为扑热息痛等，不具有约束性和法律保护。

考点提示

特殊管理药品的种类与管理规定。

另外，为保护患者隐私，药名应避免可能暗示患者疾病和治疗的信息。对药效结构相似的药物，可采用常用字节（即字母特定组合，如 β 受体阻断药采用“－olol”或“＊＊洛尔”命名）来表示有关类别。

（7）药品包装常用标识

1）批准文号　药品生产、上市和使用必须取得国家药品管理部门批准的生产许可，即批准文号。其格式为“国药准（试）字＋1 位字母＋8 位数字”。其含义是：“准”字代表国家批准正式生产的药品，“试”字代表国家批准试生产的药品；字母代表药品类别（用汉语拼音第一个字母），“H”代表化学药品，“Z”代表中药制剂，“B”代表保健药品，“S”代表生物制品，“J”代表进口分装药品，“F”代表药用辅料，“T”代表体外化学诊断试剂；8 位数字中第 1～2 位数字是批准文号的来源，即省市自治区行政代码前两位，第 3～4 位文号批准年份，系公元年的后两位，第 5～8 位是顺序号。

知识链接

国药准字的字母和数字含义示例

“国药准字 H11090003”的字母和数字含义依次是：“H”为化学药品，“11”为北京市的行政区划代码前两位，“09”为颁发批准文号的 2009 年的后两位数字，“0003”为该年审批的顺序号

2）批号（Bat. No，lot. No.）　系指用于识别“批”的一组数字或字母加数字，以保

证药品的可追溯性。一般采用8位数字表示批号，前4位表示年，第5~6位表示月，末2位表示日期，2015年5月1日生产的药品批号一般写为20150501。

3）有效期（validity） 指在规定的贮存条件下能够保证药品质量的期限。某药品的有效期至2015年5月31日，表明可使用到此日期，从2015年6月1日起便不准使用了。有的标明有效期的年限，则可从该药品的批号，推算其有效期。如某药批号20150501，有效期2年，则该药可用至2017年5月1日。

4）失效期（Exp date） 指药品在规定的贮存条件下，质量开始下降，达不到原质量标准的时间，如某药标明失效期为2015年5月，则表示该药只能用至2015年4月30日。

（8）药品说明书 药品说明书是记载和说明药品安全性、有效性等重要信息的法定文件，是药品选用的法定依据和用药指南。根据《药品说明书和标签管理规定》的要求，其内容应包括药品的品名、规格、生产企业、药品批准文号、批号、有效期、主要成分、适应证或功能主治、用法、用量、禁忌、不良反应和注意事项、药品的贮存条件、生产厂家、通讯地址等。中药制剂的说明书还应包括主要药味（成分）性状、药理作用、贮藏等。药品说明书由国家食品药品监督管理总局核准，不得随意更改。药品说明书是护理人员不断学习药学知识的重要资料。

> 考点提示
>
> 药品标识、药品包装和说明书规定。

2. 药物制剂常识 药物制剂是指按照国家颁布的药品规格、标准，将原料药经加工制成具有一定形态和规格，便于使用和保存的药物制品，其具体形态叫作剂型，临床常用剂型按其形态可分为固体剂型、液体剂型、半固体剂型。

（1）固体剂型 本类剂型最为常用，一般理化性质稳定，生产成本相对较低，使用方便，尤其适用于长期应用和患者自行使用，但吸收影响因素较多，起效较慢。

1）片剂（tablets） 是药物与适宜的赋形剂混合通过制剂技术制成的固体制剂，主要供口服。外层包衣的片剂又称包衣片，又可分为肠溶衣片、糖衣片等。肠溶衣片不能嚼碎吞服，糖衣片应密闭防潮保存。另外，为改进药物的吸收，延迟作用时间，研制出新型片剂如控释片、缓释片、泡腾片、异型片等，满足不同治疗需要。

2）胶囊剂（capsules） 是将药物分装于空胶囊内制成的制剂。该剂型综合了散剂分散快和片剂便于使用等优点，较为常用。如氨苄西林胶囊。

3）冲剂 也称颗粒剂，是生药提取物或药物加适量辅料制成的干燥颗粒状内服制剂，服用时用温开水冲化即可，由于分散度好，应用价值较高，如板蓝根冲剂。

4）丸剂（pills） 将药物与黏合剂或辅料混合做成的球形固体制剂，如藿香正气丸；另外，根据赋形剂不同也可再分为水丸和蜜丸等。

其他固体制剂 如散剂（powder）、微型胶囊（microencapsulation）、膜剂（pellicles，film，membrance）等。

（2）液体剂型 本类剂型是将药物分散在液体介质中，分散度好，起效快，剂量易于调控。另外还有气雾剂属于特殊的液体剂型。

1）注射剂（injection） 是供注入人体内使用的药物灭菌制剂。常用的分装容器有安瓿、西林瓶、分液袋或大输液瓶。包括溶液、乳浊液、混悬液及供临用前配成溶液或混悬液的粉剂。油剂、混悬剂不得静脉给药，以免发生血管栓塞。

2）溶液剂（liquar，solution） 是非挥发性的药物的澄明水溶液，可供内服和外用。外用溶液应在瓶签上注明“外用”及“切勿内服”字样。

3）酊剂（tincture） 是一定浓度的生药乙醇浸出液或化学药品的乙醇溶液，如橙皮酊。

4）合剂（misture） 是含有两个及以上可溶性或不溶性粉末药物的透明或悬浊液，多供内服，如胃蛋白酶合剂。

5）糖浆剂（syrup） 是含有药物或芳香物质的近饱和浓度的蔗糖水溶液，如可待因糖浆。

6）流浸膏（liquid extract） 是生药材的浸出液，经浓缩调整其浓度至规定标准后的液体制剂。一般每毫升应与原生药 1g 相当，如益母草流浸膏。

7）其他液体剂型 如水剂（water，aquar）、洗剂（lotion）、胶浆剂（mucilage）、喷雾剂（spray）、气雾剂（aerosol）、滴眼剂（eyedrops）、滴鼻剂（nasal drops）等。

（3）半固体制剂 本类剂型介于固体剂型和液体剂型之间，分散度较好，作用时间较长，适于外用。

1）软膏剂（ointment） 是药物与适宜基质混合均匀制成的膏状外用制剂，多供皮肤、黏膜用药，如硫黄软膏。

2）乳膏剂（cream） 是由脂肪酸与碱性物质作用而制成的一种稠厚乳状剂型，较软膏易于吸收，不污染衣物，如氟氢可的松乳膏。

3）眼膏剂（eye ointment） 是供眼用的细腻灭菌软膏，如四环素眼膏。

4）栓剂（suppositorium） 是供人体腔道内给药的半固体制剂，形状和大小因用药腔道而异，进入人体腔道后可软化、溶解、释放出药物，如咪康唑阴道栓。

（4）制剂的外观检查 护士按医嘱或处方向药房领取后，在使用药物前，应进行制剂外观质量的一般检查，发现有变质、包装破损、标签不明、超过保质期等不合质量要求的药品，应停止使用。

1）对固体剂型的检查 要求计量准确、均匀，剂型形态完好、无潮解松软、变硬、变色等情况，包衣片的片面不得有色斑或粘连。

> **考点提示**
> 常用剂型的特点。

2）对液体剂型的检查 溶液有无霉变、变色、絮状物等，溶液剂及注射剂必须澄明、无沉淀、无异味。注射剂的安瓿或药瓶必须是标签清晰、外观清洁、无裂痕或破损、封口严密者方可应用。

3）对半固体剂型的检查 药剂质地均匀、无变色、无霉变、无酸败异味等。栓剂的栓体不得变软。

三、处方与医嘱的常识

1. 处方的概念和种类 处方（prescription，recipe）是由注册的执业医师和执业助理医师（以下简称“医师”）在诊疗活动中为患者开具的，由药学专业技术人员审核、调配、核对，并作为医疗用药发药凭证的医疗文书。处方也是患者取药的依据，并具有法律凭证作用。处方一般有医疗处方、法定处方和协定处方三类，在临床医疗工作中以医疗处方为最常用。

执行处方是护士的日常工作，关系到患者治疗效果和健康安危，必须认真对待，严格实行“三查七对”等护理制度，若有疑问，应及时与医师联系，不得随意变更处方。

2. 医疗处方的结构　现行医疗处方的结构分三部分：前记、正文和后记。

（1）前记　包括医疗卫生机构的名称、处方笺编号、患者信息、门诊或住院病历号、科别或病室和床位号、临床诊断、开具日期等，并可添列专科要求的项目。

（2）正文　以 Rp 或 R（拉丁文 Recipe“请取”的缩写）或者汉字“取”标示，分列药品名称、剂型、规格、数量、用法等。

（3）后记　医师签名或加盖专用签章以示负责，并标有药品划价的金额以及审核、调配、核对、发药的药学专业技术人员签名。

3. 医疗处方的书写规则

（1）由具有处方权的医师或助理医师按规定格式在专用处方笺上以钢笔、签字笔、圆珠笔书写。麻醉药品处方、急诊处方、儿科处方、普通处方的印刷用纸应分别为淡红色、淡黄色、淡绿色、白色，并在右上角以文字注明。处方必须字迹清楚，不得涂改，如有修改，必须在修改处签名及注明修改日期。处方内容要书写完整。

（2）药品名称以《中华人民共和国药典》和《中国药品通用名称》收载的通用名或经国家批准的专利药品名为准，如无收载，可采用商品名或别名。药名简写或缩写必须为国内通用写法，不得自行编制药品缩写名或代号。开写多个药物时，应按作用主次顺序书写。

（3）药品剂量与数量一律用阿拉伯数字书写。剂量应当使用 SI 制单位：重量以克（g）、毫克（mg）、微克（μg）、纳克（ng）为单位；容量以升（L）、毫升（ml）为单位，也可以国际单位（IU）、单位（U）计算。处方中一般使用常用剂量，需超剂量使用时，应注明原因并再次签名。

> **考点提示**
>
> 处方规则和外文缩写词。

（4）普通处方一般不得超过 7 日常用量；急诊处方一般不得超过 3 日常用量；对于某些慢性病、老年病或特殊情况，处方用量可适当延长，但医师必须注明理由。门（急）诊患者开具麻醉药品及第一类精神药品注射剂，每张处方为一次常用量；控缓释制剂，每张处方不得超过 7 日常用量；其他剂型，每张处方不得超过 3 日常用量。第二类精神药品一般每张处方不得超过 7 日常用量。

（5）麻醉药品、精神药品、医疗用毒性药品等特殊管理药品的处方、急诊处方当日有效。门诊处方为开具当日有效；特殊情况下需延长有效期的，由开具处方的医师注明有效期限，但最长不超过 3 天。

（6）用计算机开具普通处方时，需同时打印纸质处方，其格式与手写处方一致。打印的处方经签名后才有效。

（7）具体开写处方时，由单量法和总量法两种，一般片剂、丸剂、胶囊剂、栓剂、安瓿剂等常用单量法。而大容量注射剂、溶液剂、酊剂、合剂、软膏剂、糖浆剂等常用总量法。复方片剂可不写规格量而直接写出总量。

知识链接

处方举例

1. 单量法

R：阿莫西林胶囊　0.25g×27粒

用法：一次0.75g　一天3次

2. 总量法

R：0.9%氯化钠注射液　250ml×3瓶

青霉素G钠注射剂　80万U×10×3支

用法：皮试阴性后　静脉滴注　一天1次

R：复方甘草片　18片

用法：一次2片　一天3次

护士在执行处方过程中，若发现有不符合处方规定的处方时，必须及时请处方医师给予处理。严禁执行有以下任一情况的处方：①超过极量而未注明原因；②修改却未重新签字；③用法、用量错误；④内容含糊不清，产生歧义。

（8）处方常用外文缩写　为方便，书写处方时常用拉丁语或英语缩写词来代替汉字，其中以给药途径、次数、时间及药物剂型等用得较多。处方中常用的外文缩写见表1-2。

表1-2　处方常用外文缩写词

缩写词	中文	缩写词	中文	缩写词	中文
a. c.	饭前	q. 6h.	每6小时1次	A. S. T	皮试后
p. c.	饭后	q. 2d.	每2日1次	Tab.	片剂
h. s.	睡时	q. d.	一日1次	Caps.	胶囊剂
q. n.	每晚	b. i. d.	一日2次	Inj.	注射剂
pr. dos	顿服，一次量	t. i. d.	一日3次	Syr.	糖浆剂
p. r. n.	必要时（可重复）	q. i. d.	一日4次	Mist 或 M..	合剂
s. o. s.	需要时（用一次）	q. h.	每小时	Tinct.	酊剂
stat!	立即	p. o. 或 o. s.	口服	Ung 或 Oint.	软膏剂
cito!	急速地	i. h.	皮下注射	Sol. 或 Liq.	溶液剂
lent.	缓慢地	i. m.	肌内注射	Amp.	安瓿
Co.	复方的	i. v.	静脉注射		
Sig. 或 S.	用法	i. v. gtt	静脉滴注		

4. 医嘱的书写规则

（1）药品名称要规范，一般使用中文全药名，并包括剂型和酸碱成盐名称，也可使用规范缩写，不可使用化学分子式或自造药名缩写等。

（2）液体剂型必须写明浓度，并以毫升（ml）为单位，固体剂型以克（g）、毫克（mg）、微克（μg）为单位，抗生素和生物制品可用国际单位（U）为单位，其中毫升和克的单位可以省略不写。

（3）每项医嘱写两行，第一行依次写明药名、剂型和规格，第二行依次写明每次量、给药次数、给药途径以及时间和给药部位，要求写在后半部，可以使用处方专用外文缩写词。

（4）非静脉给药数种药物并用，每种药物单独排列，注明序号，并都要写明用法，不可以合并只写一个用法；静脉给药数种药物并用，首先写明溶媒，然后按主次顺序排列书写药名，用法另起一行，并标明滴速等。

（5）需要做皮肤过敏实验的医嘱，应先记录在临时医嘱上，医生在需皮试药物后面用蓝色墨水笔标出“（）”。皮试后由操作者和观察者两人判定结果，用红色“+、-”标记在“（）”中，并用蓝色墨水笔签署全名。

扫码“看一看”

课堂活动

请根据下面的医嘱实例，根据有关规则，模拟开写处方：

青霉素钠盐注射剂　100 万 U/支　100 万 U　一日 2 次　皮试阴性后肌内注射

地西泮片　5mg/片　5mg　一日 1 次　睡前服用

知识拓展

护士执行处方和医嘱的基本要求

执行处方和医嘱是用药护理首要工作，应做到：①认真阅读医嘱或处方，准确理解给药方案，对不明确的内容，必须与责任医生沟通，切忌随意或按经验处理医嘱；②按照医嘱或处方相关的药理学知识和护理操作规范，准备药品和器械，必要时还要备好抢救药品和器械；③严格按照护理操作要求，认真、规范地给药，仔细观察评估用药中和用药后患者的反应，对异常情况及时采取措施，及时通报医生；④认真做好护理评价，协助医生正确评价给药方案，提出调整和修改给药方案的意见，做好护患沟通、健康教育和心理护理工作。

任务解析

小郭完成任务的要点如下。

1. 阅读病历和处方，利用药品包装和说明书，向许奶奶介绍所用常规药品的重要信息和注意事项，帮助许奶奶对药品进行分类，剔除过期和不合适药品。

2. 指导许奶奶学会正确获得药品信息的方法，初步做到定期整理药品，结合实际情况，对许奶奶及家属进行适度、规范用药，正确看待药物治疗的宣传教育。

扫码“学一学”

目标检测

一、用药护理案例分析

一位大叶性肺炎的女性患者，病情较急重，咳嗽不止，体温 38.5℃，并有胸痛、乏力、畏寒等症状，医生为其开出医嘱如下。

（1）0.9%氯化钠注射液　500ml

青霉素G钠注射液　800万U×1支

用法：皮试后　一日1次　静滴

（2）0.2%左氧氟沙星注射液　250ml×2瓶

用法：200ml　一日1次，静滴

（3）复方氨基比林注射液　2ml×1支

用法：一次2ml　肌内注射

（4）复方甘草糖浆　100ml×1瓶

用法：一次10ml　一日2次　口服

请同学们完成以下任务。

1. 判断上述处方开写是否正确，选择的剂型是否合理？

2. 按照护理程序，如何执行医嘱和处方，应如何进行用药护理？

3. 参照下面的提示要求，请同学结合本项目学习内容，讨论补充有关内容，然后相互配合完成模拟操作。

（1）用药前

准备：护士阅读医嘱或处方，提出护理问题。

讨论：了解用药基本信息，预防青霉素过敏的措施等。

模拟：填写治疗卡，做皮试，凭处方取药，检查药物，按要求配置，向患者做用药介绍等。

（2）用药中

讨论：设计护理措施，提高患者用药依从性的方法和措施。

模拟：按口服、肌内注射、静脉滴注的操作规范向患者给药，观察给药时患者反应，介绍可能的不良反应等。

（3）用药后

讨论：需要观察的内容；可能出现的不良反应，健康教育的内容等。

模拟：观察给药部位，问询患者反应，观察体温、咳嗽等疗效目标，注意出汗、胃肠道不适等不良反应，介绍有关防护措施，进行健康教育等。

模拟结束后，形成用药护理报告交给教师。

二、目标测试题

【A1/A2型题】

1. 研究药物对机体作用及其规律的科学被称为

A. 药效学　　B. 药动学　　C. 临床药理学

D. 护理药理学　　E. 药理学

2. 《中华人民共和国药品管理法》颁布实施的时间是

A. 1985年1月1日　　B. 1985年7月1日　　C. 1999年1月1日

D. 1999年7月1日　　E. 1995年1月1日

3. 护士在使用具有药物依赖性药品时，因主要依据以下哪个法律法规？

A. 《麻醉药品和精神药品管理条例》

B. 《医疗用毒性药品管理办法》

C.《处方管理办法》

D.《药品不良反应报告和监测管理办法》

E.《药品说明书和标签管理规定》

【A3/A4 型题】

医生给一位高血压伴冠心病的患者开写下列处方。

Rp：

异山梨酯　15mg＊60 片＊1 盒

用法：15mg/次，2 次/日，口服

吲哒帕胺　2.5mg＊30 片＊1 盒

用法：2.5mg/次，1 次/日，口服

4. 处方中 2 次/日的英文缩写为

A. b. i. d.　　B. t. i. d.　　C. q. i. d.

D. q. d.　　E. q. 2d.

5. 处方中口服的英文缩写为

A. i. h.　　B. i. m.　　C. p. o.

D. i. v.　　E. i. v. gtt.

6. 该处方被认定为不合理处方，请问错误原因为

A. 给药途径错误　　B. 给药剂量错误

C. 所开药物与临床诊断不相符　　D. 药品名称使用错误

E. 联合用药有配伍禁忌

【X 型题】

7. 药物的用途包括

A. 预防疾病　　B. 治疗疾病　　C. 诊断疾病

D. 保健　　E. 计划生育

8. 国家基本药物应符合以下哪些要求

A. 剂型适宜　　B. 价格合理

C. 保障供应　　D. 适应基本医疗卫生需求

E. 公众可公平获得

扫码“练一练”

（苏溪淇）

扫码"学一学"

任务二　药物对机体的作用——药物效应动力学

学习目标

识记

1. 掌握选择性、副作用、毒性反应、变态反应、二重感染、精神依赖性、躯体依赖性、最小有效量、极量、常用量、安全范围、治疗指数。掌握药物特异性作用机制。掌握胆碱受体、肾上腺素能受体、多巴胺受体的部位、激动的表现和对应药物的用药护理程序。
2. 熟悉兴奋作用、抑制作用、局部作用、吸收作用、对因治疗、对症治疗、不良反应、后遗效应、继发反应、最小中毒量、治疗量。熟悉药物非特异性作用机制。熟悉组胺受体的部位、激动的表现和对应药物的用药护理程序。
3. 了解量效关系曲线。了解阿片受体的部位、激动的表现和对应药物的用药护理程序。

应用

1. 能理解药效学对解释药物作用、作用方式及不良反应的重要意义。能介绍药物作用与受体的关系，开展药物机制在药物应用作用的宣教工作。能关爱相关的患者，认真实施用药护理程序，减缓病痛，提高护士职业素养。
2. 学会药效学应用技能，观察相应药的疗效及不良反应，综合分析、判断及采用相应护理措施，为正确执行医嘱、评估疗效、用药宣教打下基础。学会运用药物剂量与效应之间原理解释、分析用药护理的技能。

任务导入

患者，女，58岁，突感胸闷，乏力，咳粉红色泡沫样痰而入院，诊断为房颤合并心衰。患者用药情况见医嘱，住院查体患者有肝肾功能不全，药物连用2日后，测地高辛血药浓度1.4μg/L，连用到第7日，患者突然晕倒，心搏骤停，地高辛血药浓度监测为4μg/L（中毒浓度为2μg/L）。

医嘱：

（1）地高辛0.25mg，1次/日×10日

（2）维拉帕米80mg，2次/日×10日

任务描述

针对该患者，护士应该完成的工作任务如下。

1. 说出患者用药第7天突然晕倒，最有可能的原因是什么？
2. 用药护理时，为避免地高辛产生毒性反应，应该注意哪些事项？

知识平台

药物效应动力学主要从以下三个方面来介绍药物对机体的作用。①药物作用的基本规律，主要包括药物的基本作用、药物作用的主要类型、以及药物作用的两重性三部分内容。②药物的剂量－效应关系（简称量效关系），是指在一定范围内，药物剂量或血药浓度与效应之间的规律性变化。通过量效关系（dose－effect relationship）的研究，可定量分析和阐明药物剂量与效应之间的规律，有助于了解药物作用的性质，并为临床用药提供参考。③药物作用机制，主要是药物与受体理论，药物与受体理论是深入学习和了解药物作用机制的基础，掌握好一些重要受体作用的部位和效应，为临床上掌握相应受体的激动药和拮抗药，开展用药护理奠定基础。

一、药物作用的基本规律

（一）药物的基本作用

药物的基本作用是指药物对机体原有功能活动的影响。包括兴奋作用和抑制作用。

1. 兴奋作用（excitation action） 药物使原有机体功能活动增强的作用称为兴奋作用，如乙酰胆碱可以增加腺体分泌，强心苷可以增强心肌收缩力等。

扫码“看一看”

2. 抑制作用（inhibition action） 药物使原有机体功能活动减弱的作用称为抑制作用，如阿托品可以使减少腺体分泌，吗啡可以抑制呼吸等。

在一定条件下，药物的兴奋作用和抑制作用可以相互转化，如中枢神经过度兴奋时可出现惊厥，长时间的惊厥又会转化为衰竭性抑制（超限抑制），甚至死亡。有些药物的兴奋作用和抑制作用可同时出现，在同一机体内药物对不同的器官可以产生不同的作用，如阿托品对心脏呈现兴奋作用，而对腺体则呈现抑制作用。

考点提示

药物的基本作用。

（二）药物作用的主要类型

1. 局部作用和吸收作用

（1）局部作用（local action）　是指药物被吸收入血之前，在用药局部所产生的作用。如碘酊、酒精的皮肤消毒作用，口服抗酸药的中和胃酸作用，局麻药的局部麻醉作用。

（2）吸收作用（absorption action）　是指药物进入血液循环后，随血流分布到全身各组织器官所呈现的作用。如地西泮的镇静催眠作用，阿司匹林的解热镇痛作用。

2. 直接作用和间接作用

（1）直接作用（direct action）　是指药物直接作用于组织或器官引起的效应。如强心苷选择性作用于心肌，使心肌收缩力增强，增加衰竭心脏的排出量，此作用为强心苷的直接作用。

（2）间接作用（indirect action）　是指由直接作用引发的其他作用。强心苷在增强心肌收缩力，增加心排出量的同时，可反射性提高迷走神经的兴奋性，使心率减慢，此作用为强心苷的间接作用。

3. 选择性 选择性（selectivity）是指多数药物在一定剂量下，对某组织或器官产生明显的作用，而对其他组织或器官的作用不明显或无作用，称为药物的选择性。

考点提示

药物的选择性的概念。

选择性的意义：①可作为药物分类的理论基础。②可作为临床选药和疗效评价的依据。③可帮助确定新药研究方向。

大多数药物都有各自的选择作用，在临床选择用药时，要尽可能选用那些选择性高的药物。一般而言，选择性高的药物针对性强，不良反应少，但应用范围窄；反之，选择性低的药物针对性差，不良反应多，应用也受到限制，如四环素类广谱抗生素应用并不广泛。药物的选择作用是相对的，随着给药剂量的增加，药物作用范围逐渐扩大，选择性逐渐降低。所以，临床选择用药时，既要考虑药物的选择作用，又应控制给药剂量，保证治疗效果的同时注意用药安全。

（三）药物作用的两重性

药物作用具有两重性，即在药物产生防治作用的同时，也会产生对机体不利的不良反应。

1. 防治作用

（1）预防作用（preventive action） 是指提前用药，防治疾病或症状发生的作用。例如新生儿接种卡介苗预防结核病，儿童服用维生素 D 预防佝偻病。

（2）治疗作用（therapeutic effect） 凡符合用药目的或能达到治疗疾病效果的作用称为治疗作用。根据治疗目的不同，将治疗作用分为对因治疗和对症治疗。对因治疗是指针对病因用药治疗，用药目的是消除原发致病因素，彻底治愈疾病，也称治本，如青霉素治疗链球菌引起的感染。对症治疗是指用来缓解疾病症状的治疗，也称治标，如使用吗啡缓解骨折引起的剧痛。实际用药物治疗时，应根据患者的具体情况，遵循“急则治标，缓则治本，标本兼治”的原则。

2. 不良反应 不良反应（adverse reaction）是指凡不符合用药目的并给患者带来不适或痛苦的有害反应。某些药物产生的不良反应是较难恢复的，由此造成的疾病称为药源性疾病（drug induced disease）。

（1）副作用（side reaction） 是指药物在治疗量时与治疗作用同时出现，与用药目的无关的作用。药物的副作用与治疗作用不是固定的，可随用药目的不同而相互转化，如阿托品用于麻醉前给药时，其抑制腺体分泌的作用为治疗作用，而松弛胃肠平滑肌引起腹胀气则为副作用；当阿托品用于治疗胃肠绞痛时，松弛胃肠道平滑肌的作用为治疗作用，抑制腺体分泌引起口干则成为副作用。副作用一般危害不大，且是可以预知的，因此，在用药护理中，对一些不适症状较明显的副作用，应及时向患者解释，避免发生不必要的恐慌。采取相应措施可以避免或减轻。

（2）毒性反应（toxin reaction） 是指药物用量过大、用药时间过长或机体对药物敏感性过高时产生的对机体有明显损害的反应。毒性反应的危害较大，有的甚至可危及生命，在用药护理中护士要认真观察，及时发现，尽量避免毒性反应的发生。用药后立即出现的毒性反应称为急性毒性，多造成呼吸、循环和中枢神经系统功能的损害；长期用药导致药物蓄积而缓慢出现的毒性反应称为慢性毒性，多累及肝、肾、骨髓和内分泌等功能。

考点提示

副作用、毒性反应、“三致”反应的概念和意义。

其中致癌、致畸胎、致突变作用是药物特殊的慢性毒性反应，被称为“三致”反应。药物损伤 DNA 及干扰 DNA 的复制引起基因变异或染色体畸变称为致突变；由于基因突变干扰正常胚胎发育，导致永久性形态结构异常的作用，称为致畸胎；药物造成 DNA 或染色体损伤，使抑癌基因失活或原癌基因激活，导致正常细胞转化为癌细胞的作用，称为致癌。

知识链接

反应停事件与赫尔辛基宣言

沙利度胺，1957年作为镇静催眠剂以“反应停”为商品名上市。因治疗孕妇的晨吐、恶心等妊娠反应疗效显著，被称为“孕妇的理想选择”而风靡欧洲各国和加拿大。但随后数年间，许多短肢畸形婴儿不断出生，因四肢酷似海豹鳍，被称为“海豹肢畸形”。1961年，这种畸形被证实是孕妇服用“反应停”所导致的。受其影响的婴儿已多达1.2万名。历史上称这一严重的药害事件为“反应停事件”，1964年，该事件以高昂的代价促成了著名的“赫尔辛基宣言”。

考点提示

变态反应、后遗效应、继发反应、停药反应、特异质反应、药物依赖性的概念和意义。

（3）变态反应（allergic reaction）　又称过敏反应，是指少数过敏体质对某些药物产生的一种异常的病理性免疫反应。其发生与剂量无关，常表现为皮疹、药热、血管神经性水肿、哮喘等，严重者可发生过敏性休克，如抢救不及时，可导致死亡，如青霉素引起的过敏性休克。因此护士用药前要详细询问有无药物过敏史，并按规定做皮肤过敏试验，认真观察反应，正确判断结果，过敏试验阳性者应禁用，阴性者也要做好急救准备。

（4）后遗效应（residual effect）　又称后遗作用，是指停药后血药浓度降至最低有效浓度（阈值）以下时残存的药理效应。如服用镇静催眠药次晨出现的乏力、头晕、嗜睡等现象。

（5）继发反应（secondary reaction）　由药物的治疗作用引起的不良后果，又称治疗矛盾。如长期使用广谱抗生素时，因其抑制或杀灭了体内的敏感菌，不敏感菌则大量繁殖生长，导致菌群失调引起新的感染，被称为二重感染。

（6）停药反应（withdrawal reaction）　是指长期用药后，突然停药使原有疾病加剧或复发的现象，又称反跳现象。如长期应用β受体阻断药普萘洛尔治疗高血压病时，突然停药可致血压骤升，故应用时不可突然停药，应逐渐减量、缓慢停药。

（7）特异质反应（idiosyncrasy）　是指少数患者由于遗传因素所致的对某些药物的反应特别敏感，很小剂量即可产生超出常人的强烈反应。如遗传性葡萄糖-6-磷酸脱氢酶（G-6-PD）缺乏者，服用磺胺药、阿司匹林、伯氨喹等易引起急性溶血反应。

知识链接

“蚕豆病”

患有遗传性葡萄糖-6-磷酸脱氢酶（G6PD）缺乏症的人在进食新鲜蚕豆后可发生急性溶血反应，故称为蚕豆病。这是由于G6PD基因突变，导致该酶活性降低，红细胞不能抵抗氧化剂对红细胞膜的损伤，出现红细胞破裂而导致的急性溶血反应和溶血性贫血，这是一种典型的特异质反应，我国是此遗传病的高发区，主要集中在长江以南各省中。

（8）药物依赖性（drug dependence）　分为精神依赖性和身理依赖性。①精神依赖性又称为心理依赖性或习惯性，是指连续用药突然停药，患者产生主观的不适而没有其他生理功能的紊乱，但有强烈的继续用药欲望；②身理依赖性又称为生理依赖性或成瘾性，是指反复用药后，一旦停药就会出现戒断症状，表现为烦躁不安、流泪、出汗、疼痛、恶心、呕吐、惊厥等，甚至危及生命，再次用药后症状消失。身体依赖者为求得继续用药，常不择手段，甚至丧失道德人格，对家庭和社会造成极大的危害。

若无病情需要而长期大量用药称为药物滥用。麻醉药品的滥用不仅对用药者危害大，对社会也造成极大的危害。

扫码“看一看”

课堂活动

请同学们联系实际，思考以下问题：

1. 您或家属曾经用过哪些药品，出现过哪些与用药目的不符的反应？
2. 这些反应产生的主要原因是什么？
3. 这些反应属于不良反应当中的哪种类型？

3. 药物不良反应的诊断、处理和监测 避免或减轻药物的不良反应与药品的生产、应用的各个环节都有密切的关系。药厂应生产安全有效的药物，药师应及时收集药物不良反应信息，医生应使用不良反应最低的药物，护士应密切监护药物不良反应的发生，采取可能的减缓措施。

（1）药物不良反应的诊断 药物产生不良反应是一个复杂的渐进过程，且影响因素繁多，这给药物不良反应的识别带来一定的困难。因此，应严格遵循临床诊断的步骤和思维方法，注重调查研究和资料收集、整理，在综合分析基础上作出判断。比如首先询问病史、用药史；然后进行必要的临床检查，特别是某些药物对特定器官有毒性，应定期做靶器官的功能检查；最后进行鉴别诊断等。

（2）药物不良反应的处理和监测 对药物不良反应的监护，我国设立有专门的药物不良反应监察中心，并有药物不良反应的报告制度。药物不良反应监察中心负责收集、整理和分析呈报上来的药物不良反应的报告，并反馈相关信息。护理人员工作在临床第一线，直接观察和监护患者用药后的反应，对用药后出现的不良反应应做详细记录并逐级上报。一旦发现患者出现严重的不良反应或药物中毒，应及时报告医生并立即停止用药，同时采取必要的抢救措施。

拓展提升

药源性疾病的类型与监测措施

药源性疾病（drug induced disease）：是指因用药不当，引起与原有疾病无关的新发疾病，可分为四种类型：①量效关系密切型（A 型）。多取决于药物类型的差异；②量效关系不密切型（B 型），与机体免疫反应和遗传药理学因素有关；③长期用药致病型，主要受机体适应性差异以及药物反跳现象有关；④药物效应型，多是指药物的特殊毒性作用导致的疾病。

目前对药源性疾病采取的措施大致包括：①新药研制过程毒理学的监督；②新药上市后的安全性监督和药源性疾病通报制度；③患者用药的安全监护。

二、药物的量－效关系

药物的剂量－效应关系（简称量－效关系），是指在一定范围内，药物剂量或血药浓度与效应之间的规律性变化。通过量－效关系的研究，可定量分析和阐明药物剂量与效应之间的规律，有助于了解药物作用的性质，并为临床用药提供参考。

（一）药物的剂量与效应

剂量（dosage）即药剂的用药量。剂量的大小决定血药浓度的高低，血药浓度又决定药物作用的强弱。在一定剂量范围内，剂量越大，血药浓度越高，药物作用强度也随之增强（图1－3），此即量－效关系。随着给药剂量的增加，血药浓度不断增加，则会引起毒性反应，出现中毒甚至死亡。因此，在用药护理过程中，要严格掌握用药剂量，既要保证效应，又要防止毒性反应的发生。

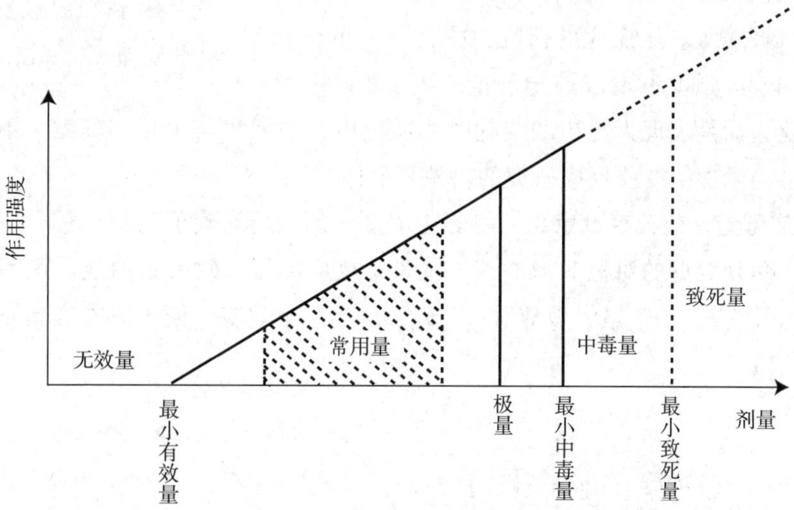

图1－3　量－效关系示意图

根据剂量与效应的关系，剂量可以划分为：

1. 无效量（ineffective dose） 当用药剂量过小，在体内达不到有效浓度，尚未出现药效的剂量。

2. 最小有效量（minimal effective dose） 随着用药剂量的增加，开始出现药效的剂量，又称为阈剂量。

3. 极量（maximal dose） 能够产生最大治疗效果而不产生毒性反应的剂量，是国家药典明确规定允许使用的最大剂量，又称为最大治疗量。

4. 最小中毒量（minimal toxic dose） 超过极量继续给药，血药浓度继续增高，引起毒性反应的最小剂量。

5. 最小致死量（minimal lethal dose） 药物引起死亡的最小剂量。

6. 治疗量（therapeutic dosage） 从最小有效量到极量之间的剂量。

> **考点提示**
>
> 药物剂量、极量、常用量的概念。

常用量是比最小有效量大些比极量小些的剂量，在临床用药时，采用常用量给药可使疗效可靠且用药安全。

课堂活动

请同学们结合上述内容，思考回答以下问题：

1. 常用量指的是什么？
2. 极量和最小中毒量是否是一个概念？有什么重要意义？
3. 如何评价药品的安全性？

（二）量－效曲线及意义

考点提示

量反应型与质反应型量－效曲线的区别，效能与效价强度的区别。

药物效应按性质分为：量反应（graded response）和质反应（quantal response）。药物效应强度为可测量的具体数据或最大反应的百分率表示时为量反应，如血压、脉搏、平滑肌舒缩等。量反应的研究对象是单一的生物单位。药物的效应强度不随着药物剂量或浓度的增减呈连续性的变化，而是表现为性质的变化时为质反应，如死亡与生存，震颤与不震颤，有效与无效，阳性与阴性等。质反应研究的对象是群体。

1. 量反应型量－效关系及意义　将药物浓度或剂量的对数值为横坐标，以效应强度为纵坐标作图，呈现典型的对称S形曲线，就是量反应型量－效关系曲线。可用于测定药物的最大效应（E_{max}）、50%最大效应（0.5 E_{max}）及最小效应，便于对同类药物的性能进行比较（图1－4）。

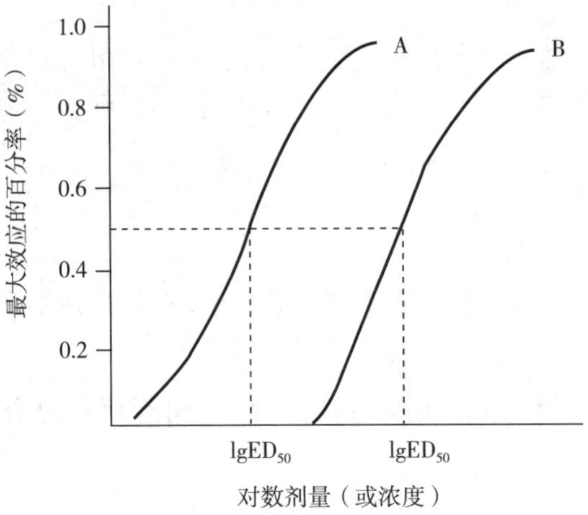

图1－4　量反应型量－效关系曲线

（1）效能（efficacy）　是指药物能产生的最大效应。效能反映药物内在活性的大小。高效能的药物所产生的效应是低效能药物无论多大剂量都无法产生的。例如镇痛药吗啡与解热镇痛药吲哚美辛比较，吗啡因镇痛效能高可以用于缓解剧痛，而吲哚美辛镇痛效能低仅用于缓解钝痛。

（2）效价强度（potency）　简称效价，是指能引起等效反应的剂量。效价反映的是药物与受体亲和力的大小。所需剂量越小，效价越大。对两种药物的效价进行比较称为效价比，效价比与两药的等效剂量成正比。例如吗啡与哌替啶的效价比为10，是指10mg的吗啡与100mg的哌替啶镇痛作用相当。

效能与效价之间没有相关性，因二者反映药物的不同性质，在临床用药时可作为选择药物和确定剂量的重要参考（图 1－5）。

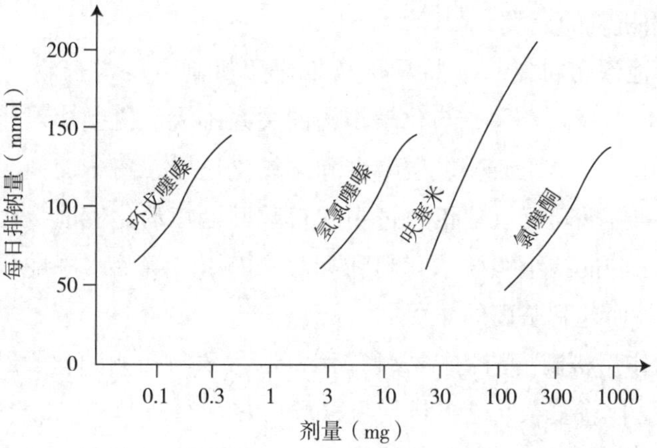

图 1－5 四种利尿药的效能与效价比较

2. 质反应型量－效关系及意义 以阳性反应发生频数为纵坐标，对数剂量（或浓度）为横坐标作图，形成正态分布曲线；当纵坐标为累加阳性反应发生频率，其曲线呈典型的对称 S 形曲线（图 1－6）。

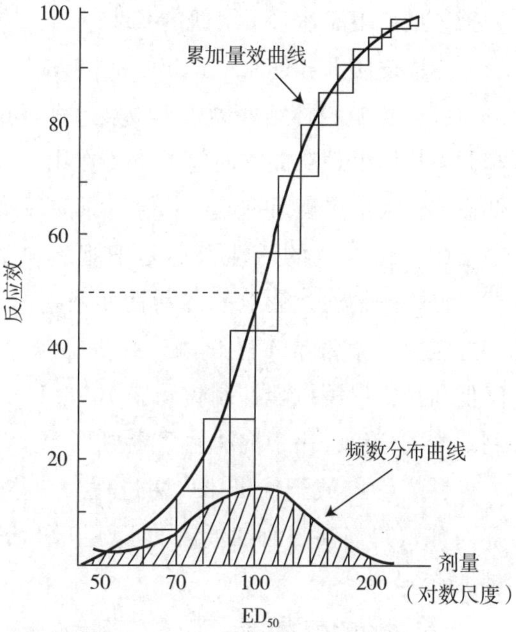

图 1－6 质反应型量－效关系曲线

（1）半数有效量（50% effective dose，ED_{50}） 在质反应中是指 50% 实验动物产生阳性效果的药物剂量。ED_{50} 是反映药物治疗效应的重要指标。

（2）半数致死量（50% lethal dose，LD_{50}） 在质反应中是指引起 50% 实验动物死亡的药物剂量。LD_{50} 是反映药物毒理效应的指标。

3. 评价药物安全性的指标 量－效关系可用于药物安全性分析。目前常用的评价药物安全性的指标有三种。

（1）安全范围 是指最小有效量与最小中毒量之间的范围。此范围越大，药物毒性越小，用药越安全。

扫码“看一看”

（2）治疗指数（therapeutic index，TI） 是药物的半数致死量（LD_{50}）与半数有效量（ED_{50}）的比值。治疗指数可用来评价药物的安全性。一般情况下，治疗指数越大，药物的安全性越大。但单独以治疗指数评价药物的安全性并不完全可靠，还需参考药物的安全系数。

> **考点提示**
>
> 半数致死量、半数有效量、治疗指数、安全范围的概念。

（3）安全系数 是指最小中毒量 LD_5 与最大治疗量 ED_{95} 的比值。该比值越大，用药越安全。

扫码"看一看"

三、药物作用机制概述

（一）药物作用机制的分类

1. 药物非特异性作用机制　非特异性药物作用机制主要与药物的理化性质（如解离度、溶解度、表面张力等）有关，与化学结构的关系不大，机制相对比较简单，主要通过吸附作用、沉淀作用、渗透压改变、酸碱中和、氧化还原、离子交换、络合和螯合作用等发挥药理作用。例如抗酸药氢氧化铝通过中和胃酸而治疗消化性溃疡；甘露醇升高血浆的晶体渗透压，可使水肿的脑组织脱水，起到降低颅内压缓解脑水肿的作用；乙醇可致细菌蛋白质变性、沉淀，而起到杀菌的作用。

2. 药物特异性作用机制　药物特异性作用机制主要与药物的化学结构有关，可涉及生命代谢的所有环节，比较复杂，主要概括为以下几方面。

（1）影响细胞膜的通透性或离子通道　细胞膜上有许多离子通道，如 Na^+、Ca^{2+}、K^+、Cl^- 等。有些药物可直接作用于这些通道，通过影响离子跨膜转运而产生药理作用，如硝苯地平阻滞血管平滑肌的 Ca^{2+} 通道，抑制 Ca^{2+} 内流，治疗高血压；氢氯噻嗪抑制髓袢升支粗段皮质部和远曲小管起始部位 Na^+、Cl^- 的重吸收而发挥利尿作用。

（2）影响自体活性物质　激素、神经递质、自体活性物质如前列腺素、组胺等在维持和调整机体生理功能方面起了重要作用。如麻黄碱促进去甲肾上腺素递质的释放，可预防低血压；大剂量碘可抑制甲状腺激素的释放，用于甲亢危象的治疗。

（3）影响酶的活性　酶是细胞生命活动的重要物质，许多药物通过影响酶的活性而呈现作用。如卡托普利抑制血管紧张素Ⅰ转化酶，减少血管紧张素Ⅱ形成，降低血压；奥美拉唑抑制胃黏膜 H^+-K^+-ATP 酶，抑制胃酸的分泌，用于抗消化性溃疡。

考点提示

药物特异性作用机制和非特异性作用机制的种类。

（4）参与或干扰机体代谢过程　有些药物通过补充代谢物质的不足，治疗相应缺乏症。如铁制剂参与血红蛋白的形成，可治疗缺铁性贫血；胰岛素参与糖代谢，用于治疗糖尿病。

（5）影响免疫功能　许多药物会影响机体的免疫功能。如糖皮质激素能抑制机体的免疫功能，可用于各种过敏性疾病。

（6）作用于受体（receptor）的有关理论　详见下文。

（二）药物与受体理论

1. 受体

（1）受体与配体　分子生物学研究发现，许多药物是通过与受体结合而呈现作用。受体是位于细胞膜或细胞内一些具有识别、结合特异性配体并产生特定效应的大分子物质。能与受体特异性结合的物质称为配体，如神经递质、激素、自体活性物质和化学结构与之相似的药物等。

（2）受体的特性　受体具有特异性、敏感性、饱和性、可逆性、可调节性、多样性等。

知识链接

受体学说

1878 年英国药理学家 Langley 首先提出受体的概念，20 世纪 70 年代初受体的存在得到证实，并被分离纯化，90 年代，受体的研究不断深入，提出了有关药物与受体相互作用的各种假说。包括占领学说、速率学说、变构学说浮动组装学说、诱导契合学说、两态模型学说等，其中假定药物与受体的结合像“锁－钥”关系的占领学说为大多数人所接受，1954 年 Arens 修正了占领学说，认为药物与受体结合不仅需要亲和力还需要内在活性。

2. 药物与受体

（1）药物与受体结合　药物与受体结合引起生物效应，需具备两个条件：即亲和力和内在活性。亲和力是指药物与受体结合的能力；内在活性是指药物与受体结合后能激动受体的能力。药物与受体结合具有特异性，结合是可逆的，具有饱和性和竞争抑制现象。

（2）作用于受体的药物分类　根据药物与受体结合后呈现的作用不同，把与受体结合的药物分为以下三类。

1）受体激动药（agonist）　又称受体兴奋药。是指与受体既有亲和力又具有内在活性的药物，可与受体结合并激动受体产生明显效应。如 β_2 受体激动药克伦特罗，可激动 β_2 受体而呈现扩张支气管的作用；吗啡通过激动脑组织中的阿片受体而发挥镇痛作用。

2）受体拮抗药（antagonist）　又称受体阻断药。是指与受体只有亲和力而无内在活性的药物，其与受体结合后，不产生效应，但可阻碍激动药与受体结合，因此呈现对抗激动药的作用。如 β 受体阻断药普萘洛尔，可与异丙肾上腺素竞争 β 受体，呈现对抗肾上腺素的作用，如心率减慢、支气管收缩等；纳洛酮通过阻断阿片受体来解救吗啡中毒。

3）受体部分激动药（partial agonist）　是指药物与受体虽然具有亲和力，但只有较弱的内在活性。受体部分激动药单独使用时有较弱的激动药作用，但当与激动药合用时，则呈现对抗激动药的作用，即减弱激动药的效应。如阿片受体部分激动药喷他佐辛与阿片受体激动药吗啡合用时，可减弱吗啡的镇痛作用。

> **考点提示**
>
> 受体、受体激动药、受体拮抗药的概念和意义。

课堂活动

请同学们思考讨论，受体部分激动药分别与受体激动药、受体拮抗药合用，药物作用的效果如何?

（3）受体的调节（receptor regulation）　在生理、病理、药物等因素的影响下，受体的数目、分布、亲和力和效应力会有所变化，称为受体的调节。

向上调节　是指长期使用受体阻断药时，使相应的受体数目增多、亲和力增加或效应力增强，又称受体增敏。例如长期应用 β 受体阻断药，可使 β 受体向上调节；一旦突然停药，因 β 受体数目增多而对体内的递质去甲肾上腺素产生强烈反应，可引起心动过速、心律失常或心肌梗死，故向上调节也是造成某些药物停药后出现反跳现象的原因，临床给药时应予注意。

向下调节　是指长期使用受体激动药时，使相应的受体数目减少、亲和力减低或效应力减弱，又称受体脱敏。向下调节的受体对再次给药反应迟钝，是产生耐受性的原因之一。例如，长期使用β受体激动药治疗支气管哮喘出现的耐受性。

拓展提升

受体类型

人体内的受体种类非常多，根据受体蛋白结构、信号转导过程、效应性质、受体位置等特点，可将受体分为五类：①G蛋白耦联受体，如肾上腺素受体；②配体门控离子通道受体，如N型胆碱受体；③酪氨酸激酶受体，如胰岛素受体；④细胞内受体，如皮质激素受体；⑤其他酶受体，如心钠肽受体。

（三）与药物作用相关的受体

体内的受体类型非常多，也是未来新药开发的重要途径，这里主要介绍部分与常用药物作用机制相关的受体。

1. 传出神经系统药物相关受体　传出神经递质主要有乙酰胆碱和去甲肾上腺素两种，其受体分为胆碱受体和肾上腺素受体两类，它们广泛分布在骨骼肌、心肌及各种平滑肌上。

（1）胆碱受体　是能选择性地与乙酰胆碱结合的受体，分为毒蕈碱型胆碱受体（M受体）和烟碱型胆碱受体（N受体）。M受体是能选择性地与毒蕈碱结合的受体，可分为M_1、M_2和M_3三种亚型，兴奋时主要表现为心脏抑制、血管扩张、内脏平滑肌收缩、腺体分泌和瞳孔缩小等效应。N受体是能选择性地与烟碱结合的受体，又可分为NN和NM两种亚型。兴奋时主要表现为自主神经节兴奋和肾上腺髓质分泌（NN受体，又称N_1受体）、骨骼肌收缩（NM受体，又称N_2受体）等效应。

（2）肾上腺素受体　肾上腺素受体是能选择性地与去甲肾上腺素结合的受体，分为α型肾上腺素受体（α受体）和β型肾上腺素受体（β受体）。α受体又可分为α_1和α_2两种亚型。α受体兴奋时，表现为皮肤、黏膜、内脏血管收缩、瞳孔扩大（α_1受体）和去甲肾上腺素释放减少（α_2受体）等效应。β受体也可分为β_1和β_2两种亚型。β受体兴奋时引起心脏兴奋（β_1受体）和支气管平滑肌松弛、骨骼肌血管扩张、冠状血管扩张（β_2受体）等效应。

课堂活动

请同学们思考一下，肾上腺素（激动α、β受体）和沙丁胺醇（激动β_2受体）哪一个更适合治疗支气管哮喘，为什么？

2. 组胺受体　组胺是广泛存在肥大细胞及嗜碱细胞中含有的自身活性物质（autacoids）。组胺受体可分为H_1、H_2、H_3亚型。各亚型受体及效应见表1－5。其中H_1受体阻断药主要用于治疗过敏性疾病，如苯海拉明、氯苯那敏（扑尔敏）等，H_2受体阻断药是重要的抗溃疡药，如雷尼替丁、法莫替丁等。

3. 苯二氮䓬受体　本类受体主要分布在大脑皮质，其次为边缘系统和中脑，脑干和脊髓也有较多分布。苯二氮䓬受体能增强γ-氨基丁酸（GABA）能神经传递功能和突触抑制效应；还有增强GABA与GABA-A受体相结合。GABA-A受体被GABA激动后，Cl^-通道开放，Cl^-内流增多，神经细胞膜产生超极化，表现为抑制效应。地西泮（安定）、三唑仑、艾司唑仑等镇静催眠药是苯二氮䓬受体激动药，氟马西尼是苯二氮䓬受体阻断药用于解救前者的过量中毒。

4. 阿片受体　本类受体属于G蛋白偶联受体，在中枢和外周均有分布，其内源性配体为脑啡肽、内啡肽等，参与镇痛、抑制胃肠蠕动、呼吸抑制、心肌保护、免疫反应等多种生理活动，阿片受体分为μ、δ、κ等亚型。上述阿片样的肽类物质通过激动有关阿片受体，产生突触前抑制，使痛觉传导和中枢投射发生衰减，痛阈显著提高，发挥镇痛等作用。吗啡等阿片类镇痛药物是阿片受体的激动药，而纳洛酮是阿片受体阻断药用于抢救阿片类急性中毒。

5. 中枢多巴胺受体　本类受体有五种亚型，即$D_{1,2,3,4,5}$，在中枢形成多个神经通路，其中中脑-边缘系统和中脑-边缘系统通路与精神活动有关，中脑黑质-纹状体通路与肌张力有关，垂体结节-漏斗通路的多巴胺神经通路则与内分泌有关。中枢多巴胺受体激动药溴隐亭等用于治疗帕金森病，多巴胺受体阻断药氯丙嗪、氟哌啶醇等用于治疗精神障碍等。

拓展提升

肾上腺素能神经与胆碱能神经的调节平衡

机体多个器官都受肾上腺素能神经和胆碱能神经的双重支配，这两者神经兴奋时所产生的效应相互拮抗，如心脏：β_1受体激动时，心脏兴奋（包括心肌收缩力增强、心输出量增加、心率增快、心传导增快）；M受体激动时，心脏抑制（包括心肌收缩力减弱、心输出量减少、心率减慢、心传导减慢）。支气管：β_2受体激动时，支气管平滑肌扩张；M受体激动时，支气管平滑肌舒张；α受体激动时，支气管平滑肌收缩。血管：α_1受体激动时，皮肤、黏膜、内脏血管收缩；β_2受体激动时，骨骼肌血管、冠状血管舒张。

任务解析

1. 该护理问题最有可能的原因是：由于洋地黄安全范围小，药物剂量过大，出现心动过缓，传导阻滞等毒性反应，导致晕厥。

2. 为避免产生毒性反应应注意密切监测心律、心电变化，患者的肝、肾功能，避免“低钾高钙”等毒性反应诱发因素等。

扫码"学一学"

目标检测

一、用药护理案例分析

患者，男，23岁，因破伤风入院，意识清醒，全身肌肉阵发性痉挛、抽搐。医生给予青霉素+抗毒素治疗，同时配合支持措施。见习护士小刘参与了整个抢救治疗过程，现在对用药护理过程进行回顾。

1. 用药前必须对青霉素做皮试的原因是什么？
2. 用药中的两种药物哪个是对因治疗，哪个是对症治疗？是否都很重要。
3. 用药后患者病情稳定，护士还应该做哪些用药护理工作？

二、目标测试题

【A1/A2型题】

1. 药效学是研究
   A. 药物的临床疗效　B. 药物的作用机制
   C. 药物对机体的作用规律　D. 影响药物疗效的因素
   E. 药物在体内的变化
2. 药物作用的两重性是指
   A. 治疗作用与副作用　B. 防治作用与不良反应
   C. 对症治疗与对因治疗　D. 预防作用与治疗作用
   E. 原发作用与继发作用
3. 一结核患者使用链霉素作为抗结核的药物，不慎导致耳聋，属于药物的
   A. 毒性反应　B. 过敏反应　C. 副作用
   D. 后遗效应　E. 副作用

【A3/A4型题】

患者沈某，误服大量苯巴比妥后，出现昏迷、呼吸抑制、反射减弱，家属送来急诊就医。

4. 上述症状属于
   A. 副作用　B. 继发反应　C. 急性中毒
   D. 后遗效应　E. 变态反应
5. 抢救此患者时还应用促进药物排泄的药物
   A. 碱性药物　B. 酸性药物
   C. 大分子药物　D. 与血浆蛋白结合率高的药物
   E. 以上均不是

吕某，女，52岁，因患失眠症，每晚服用地西泮5mg即可入睡。一月后服用此量却无法入睡，

6. 这是因为机体对药物产生了
   A. 耐受性　B. 成瘾性　C. 副作用
   D. 毒性反应　E. 继发反应

7. 该患者服用的药物属于

A. 麻醉药品　　B. 精神药品　　C. 毒性药品

D. 非处方药　　E. 解毒药

【X 型题】

8. 激动后具有中枢抑制作用的受体是

A. 阿片受体　　B. 多巴胺受体　　C. 苯二氮䓬受体

D. 组胺受体　　E. 肾上腺素受体

（苏湲淇）

扫码“练一练”

任务三　机体对药物的作用——药物代谢动力学

学习目标

识记

1. 掌握药物在体内的变化规律及其在用药护理中的意义。
2. 熟悉首关消除、生物利用度、半衰期和稳态血药浓度的概念。
3. 了解表观分布容积、时效关系和时量关系的概念。

应用

1. 能运用药动学基本知识和理论，正确实施给药方案和用药护理程序。
2. 会观察药物的疗效及不良反应，综合分析、判断及采用相应护理措施。

任务导入

患者，男性，57 岁，在医院诊断为“类风湿性关节炎”，医生给予解热镇痛药吡罗昔康片治疗，每次 20mg，1 次/日，口服。已知吡罗昔康半衰期平均 50 小时。护士需要完成这项用药护理任务。

扫码“学一学”

任务描述

针对这位患者需要护士完成的工作任务如下。

1. 说出医嘱中吡罗昔康片治疗 1 次/日的药理依据是什么？

2. 患者服药 3 天后认为治疗效果不好，要求换药，护士应如何向患者解释，以消除患者顾虑，继续配合治疗？

3. 血浆半衰期在用药护理实践中有何指导意义？

知识平台

药物代谢动力学（pharmacokinetics，简称药动学），是研究药物的体内过程及血药浓度随时间变化规律的学科。机体对药物的吸收、分布、生物转化和排泄等过程，也称为药物的体内过程（图1－7）。

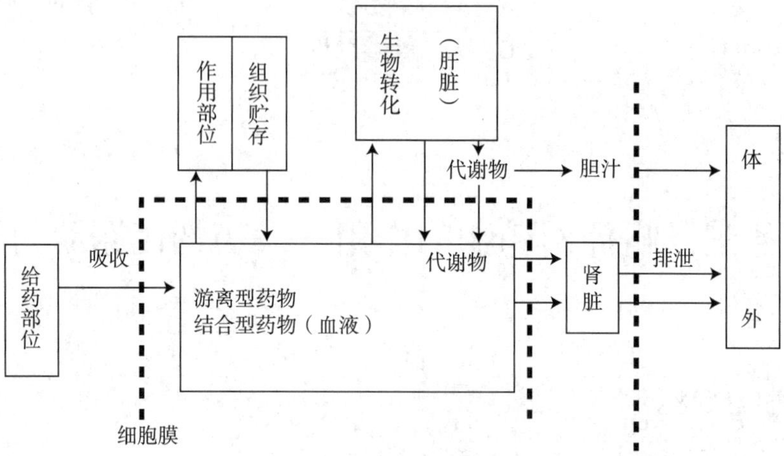

图1－7　药物的体内过程

知识链接

药物的跨膜转运

药物跨膜转运的方式主要有被动转运和主动转运两种。

1. 被动转运　主要包括简单扩散、滤过和易化扩散三种类型。顺浓度差转运，不消耗能量。影响因素主要有：①膜两侧浓度差，浓度差越大，转运越快；②药物的性质，分子量小、脂溶性大、非解离型药物易跨膜转运；③体液 pH，弱酸性药物在酸性环境下难解离，非离子型多，脂溶性大，容易跨膜转运，弱碱性药物则相反。

2. 主动转运　逆浓度差转运；消耗能量；需要载体协助；具有饱和性；两种药物需用相同载体转运时，药物之间存在竞争性抑制现象。

一、药物的体内过程

药物的体内过程研究的是机体对药物的处置过程，即机体对药物的吸收、分布、生物转化和排泄。其中，吸收、分布和排泄，药物在体内仅仅是发生了位移，而无化学结构的改变，故统称为转运。生物转化又称为药物转化，指药物在体内发生的化学结构变化。

（一）药物的吸收

药物由给药部位进入血液循环的过程称为吸收（absorption）。除静脉给药外，其他给药途径均需通过吸收过程才能进入血液循环。药物吸收的快慢和多少，直接影响药物作用的快慢和强弱。下列因素可影响药物的吸收。

1. 给药途径

（1）口服给药 最常用的给药途径，具有安全、经济和方便的优点。

考点提示

首关消除的概念和意义。

绝大多数弱酸和弱碱性药物主要在肠道吸收。经胃肠道吸收的药物先经门静脉入肝脏后才能进入体循环，某些药物在首次通过肠黏膜和肝脏时部分被代谢灭活，使进入体循环的药量减少，药效降低，这种现象称为首关效应（首关消除）（图1-8）。首关消除率高的药物不宜口服给药，如硝酸甘油口服后约90%被首关消除，应采用舌下给药缓解心绞痛。

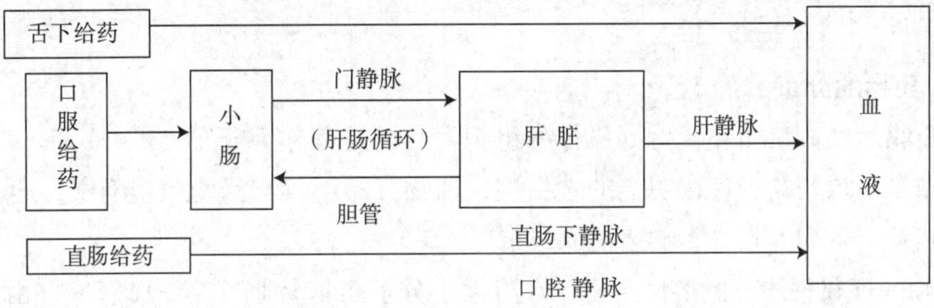

图1-8 首关效应及肝肠循环的示意图

（2）舌下给药 舌下黏膜血流丰富，可避免首关消除，吸收迅速，给药方便。但吸收面积较小，适用于脂溶性较高，用量较小的药物。

（3）直肠给药 药物经肛门灌肠或使用栓剂置入直肠或结肠，由直肠或结肠黏膜吸收。起效快，可避开首关消除。适用于刺激性强的药物或不能口服药物的患者（如小儿、严重呕吐或昏迷者）。

（4）注射给药 皮下或肌内注射后，药物通过毛细血管壁进入血液循环，吸收速度较快且完全。吸收速度主要与局部组织血流量及药物制剂有关。由于肌肉组织血流量较皮下组织丰富，故肌内注射比皮下注射吸收快。静脉注射是直接将药物注入血管内，药物没有吸收过程，起效快，剂量准确，故抢救危重患者多采用静脉注射或静脉滴注给药。

（5）吸入给药 肺泡表面积较大，毛细血管丰富，气体、挥发性药物或气雾剂等均易通过肺泡壁而被迅速吸收。此外，吸入给药也可用于鼻咽部的局部治疗。

（6）皮肤和黏膜给药 完整的皮肤吸收能力很差，外用药物主要发挥局部作用，但脂溶性高的药物也可通过皮肤、黏膜吸收。如硝酸甘油可制成缓释贴剂经皮吸收用于预防心绞痛发作。

2. 药物的理化性质 药物分子小、脂溶性高、解离度小者易被吸收，反之则难以吸收。如弱酸性药物在酸性环境中非解离型多，吸收多；在碱性环境中吸收少；同样，弱碱性药物在碱性环境中非解离型多，吸收多；在酸性环境中吸收少。

3. 药物的剂型 药物剂型不同，吸收速度也不同，如片剂的崩解、胶囊剂的溶解等均可影响口服给药的吸收速度；油剂和混悬剂注射液可在用药局部滞留，使药物吸收缓慢而持久。缓释制剂和控释制剂使药物在体内缓慢释放，一次给药后维持疗效时间较长，适用于治疗慢性疾病。

4. 吸收环境 口服给药时，胃排空速度、肠蠕动的快慢、体液的pH、肠内容物的多少及性质等均可影响药物的吸收。如胃排空延缓、肠蠕动过快或肠内容物过多等均不利于药物的吸收。

知识链接

护士应把好合理用药的“第一关”

1. 当护士发现药物的吸收速度和程度发生改变时，提醒医生必须相应调整给药剂量及给药间隔时间，以保持治疗疾病所需的血药浓度。

2. 给药途径改变，将对药物的吸收作用产生明显影响，应注意不同给药途径相互间的剂量差别。护士在执行医嘱时，不可擅自更改给药途径。

（二）药物的分布

药物吸收后经血液循环转运到机体各组织器官的过程称为分布（distribution）。药物在体内的分布是不均匀的，存在明显的选择性，药物分布不仅与药物效应有关，也与药物的毒性紧密相关。下列因素可影响药物的分布。

1. 药物的理化性质 脂溶性药物或水溶性小分子药物易通过毛细血管壁，由血液分布到组织，而水溶性大分子药物或解离型药物则难以透过血管壁分布到组织。

2. 体液 pH 生理情况下，细胞内液 pH 约为 7.0，细胞外液 pH 约为 7.4，故弱酸性药物在细胞外解离多，不易进入细胞内，因此在细胞外药物浓度略高于细胞内液；而弱碱性药物则相反，在细胞外解离少，易于从细胞外进入细胞内，在细胞内液中浓度较高。通过改变体液 pH 可改变药物的分布，在抢救弱酸性药物（如苯巴比妥）中毒时，可用碳酸氢钠碱化血液和尿液，促使药物由组织细胞向血液中转移，并减少药物在肾小管的重吸收，加速药物排出。

> **考点提示**
>
> pH 值对药物分布的影响机制。

3. 药物与血浆蛋白结合 药物进入血液后，可不同程度地与血浆蛋白结合，成为结合型药物，未与血浆蛋白结合的药物为游离型药物。结合型药物分子量大，不易跨膜转运，暂时失去药理活性；游离型药物分子量小，易跨膜转运到靶器官发挥作用。因此血浆蛋白结合率高的药物显效慢，作用维持时间长；反之显效快，维持时间短。药物与血浆蛋白结合率是决定药物分布的重要因素。

药物与血浆蛋白结合具有以下特点。①结合具有可逆性：当血浆中游离型药物浓度降低时，部分结合型药物就解离为游离型，两者处于动态平衡状态。②结合具有饱和性：当结合达到饱和时，血浆中游离型药物浓度会升高，导致作用增强或毒性增大。③竞争性置换现象：同时应用两种血浆蛋白结合率高的药物，可能因竞争与同一蛋白结合位点而发生竞争性置换现象，被置换出来的游离型药物浓度升高，导致药效增强甚至发生毒性反应。

> **考点提示**
>
> 药物与血浆蛋白结合率对药物分布的影响。

课堂活动

请同学们思考问题：

与血浆蛋白结合率低的药物起效快还是起效慢？临床上抢救急重症患者时应选择血浆蛋白结合率高的还是低的药物？

4. 药物与组织的亲和力　药物对某些组织有特殊的亲和力，则其在该组织中的浓度较高。如碘与甲状腺组织具有特殊的亲和力，碘主要集中分布在甲状腺组织，其浓度比血浆中浓度高约25倍。

5. 特殊屏障

（1）血－脑屏障　大多数药物较难透过血－脑屏障，只有脂溶性高、非解离型、分子量小的药物才能透过血－脑屏障。婴幼儿血－脑屏障发育不健全，药物易通过，可引起中枢神经系统不良反应，用药应慎重。脑膜炎患者，血－脑屏障的通透性增高，可使药物透过血－脑屏障在脑脊液中达到有效的治疗浓度。

（2）胎盘屏障　是胎盘绒毛与子宫血窦间的屏障，其通透性与一般细胞膜无显著差别。几乎所有能通过生物膜的药物都能透过胎盘屏障进入胎儿体内，因此妊娠期间应禁用可能导致胎儿中毒或畸形的药物。

（3）血－眼屏障　全身给药时，药物在房水、晶状体和玻璃体等组织难以达到有效治疗浓度，与血－眼屏障有关。采取局部滴眼或眼周边给药如结膜下注射、球后注射及结膜囊给药等，可提高眼内药物浓度，减少全身不良反应。

（三）药物的代谢

扫码“看一看”

1. 代谢的概念和意义　药物在体内发生的化学结构改变称为药物的生物转化（biotransformation）或代谢（metabolism）。肝脏是药物生物转化的主要部位，大多数药物经生物转化后失去活性或活性降低，极性加大，水溶性增强，利于排出体外。

2. 代谢的方式　药物在体内的生物转化分为2个时相进行。

（1）Ⅰ相反应　包括氧化、还原、水解反应。通过此相反应，大多数药物失去药理活性，少数药物被激活后作用增强称为活化，少数药物则由无毒或毒性小变成毒性代谢产物。

（2）Ⅱ相反应　即结合反应。药物及代谢产物与内源性物质如葡萄糖醛酸、硫酸、甘氨酸等结合后生成极性大易溶于水的代谢物排出体外。

3. 药物代谢酶　大多数药物的生物转化需要酶的催化，催化药物代谢的酶主要有两类：

（1）特异性酶　催化特定底物的代谢，如胆碱酯酶水解乙酰胆碱。

（2）非特异性酶　主要指肝脏微粒体混合功能酶系统，该酶系统能够转化数百种化合物，是促进药物转化的主要酶系统，又称为肝药酶。肝药酶特性是：①专一性低，能催化多种药物。②有个体差异。③易受外界因素影响而出现酶活性增强或减弱现象。

4. 影响代谢的因素

（1）药酶的诱导作用和抑制作用　某些药物可以改变肝药酶的活性，影响药物代谢速度，从而改变药物的作用强度和作用维持时间。凡能增强肝药酶活性或增加肝药酶生成的药物为药酶诱导剂（enzyme inducer），如苯妥英钠、利福平等。药酶诱导剂可以加速某些药物和自身的生物转化，这是药物产生耐受性的原因之一。凡能降低肝药酶活性或减少肝药酶生成的药物为药酶抑制剂（enzyme inhibitor），如西咪替丁、氯霉素等。药酶抑制剂可使某些药物代谢减慢，作用增强，甚至诱发毒性反应，故联合用药时应注意调整剂量。常见的药酶诱导剂和药酶抑制剂见表1－3。

表1-3　常见的药酶诱导剂和药酶抑制剂

类别	药物名称
药酶诱导剂	苯巴比妥、水合氯醛、保泰松、苯妥英钠、卡马西平、尼可刹米、螺内酯、地塞米松、多西环素、利福平、灰黄霉素、乙醇（慢性中毒者）等
药酶抑制剂	普萘洛尔、氯丙嗪、丙戊酸钠、西咪替丁、维拉帕米、美托洛尔、胺碘酮、口服避孕药、甲硝唑、磺胺药、甲氧苄啶、异烟肼、红霉素、氯霉素、环丙沙星、酮康唑等

（2）影响药酶的其他因素　肝药酶的活性和数量具有较大的个体差异，受遗传、年龄、性别、病理因素和环境因素等影响，使药物的代谢速度发生变化。

考点提示

药物对肝药酶活性的影响。

（四）药物的排泄

药物原形或代谢产物经排泄器官或分泌器官排出体外的过程称为药物的排泄（excretion）。肾脏是药物的主要排泄器官，胆道、肠道、肺、乳腺、唾液腺、汗腺等也有一定的排泄功能。

1. 肾排泄　大多数游离型药物及其代谢产物均可经肾小球滤过，少数药物经肾小管主动分泌排泄。

药物经肾排泄受到下列因素的影响。①肾小管重吸收：脂溶性高、非解离型药物重吸收多，排泄慢；而水溶性药物重吸收少，排泄快。②尿量：增加尿量，可降低尿液中药物的浓度，减少药物的重吸收，药物排泄快。③尿液 pH：弱酸性药物在碱性尿液中解离增多，重吸收减少，排泄快；在酸性尿液中解离减少，重吸收增多，排泄慢；弱碱性药物与之相反。利用这一规律可改变药物的排泄速度，如弱酸性药物巴比妥类中毒时，静滴碳酸氢钠以碱化尿液，促进巴比妥类药物排泄，达到解救中毒的目的。④竞争性抑制的影响：当分泌机制相同的两类药物合用时，经同一载体转运存在竞争性抑制现象。如丙磺舒与青霉素合用，两药竞争肾小管细胞上的有机酸载体转运系统，丙磺舒可抑制青霉素从肾小管分泌，延长青霉素作用时间。⑤肾功能的影响：肾功能不全时，主要经肾排泄的药物消除速度减慢，易发生蓄积中毒；同时为避免加重肾脏损伤，还应禁用或慎用对肾脏有损害的药物。

2. 胆汁排泄　有些药物及其代谢物可经胆汁排入肠道后随粪便排出，经胆汁排泄的药物胆道内浓度较高，可用于治疗胆道疾病，如红霉素、四环素等治疗胆道感染。有的药物经胆汁排入十二指肠的结合型药物，在肠中经水解后再吸收，形成肝肠循环（图1-10），使药物作用时间延长。

考点提示

pH 值对肾排泄的影响；药物肝肠循环的临床意义。

3. 其他排泄途径　某些弱碱性药物易经乳汁排泄，如吗啡、阿托品等，可对婴幼儿产生影响，哺乳期妇女用药应予注意。挥发性药物可经肺呼气排出，有些药物还可经唾液、汗液、泪液等途径排出。

拓展提升

细胞色素 P_{450} 酶系

作为肝药酶主体的肝微粒体酶，其组成比较复杂，其中最主要的是混合功能氧化酶系，也称单加氧酶系，负责催化外源性物质的代谢。此酶存在于肝细胞内质网上，其主要成分是细胞色素 P_{450}，因其结构与血红蛋白相似，有血红素成分，与 CO 结合后的紫外吸收主峰在 450nm 处而得名。

二、药物的速率过程

药物在体内转运或转化过程中，始终伴随着药物体内浓度随时间变化而变化的动态过程，称之为药物的速率过程或动力学过程。药动学参数的计算能够定量反映药物在体内的这种动态变化规律，是临床制订和调整给药方案的重要依据。

（一）血药浓度变化的时间过程

1. 时量关系和时效关系 药物的体内过程是一个连续变化的动态过程，可用时量关系和时效关系来表示。

时量关系是指时间与体内药量或血药浓度的关系；时效关系是指时间与作用强度的关系。以时间为横坐标，体内的药量或血药浓度为纵坐标，绘制的曲线为时量关系曲线，将药物的作用强度作为纵坐标，绘制的曲线为时效关系曲线。以单次血管外给药为例，药物的时量关系和时效关系经历以下三个阶段（图1－10）。

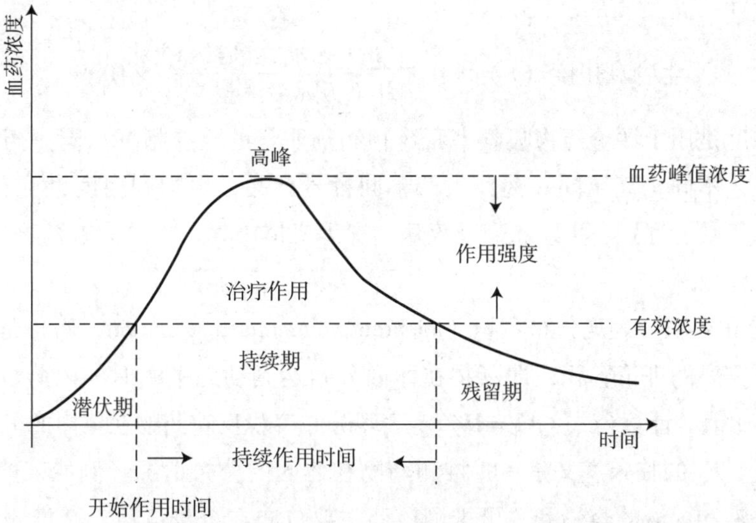

图1－10 单次血管外给药的时量（效）关系曲线

（1）潜伏期 从给药后到开始出现治疗作用的时间，潜伏期越短，药物起效越快；主要反映药物的吸收和分布过程。

（2）持续期 药物维持有效浓度或基本疗效的时间；与药物的吸收和消除速度有关；当药物的吸收速度和消除速度相等时达血药峰值浓度；用药后达到最高浓度的时间称为达峰时间；血药峰值浓度与给药剂量成正比。

（3）残留期 体内药物已降至有效浓度以下但尚未从体内完全消除的时间，残留期的长短反映了药物消除的快慢。临床用药时，可测定患者体内的血药浓度，以便确定合理的给药剂量和给药间隔时间。

2. 消除和蓄积

（1）消除 消除是指血药浓度逐渐降低的过程，它包括了药物在体内的代谢和排泄过程。药物消除方式有以下几种。

> **考点提示**
>
> 恒比消除和恒量消除的概念和定义。

1）恒比消除 又称一级动力学消除，是指单位时间内药物以恒定比例进行的消除。药物的消除速率与血药浓度成正比，机体消除功能正常，体内药量未超过机体的最大消除能力时，如大多数药物在治疗量时的消除，属于恒比消除。

2）恒量消除　又称零级动力学消除，是指单位时间内药物以恒定数量进行的消除。药物消除的速率与血药浓度无关，单位时间内消除的药量相等。机体消除能力低下或用药剂量过大超过机体的最大消除能力时，机体消除能力达饱和，此时药物按恒量消除；当血药浓度降低时，可转化为恒比消除。

（2）蓄积　反复多次给药后，当药物进入体内的速度大于消除速度时，血药浓度逐渐升高，称为药物的蓄积。临床上利用蓄积可使药物达到有效的治疗浓度，但也要注意药物过多蓄积时，则可能引起蓄积中毒。

（二）药动学的基本参数

1. 生物利用度　生物利用度（bioavailability，F）是指药物吸收进入血液循环的程度和速度。影响因素主要是制剂质量和给药途径。生物利用度与药物作用的强度及速度有关。计算公式为：

$$生物利用度（F）=\frac{A（进入体循环的药量）}{D（实际给药量）}\times 100\%$$

生物利用度是用于评价药物吸收率和药物制剂质量的重要指标。同一药物制剂由于不同药厂生产工艺不同，甚至同一药厂生产不同批号产品，生物利用度也可有较大的差异。此外，患者的年龄、性别、生理状态及疾病情况等机体因素，也可影响药物的生物利用度，从而影响临床疗效。

2. 表观分布容积　表观分布容积（apparent volume of distribution，V_d）是假定药物均匀分布于机体所需要的理论容积，即药物在体内分布达到动态平衡时体内药量（D）与血药浓度（C）之比值。计算公式：$V_d=D/C$。表观分布容积反映药物在体内的分布程度或与组织的结合程度。V_d 的临床意义是：①推测药物在体内的分布情况：例如某药的 V_d 为 40L，接近于细胞外液和内液的容量和，可推测该药主要分布在全身体液。②推测药物排泄的速度。③推测药物在体内的总量或达到某一有效血药浓度时的药物剂量。

3. 清除率　清除率（clearance，CL）是指单位时间内机体清除药物的表观分布容积数，即单位时间内有多少体液容积内的药物被清除，计算公式：$CL=k\cdot V_d$（k 是消除速率常数，恒比消除时 $k=0.693/t_{1/2}$）清除率主要反映肝肾功能状态，肝肾功能不全的患者，应适当调整给药剂量或延长给药间隔时间，以防蓄积中毒。

4. 血浆半衰期　血浆半衰期（half－life time，$t_{1/2}$）是指血浆药物浓度下降一半所需的时间。半衰期反映药物在体内的消除速度，按恒比消除的药物其半衰期是固定的，不因血药浓度高低而变化，但肝、肾功能不全时，药物消除减慢，半衰期明显延长，易发生蓄积性中毒。

在用药护理中具有重要意义。①药物分类的依据：根据药物的半衰期将药物分为短效类、中效类和长效类。②确定给药间隔时间：一般根据半衰期，并结合患者病情来确定给药间隔时间和给药次数，既可保证药物疗效，又可避免蓄积中毒。③预测药物达稳态血药浓度的时间：以半衰期为给药间隔时间，分次恒量给药，约经 4～5 个半衰期可达稳态血药浓度。④预测药物基本消除的时间：恒比消除的药物，一次给药后经 4～5 个半衰期，可认为药物基本消除（表 1－4）。

表1-4 恒比消除药物的消除与蓄积

半衰期数	一次给药		连续恒速恒量给药后体内蓄积药量（%）
	消除药量（%）	体内残存药量（%）	
1	50	50	50
2	75	25	75
3	87.5	12.5	87.5
4	93.5	6.2	93.5
5	96.9	3.1	96.9
6	98.4	1.6	98.4
7	99.2	0.8	99.2

课堂活动

请同学们思考问题：

某失眠患者口服100mg催眠药，假定该药全部吸收进入体循环后入睡，该药按恒比消除，当血药浓度降为12.5mg时患者苏醒，已知该药的血浆半衰期为3小时，问患者大约睡了多久？

5. 稳态血药浓度 稳态血药浓度（steady state concentration，CSS，坪值）是指连续恒速给药或分次恒量给药，血药浓度逐渐升高，约经4～5个$t_{1/2}$，血药浓度基本达稳定水平，称为稳态血药浓度，又称坪值，此时给药速率约等于消除速率。稳态浓度的高低取决于恒量给药时每次给药的剂量，剂量大则稳态浓度高，剂量小则稳态浓度低；稳态浓度的波动幅度与给药间隔成正比，单位时间内给药总量不变时，用药次数越多，每次用药量越少，血药浓度波动也越小。因此安全范围较小的药物，采用多次分服的治疗方案为妥。

稳态血药浓度的临床意义是：①调整给药剂量的依据。②确定负荷剂量，如危重病需立即达坪值，可采用首次加倍剂量的办法，则在一个半衰期内迅速达到坪值。③制订理想的给药方案（图1-11）。

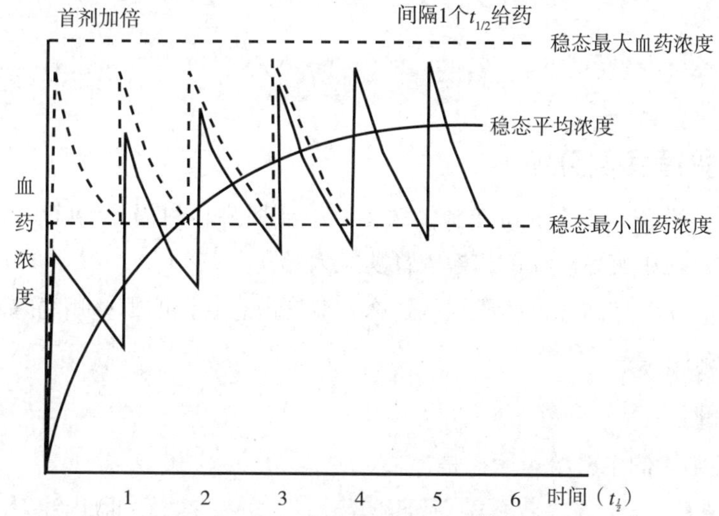

图1-11 连续恒量给药的时-量曲线

在用药护理中，出现治疗效果不理想或发生不良反应时，可测定稳态血药浓度对给药剂量加以调整，措施如下。①确定负荷剂量：病情危急需要立即达到稳态血药浓度时，可采用首次加倍剂量给药，如静脉滴注，可采用第一个半衰期滴注正常剂量的 1.44 倍。②确定理想的维持剂量：即应使稳态浓度维持在最小中毒浓度与最小有效浓度之间，且上下浮动较小，一般除恒量消除药物、治疗指数太小及半衰期特长或特短的药物外，按照每隔一个半衰期给半个有效剂量，并把首次剂量加倍，是实现理想给药浓度的主要方案。

考点提示

血浆半衰期、生物利用度、稳态血药浓度的概念及其在用药护理中的意义。

扫码“看一看”

拓展提升

房室模型

房室模型是进行药动学分析的一个数学概念，假设人体作为一个系统，内分为若干房室。药物进入体内可以分布于房室中，由于分布速率的快慢差异，可以把该系统分为一室和二室开放型模型。前者适用于在体内分布迅速，立刻达到动态平衡的药物，后者适用于有分布相合消除相两个过程的药物。

任务解析

需护士完成的任务如下。

1. 吡罗昔康半衰期平均 50 小时，属长效药物，采取 1 次/日是合理的，可保证药物疗效，又可避免蓄积中毒。

2. 护士应向患者解释：该药在用药后 7 ~ 12 天，还难以达到稳定的血药浓度，疗效的评定常须在用药 2 周后，消除患者顾虑，继续配合治疗。

3. 进一步明确半衰期在用药护理实践中的意义：见本任务血浆半衰期部分。

目标检测

一、用药护理案例分析

患者，男性，40 岁，因患有肺结核，医生给予异烟肼和利福平治疗，今早查房，患者述说晨起小便时发现尿液呈橘红色，检查肾功能无异常。

试分析：患者尿液呈橘红色的原因是什么？应该向患者说明哪些用药基本知识？

扫码“学一学”

二、目标测试题

【A1/A2 型题】

1. 存在首关消除的主要给药途径是

A. 直肠给药　　B. 舌下给药　　C. 肌内注射

D. 口服给药　　E. 静脉注射

2. 按药物半衰期恒量反复给药，约需经过几个半衰期可达稳态血药浓度

A. 1～2个　　B. 2～3　　C. 4～5个

D. 5～6个　　E. 7～8个

3. 一级动力学消除，是指

A. 其血浆半衰期恒定

B. 消除速率常数随血药浓度高低而变

C. 药物消除量恒定

D. 增加剂量可使有效血药浓度维持时间按比例延长

E. 代谢及排泄药物的能力已饱和

4. 患者，女性，45岁，患有癫痫大发作口服苯妥英钠治疗3周后，因类风湿性关节炎急性发作又加服保泰松，测得苯妥英钠的血药浓度明显升高，这种现象是因为

A. 保泰松使苯妥英钠吸收增加

B. 保泰松增加苯妥英钠的生物利用度

C. 保泰松与苯妥英钠竞争与血浆蛋白结合，使苯妥英钠游离浓度增加

D. 保泰松为药酶抑制剂使苯妥英钠代谢减少

E. 保泰松为药酶诱导剂使苯妥英钠代谢减少

【A3/A4 型题】

某女2小时前大量口服巴比妥类安眠药药（酸性药物）后，医生给予碳酸氢钠静脉滴注。

5. 静脉点滴碳酸氢钠的用药目的是

A. 防止巴比妥类药蓄积　　B. 促进巴比妥类药生物转化过程

C. 加速巴比妥类药排泄　　D. 减少后遗效应

E. 产生协同作用

6. 巴比妥类药中毒给予碳酸氢钠静脉滴注理论依据

A. 干扰机体酶的活性

B. 影响细胞膜离子通道

C. 缩短半衰期

D. 碱化尿液和血液可减少毒物吸收，促进排泄

E. 防止进入血－脑屏障

7. 为减少巴比妥类药吸收，应选何种洗胃液

A. 5%醋酸　　B. 2%－4%碳酸氢钠　　C. 葡萄糖

D. 蛋清　　E. 牛奶

【X 型题】

8. 影响药物在组织中分布的因素有

A. 药物的理化性质　　B. 药物的生物利用度　　C. 体液的 pH

D. 机体的生理屏障　　E. 药物与血浆蛋白结合率

扫码“练一练”

（谭　娇　张　庆）

任务四　影响药物作用的因素

学习目标

识记

1. 掌握药物配伍禁忌概念及其在用药护理中的意义。
2. 熟悉生理、心理和病理因素对药物作用的影响。
3. 了解药物相互作用以及影响因素在用药护理中的意义。

应用

1. 能正确实施用药护理程序，注意三查七对，正确地联合用药。
2. 会观察药物的疗效及不良反应，综合分析、判断及采用相应护理措施。

扫码“学一学”

任务导入

患者，男，9 岁，因发热、咳嗽入院。2 天前自觉头痛、咽痛，伴有咳嗽，为刺激性干咳，无痰。查体：体温 39℃，肺部呼吸音稍低，上肺可闻及少许哮鸣音。诊断为：支原体肺炎。医嘱给予乳糖酸红霉素静滴。

任务描述

针对这位患者，护士需要完成的工作任务如下。

1. 注射用乳糖酸红霉素为粉针剂，可以选用生理盐水稀释吗？
2. 说出乳糖酸红霉素滴注液的正确配制方法。
3. 采取哪些用药护理措施可避免配伍禁忌的发生？

知识平台

药物的作用可受到多种因素的影响而发生量或质的变化，归纳起来包括机体方面的因素和药物方面的因素。护师需全面认识和理解影响药物作用的因素，达到合理用药的目的，提高临床用药质量。

扫码“看一看”

一、机体方面的因素

（一）年龄

1. 老年人　老年人用药护理注意以下方面：①各器官功能逐渐衰退，尤其是肝、肾功能逐渐减退，药物的消除速度减慢，对药物的耐受性较差，长期用药易致蓄积中毒，用药剂量一般为成人的 3/4；②在对药物敏感性方面，老年人对中枢神经抑制药、非甾体抗炎药、心血管系统药等药物的反应较敏感，易出现严重不良反应，应当慎用；③老年人常需服用多种药物，发生药物相互作用的可能性增加；④老年人记忆力减退，用药依从性较差。因此在用药护理过程中，应加强用药指导及监护，以保证用药方案的正确执行。

2. 儿童　儿童的组织器官及生理功能尚未发育完善，对药物的反应敏感性高，甚至可能发生严重不良反应，造成后遗症。因此，儿童用药应根据他们的生理特点和药物的特点综合考虑，确定给药方案，而且要加强用药后的观察与护理，对儿童可能产生危害的药物应慎用。儿童用药的剂量应该准确计算，严格执行。小儿剂量一般按体重或体表面积来计算剂量。其中体重可按年龄来推算。

考点提示

老人、儿童用药剂量的换算。

知识链接

药典规定的儿童用药剂量的折算办法

1～6个月　体重（kg）＝月龄（足月）×0.7＋3

7～12个月　体重（kg）＝（月龄－6）×0.5＋6×0.7＋3

一周岁以上　体重（kg）＝年龄（周岁）×2＋8

如果无小儿每公斤用量，可以用成人剂量按下面公式计算：

小儿剂量＝［成人剂量×小儿体重（kg）］/50 kg

（二）性别

除性激素外，性别对药物反应通常无明显差别，但应注意女性在特殊生理时期的用药护理。①月经期：应避免应用剧泻药和抗凝药，以免月经过多。②妊娠期：尤其在妊娠早期，应避免使用有致畸作用或引起流产的药物。③分娩期：用药要注意药物对产妇子宫及胎儿或新生儿的双重影响。④哺乳期：应注意药物是否经乳汁排出，避免对婴儿产生不良影响。

（三）个体差异

在年龄、性别、体重等因素相同的情况下，大多数人对药物的反应是相似的。但少数人对药物的反应存在质和量的差异，即个体差异。

1. 量的差异　表现为高敏性和耐受性，有的患者对某些药物敏感性较高，应用较小剂量即可产生较强的作用，称为高敏性（hypersensitivity）；有的患者对药物的敏感性较低，必须应用较大剂量方可呈现应有的作用，称为耐受性（tolerance）。有的药物长期反复应用后，可出现耐受性，但停药一段时间后，敏感性可以恢复，称为后天耐受。有的药物如胰岛素可以在一周左右时间发生耐受现象，称为快速耐受性。病原生物、肿瘤细胞等对化疗药物不敏感的现象称为耐药性（drug resistance）或抗药性。

2. 质的差异　主要有变态反应和特异质反应，后者多与遗传缺陷有关，如先天性葡萄糖－6－磷酸脱氢酶（G－6－PD）缺乏者，服用磺胺药、伯氨喹等药物及新鲜蚕豆时易引起溶血反应并导致贫血，用药护理时应予充分注意。

考点提示

高敏性、耐受性和耐药性的概念。

（四）疾病因素

疾病因素可影响机体对药物的敏感性或药物的体内过程，从而影响药物的作用。如阿司匹林可使发热患者的体温下降，而对正常体温无影响，有机磷农药中毒时，患者对阿托品的耐受剂量明显超过常规剂量。

另外，肝、肾功能不全患者，由于药物代谢和排泄较慢，药物的半衰期延长，作用增强以及可能产生严重的不良反应，因此，用药护理过程中，应密切观察患者的疾病状态，合理应用药物。

（五）心理因素

心理因素在一定程度上可影响药物的作用，因此在应用药物防治疾病时，必须做好患者的心理护理工作，发挥药物的最大疗效。患者对药物和医生的信任及乐观的情绪可以提高药物的疗效，反之焦虑、恐惧及悲观失望的消极情绪可使病情加重。护士应从社会和心理角度了解患者的心理需求，主动地关心爱护患者，加强交流与沟通，在用药前应向患者说明药物的作用以及不良反应，解除患者心理顾虑，积极配合治疗，并且密切注意患者用药后的心理反应，充分发挥积极的心理效应，以达到满意的治疗效果。

扫码“看一看”

二、药物方面的因素

（一）药物的化学结构和剂量

一般来说，具有相似化学结构的药物其作用也相似，如巴比妥类药物均具有镇静催眠作用。但有些药物化学结构相似其作用却相反，如维生素 K 与华法林化学结构虽然相似，但作用相反，维生素 K 促凝血，华法林抗凝血。

药物剂量或浓度明显影响药物的作用。例如小剂量阿司匹林（50～100mg/d）预防血栓形成；阿司匹林（0.9～1.8g/d）具有解热镇痛作用；大剂量（3～5g/d）具有抗炎抗风湿作用。因此，临床用药护理过程中，应根据治疗疾病的需要，选择不同剂量或浓度的药物。具体见项目二中的“药物的量－效关系”的相关内容。

（二）药物的剂型

每种药物都有相应的剂型，选用不同的剂型可影响药物的吸收过程，产生不同的药效。例如口服给药时，吸收速度的快慢顺序为溶液剂 > 胶囊剂 > 片剂 > 丸剂；注射给药时，吸收速度的快慢顺序为水溶液 > 混悬剂 > 油制剂。吸收快的剂型，血药浓度达峰时间较快，故起效快；吸收慢的剂型，潜伏期长，起效慢，维持时间长。

知识链接

根据药物性质实施用药护理

用药护理时，应根据药物性质，指导患者合理用药，以提高疗效，减少不良反应。

1. 某些对牙齿有腐蚀作用或可使牙齿染色的药物：可由吸管吸入，服用后再漱口。

2. 刺激食欲的药物：指导患者在饭前服用，促进胃肠蠕动，减轻腹胀症状，改善食欲。

3. 止咳糖浆：部分止咳糖浆覆盖在呼吸道黏膜表面，减轻对黏膜的刺激，指导患者服后不宜立即饮水，以免降低呼吸道黏膜表面的药物浓度，降低药物的止咳作用。

（三）给药途径

不同的给药途径可影响药物效应快慢和维持时间的长短。不同给药途径药物起效快慢顺序的一般规律为：静脉注射 > 吸入 > 肌内注射 > 皮下注射 > 口服 > 透皮。有些药物给药途径不同，作用性质也不同，如硫酸镁口服产生导泻和利胆作用，静脉注射呈现抗惊厥作用，外用有消肿作用；利多卡因局部给药产生局部麻醉作用，而静脉注射则产生抗心律失常作用。用药护理过程中，应根据治疗疾病的需要，选择适宜的给药途径。

> **考点提示**
>
> 各种剂型和给药途径的选择。

（四）给药时间和次数

1. 给药时间　临床用药时，给药时间需根据具体药物和病情确定，如助消化药需在饭前或饭时服用；驱肠虫药宜空腹或半空腹服用；催眠药应在睡前服；胃肠道有刺激性的药物宜饭后服用，降糖药宜在餐前用药等。

2. 给药次数　临床用药时，给药次数应根据病情需要和药物半衰期确定。药物半衰期是给药间隔时间的基本参考依据，以达到既可维持有效血药浓度，又不会蓄积中毒的目的。肝、肾功能不全患者，药物的消除速度减慢，药物半衰期延长，应相应调整给药次数或给药间隔时间。

（五）药物相互作用

两种或两种以上药物同时或先后序贯应用称为联合用药或配伍用药。配伍用药的目的是为了提高疗效、减少不良反应或延缓耐受性、耐药性的发生。但不合理的配伍用药也可导致疗效降低、不良反应加重甚至产生药源性疾病。两种或两种以上药物同时或先后序贯应用，引起药物作用和效应的变化称为药物的相互作用（drug interaction）。药物的相互作用可以发生在体外和体内，药物的相互作用既可使药效加强或不良反应减轻，也可使药效降低或不良反应加重。因此，在用药护理过程中要加以注意。

1. 体外药物相互作用　体外药物相互作用主要是指药物进入人体之前，药物之间、药物与溶剂或赋形剂之间发生的物理或化学相互作用，造成疗效降低或不良反应增加的现象。向静脉输液中加入多种药物是临床上常用的给药途径，此时，体外药物相互作用主要指注射液的物理配伍禁忌和化学配伍禁忌。

> **考点提示**
>
> 药物相互作用的概念及其在用药护理中的意义。

（1）注射液配伍禁忌　指两种以上注射剂混合后，可能发生物理或化学变化，导致混合液出现变色、沉淀、变质或失效等变化。一般分为“可见的”与“不可见的”两大类。

1）可见的配伍禁忌　主要包括浑浊、沉淀、产气、结晶及变色等。这些配伍变化均是肉眼可见的，护士在药物混合后应仔细观察，可以避免发生。有些配伍变化不是立即发生的，而是在使用过程中缓慢出现的，因此要高度重视，加强输液巡视，一旦发现配伍变化，及时停止输液，报告医生，重新制订给药方案。如注射用头孢曲松钠静脉输液时加入间羟胺、去甲肾上腺素、氯丙嗪、维生素 C、B 族维生素、红霉素时会出现浑浊，应单独给药。

2）不可见的配伍禁忌　有些药物配伍后并无外观变化，但可引起药效下降甚至毒性增加，主要包括效价下降、水解反应等。如去甲肾上腺素、间羟胺与碳酸氢钠、氨茶碱等碱性药物混合时，外观无变化，但是去甲肾上腺素、间羟胺活性降低，效价下降。

（2）注射液配伍变化的主要原因

1）溶剂组成改变　有些注射剂为了有利于药物溶解或稳定而采用非水性溶媒如乙醇、丙二醇甘油等，若与水溶液混合时，因溶媒性质的改变，可有沉淀或结晶析出。如氢化可的松注射液（含乙醇）与氯化钾注射液混合时，可析出氢化可的松沉淀。

2）pH 值改变　混合后溶液的 pH 值发生改变，药物的溶解度也发生改变，可能导致药物的析出而产生混浊或沉淀、色泽变化或加速分解。如 5% 硫喷妥钠注射液加至 5% 葡萄糖注射液中，pH 值下降，可产生沉淀。

3）缓冲容量　对于一些加入缓冲剂的注射液，药液混合后的 pH 值是由注射液中所含成分的缓冲能力决定的。缓冲剂抵抗 pH 变化能力的大小成为缓冲容量。如 5% 硫喷妥钠 10ml 加入生理盐水（500ml）中不会发生变化，加入含乳酸盐的葡萄糖注射液中则会析出沉淀。

4）离子作用　有些离子能加速某些药物的水解反应。如氨苄西林在含乳酸钠的输液中不稳定，其损失率与乳酸根离子浓度高低有关，在乳酸钠注射液中 4 小时可损失 40%，但在乳酸钠林格氏液中 4 小时则只损失 20%；青霉素 G 钾盐也有类似情况。

5）直接反应　即两种药物混合后发生化学变化产生新的化合物，引起外观变化或药效改变。如氯化钙注射液不能与碳酸氢钠注射液配伍，因氯化钙中钙离子与碳酸根离子结合生成碳酸钙沉淀。

6）盐析作用　胶体溶液型的药物，加入无机盐类后，药物溶解度降低而析出沉淀。如红霉素乳糖酸盐加入大量盐类可以产生盐析作用，故当乳糖酸红霉素粉针剂未溶解或未完全溶解时，不可用生理盐水直接溶解或稀释，只有先用注射用水或葡萄糖注射液溶解后方可用生理盐水稀释。

7）药物浓度　药物在一定浓度下会出现沉淀。如氢化可的松琥珀酸钠注射液，在 5% 葡萄糖注射液中浓度为 100mg/L 时，观察不到变化。但氢化可的松琥珀酸钠浓度为 300mg/L 时则出现沉淀。

8）聚合反应　有些药物在溶液中可能形成聚合物。如氨苄西林储备液虽贮于冷暗处，但放置期间会出现变色，溶液变黏稠，甚至会产生沉淀，这是由于形成聚合物所致。

9）输液时间　有些药物配伍后很快分解，所以应现配现用，并且在短时间内用完，如青霉素、吗啡、哌替啶等药物。有些注射药物与输液混合后，虽短时间内无可见性配伍变化发生，但仍宜在混合后 4 小时内用完为好。如果输入量较大时，可采取分次输入，每次新配，这样还可减少输液被细菌污染的机会。

考点提示

注射液配伍变化的主要原因及其在用药护理中的应用。

10）混合的顺序　有些药物混合时产生沉淀现象可用改变混合顺序的方法来克服。如氨茶碱与四环素配伍，先加入氨茶碱，摇匀后再加入四环素则可达到澄明的溶液，如先将两种药液混合后稀释则会析出沉淀。

2. 体内药物相互作用

（1）药效学方面的相互作用

1）协同作用　指两药合用所产生的效应大于或等于单用效应的总和。协同作用可分为：①相加作用，指两药合用的效应等于两药单用效应的总和，如硝酸甘油与普萘洛尔合用，抗心绞痛作用相加而两药剂量相应减少，且不良反应降低；②增强作用，指两药合用的效应大于两药单用效应的总和。如青霉素与氨基糖苷类合用，抗菌作用明显增强；③增敏作用，指一种药物可使组织或受体对另一药物的敏感性增强。如呋塞米可引起低血钾，使心肌细胞对强心苷敏感性增强，易引起心脏毒性反应。

2）拮抗作用　指两药合用所产生的效应小于单用一种药物的效应。拮抗作用在临床上多用于减少药物不良反应或抢救药物中毒，如肝素与鱼精蛋白合用后产生拮抗作用，鱼精蛋白可用于肝素中毒的解救。

（2）药动学方面的相互作用　联合用药时，药物在吸收、分布、代谢和排泄过程中产生相互作用，使药物在作用部位的浓度发生改变，从而影响药物的效应。如水杨酸类药物在酸性环境中吸收良好，若同时服用碳酸氢钠，pH 升高使水杨酸类吸收减少。保泰松可从血浆蛋白结合部位置换甲苯磺丁脲，甲苯磺丁脲游离浓度增加，可能引起低血糖。氯霉素为肝药酶抑制剂，与双香豆素合用，明显增强双香豆素的抗凝作用，甚至引起出血，而苯妥英钠等肝药酶诱导剂可以加速脂溶性维生素的代谢，造成营养素缺失。碳酸氢钠可以碱化尿液，促进阿司匹林、巴比妥类等药物的排泄。

课堂活动

某癫痫患儿，服用苯妥英钠治疗 1 年，到医院检查诊断患有佝偻病，请同学们分析可能的原因。（提示：与缺乏维生素 D 有关）

（六）配伍用药的护理措施

1. 用药前

（1）审查配伍用药方案　根据患者疾病性质和病史制订个体化的用药方案，从药效学、药动学和机体情况等方面综合分析，查对静脉滴注药物配伍禁忌表，判断医嘱是否合理，对不合理用药或存在配伍禁忌的医嘱及时提出质疑。

（2）用药情况评估　询问用药史，避免患者同时使用其他医生开具的药物，避免可能出现的药物相互作用。

（3）药物的配制

1）选择合适的输液工具　使用合适的无菌医疗器械，如甲硝唑、替硝唑不宜与含铝的针头和套管接触；选择合适的注射器和输液装置，尽量减少注射器和输液装置对药物的吸附作用。注意不同药物的注射器应分开使用。

2）选择正确的溶媒　主要按照药品说明书上明确规定的配液要求选择溶媒，还要根据患者的疾病情况综合考虑做出选择。

3）药物单独配制　建议每种药物最好单独配制，如需混合配制，其药物种类应尽量少，并注意配制顺序，避免药物之间的相互作用，存在配伍禁忌的药物禁止混合配制。

4）药物的使用　注意事项包括：药物应现用现配；建议某些特殊药物（生物制品、存在较多配伍禁忌的药物等）单独使用一根输液管进行输注；已知存在配伍禁忌的药物禁止使用同一根输液管连续输注。

5）配制的观察　配制过程中注意观察药物是否完全溶解，配制后观察药液有无浑浊、沉淀、变色或气体产生等。

2. 用药中 静脉输液过程中要加强巡视，观察药液有无变性、变质等现象，观察有无输液不良反应或并发症发生。其他给药途径，应根据药物的性质，指导患者合理用药，密切观察药物疗效和不良反应，做好记录，主动询问患者和检查有关症状，以避免发生有害的体内药动学、药效学相互作用。

3. 用药后 输液过程中一旦发现配伍禁忌，应立即关闭输液器的速度调节器，拔出输液针头停止输液，并联系医生根据情况采取救治措施；其他给药途径，一旦发现不良反应或并发症发生，立即终止用药，并且报告医生，及时给予相应的处理。

拓展提升

安慰剂与安慰剂效应

安慰剂（placebo）指由本身不含任何药理活性的中性物质，如乳糖、淀粉等制成的制剂。安慰剂产生的效应称为安慰剂效应。安慰剂效应主要由患者的心理因素引起，服用安慰剂，对于那些渴求治疗、对医务人员充分信任的患者，能在心理上产生良好的积极反应，从而改善人的生理状态，达到所希望的药效。对有心理因素参与控制的自主神经系统功能如血压、心率、胃分泌、呕吐、性功能等的影响较大。合理使用安慰剂可以稳定患者的紧张情绪，在新药研发时作为实验的空白对照，排除新药可能引发的安慰剂效应。

任务解析

1. 乳糖酸红霉素粉针剂不可以选用生理盐水稀释。因为红霉素乳糖酸盐加入生理盐水可以产生盐析作用，析出沉淀。

2. 乳糖酸红霉素粉针剂应先用注射用水或葡萄糖注射液溶解后才可用生理盐水稀释。

3. 用药前查对静脉滴注药物配伍禁忌表，判断医嘱是否合理，对不合理用药或存在配伍禁忌的医嘱及时提出质疑。询问用药史，避免患者同时使用其他医生开具的药物，避免可能出现的药物相互作用。使用合适的无菌医疗器械，按照药品说明书上明确规定的配液要求选择溶媒，每种药物最好单独配制，药物应现用现配。配制时注意观察药物是否完全溶解，有无浑浊、沉淀、变色或气体产生。静脉输液过程中要加强巡视，观察药液有无变性、变质等现象，观察有无输液不良反应或并发症发生。一旦发现不良反应或并发症发生，立即终止输液，并且报告医生，及时给予相应的处理。

扫码"学一学"

目标检测

一、用药护理案例分析

一位10岁儿童出现咳嗽咳痰，医生医嘱开了复方新诺明，家长用酸性饮料橘子果汁给儿童送服药物，结果第2天傍晚该儿童出现血尿。

试分析：该儿童出现血尿的原因是什么？应采取哪些用药护理措施避免此现象发生？

二、目标测试题

【A1/A_2 型题】

1. 在机体方面影响药物作用的因素不包括
A. 年龄　B. 性别　C. 给药途径
D. 心理因素　E. 疾病因素
2. 下列哪项属于不可见的配伍禁忌
A. 混浊　B. 沉淀　C. 产气
D. 变色　E. 效价下降
3. 配伍用药护理措施错误的是
A. 药物配伍后应静置观察 30 分钟，确认无变化时方可输入
B. 不同药物的注射器应分开使用
C. 存在配伍禁忌的药物禁止混合配制
D. 输液过程中一旦发现配伍禁忌，应立即停止输液
E. 用药前查对静脉滴注药物配伍禁忌表
4. 男，7 岁，患肾病综合征半年。查体发现：血压正常，腹水症阴性，阴囊肿胀。为患儿用药应尽量避免采用
A. 口服　B. 外涂　C. 静脉注射
D. 直肠给药　E. 肌内注射

【A3/A4 型题】

某药物成人剂量为每日 3g，小儿剂量为每日每公斤 60mg，某患儿体重为 10kg。

5. 按体重计算，其剂量为
A. 每日 400mg　B. 每日 500mg　C. 每日 600mg
D. 每日 700mg　E. 每日 800mg
6. 按成人剂量折算，其剂量为
A. 每日 800mg　B. 每日 700mg　C. 每日 600mg
D. 每日 500mg　E. 每日 400mg

【X 型题】

7. 有关个体差异的正确描述是
A. 在量的差异方面表现为高敏性和耐受性
B. 在质的差异方面表现为变态反应和特异质反应
C. 生物个体对药物敏感性不一致的现象称为个体差异
D. 由于个体化差异的存在，用药时应考虑用药方案个体化
E. 变态反应多与遗传缺陷有关
8. 可引起蓄积性中毒的因素有
A. 肝功能不全　B. 肾功能不全　C. 用药时间间隔过短
D. 长期反复用药并且剂量偏大　E. 药物的半衰期过长

（谭　娇）

扫码“练一练”

项目二

传出神经系统药物与用药护理

项目简介

同学们，传出神经系统药物是通过影响受体和递质而产生作用，其种类繁多，作用广泛，用途多样，临床上常用于心搏骤停、各种休克、内脏绞痛、青光眼、重症肌无力、农药中毒等，尤其在心搏骤停、休克等循环系统疾病的抢救中发挥重要作用。

做好循环系统疾病的用药护理，必须掌握临床常用的循环系统药物，主要有作用于胆碱能神经的药物、作用于肾上腺素能神经的药物，完成本项目后，将有助于同学们在岗位工作上更好地进行循环系统疾病的用药护理。

任务一　认识传出神经系统药物

扫码“学一学”

学习目标

识记

1. 掌握传出神经系统、递质、受体的分类与受体激动产生的生物效应。
2. 熟悉传出神经系统药物的作用方式与分类。
3. 了解突触结构和化学传递，递质的合成、储存、释放与消除的过程。

应用

1. 能解释传出神经系统药物的基本作用。
2. 会综合运用传出神经系统知识开展用药护理。

任务导入

患者，女，45岁，因与家人发生口角，15min前口服敌敌畏20ml大汗淋漓、呕吐数次而入院治疗，初步诊断为急性有机磷农药中毒，医生给予2%碳酸氢钠水洗胃，静脉注射阿托品10mg/次，共3次等相应治疗后，患者皮肤干燥、颜面微红，病情明显好转。

任务描述

针对这位患者，护士需要完成的工作任务如下。

1. 对有机磷中毒患者洗胃时，应注意哪些问题?
2. 给予患者阿托品治疗时，应如何合理使用?
3. 针对此患者，护士应如何进行用药护理?

知识平台

神经系统是人体内起主导作用的功能调节系统，由中枢神经系统和周围神经系统组成。传出神经系统是周围神经系统中传递来自中枢神经系统的冲动支配效应器活动的一类神经系统。

一、传出神经系统的分类与功能

1. 按解剖学分类 传出神经主要包括自主神经和运动神经。前者亦称自主神经，自中枢发出后，需在神经节内更换神经元后到达所支配的效应器，故分为节前纤维和节后纤维。而运动神经自中枢发出后，中途不更换神经元，直接到达骨骼肌，故无节前和节后纤维之分。

2. 按神经末梢释放递质分类 神经递质是神经末梢兴奋时释放出的能够传递信息的化学物质，主要包括乙酰胆碱（ACh）、去甲肾上腺素（NA）、多巴胺（DA）等。根据神经末梢释放递质不同，传出神经可分为胆碱能神经（释放 ACh）和去甲肾上腺素能神经（释放 NA）、多巴胺能神经（释放 DA）等。胆碱能神经包括运动神经、交感神经和副交感神经的节前纤维、副交感神经节后纤维、极少数交感神经节后纤维（支配汗腺和骨骼肌血管舒张）；绝大多数交感神经节后纤维为去甲肾上腺素能神经。此外，某些效应器上还有多巴胺能神经。传出神经系统分类见图 2－1。

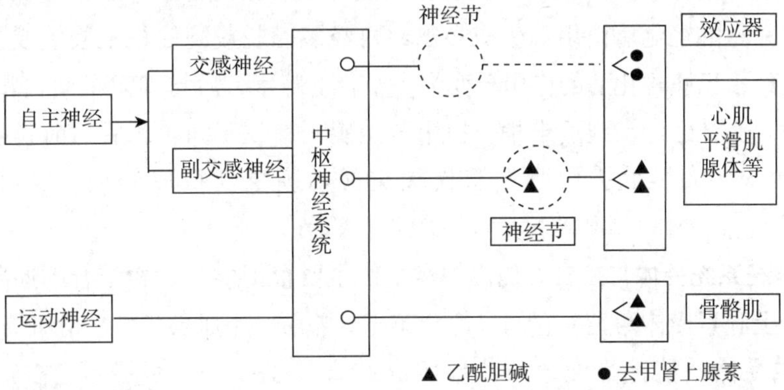

图 2－1 传出神经系统分类示意图

二、传出神经系统的递质与受体

1. 化学传递 传出神经的化学传递主要借助突触或运动终板。神经末梢与效应器或次一级神经元之间的交接处称为突触，而运动神经与骨骼肌交接处称为运动终板，均由前膜、间隙、后膜组成，其功能主要完成信号的传递。当神经冲动到达神经末梢时，神经末梢囊泡中的神经递质以胞裂外排的方式释放到间隙，与前膜或后膜上的受体结合产生效应后迅速解离，被酶分解或被突触前膜重新摄取利用。

知识链接

突触传递的特征

突触传递主要是通过化学递质的中介作用，故具有不同于神经纤维传导的特征：①单向传递：只能由突触前膜释放然后作用于突触后膜，兴奋不可逆向传递。②总和作用：通常兴奋性突触每兴奋一次，并不足以触发突触后神经元兴奋。只有连续传来一系列冲动，或许多突触前神经元末梢同时传来一排冲动，引起较多递质释放并积累到一定的量，才能激发突触后神经元兴奋。③突触延搁：递质的释放、扩散及其作用于突触后膜而引起兴奋性突触后电位，这种过程需较长的时间。④兴奋节律的改变：在一个反射活动中，如果同时分别记录背根传入神经和腹根传出神经的冲动频率，可发现两者的频率并不相同。⑤对内外环境变化的敏感性：突触对内外环境的变化非常敏感，如缺氧、酸碱度变化、离子浓度变化等均可改变突触的传递能力。⑥对某些药物敏感和易疲劳：突触后膜受体对递质有高度的选择性，故某些药物可阻断或者加强突触的传递。如中枢性药物茶碱、士的宁等。

扫码“看一看”

2. 传出神经递质

（1）乙酰胆碱　主要在胆碱能神经末梢内合成，以胆碱和乙酰辅酶A为原料，在胆碱乙酰化酶作用下合成乙酰胆碱然后进入囊泡并与ATP和囊泡蛋白共同贮存于囊泡中；当神经冲动到达末梢，产生除极化，引起Ca^{2+}内流，促使囊泡前移与突触前膜融合，产生胞裂外排；乙酰胆碱被释放于间隙，继而与前膜或后膜上的受体结合产生效应，然后迅速被胆碱酯酶（AChE）分解为胆碱和乙酸，其中胆碱被前膜重新摄取利用。故通过抑制胆碱酯酶，可影响乙酰胆碱的代谢，从而发挥增强胆碱能神经功能的作用。

（2）去甲肾上腺素　主要在去甲肾上腺素能神经末梢内合成，原料酪氨酸从血液进入神经元后，在酪氨酸羟化酶作用下生成多巴，再经多巴脱羧酶催化脱羧生成多巴胺，后者进入囊泡后，经多巴胺羟化酶的作用转变为去甲肾上腺素，后与ATP的嗜铬颗粒蛋白结合，贮存于囊泡中。当神经冲动到达末梢，去甲肾上腺素释放于间隙，后与前膜或后膜上的受体结合产生效应。大多数去甲肾上腺素被突触前膜重新摄取利用，少数被单胺氧化酶（MAO）或儿茶酚氧位甲基转移酶（COMT）灭活。

3. 传出神经系统受体与效应　传出神经受体主要根据能与之相结合的递质或药物分为胆碱受体和肾上腺素受体两类，它们广泛分布于骨骼肌、心肌及各种平滑肌等，见表2-1。

（1）胆碱受体　能选择性地与乙酰胆碱结合的受体，主要分为毒蕈碱型胆碱受体（M受体）和烟碱型胆碱受体（N受体）。M受体又有M_1、M_2和M_3之分，兴奋时主要表现为心脏抑制、血管扩张、内脏平滑肌收缩、腺体分泌增多和瞳孔缩小等效应。N受体又可分为N_1和N_2两种亚型。兴奋时，自主神经节兴奋和肾上腺髓质分泌、骨骼肌收缩等。

考点提示

胆碱受体、肾上腺素受体的分型与生理效应。

（2）肾上腺素受体　能选择性地与去甲肾上腺素或肾上腺素结合的受体，主要分为α肾上腺素受体（α受体）和β肾上腺素受体（β受体）。α受体又分为α_1和α_2两种亚型，其兴奋时，表现为血管收缩（皮肤、黏膜、内脏）、瞳孔扩大和去甲肾上腺素释放减少等效应。β受体也分为β_1和β_2两种亚型，其兴奋时可引起心脏兴奋、支气管松弛、骨骼肌血管和冠状血管扩张、去甲肾上腺素释放增多等效应。

（3）多巴胺受体　外周多巴胺受体分布于肾血管、冠状血管、肠系膜血管，被激动时可使血管扩张。此外，多巴胺受体在中枢也有分布。

表2-1　传出神经受体的类型、分布及效应

受体类型	分布脏器或部位	激动时所产生的效应
胆碱受体		
M受体	中枢和胃壁细胞	中枢兴奋、胃酸分泌增多
	心脏	心率减慢、传导减慢、收缩力减弱
	内脏平滑肌、腺体、血管	平滑肌收缩、腺体分泌增多、血管舒张
	瞳孔括约肌	缩瞳
N受体		
N_1受体	自主神经节、肾上腺髓质	神经节兴奋、肾上腺素分泌增多
N_2受体	骨骼肌运动终板	骨骼肌收缩
肾上腺素受体		
α受体		
α_1受体	血管（皮肤、黏膜、内脏）	血管收缩、血压升高
	瞳孔开大肌	扩瞳
α_2受体	突触前膜	去甲肾上腺素释放减少
β受体		
β_1受体	心脏	收缩力加强、心率加快、传导加速
	脂肪、肾小球旁器细胞	脂肪分解加强、肾素分泌增多
β_2受体	支气管等内脏平滑肌	支气管扩张等
	血管（冠脉、骨骼肌血管）	血管舒张
	肝脏	糖原分解加强、促进糖异生、血糖升高
	突触前膜	去甲肾上腺素释放增多

三、传出神经系统药物分类

（一）传出神经系统药物的作用方式

1. 直接作用于受体　许多传出神经系统药物可直接与胆碱受体或肾上腺素受体结合，若产生与递质相似的作用，称为激动药。如结合后不产生或较少产生拟似递质的作用，却能妨碍递质与受体结合，阻断冲动传递，产生与递质相反的作用，则称为阻断药（或拮抗药）。

> **考点提示**
>
> 传出神经系统药物分类及代表药。

2. 影响递质　个别药物可通过影响神经递质发挥作用，如新斯的明能抑制胆碱酯酶，妨碍乙酰胆碱的水解，产生拟胆碱作用；麻黄碱可促进去甲肾上腺素的合成与释放而发挥作用。

（二）传出神经系统药物的分类

按作用性质、作用选择性和作用部位，传出神经系统药物可分类见表 2－2。

表 2－2 传出神经系统药物分类

拟似药/激动药	阻断药/拮抗药
一、拟胆碱药	一、抗胆碱药
1. 胆碱受体激动药	1. 胆碱受体阻断药
M 受体激动药（毛果芸香碱等）	M 受体阻断药（阿托品等）
N 受体激动药（烟碱等）	N 受体阻断药（泮库溴铵等）
2. 胆碱酯酶抑制药（新斯的明等）	2. 胆碱酯酶复活药（氯解磷定等）
二、拟肾上腺素药	二、抗肾上腺素药
肾上腺素受体激动药 α、β 受体激动药（肾上腺素等）	肾上腺素受体阻断药 α、β 受体阻断药（拉贝洛尔等）
α 受体激动药（去甲肾上腺素等）	α 受体阻断药（酚妥拉明等）
β 受体激动药（异丙肾上腺素等）	β 受体阻断药（普萘洛尔等）

任务实施

按下面的任务实施流程单进行，详细内容扫码阅读。

扫码“学一学”

用药前	护理评估	①健康评估：既往病史问询及基本体征监测；②用药禁忌评估：阿托品：青光眼、反流性食管炎、幽门梗阻、前列腺肥大者禁用，心肌梗死、心动过速患者、婴幼儿及老年人慎用；③用药情况评估：既往该类型药物用药情况及用药护理知晓情况
	调配药品	①主要剂型是滴眼液、注射剂；硫酸阿托品常用注射剂 0.5mg/1ml、1mg/2ml，5mg/1ml，缓解内脏绞痛，每次 0.5mg，皮下注射；麻醉前给药，每次 0.5mg，皮下注射；眼科 1% ~3% 眼药水或眼膏涂眼；有机磷农药中毒，轻度中毒皮下注射 0.5 ~1mg/次，隔 30 ~120min 一次；中度中毒皮下注射 1 ~2mg/次，隔 15 ~30min 一次；重度中毒，即刻静注 2 ~5mg，以后 1 ~2mg/次，隔 15 ~30min 一次；②主要配伍禁忌：阿托品不宜与胃肠促动力和导泻药硫酸镁合用
	提示建议	①应密切观察患者生命体征和病情，患者的呼吸功能、循环功能正常运行；②熟悉阿托品化和阿托品中毒的区别征兆
用药中	护理问题	①与中毒有关的意识障碍、呼吸困难、大汗淋漓等症状处理；②患者恐惧、焦虑的预后处理；③药物及时、正确的给药剂量掌握
	护理措施	①定时监测患者生命体征；②密切关注患者用药反应，症状是否得到改善；出现阿托品化停药的判断；③对患者日常起居的生活指导等
	用药要点	①阿托品化指征的辨识；②阿托品中毒时的解救药物
用药后	健康教育	①向患者讲解农药毒性知识，加强心理护理 ②加强沟通，悉心照护，建立良好护患关系
	评价效果	①护理措施、方法适宜性；②相关药物知识掌握
	小结过程	①护理心得；②药物知识陈述

任务解析

该患者为有机磷农药中毒，症状表现机制为患者机体内胆碱酯酶与有机磷农药结合成难解离络合物，胆碱酯酶水解乙酰胆碱的活性丧失，乙酰胆碱大量聚积，和相应受体结合产生的中毒症状。临床治疗时采用清除未吸收毒物、对症治疗和对因治疗等抢救措施。给予患者洗胃时，可用微温 2% 碳酸氢钠溶液或 1% 盐水反复进行，直至洗出液中不含农药味。但应注意美曲膦脂中毒时不宜用碱性溶液，因其在碱性溶液中可转化为毒性更强的敌敌畏。眼部染毒者可用2%碳酸氢钠溶液或0.9%盐水冲洗数分钟；在使用阿托品时应遵循尽量、足量、反复原则。尽早给药可避免胆碱酯酶发生老化；足量用药是指M样中毒症状迅速消失或出现“阿托品化”，即瞳孔散大口干、皮肤干燥、颜面潮红、肺部啰音显著减少或消失，心率加快等；重复给药多见于中毒较重或毒物清除不够彻底时，可用于巩固疗效；此外，因阿托品不能使AChE复活，必要时宜联合AChE复活药。

扫码“学一学”

目标检测

【A1/A2 型题】

1. 有关激动受体的表述，错误的是

A. 激动 β_2 受体，骨骼肌血管舒张
B. 激动 β_1 受体，心率减慢
C. 激动M受体，汗腺分泌增多
D. 激动M受体，心肌收缩力减弱
E. 激动 α_1 受体，瞳孔扩大

2. 有关血管上受体分布及其对应效应，表述正确的是

A. 激动M受体，肾血管收缩
B. 激动 α_1 受体，皮肤、黏膜血管收缩
C. 激动 β_2 受体，冠状血管收缩
D. 激动 α_1 受体，肾血管舒张
E. 激动 β_2 受体，骨骼肌血管收缩

3. 有关β受体分布及其对应效应，表述正确的是

A. 激动 β_1 受体，心肌收缩力减弱
B. 激动 β_1 受体，脂肪分解减少
C. 激动 β_2 受体，去甲肾上腺素分泌减少
D. 激动 β_2 受体，支气管平滑肌收缩
E. 激动 β_1 受体，肾素分泌增多

4. 关于M受体分布及其对应效应，表述错误的是

A. 激动M受体，腺体分泌增多
B. 激动M受体，心脏兴奋
C. 激动M受体，支气管平滑肌收缩
D. 激动M受体，瞳孔缩小
E. 激动M受体，血管舒张

5. 胆碱能神经合成与释放的递质是

A. 琥珀胆碱
B. 乙酰胆碱
C. 胆碱
D. 醋甲胆碱
E. 贝胆碱

6. 乙酰胆碱的主要灭活途径是

A. 乙酰胆碱酯酶代谢
B. 氧化酶代谢
C. 神经末梢再摄取
D. 单胺氧化酶代谢
E. 儿茶酚氧位甲基转移酶代谢

7. 胆碱能神经不包括

A. 交感神经节前纤维
B. 副交感神经节后纤维
C. 交感神经节后纤维
D. 运动神经
E. 副交感神经节前纤维

8. 受体激动时，可引起支气管平滑肌松弛的是

A. M 受体　　B. β_1 受体　　C. β_2 受体

D. α_1 受体　　E. α_2 受体

【X 型题】

9. β 受体兴奋可引起

A. 心脏兴奋　　B. 血管收缩　　C. 糖原分解

D. 瞳孔缩小　　E. 支气管平滑肌松弛

10. M 受体兴奋可引起

A. 心率加快　　B. 血压升高　　C. 瞳孔扩大

D. 腺体分泌增加　　E. 胃肠平滑肌收缩

扫码“练一练”

（郑　丹）

扫码“学一学”

任务二　作用于胆碱能神经系统药物与用药护理

学习目标

识记

1. 掌握毛果芸香碱、阿托品、新斯的明的作用、用途和不良反应及禁忌证。
2. 熟悉东莨菪碱、山莨菪碱、后马托品、丙胺太林等药物的作用特点。
3. 了解 N 受体阻断药分类及临床应用，毒扁豆碱等药物的作用特点。

应用

1. 能观察、分析药物的疗效及不良反应。
2. 会综合分析、判断及采用相应护理措施，正确指导患者合理用药。

任务导入

患者，男，30 岁，因天热，运动后食用大量冷饮后出现腹痛、腹泻。医生给予阿托品止痛，及止泻等对症支持治疗。患者用药后，腹痛症状缓解，但出现视物模糊、口干、燥热等症状，倍感不适。护士需要完成这项用药护理任务。

任务描述

针对此患者，护士需要完成的工作任务如下。

1. 医生对该患者选用阿托品治疗是否正确？
2. 用药后该患者为什么出现视物模糊、口干、燥热等症状？
3. 针对此患者，护士应如何进行用药护理？

知识平台

一、胆碱受体激动药和胆碱酯酶抑制药

（一）胆碱受体激动药

胆碱受体激动药又称拟胆碱药，可激动胆碱受体，是一类作用与胆碱能神经递质乙酰胆碱作用相似的药物。包括M受体激动药和N受体激动药，如临床常用的有M受体激动药毛果芸香碱。

扫码“看一看”

毛果芸香碱

毛果芸香碱[基]（pilocarpine，匹鲁卡品）从毛果芸香属植物叶子中提取的生物碱，现可人工合成。

【药理作用】选择性直接激动M胆碱受体，对眼和腺体作用最为明显。

1. 对眼的作用

（1）缩瞳　兴奋瞳孔括约肌M受体，瞳孔括约肌向瞳孔中心方向收缩而缩小。

（2）降低眼内压　通过缩瞳作用，虹膜向瞳孔中心方向拉动，虹膜根部变薄，前房角间隙扩大，房水易于通过巩膜静脉窦进入血液循环，从而使眼内压下降。

（3）调节痉挛　毛果芸香碱兴奋睫状肌M受体，使睫状肌向瞳孔中心方向收缩，与之相连的悬韧带松弛，晶状体变凸，屈光度增加，导致远目标影像成像于视网膜前，即视远物模糊，视近物清晰，这种作用称为调节痉挛。（图2－2）

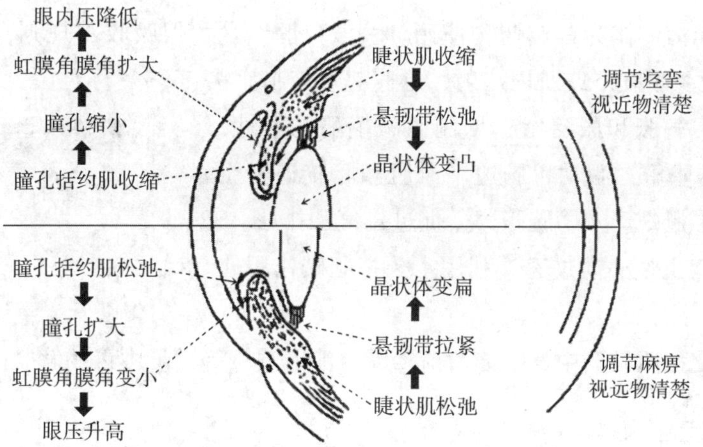

图2－2　M受体激动药（上）和M受体阻断药（下）对眼的作用

2. 腺体　较大剂量可使腺体分泌增多，尤其以汗腺，唾液腺分泌增加最为明显。

【临床用途】

1. 青光眼　毛果芸香碱通过缩瞳作用使闭角型青光眼患者前房角间隙扩大，眼内压迅速降低，治疗效果好。治疗开角型青光眼则是通过扩张巩膜静脉窦周围的小血管及缩睫状肌后，小梁网结构发生改变，房水利于回流，眼内压降低，但治疗效果较差

2. 虹膜炎　与扩瞳药阿托品交替应用，使虹膜交替收缩与舒张，可防止虹膜与晶状体粘连。

3. 解救阿托品类药物中毒　一般采取皮下或肌内注射给药。

【不良反应】多为滴眼时药物经鼻泪管吸收产生流涎、多汗、支气管痉挛等M样症状，可用阿托品对抗。故滴眼时应压迫内眦1～2分钟，防止药物吸收引起不良反应。

> **考点提示**
>
> 毛果芸香碱对眼睛的作用。

（二）胆碱酯酶抑制药

本类药物又称抗胆碱酯酶药，能与胆碱酯酶以共价键或非共价键结合，使胆碱酯酶失去活性，导致乙酰胆碱在体内蓄积而呈拟胆碱作用，产生M样和N样作用。根据药物与胆碱酯酶结合方式和稳定程度不同，又可分为易逆性抗胆碱酯酶药和难逆性抗胆碱酯酶药。本任务仅介绍前者，后者见项目十三任务二。

新斯的明

新斯的明[基]（noestigmine，普洛斯的明）脂溶性低，主要分布在肌肉组织，无中枢作用，也不用于眼科。口服吸收少而不规则，口服给药后1小时显效，维持3～4小时；注射（皮下或肌内给药）15分钟起效，维持2～4小时。

【药理作用】新斯的明抑制胆碱酯酶，结合过程可逆，作用时间较短，可使乙酰胆碱在体内蓄积而呈现M样和N样作用，其中对骨骼肌、胃肠道和膀胱平滑肌影响较大。

1. 兴奋骨骼肌　新斯的明主要通过抑制胆碱酯酶而发挥兴奋骨骼肌作用，同时又直接激动N_2受体并促进运动神经末梢释放乙酰胆碱，故对骨骼肌有较强兴奋作用。

2. 兴奋平滑肌　本药增强胃肠蠕动及膀胱逼尿肌张力，促进排气排尿，作用较强。

3. 减慢心率　通过间接激动M受体而减慢心率。

【临床用途】

1. 重症肌无力　作为首选药物使用。一般口服给药，但吸收不规则，需个体化调整；严重和紧急情况下可皮下或肌内注射，迅速起效控制症状。

2. 手术后腹气胀和尿潴留　抑制胆碱酯酶的活性，减少乙酰胆碱的降解，激动胃肠道平滑肌和膀胱逼尿肌的M受体，增强肠蠕动及膀胱张力，促进排气和排尿。

> **考点提示**
>
> 新斯的明治疗重症肌无力的原理。

3. 阵发性室上性心动过速　利用本药拟胆碱作用使心率减慢。

4. 非除极化型肌松药中毒　如筒箭毒碱、泮库溴铵等过量中毒的解救。

知识链接

重症肌无力简介

重症肌无力是一种神经肌肉接头传递功能障碍，表现肌肉明显无力的慢性进行性疾病。现认为该病属于自身免疫性疾病范畴，是由于体内产生了N_2受体的相应抗体，使受体功能发生障碍而引起各种症状，主要表现眼睑下垂，肢体无力，咀嚼和吞咽困难，严重者可出现呼吸困难、继发相关疾病而死亡。

【不良反应】

1. 过量可引起呕吐、腹痛、心动过缓和骨骼肌颤动等。剂量过大时引起“胆碱能危象”，使骨骼肌由兴奋转入抑制，引起肌无力加重，应立即停药并用阿托品对抗。

2. 因明显降低心率，心动过缓应慎用。机械性肠梗阻、尿路梗阻及支气管哮喘等患者禁用。

其他易逆性抗胆碱酯酶药见表2－3。

表2－3　其他易逆性抗胆碱酯酶药

药物	作用特点
吡斯的明[基]	作用较弱而持久，不良反应轻，可口服。用于治疗重症肌无力、腹气胀和尿潴留。禁忌证同新斯的明
安贝氯铵	作用强而持久，可口服。用于治疗重症肌无力、腹气胀等，禁忌证同新斯的明
依酚氯铵	作用迅速而短暂，1分钟起效，维持约10分钟。用于诊断重症肌无力和抢救筒箭毒碱等中毒。副作用少见，禁忌证同新斯的明
毒扁豆碱	抑制胆碱酯酶选择性差、毒性大，故一般仅眼科应用。对眼的作用似毛果芸香碱但较强而持久，主要用于治疗青光眼。滴眼时应压迫眼内眦。吸收中毒时可用阿托品解救

二、胆碱受体阻断药

胆碱受体阻断药，包括M受体阻断药阿托品、山莨菪碱、东莨菪碱和N受体阻断药等，它们都是作用于传出神经系统重要的药物，作用用途多，临床价值高，是今后学习治疗许多疾病的药物学基础。

（一）M受体阻断药

阿托品

阿托品[基]（atropine）是从茄科植物颠茄、曼陀罗、莨菪等中提取的生物碱，也可人工合成。阿托品口服吸收迅速，1小时后作用显著，2～4小时后作用消失。眼科局部应用时其作用可持续数天，可能与通过房水循环更新缓慢有关。

> **考点提示**
> 阿托品的药理作用、不良反应及禁忌征。

【药理作用】阿托品阻断M受体，竞争性拮抗乙酰胆碱的M样作用。

1. 松弛内脏平滑肌　阿托品能松弛内脏平滑肌，对处于过度收缩或痉挛状态的平滑肌的松弛作用尤为明显。其中对胃肠平滑肌和膀胱逼尿肌作用较强。

2. 抑制腺体分泌　对汗腺、唾液腺的抑制作用最强，对呼吸道腺体也有较强抑制作用。大剂量时可抑制胃液分泌，但对胃酸分泌影响小。

3. 对眼的作用

（1）扩瞳　阿托品阻断瞳孔括约肌上的M受体，使瞳孔括约肌松弛，而瞳孔辐射肌仍处于收缩状态，引起瞳孔扩大。

（2）升眼压　由于瞳孔扩大，虹膜移向外侧缘，使前房角间隙缩小，妨碍房水回流，导致眼压升高。

（3）调节麻痹　阻断睫状肌的M受体，使睫状肌松弛，悬韧带拉紧，晶状体变扁平，导致远视状态（图2－2）。

4. 兴奋心脏 较大剂量阿托品能阻断迷走神经对心脏的抑制，引起心率加快及房室传导改善。

5. 抗休克作用 大剂量阿托品直接扩张外周血管，可解除血管痉挛、改善微循环而有利于改善休克症状。该作用与阻断M受体无关。

6. 兴奋中枢神经系统 治疗量下对中枢神经系统影响不明显；较大剂量（1～2mg）可轻度兴奋延髓和大脑，剂量加大兴奋明显加强，出现焦虑不安、多言等症状；中毒量（10mg以上）可见明显中枢中毒症状（出现幻觉、运动失调、惊觉等），继续增量，中枢兴奋转为抑制，甚至引起昏迷及呼吸麻痹而死亡。

【临床用途】

1. 治疗胃肠绞痛、膀胱刺激征和遗尿症。对胆绞痛及肾绞痛的疗效较差，常需与镇痛药（如哌替啶）联合应用。

2. 临床用于严重盗汗、流涎；全身麻醉前给药，可用其抑制腺体分泌作用以防止吸入性肺炎发生。

3. 可用于治疗虹膜睫状体炎，也可用于验光及检查眼底时散瞳（作用维持时间较长，临床已少用）。

4. 可用于治疗心动过缓和房室传导阻滞。

5. 临床用于治疗感染中毒性休克，早期效果良好，但对伴有心率过快或高热患者，不宜使用。

6. 解救有机磷酸酯类中毒，要足量反复应用，直至出现“阿托品化”（颜面潮红、腺体分泌减少、瞳孔散大等体征），此后适当减量。

扫码“看一看”

知识链接

感染性休克

感染性休克早期血管收缩、晚期血管扩张。在控制感染、补充血容量和纠正酸中毒的基础上，如休克仍未逆转，应考虑使用血管活性药来解除血管痉挛，增加组织灌流量和回心血量。常用药物如异丙肾上腺素、多巴胺、酚妥拉明、酚苄明、山莨菪碱、阿托品等。另有血管收缩药，如间羟胺、去甲肾上腺素等，仅适用于休克微血管扩张期及血容量未补足前的短暂使用，以增加静脉回流，增加心、脑血流，纠正低血压。此外，还可同时使用糖皮质激素类药物，利用糖皮质激素的抗炎、抗毒、抗免疫及抗休克作用以提高疗效。

【不良反应及禁忌证】

1. 副作用 有口干、视近物模糊、心悸、皮肤干燥潮红、体温升高、排尿困难及便秘等。一般停药后逐渐消失，用药前应向患者解释。偶致膀胱逼尿肌松弛，引起尿潴留，轻压下腹或导尿可使之排出。

2. 毒性反应 较大剂量（超过5mg）阿托品引起中枢兴奋，表现为烦躁不安、谵妄、幻觉、呼吸加深加快、体温上升等。中毒严重时兴奋转入抑制，可出现昏迷和呼吸麻痹等，应及时处理。中枢兴奋症状可用小剂量苯巴比妥等对抗；外周症状可用新斯的明或毛果芸香碱对抗；呼吸抑制时，可采用吸氧、人工呼吸等保证有效呼吸。但在有机磷酸酯类中毒者使用阿托品过量时，不能用新斯的明等胆碱酯酶抑制药解救。

3. 体温超过39℃的患者，应先降温后用药。因本药抑制汗腺分泌而使散热困难，会导致体温更高。

前列腺肥大、青光眼及眼压升高倾向者禁用。

其他常用M受体阻断药的作用和用途见表2-4。

表2-4　其他常用M受体阻断药的作用和用途

药　物	作　用	用　途
东莨菪碱	抑制腺体、散瞳、调节麻痹较阿托品强，并有显著镇静作用和中枢抗胆碱作用	主要用于抗休克、麻醉前给药、帕金森病及晕动病
山莨菪碱[基]	松弛血管平滑肌和胃肠解痉作用较强，抑制腺体和散瞳作用较弱	主要用于感染性休克及微循环障碍所致的其他疾病，也用于缓解胃肠绞痛
溴丙胺太林	胃肠解痉和抑制胃液分泌作用强而持久	用于胃肠绞痛、胃溃疡及妊娠呕吐等
后马托品	散瞳及调节麻痹作用快且短（1~2天）	代替阿托品用于验光配镜和眼底检查
托吡卡胺	散瞳和调节麻痹作用时间更短（4~6小时）	用于一般眼科检查和防治功能性近视

（二）N_2受体阻断药

N_2受体阻断药又叫作骨骼肌松弛药（skeletal muscular relaxants），本类药能选择性干扰神经肌接头处神经兴奋的传递，使骨骼肌松弛，临床用作全身麻醉的辅助用药，既能减少全麻药用量，又为手术操作创造良好的骨骼肌松弛，从而提高麻醉及手术的安全性。根据药物作用方式不同，可分为去极化型（depolarizing muscular relaxants）和非去极化型（nondepolarizing muscular relaxants）两类。前者直接兴奋N_2受体使终板超极化而降低终板的反应性，药物有琥珀胆碱等；后者直接阻断N_2受体，药物有泮库溴铵、罗库溴铵、氯二甲箭毒等。

知识拓展

胆碱受体阻断药与麻醉用药

理想的麻醉不仅需要优良的麻醉药和麻醉技术，还需要配合使用有关药物，增强麻醉效果，减轻不良反应，其中较常用的胆碱受体阻断药有以下几种。

1. M受体阻断药　东莨菪碱、阿托品等，通过抵制腺体分泌，减少呼吸道分泌物，避免麻醉后的吸入性肺炎等。

2. N_2受体阻断药　通过肌肉松驰作用，使手术更利于进行。

但同时要注意，配合上述药物后，也增加了术后尿潴留、腹胀气以及呼吸肌松弛，出现麻醉意外的概率。

具体合理应用见项目十三任务一的介绍。

扫码“学一学”

任务实施

按下面的任务实施流程单进行，详细内容扫码阅读。

用药前	护理评估	①健康评估：既往病史问询及基本体征监测。②用药禁忌评估：新斯的明：支气管哮喘、机械性肠梗阻、尿路梗阻患者禁用；阿托品：青光眼、反流性食管炎、幽门梗阻、前列腺肥大者禁用，心肌梗死、心动过速患者、婴幼儿及老年人慎用；毛果芸香碱：老年白内障、视网膜脱离、急性虹膜炎、支气管哮喘、胃溃疡等患者禁用。③用药情况评估：既往该类型药物用药情况及用药护理知晓情况
	调配药品	①主要剂型是滴眼液、注射剂、片剂；毛果芸香碱常用剂量为1%～2%，一般采用滴眼给药方法；甲硫酸新斯的明常用剂量为0.25～1.0mg/次，1～3次/日，一般采用皮下或肌内注射。硫酸阿托品常用注射剂0.5mg/1ml、1mg/2ml，5mg/1ml，缓解内脏绞痛，每次0.5mg，皮下注射；麻醉前给药，每次0.5mg，皮下注射；眼科1%～3%眼药水或眼膏涂眼。②主要配伍禁忌：阿托品不宜与胃肠促动力和导泻药硫酸镁合用
	提示建议	①应注意毛果芸香碱避光凉处保存。②随时准备阿托品对抗新斯的明大剂量引起的中毒症状。③建议严格按照药品说明书给药，密切关注患者用药反应
用药中	护理问题	①与药物不良反应有关的排尿困难、便秘、视物模糊等症状处理。②患者用药依从性差的处理。③药物正确的给药方法指导
	护理措施	①定时监测患者生命体征。②密切关注患者用药反应，症状是否得到改善；中毒症状及时、正确处理。③对患者日常起居的生活指导等
	用药要点	①毛果芸香碱滴眼时按压内眦。②解救有机磷农药中毒时阿托品化指征的辨识。③阿托品中毒时的解救药物
用药后	健康教育	①告知患者用药中可能出现不适反应，提高用药依从性。②加强沟通，悉心照护，建立良好护患关系
	评价效果	①护理措施、方法适宜性。②相关药物知识掌握
	小结过程	①护理心得。②药物知识陈述

任务解析

案例中医生给予阿托品治疗合理。阿托品通过阻断M受体，竞争性拮抗乙酰胆碱的M样作用，松弛内脏平滑肌，对处于过度收缩或痉挛状态的平滑肌的松弛作用尤为明显，其中对胃肠平滑肌作用较强。阿托品选择性差，药理作用广泛，阻断M受体后眼睛会出现调节麻痹、腺体分泌减少等作用，因此患者会出现视物模糊、口干、燥热等症状。阿托品用药前排便排尿，多吃含纤维比较丰富的食物。另外阿托品滴眼时按压内眦，白天应外出戴墨镜等。

扫码“学一学”

目标检测

一、用药护理案例分析

1. 李某，男，40岁，因胃溃疡进行手术，术后出现肠胀气，该如何处理？同时应注意什么？

2. 某患儿，男性，10岁，因高热、寒战、喷射状呕吐急诊入院，此患者精神萎靡、面色苍白、四肢厥冷、口唇发绀、脉搏细速、血压10/8kPa，并在CSF中检到革兰阴性双球菌。立即给予青霉素抗感染的同时，还应采取何药针对其感染性休克？为什么？用药时应注意哪些问题？

二、目标测试题

【A1/A2 型题】

1. 治疗重症肌无力应首选
A. 毛果芸香碱　　B. 毒扁豆碱
C. 新斯的明　　D. 阿托品
E. 后马托品

2. 下列阿托品的哪一作用与阻断 M 受体无关
A. 抑制腺体分泌　　B. 松弛内脏平滑肌
C. 扩张血管　　D. 加快心率
E. 扩瞳

3. 下列药物中具有抗晕动病及抗震颤麻痹作用的药物是
A. 东莨菪碱　　B. 山莨菪碱
C. 阿托品　　D. 后马托品
E. 毛果芸香碱

4. 阿托品中毒时可用下列何药治疗
A. 毛果芸香碱　　B. 酚妥拉明
C. 东莨菪碱　　D. 后马托品
E. 山莨菪碱

5. 阿托品对眼的作用是
A. 散瞳、升高眼内压、调节麻痹
B. 散瞳、降低眼内压、调节麻痹
C. 散瞳、升高眼内压、调节痉挛
D. 缩瞳、升高眼内压、调节痉挛
E. 缩瞳、降低眼内压、调节痉挛

6. 肾绞痛或胆绞痛时可用何药治疗
A. 阿托品　　B. 哌替啶
C. 颠茄片　　D. A + B
E. 新斯的明

【A3/A4 型题】

患者，男，17 岁，进食辛辣食物后，突发上腹部绞痛，初步诊断为胃肠绞痛。

7. 治疗时应选用的药物
A. 毛果芸香碱　　B. 阿司匹林
C. 后马托品　　D. 阿托品
E. 以上皆否

8. 下列属于该药禁忌证的是
A. 严重盗汗　　B. 麻醉前给药
C. 眼底检查　　D. 感染性休克
E. 青光眼

扫码"练一练"

扫码"学一学"

【X 型题】

9. 新斯的明可用于
   A. 重症肌无力　B. 缓慢型心率失常
   C. 术后腹气胀和尿潴留　D. 胃肠平滑肌痉挛
   E. 阵发性室上性心动过速

10. 下列属于阿托品副作用
   A. 皮肤干燥　B. 尿潴留　C. 口干
   D. 便秘　E. 看近物不清

（郑　丹　张　庆）

任务三　作用于肾上腺能神经系统药物与用药护理

学习目标

识记

1. 掌握肾上腺素、去甲肾上腺素、异丙肾上腺素、多巴胺、酚妥拉明、普萘洛尔的药理作用、临床用途和主要不良反应。
2. 熟悉不同拟肾上腺素药在抗休克中的应用。
3. 了解其他肾上腺素受体激动药和阻断药的特点

应用

1. 能观察肾上腺素受体激动药和阻断药的疗效及不良反应。
2. 会指导患者正确合理用药。

任务导入

患者，女，25 岁。上呼吸道感染，医嘱给予青霉素 800 万 U，静脉点滴，经皮试阴性后，护士进行静脉滴注，但青霉素滴入 5 分钟后患者突然出现呼吸急促，面色苍白，口唇发绀，四肢湿冷，神志不清，送急诊室抢救。查体：呼吸困难不规则，脉搏微弱，血压 60/40mmHg,心音低钝，心律不齐。诊断：过敏性休克，医生医嘱给予肾上腺素静脉注射治疗。护士需要完成这项用药护理任务。

任务描述

针对这位患者，护士需要完成的工作任务如下。

1. 抢救过敏性休克为什么选用肾上腺素？
2. 患者用药后会有哪些预期表现？

3. 针对此患者，护士应如何进行用药护理？

知识平台

一、肾上腺素受体激动药

肾上腺素受体激动药，包括激动α、β受体，激动α受体和激动β受体等三类药物，它们大多都有儿茶酚胺结构，主要作用于心血管、呼吸道平滑肌等，学习这些药物是今后护理心血管疾病、休克等的重要基础。

（一）α、β受体激动药

肾上腺素

肾上腺素[基]（adrenaline，AD）性质不稳定，遇光及在中性或碱性溶液中易氧化变为棕红色而失效。口服无效，皮下注射吸收较慢，肌注吸收快但持续时间较短。

【药理作用】肾上腺素直接激动α和β受体，呈现α和β型效应。

1. 兴奋心脏　通过激动β_1受体，加强心肌收缩力，加速传导，加快心率，使心排出量增加，同时心肌耗氧量也增加。

2. 舒缩血管　通过激动α_1受体，使α受体占优势的腹腔内脏及皮肤、黏膜血管收缩。通过激动β_2受体，使β受体占优势的骨骼肌血管及冠状血管扩张。对脑、肺血管收缩作用微弱。

3. 影响血压　对血压的影响与用量有关。治疗剂量（0.5～1mg，皮下或肌内注射）时，由于兴奋心脏而使心排出量增加，故收缩压升高；骨骼肌血管的扩张作用抵消或超过了对皮肤、黏膜及内脏血管的收缩作用，故舒张压不变或稍降。但若剂量较大时，收缩压和舒张压均升高。若用酚妥拉明等α受体阻断药取消其激动α受体引起的缩血管作用，则肾上腺素激动β_2受体引起的扩血管作用便会得以充分表现，此时用原升压剂量的肾上腺素后不仅血压不会升高，反而会引起血压下降，该现象称为肾上腺素升压作用的翻转（adrenaline reversal）（图2－3）。

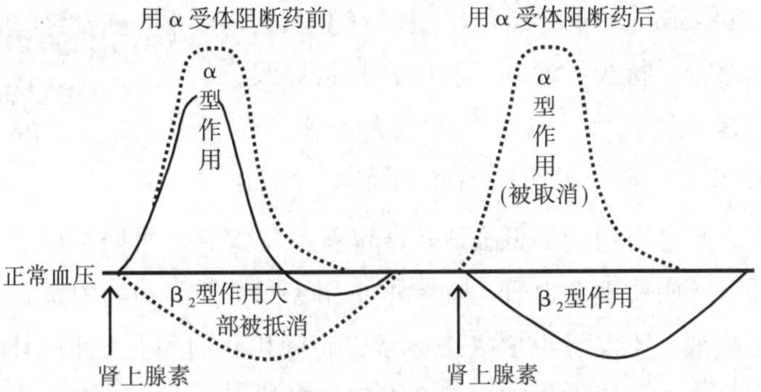

图中：实线表示实际的血压反应，虚线表示存在的影响血压的因素

图2－3　肾上腺素对血压的影响示意图

4. 舒张支气管　通过激动β_2受体，使支气管平滑肌舒张，并抑制肥大细胞释放组胺。

5. 促进代谢　通过激动β受体，可促使糖原和脂肪分解，使血糖和游离脂肪酸升高。

扫码"看一看"

【临床用途】

1. 抢救心搏骤停 用于房室传导阻滞、溺水、传染病、药物中毒及手术意外等引起的心搏骤停。在采取心脏按压、人工呼吸和纠正酸中毒等措施的同时，可用0.5～1mg肾上腺素或用心脏复苏三联针（肾上腺素、阿托品各1mg及利多卡因50～100mg）心内注射。

2. 过敏性休克 肾上腺素是抢救过敏性休克的首选药。休克时小血管扩张，毛细血管通透性增加，支气管收缩和心肌抑制因子的生成，因而表现为心肌收缩力减弱，心率加快，血压下降及支气管痉挛。肾上腺素能兴奋心脏、收缩血管并降低毛细血管的通透性、扩张支气管，故有较快较强的升高血压和缓解呼吸困难症状的作用。

3. 与局麻药合用 在局麻药内加少量肾上腺素（1∶250000），可因其收缩局部血管而减少局麻药吸收，故能延长局麻时间并可防止局麻药吸收中毒。肢端末梢局麻手术时不能添加肾上腺素，只能通过限制局麻药用量来预防吸收以后引起的不良反应。

4. 治疗支气管哮喘 本药可激动支气管平滑肌及肥大细胞的β_2受体，缓解支气管痉挛并抑制过敏介质释放，同时还激动α_1受体，使黏膜血管收缩、血管通透性降低，支气管黏膜水肿减轻。作用快、强，但维持时间短，并且对血压影响较大，仅限用于缓解支气管哮喘急性发作。

> **考点提示**
> 肾上腺素的临床用途和心脏复苏三联针的组成。

5. 局部止血 用浸有0.1%肾上腺素的纱布或棉球填塞局部起止血作用，如口、鼻黏膜出血或拔牙后牙龈出血等。

【不良反应及禁忌证】

1. 治疗量下可见焦虑、烦躁及失眠等中枢兴奋症状，也可见皮肤苍白、出汗和心悸等，停药后自行消失。

2. 剂量过大时可出现心律失常、血压急剧上升，甚至出现脑出血及室颤等，是本类药物中最易引起心律失常的药物。用药时应严格掌握剂量，并稀释后缓慢静注或静滴，用药过程中必须密切观察心率及血压变化。

3. 高血压、动脉硬化、器质性心脏病、甲状腺功能亢进、糖尿病患者禁用。

麻黄碱

麻黄碱[基]（ephedrine，麻黄素）作用似肾上腺素，其特点是：①作用缓慢、持久、温和、有限，且可口服；②能收缩皮肤、黏膜血管，可治疗鼻黏膜充血水肿、荨麻疹及血管神经性水肿；③升压作用温和而持久，常用于防治硬膜外麻醉、腰麻时引起的低血压；④能扩张支气管，可防治轻度支气管哮喘发作；⑤能兴奋大脑皮质、呼吸中枢及血管运动中枢，用于中枢抑制药的中毒解救。

> **考点提示**
> 麻黄碱的临床应用及作用特点。

不良反应常见失眠、不安等中枢兴奋症状，晚间用药时可加服地西泮等催眠药。可引起心动过速和血压升高，器质性心脏病及高血压患者禁用。

多巴胺

多巴胺[基]（dopamine，DA）是去甲肾上腺素生物合成的前体，口服吸收很少，需注射给药。

【药理作用】多巴胺能激动α_1、β_1受体和DA受体，影响血管、血压及肾脏功能。

1. 兴奋心脏　本药因激动 β_1 受体而增强心肌收缩力，增加心排血量，但对心率影响不大。

2. 舒缩血管　治疗量时激动 α_1 受体，使皮肤、黏膜及骨骼肌血管收缩；激动 DA 受体，使肾脏和肠系膜等处内脏血管扩张。

3. 影响血压　兴奋心脏使心排血量增加，收缩血管使外周阻力增加，故可使收缩压和舒张压都升高。

4. 增加尿量　因肾血管扩张，肾血流量增加，使肾小球滤过率增加，并直接作用于肾小管而增加钠的排出，故可使尿量增加。

【临床用途】本药主要用于感染性休克、出血性休克和心源性休克，对心肌收缩力减弱而尿量少的休克患者尤其适用；也可与利尿药合用防治急性肾功能衰竭。

【不良反应】

1. 偶见恶心、呕吐及头痛等。剂量过大或滴速过快，可引起心律失常，故心动过速者禁用。

2. 抗休克前需补充血容量及纠正酸中毒。静滴给药时滴速以不超过每分钟 50mg/kg 为宜，并需密切观察血压、脉搏和尿量的变化。静滴外漏可引起组织坏死。

（二）α 受体激动药

去甲肾上腺素

去甲肾上腺素[基]（noradrenaline，NA）化学性质与来源与肾上腺素相同，口服被破坏，皮下、肌注会引起局部组织坏死，仅限于静脉注射给药。

【药理作用】主要激动 α 受体，对 β 受体也有兴奋作用但较弱。其特点是：①激动血管平滑肌 α_1 受体，使血管收缩，但冠状血管扩张；②激动心脏 β_1 受体，可使心肌收缩力加强、传导加速、心率加快，但在整体情况下因血压升高而反射性兴奋迷走神经使心率减慢；③兴奋心脏使心排出量增加，但又收缩血管使外周阻力加大，故收缩压和舒张压都升高。

【临床用途】去甲肾上腺素因其不良反应相对较重，仅限用于神经性休克早期的血压骤降，以迅速维持有效灌注压；出血性休克患者在补充血容量之后，仍未能维持血压时，也可酌情使用，用药时间均不宜过长。稀释后口服还可用于上消化道出血。

【不良反应及禁忌证】

1. 局部组织缺血坏死　静滴时间过久、浓度过高或药液漏出血管，可致局部组织缺血坏死。可采取每 10 ~ 12 小时更换一次滴注部位、选用较粗血管并将药液稀释后再静滴等措施，以防局部组织坏死。一旦药液外漏，可局部注射 α 受体阻断药对抗。去甲肾上腺素严禁皮下或肌内注射。

> **考点提示**
>
> 去甲肾上腺素引起局部组织坏死及肾衰竭的原因与防治护理措施。

2. 肾功能衰竭　滴注剂量过大或时间过久，可使肾血管收缩，引起少尿、无尿和肾实质性损伤，用药期间应注意观测尿量，并保持尿量不少于 25ml/h。

3. 其他　器质性心脏病、甲状腺功能亢进、高血压及动脉硬化者禁用。

间羟胺

间羟胺[基]（metaraminol，阿拉明）既能直接激动肾上腺素受体，又可促进肾上腺素能神经末梢释放去甲肾上腺素。其作用与去甲肾上腺素相似。特点有：①升压缓慢而持久；②对心率影响小，较少引起心律失常；③对肾血管收缩作用弱，较少引起尿少、尿闭；④可作肌注、静注或静滴，是去甲肾上腺素的良好代用品。主要用于感染性休克、心源性休克及出血性休克等的治疗。

不良反应较轻，可有血压升高、心律失常，高血压及甲状腺功能亢进患者应慎用或禁用。药液外漏可引起局部组织坏死，应注意观察。

去氧肾上腺素

去氧肾上腺素（phenylephrine，新福林，苯肾上腺素）收缩血管作用比去甲肾上腺素弱但持久。因升高血压，可反射性引起心率减慢；激动 α 受体收缩眼内血管，减少房水生成而降低眼压；收缩肾脏血管，减少肾血流量，此作用比去甲肾上腺素明显。主要用于阵发性室上性心动过速，也可用于开角型青光眼及眼底检查时做快速短效扩瞳剂。

（三）β 受体激动药

异丙肾上腺素

异丙肾上腺素[基]（isoprenaline，喘息定）为人工合成的拟肾上腺素药物，口服无效，也可注射、吸入给药等。

【药理作用】异丙肾上腺素激动 β 受体作用较强，无选择性，对 α 受体几无作用。

1. 兴奋心脏　异丙肾上腺素激动心脏 β_1受体，使心肌收缩力加强、传导加速、心率加快，心排出量增加。

2. 扩张血管　激动 β_2受体，使骨骼肌血管扩张，并对肾脏、肠系膜及冠状血管有较弱的扩张作用。

3. 影响血压　由于兴奋心脏使心排出量增加，故收缩压升高，但又扩张外周血管，使舒张压下降。

4. 舒张支气管　通过激动支气管平滑肌上的 β_2受体并抑制肥大细胞释放过敏介质，使支气管舒张。喷雾吸入或舌下含服作用出现快。

5. 促进代谢　激动 β 受体，促进糖原和脂肪分解。

【临床用途】

1. 心脏骤停　适用于重度房室传导阻滞或窦房结功能衰竭而并发的心脏骤停，多做抢救药物使用，应注意预防心律失常的发生。

2. 支气管哮喘　舌下或气雾剂给药控制哮喘急性发作，疗效快而强。舌下含服时宜将药片嚼碎含于舌下。本药可使痰或唾液呈粉红色，应预先告知患者。

3. 抗休克　在补充血容量的基础上，可用于心排出量较低的感染性休克治疗。

4. 房室传导阻滞　治疗Ⅱ、Ⅲ度房室传导阻滞，采用舌下或静脉滴注给药。

【不良反应及禁忌证】

1. 常有心悸、头痛。剂量过大，特别是支气管哮喘伴有明显低氧者，易致心律失常甚至诱发或加剧心绞痛。故冠心病、心肌炎及甲状腺功能亢进患者禁用。

2. 用药期间，应密切注意患者的血压和心率。当出现心律失常或心率超过 120 次/分（成年人）或 140 次/分（小儿）时应减量或停药。

> **考点提示**
>
> 异丙肾上腺素对心脏、支气管的药理作用。

3. 过多、反复应用气雾剂可产生耐受性，支气管痉挛加重，疗效降低，应限制吸入次数和吸入量。

二、肾上腺素受体阻断药

肾上腺素受体阻断药，又称肾上腺素受体拮抗药，是一类能与肾上腺素受体结合，不产生或较少产生拟肾上腺素作用，但却阻断去甲肾上腺素或肾上腺素受体激动药作用的药物，分为α受体阻断药和β受体阻断药。学习本类药物是护理心血管疾病、血管痉挛性疾病等的重要基础。

（一）α受体阻断药

根据药物对α受体选择性不同，可分为非选择性α受体阻断药，选择性α_1受体阻断药如哌唑嗪（详见抗高血压药部分），选择性α_2受体阻断药如育亨宾（科研工具用药，无临床应用价值）。不同非选择性α受体阻断药与受体结合牢固程度不同，作用时间也不同，据此分为短效（如酚妥拉明）和长效（如酚苄明）α受体阻断药。

1. 短效类α受体阻断药

酚妥拉明

酚妥拉明[基]（phentolamine，立其丁）与α受体结合后易于解离，属于竞争性α受体阻断药。口服吸收少，多注射给药，体内代谢快，作用时间较短。

【药理作用】酚妥拉明阻断α_1受体，引起血管扩张、外周阻力降低，从而改善肢体及内脏的血液供应，改善微循环。本药尚可阻断α_2受体，间接地兴奋心脏，使收缩力增强，心率加快；另有拟胆碱和组织胺样作用。

【临床用途】主要用于感染性休克、心源性休克、神经性休克的治疗，还可用于肢端动脉痉挛性疾病、血栓闭塞性脉管炎及难治性充血性心力衰竭的治疗。也用于诊断和治疗肾上腺嗜铬细胞瘤、防止静滴去甲肾上腺素药液外漏时的局部组织坏死。

> 考点提示
> 酚妥拉明的临床用途。

【不良反应及禁忌症】酚妥拉明可引起恶心、呕吐、腹痛、腹泻、皮肤潮红、胃酸分泌增加及鼻塞等反应，较大剂量可引起直立性低血压、心动过速及心绞痛等。胃炎、胃及十二指肠溃疡病、冠心病患者慎用。低血压、肾功减退、心脏器质性损害等患者禁用。

妥拉唑林

妥拉唑林（tolazoline，苄唑林）和酚妥拉明属同类药，拟胆碱及组胺样作用强，主要用于外周血管痉挛性疾病如肢端动脉痉挛症、手足发绀等。

2. 长效类α受体阻断药

酚苄明

酚苄明（phenoxybenzamine，苯苄胺）为人工合成品，与α受体以共价键相结合，结合牢固，大剂量的去甲肾上腺素也难以完全拮抗其作用，需待药物从体内消除后，作用才能消失，故又称为长效、非竞争性α受体阻断药。临床以口服和静脉给药为主，用药1次，可维持3～4日。临床主要用于外周血管痉挛性疾病和良性前列腺增生引起的排尿困难等，也可用于抗休克和嗜铬细胞瘤引起的高血压。常见不良反应有直立性低血压、鼻塞、口干等。

（二）β受体阻断药

β受体阻断药能对抗肾上腺素能神经递质和拟肾上腺素药的β型效应。本类药物较多，依据其对β_1、β_2受体作用的选择性不同，分非选择性β受体阻断药和选择性β_1受体阻断药两类。非选择性β受体阻断药有普萘洛尔（propranolol）、噻吗洛尔（timolol）、吲哚洛尔（pindolol）等。选择性β_1受体阻断药有美托洛尔（metoprolol）、阿替洛尔（atenolol）等。其中以非选择性β受体阻断药普萘洛尔最常用。

【药理作用】本类药物主要有以下作用。

1. β受体阻断作用 通过阻断心脏β_1受体，可抑制心脏、降低血压；阻断支气管平滑肌β_2受体，收缩支气管而增加呼吸道阻力，易诱发或加重哮喘患者哮喘的急性发作；阻断肾小球旁器细胞β_1受体减少肾素释放，参与降压作用；非选择性β受体阻断药还可阻断血管β_2受体，引起血管收缩，肝、肾、冠状和骨骼肌血流量减少。

2. 内在拟交感活性 有些药物如吲哚洛尔等，在阻断β受体同时，还具有微弱的β受体激动作用，称为内在拟交感活性。

3. 膜稳定作用 有些β受体阻断药在较高浓度时可降低细胞膜对钠、钾离子的通透性，因而具有膜稳定作用。该作用与β受体阻断药的治疗作用基本无关。

【临床用途】

1. 心绞痛和心肌梗死 对心绞痛有良好的疗效，临床常与硝酸甘油合用；但由于本药可收缩冠状动脉，变异性心绞痛患者禁用。

2. 高血压 是治疗高血压的基础药物，常联合用药纠正其他降压药引起的心悸等不良反应。详见抗高血压药部分介绍。

3. 甲状腺功能亢进的辅助治疗 对甲亢患者心悸、容易激动等症状有良好的控制作用。详见治疗甲状腺功能亢进药部分。

4. 心律失常 对多种原因引起的快速型心律失常均有效。详见抗心律失常药部分。

【不良反应及禁忌征】常见的不良反应有恶心、呕吐、腹痛等消化系统症状和乏力、头晕、幻觉、多梦和失眠等中枢神经系统症状。还可引起心脏抑制、支气管痉挛、血压过低等反应。久用若突然停药可引起反跳现象而使原有症状加剧。支气管哮喘、房室传导阻滞、低血压等患者禁用。

> **考点提示**
>
> β受体阻断药种类和临床应用。

拓展提升

扫码“看一看”

雷诺病简介

也称为肢端血管痉挛症，雷诺病于1862年Maurice Raynaud医生首先报道而得名。是一种遇冷或情绪紧张后，以阵发性肢端小动脉强烈收缩引起肢端缺血改变为特征的疾病，又称肢端血管痉挛症。发作时，肢端皮肤由苍白变为青紫，而后转为潮红。病因目前仍不完全明确，可能与遗传及环境因素相关。寒冷刺激、情绪激动或精神紧张是主要的激发因素，其他诱因有感染、疲劳等。该病预后较差，患者应尽可能避免寒冷刺激和情绪激动，避免应用麦角胺，β-受体阻滞剂等收缩血管的药物。

任务实施

按下面的任务实施流程单进行，详细内容扫码阅读。

扫码“学一学”

用药前	护理评估	①健康评估：既往病史问询；②用药禁忌评估：高血压、动脉硬化、器质性心脏病、甲状腺功能亢进及糖尿病等患者禁用；③用药情况评估：既往该类型药物用药情况及用药护理知晓情况
	调配药品	①主要剂型是注射剂、气雾剂、片剂，肾上腺素常用剂量为 0.25～1mg，一般采用皮下注射给药方法；去甲肾上腺素常用 1～2mg 加入生理盐水或 5% 葡萄糖注射液内静脉滴注；异丙肾上腺素，舌下含服 10～15mg/次，3 次/日；气雾剂吸入，0.1～0.4mg/次，重复使用用药间隔不应少于 2h　②主要配伍禁忌：肾上腺素禁与碱性药物配伍；去甲肾上腺素忌与碱性药物配伍，在碱性溶液中与含铁离子杂质的药物如乳酸钠相遇，溶液变为紫色，并降低其升压效果；麻黄碱忌与盐酸帕吉林等单胺氧化酶抑制药合用
	提示建议	①应注意去甲肾上腺素、肾上腺素注射液应避光贮存，变色不宜使用；②去甲肾上腺素、肾上腺素等应避免与碱性药物配伍使用③建议严格按照药品说明书给药，密切关注患者用药反应
用药中	护理问题	①与药物不良反应有关的头痛、头晕等症状处理　②患者用药依从性差的处理　③药物正确的给药方法指导
	护理措施	①定时监测患者生命体征　②密切关注患者情绪、睡眠等变化　③密切关注患者用药反应，症状是否得到改善，日常起居的生活指导等
	用药要点	①去甲肾上腺素使用时间不宜过长；静滴给药严防药液外漏　②肾上腺素剂量过大或皮下注射刺入血管有脑出血危险；异丙肾上腺素舌下含服应将药片嚼碎，限制其气雾剂的吸入次数和吸入量　③注意普萘洛尔尽量避免睡前服用，长期用药不能突然停药，要有减量过程
用药后	健康教育	①告知患者用药中可能出现不适反应，提高用药依从性　②加强沟通，悉心照护，建立良好护患关系
	评价效果	①护理措施、方法适宜性　②相关药物知识掌握
	小结过程	①护理心得　②药物知识陈述等

任务解析

该患者首选肾上腺素。主要原因是该药通过激动 α 和 β 受体，兴奋心脏，舒缩血管，改善微循环；扩张支气管，减少呼吸道分泌物；抑制组胺等过敏介质的释放，对抗过敏性休克的呼吸、循环等症状；作用强而快，故列为首选药物。

目标检测

扫码“学一学”

一、用药护理案例分析

1. 有一过敏性休克的患者，医生开方如下，请分析合理否，为什么？

处方：肾上腺素注射液　　0.5mg×1 支

　　　酚妥拉明注射液　　5mg×1 支

用法：肌内注射，立即

2. 患者，女性，20 岁。在静滴去甲肾上腺素治疗神经性休克时，发现给药部位出现皮肤苍白，皮温下降的原因是什么？此时除更换注射部位、热敷外还可给予何种药物局部封闭治疗？

二、目标测试题

【A1/A2 型题】

1. 心搏骤停应用复苏药物首选
   A. 异丙肾上腺素　B. 肾上腺素　C. 利多卡因
   D. 葡萄糖酸钙　E. 碳酸氢钠
2. 肾上腺素是抢救何种休克的首选药
   A. 过敏性休克　B. 感染性休克　C. 失血性休克
   D. 神经性休克　E. 心源性休克
3. 漏出血管外易引起组织缺血坏死的药物是
   A. 肾上腺素　B. 多巴胺　C. 去甲肾上腺素
   D. 阿托品　E. 麻黄碱
4. 可稀释后口服治疗上消化道出血的药是
   A. 肾上腺素　B. 去甲肾上腺素　C. 异丙肾上腺素
   D. 去氧肾上腺素　E. 阿托品
5. 用于治疗急性肾功能衰竭的药物是
   A. 多巴胺　B. 去甲肾上腺素　C. 间羟胺
   D. 去氧肾上腺素　E. 麻黄碱
6. 下列何药可诱发或加重支气管哮喘
   A. 肾上腺素　B. 酚妥拉明　C. 去甲肾上腺素
   D. 普萘洛尔　E. 麻黄碱

【A3/A4 型题】

患者，男，8 岁，因腹泻 3 天，肌内注射庆大霉素 4 万 U，5 分钟后患者突然出现呼吸急促，面色苍白，神志不清，急送急诊室抢救。诊断为庆大霉素致过敏性休克。

7. 首选抢救上述患者的药物为
   A. 去甲肾上腺素　B. 阿托品　C. 去氧肾上腺素
   D. 肾上腺素　E. 氯丙嗪
8. 该药物不具有的治疗作用是
   A. 舒张支气管平滑肌　B. 治疗药物所致过敏反应
   C. 治疗心源性休克　D. 延长局麻药作用时间
   E. 抢救心脏骤停

【X 型题】

9. 肾上腺素禁用于
   A. 高血压　B. 心脏骤停　C. 过敏性休克
   D. 糖尿病　E. 器质性心脏病
10. 对肾脏血管有收缩作用的肾上腺素激动药有
   A. 去氧肾上腺素　B. 肾上腺素　C. 多巴胺
   D. 去甲肾上腺素　E. 异丙肾上腺素

扫码“练一练”

（郑　丹）

项目三

中枢神经系统药物与用药护理

项目简介

本项目主要介绍了镇静催眠药、抗癫痫药、抗惊厥药、抗帕金森病药、抗阿尔茨海默病药、抗精神分裂药、抗心境障碍药、镇痛药、解热镇痛抗炎药、中枢性兴奋药和大脑复健药等中枢神经系统药物。

其中应重点掌握地西泮、苯妥英钠、氯丙嗪、左旋多巴、吗啡、哌替啶、阿司匹林、咖啡因、尼可刹米、山梗菜碱的药理作用、临床应用、不良反应及注意事项；熟悉巴比妥类药、其他抗癫痫药、抗躁狂药、抗抑郁药、镇痛药、解热镇痛抗炎药、中枢性兴奋药的作用特点、临床应用及不良反应；了解其他中枢神经系统药的作用特点及临床应用。

学习本项目有助于护士学会观察中枢神经系统药的疗效，做好不良反应的防治措施，并明确滥用药物的严重危害性，从而正确指导病人合理用药，提高用药护理的能力。

任务一　镇静催眠药与用药护理

扫码“学一学”

学习目标

识记

1. 掌握地西泮的作用、用途、不良反应和注意事项。
2. 熟悉巴比妥类药物的作用、不良反应及防治。
3. 了解其他镇静催眠药的作用特点。

应用

1. 能够指导焦虑失眠患者，正确合理使用药物，以减轻患者痛苦。
2. 能够学会观察镇静催眠药的疗效，并能及时妥善处理药物出现的不良反应。

任务导入

患者，女，52岁，半年前诊断为神经官能症，近日因家中琐事而病情加重，精神恍惚，夜不能寐。医生制定用药方案：地西泮片每次5mg，每日3次。睡前服。

任务描述

针对这位患者，护士需要完成的工作任务是：

1. 该患者用药是否合理？为什么？

2. 针对此患者，护士应如何进行用药护理？

知识平台

镇静催眠药是一类对中枢神经系统具有抑制作用，能产生镇静和近似生理性睡眠的药物。镇静药和催眠药之间并无明显界线，应用小剂量的催眠药可产生镇静作用，应用大剂量的镇静药即产生催眠作用，故统称为镇静催眠药。

常用的镇静催眠药可分为三类：苯二氮䓬类、巴比妥类及其他类。

一、苯二氮䓬类

苯二氮䓬类药物的基本化学结构为1，4-苯并二氮䓬，由于其侧链或修饰基团不同，可得到不同衍生物，临床常用的有20余种。苯二氮䓬类因疗效好，安全范围大，不良反应少，所以是临床最常用的镇静催眠药。本类药物除具有镇静催眠外，尚可改善病人的焦虑不安、紧张、恐惧等焦虑症状故又属于抗焦虑药。

地西泮

地西泮[基]（diazepam，安定、苯甲二氮䓬）

【体内过程】口服吸收迅速而完全，服后1小时血药浓度达高峰。肌内注射吸收不规则且慢，静脉注射时迅速进入中枢。由于脂溶性较高，注射后可迅速到达脑组织，随后进行再分布而蓄积于脂肪和肌组织中，故中枢抑制作用虽起效快，但维持时间较短。主要在肝脏代谢转化为去甲羟地西泮（奥沙西泮），仍具药理活性，故连续应用可蓄积。代谢产物经肾排泄，也可通过胎盘屏障进入胎儿体内，具有致畸作用，也可经乳汁排泄。

扫码“看一看”

【作用与用途】

1. 抗焦虑 小剂量地西泮具有较好的抗焦虑作用，能有效缓解患者恐惧、紧张、忧虑、失眠、出汗、震颤等症状。对各种原因引起的焦虑均有显著疗效，是焦虑症的首选药物。

2. 镇静催眠 地西泮随着剂量增大，可表现出镇静及催眠作用，能明显缩短入睡时间，显著延长睡眠持续时间，减少觉醒次数。优点是：①对快动眼睡眠时相（REM）影响较小，停药后出现反跳性REM延长较巴比妥类轻，噩梦发生率低；②治疗指数高，对呼吸影响小，不引起麻醉，安全范围大；③对肝药酶几乎无诱导作用，不影响其他药物的代谢；④依赖性、戒断症状较轻。目前此类药物已取代巴比妥类药物成为临床最常用的镇静催眠药。临床广泛用于治疗各种失眠症。

地西泮在镇静的同时，可引起暂时性的记忆缺失，可减轻患者对手术的恐惧，减少麻醉药用量而增加其安全性，故可用于麻醉前给药，也作为心脏电复律术和内窥镜检查的辅助用药。

> **考点提示**
> 地西泮镇静催眠的优点。

知识链接

生理睡眠与反跳现象

根据人类睡眠状态下脑电图的波形，可将睡眠分为快动眼睡眠（REM）和非快动眼睡眠（NREM），整个睡眠过程中两种时相反复交替4～6次。

1. 非快动眼睡眠（NREM）　又称慢波睡眠。脑电图显示的脑电活动以慢波为主，机体的肌张力减弱、呼吸和心率减慢、血压降低。该期有利于体力的恢复。

2. 快动眼睡眠（REM）　约占整个睡眠的25%。脑电图显示脑电活动由慢波转为快波，呼吸快且不规则，心率加快，血压升高，并伴有快速眼球运动现象。该期有利于脑力的恢复，且多有梦境发生。

如果药物影响REM时相，久用停药则可出现REM时相延长，致使噩梦不断，即为反跳现象。

3. 抗惊厥、抗癫痫　地西泮具有强大的抗惊厥作用，临床上可用于治疗破伤风、子痫、小儿高热及药物中毒引起的惊厥。静脉注射地西泮是治疗癫痫持续状态的首选药物。

4. 中枢性肌肉松弛　地西泮有较强的肌肉松弛作用，可使骨骼肌张力降低，但不影响其正常活动。临床上可用于治疗脑血管意外、脊髓损伤等引起的中枢性肌肉强直，缓解局部关节病变、腰肌劳损及内窥镜检查所致的肌肉痉挛，并可加强全麻药的肌松作用。

> **考点提示**
> 癫痫持续状态的首选药及给药方法。

【作用机制】电生理实验证明，苯二氮䓬类药物能增强γ-氨基丁酸（GABA）能神经传递功能和突触抑制效应，也能促进γ-氨基丁酸（GABA）与其受体相结合。当苯二氮䓬类药物与脑内的苯二氮䓬受体（Bz受体）结合后，就会促进GABA与GABA受体结合，从而使Cl^-通道开放，Cl^-内流增多，引起神经细胞超极化，抑制动作电位的发生，呈现中枢抑制作用。

【不良反应及防治】

1. 中枢神经系统反应　治疗量连续应用可出现头昏、乏力、嗜睡、记忆力下降等，大剂量偶见共济失调，故驾驶员、高空作业和机械操作者禁用。

2. 耐受性和依赖性　长期应用可产生耐受性和依赖性。久用骤停可出现反跳现象和戒断症状，如失眠、焦虑、激动、震颤等。故宜短期或间断性用药，停药时应逐渐减量。

3. 急性中毒　过量或静脉注射速度过快可导致急性中毒，表现为呼吸和循环功能抑制，严重者可致呼吸及心跳停止。除采用洗胃、对症治疗外，还可采用特效拮抗药氟马西尼解救。故静脉注射速度宜缓慢，每分钟不超过5mg。

> **考点提示**
> 地西泮急性中毒的特效拮抗药。

4. 特殊人群　老年人和小儿慎用，青光眼、重症肌无力、孕妇、哺乳期妇女等禁用。

知识拓展

苯二氮䓬受体阻断药——氟马西尼

氟马西尼（fiumazenil）能与BZ（苯二氮䓬类）特异位点结合，竞争性拮抗BZ受体激动剂的中枢效应。能有效地催醒患者和改善BZ类中毒所致的呼吸和循环抑制。主要用于BZ类过量的治疗，也可用作BZ类过量的诊断，还可改善酒精性肝硬化患者的记忆缺失等症状。

其他常用苯二氮䓬类药物见表3－1。

表3－1　其他苯二氮䓬类药物

类别	药物	作用特点
长效	氯氮䓬（利眠宁）	抗焦虑、催眠作用强
中效	硝西泮	催眠、抗惊厥、抗癫痫作用强
	氯硝西泮[基]	抗惊厥、抗癫痫作用强
	阿普唑仑[基]	抗焦虑、催眠
	艾司唑仑[基]	抗焦虑、催眠
短效	奥沙西泮	抗焦虑、抗惊厥作用强
	三唑仑	催眠作用强

二、巴比妥类

巴比妥类是巴比妥酸的衍生物。根据其脂溶性大小、起效快慢和持续时间的长短分为长效、中效、短效和超短效四类。常用的药物有：苯巴比妥、异戊巴比妥、司可巴比妥、硫喷妥钠等，各药特点具体见表3－2。

表3－2　巴比妥类药物作用比较

分类	药物	脂溶性	显效时间（分钟）	作用维持时间（小时）	主要用途
长效	苯巴比妥[基]	低	30～40	6～8	抗惊厥、抗癫痫
中效	异戊巴比妥	稍高	15～30	3～6	镇静催眠
短效	司可巴比妥	较高	15	2～3	抗惊厥、镇静催眠
超短效	硫喷妥钠	最高	静脉注射，立即	1/4	静脉麻醉

【作用与用途】巴比妥类对中枢神经系统有普遍性抑制作用。随剂量增加，依次表现为镇静、催眠、抗惊厥及抗癫痫和麻醉等作用。剂量过大可抑制呼吸中枢和血管运动中枢，最终因呼吸麻痹而导致死亡。

1. 镇静催眠　巴比妥类药物可改变正常睡眠模式，缩短REM时相，引起非生理性睡眠。久用停药后，可“反跳性”地显著延长REM时相，伴有多梦，引起睡眠障碍。由于安全性差，易发生依赖性，故已很少用于镇静催眠，临床已被苯二氮䓬类取代。

2. 抗惊厥　大于催眠剂量的巴比妥类有较强的抗惊厥作用，临床用于小儿高热、破伤风、子痫、脑膜炎、脑炎及中枢兴奋药引起的惊厥。

3. 抗癫痫　苯巴比妥具有抗癫痫作用，常用于治疗癫痫大发作和癫痫持续状态。

4. 麻醉及麻醉前给药　硫喷妥钠可用做静脉麻醉和诱导麻醉。其他巴比妥类可作麻醉前给药，以消除患者术前的恐惧情绪。

5. 增强其他中枢抑制药作用　镇静剂量的巴比妥类与解热镇痛药合用，可增强后者的镇痛作用，因此各种复方止痛片中常含有巴比妥类。

【不良反应及其防治】

1. 后遗效应　服药后次日晨可出现头晕、困倦，思睡、精神不振及定向力障碍等，亦称宿醉（hangover）反应。

2. 耐受性与依赖性　长期连续服用巴比妥类可使患者产生精神依赖性和躯体依赖性，停药后，出现戒断症状，表现为激动、失眠、焦虑，甚至惊厥。

3. 急性中毒　大剂量服用或静脉注射过快可导致急性中毒，主要表现有：昏迷、呼吸抑制、血压下降、体温降低等，呼吸衰竭是致死的主要原因。解救措施如下。

（1）排除毒物　口服巴比妥类药物未超过 3h 者，可用温生理盐水或 1∶2000～1∶5000 的高锰酸钾溶液洗胃，然后再用硫酸钠（忌用硫酸镁）导泻。静脉滴注碳酸氢钠或乳酸钠碱化血液、尿液，以加速毒物排泄。也可用利尿药或甘露醇促进药物的排泄。

（2）对症疗法和支持疗法　保持呼吸道通畅，吸氧或人工呼吸。必要时气管切开或气管插管，使用呼吸兴奋剂或升压药，以维持呼吸和循环功能。严重者可进行血液透析。

考点提示

巴比妥类药物急性中毒的抢救措施。

4. 其他　少数患者可出现荨麻疹、血管神经性水肿、药热等过敏反应，偶见剥脱性皮炎等较严重的变态反应。

三、其他类

水合氯醛

水合氯醛（chloral hydrate）是三氯乙醛的水合物，口服吸收迅速，15 分钟后起效，催眠作用维持 6～8 小时。不缩短快动眼睡眠时相，无后遗效应。可用于顽固性失眠或对其他催眠药效果不佳的患者。大剂量有抗惊厥作用，可用于小儿高热、子痫以及破伤风等所致的惊厥。

口服易引起恶心、呕吐及上腹部不适等，故胃炎及溃疡患者不宜口服。为减少刺激，可稀释后口服或直肠给药。剂量过大对心、肝、肾实质性脏器有损害，故对心、肝、肾功能严重障碍者禁用。久用可产生耐受性和成瘾性。

丁螺环酮

丁螺环酮[基]（buspirone）的抗焦虑作用与地西泮相似，但无镇静、肌肉松弛和抗惊厥作用。口服吸收好，首关消除明显，在肝中代谢。临床用于各种类型的焦虑症。不良反应有头晕、头痛及胃肠功能紊乱等，无依赖性。

佐匹克隆

佐匹克隆[基]（zopiclone，唑吡酮）是新型快速催眠药。可缩短睡眠潜伏期，减少觉醒次数，提高睡眠质量。适用于各种类型失眠症。长期用药突然停药会出现戒断症状。

甲丙氨酯（meprobamate，眠尔通）、甲喹酮（methaqualone）均有镇静催眠作用，久用可出现耐受性和成瘾性。

任务实施

扫码“学一学”

按下面的任务实施流程单进行，详细内容扫码阅读。

用药前	护理评估	①健康评估：患者服用本类药的原因或症状；②用药禁忌评估：严重心肺功能不全、重症肌无力、青光眼、孕妇、哺乳期妇女、婴幼儿、颅脑损伤、肝肾功能严重损害、支气管哮喘、颅内压增高等患者禁用；③用药情况评估：是否用过镇静催眠药
	调配药品	①主要剂型是片剂和注射液，地西泮口服：抗焦虑、镇静 2.5 ~ 5mg/次，3 次/日；失眠 5 ~ 10mg/次；癫痫持续状态静注 5 ~ 20mg/次。苯巴比妥口服：镇静 15 ~ 30mg/次，3 次/日，催眠 60 ~ 100mg/次；注射：抗癫痫 15 ~ 30mg/次，3 次/日，抗惊厥 0.1 ~ 0.2g/次，1 ~ 2 次/日
	提示建议	①应注意巴比妥类与华法林、氢化可的松、地塞米松、性激素、氯丙嗪、氯霉素、地高辛、苯妥英钠合用时要适当增加剂量。②应避免与中枢抑制药合用或同时饮酒。③建议对不合理用药及时提出质疑
用药中	护理问题	①低效能呼吸形态。②焦虑。③摔伤。④不合作
	护理措施	①静注速度。②避免长期使用和滥用。③防止摔倒，服药期间不可从事驾车、操作机械或登高作业。④指导患者正确服药
	用药要点	①肌内注射应深部肌注
用药后	健康教育	①与患者沟通，进行心理疏导。②建议患者改变不利于睡眠的生活方式
	评价效果	①症状是否得到改善。②呼吸是否通畅、有无产生依赖性
	小结过程	①调配药品时注意药物的给药方法。②避免依赖性的产生

任务解析

该处方合理，因为对于以焦虑症为主要表现的神经官能症患者，可选用地西泮，当疗效不佳时可换用苯二氮䓬类中其他作用更强的药物或新型抗焦虑药，如丁螺环酮等。在用药的过程中，护士应做好患者的心理辅导，有助于提高疗效。

扫码“学一学”

目标检测

一、用药护理案例分析

患者，男，20 岁，患神经官能症一年余，未严格进行药物治疗，近一个月因感情问题导致病情加重，常出现兴奋、多语、睡眠障碍，甚至有幻觉等症状。

试分析：①该患者应如何选药？②简述使用药物可能出现的不良反应及用药护理注意事项？

二、目标测试题

【A1/A2 型题】

1. 属于苯二氮䓬类药物的是

A. 唑吡坦　　B. 异戊巴比妥　　C. 司可巴比妥

D. 地西泮　　E. 硫喷妥钠

2. 下列哪项不是苯二氮䓬类的不良反应

A. 困倦　　B. 嗜睡　　C. 焦虑

D. 耐受性　　E. 依赖性

3. 解救巴比妥类药物中毒用碳酸氢钠的目的是

A. 中和毒物　　B. 加速代谢　　C. 加速排泄

D. 直接对抗　　E. 对症治疗

4. 用水合氯醛治疗小儿惊厥时，常采用的给药方法是

A. 稀释后口服　　B. 稀释后灌肠　　C. 皮下注射

D. 肌内注射　　E. 静脉注射

【X 型题】

5. 以下是地西泮用途的是

A. 焦虑症　　B. 失眠症　　C. 肌肉劳损

D. 惊厥　　E. 精神分裂症

扫码“练一练”

（李　凌）

任务二　抗癫痫药、抗惊厥药与用药护理

扫码“学一学”

学习目标

识记

1. 掌握苯妥英钠的作用、用途、不良反应和注意事项。
2. 掌握硫酸镁的作用、用途、不良反应。
3. 熟悉卡马西平、丙戊酸钠、乙琥胺及其他抗癫痫药的作用特点。
4. 熟悉硫酸镁的用药护理。
5. 了解癫痫的发作类型。

应用

1. 能够关爱癫痫患者，认真实施用药护理程序，减缓病痛，提高护士职业素养。
2. 学会观察抗癫痫药的疗效及不良反应，能综合分析、判断及采用相应护理措施。
3. 能够正确开展合理使用药物的宣教工作。

任务导入

患者，男，26 岁。二年前因脑外伤入院，康复后出现发作性抽搐，近期发作次数频繁。

早晨外出散步时，突然跌倒在地，发出尖叫，全身肌肉强直性痉挛，口吐白沫，双眼上翻，牙关紧咬，意识丧失。经3分钟后清醒，之后昏睡，醒后无记忆发病情况。诊断为癫痫大发作。医生医嘱给予口服苯妥英钠片治疗。

任务描述

针对这位患者，护士需要完成的工作任务如下。

1. 说出使用苯妥英钠的目的是什么？
2. 患者用药后会有哪些预期表现？
3. 针对此患者，护士应如何完成用药护理程序？

知识平台

一、抗癫痫药与用药护理

癫痫是由于多种原因引起的大脑局部神经元异常高频放电并向周围扩散而出现的短暂大脑功能失调综合征。其主要特征为慢性、突发性、反复性和短暂性的运动、感觉、意识或精神障碍。抗癫痫药是一类抑制脑细胞异常放电的产生和扩散，从而阻止运动、感觉、意识或精神失常发作的药物。

扫码“看一看”

（一）概述

癫痫根据其发作时的临床表现，常见以下四种类型。

1. 大发作（全身性强直——阵挛性发作） 病人突然意识丧失，发出尖叫声，跌倒在地，全身肌肉强直性痉挛，继而转为阵发性抽搐，抽搐时面色青紫，口吐白沫，呼吸肌痉挛而致呼吸暂停等，持续约1～3分钟。抽搐停止后，病人意识恢复或进入沉睡状态，约1～2小时后苏醒，清醒后对发作过程毫无记忆，病人常感头痛、头晕、全身酸痛和乏力等。

如果一次大发作之后，意识尚未恢复，便又出现另一次发作，即大发作连续发生，使病人处于持续昏迷状态，称为癫痫持续状态，为危重急症。

2. 小发作（失神性发作） 主要表现为短暂的意识丧失和动作中断（如两眼凝视、手持物落地等），常持续几秒或几分钟而迅速恢复，多见于小儿。

3. 精神运动性发作（复杂部分性发作） 主要表现为阵发性精神失常（如恐惧、忧郁）及无意识的非自主活动（如吵闹等），病人无意识丧失，也无抽搐，每次发作可持续数分钟或数日不等。

4. 局限性发作（单纯部分性发作） 表现为一侧面部或肢体肌肉抽搐或感觉异常。如果抽搐发展到对侧，则意识丧失，全身抽搐如大发作。

上述四型癫痫以大发作最常见，部分患者可同时存在两种类型的发作。

常用的抗癫痫药物有苯妥英钠、苯巴比妥、乙琥胺、丙戊酸钠、卡马西平等。

拓展提升

癫痫的病因

癫痫分为原发性癫痫和继发性癫痫两种，原发性癫痫一般认为与遗传有较大的关系。继发性癫痫的发病与以下因素有关。

（1）脑部病变　发育异常、颅脑外伤、颅内肿瘤、脑血管疾病、中枢神经系统感染等。

（2）代谢性疾病　低血糖、低血钙、高血钠、低血钠、苯丙酮尿症等。

（3）中毒　异烟肼、乙醇、一氧化碳、铅、汞等。

（4）其他　子痫、缺氧、中枢神经系统变性疾病。

（二）常用药物

苯妥英钠

苯妥英钠[基]（phenytoin sodium，大仑丁）口服吸收缓慢且不规则，连续用药6～10日才能达到稳态血药浓度。个体差异大。血浆蛋白结合率约90%，游离型药物脂溶性高，易通过血－脑屏障进入脑脊液，主要经肝脏代谢，以原形由尿排出。

因呈强碱性（pH＝10.4），刺激性大，故不宜肌内注射，可静脉给药。

【作用与用途】

1. 抗癫痫　苯妥英钠是治疗癫痫大发作和单纯部分性发作的首选药，对复杂部分性发作及癫痫持续状态也有效，对肌阵挛发作和小发作无效，甚至使小发作恶化。

苯妥英钠具有膜稳定作用。主要通过阻断神经元 Na^{+}、Ca^{2+} 通道，抑制异常高频放电的扩散，对正常低频放电的神经元无明显影响。

知识链接

肌阵挛发作

肌阵挛发作多为遗传性疾病，是一种短促的不自主的肌肉收缩，其基本特征为肌阵挛，一般无意识障碍，发作时的表现为头颈、肢体或躯干抽动，可累及肌肉的一部分或整块肌肉，也可累及某些肌群甚至整个肌体。抽动后立即松弛，而且多为双侧性。轻者仅表现为面肌或只影响头、手、上肢；重者为全身肌肉收缩，并因之而突然跌倒。所以这种患者常在头额、鼻尖、口唇等处伤痕累累。通常是个别发作一次或在几秒钟内反复发作几次，临睡或刚醒时发作较多，甚或出现持续状态。本病与阵挛性发作不同点在于其发作时间短，间隔时间长，且一般无意识障碍。

2. 抗外周神经痛　对三叉神经痛疗效较好，对舌咽神经痛和坐骨神经痛也有一定疗效。

3. 抗心律失常　是治疗强心苷中毒所致的室性心律失常的首选药。

> **考点提示**
>
> 苯妥英钠的临床应用（首选症）。

【不良反应和注意事项】

1. 局部刺激　本药碱性强，口服可致恶心、呕吐、食欲减退、上腹部疼痛等胃肠道反应，宜饭后服用。静脉注射可致静脉炎，宜稀释后选用较粗大的血管缓慢给药。

2. 牙龈增生 长期使用可引起牙龈增生，多见于儿童及青少年。服用后应注意口腔卫生，经常按摩牙龈、服用维生素C可预防或减轻牙龈增生。一般停药后3~6个月可恢复。

3. 神经系统反应 用量过大或用药时间过长，可出现眩晕、共济失调、头痛、眼球震颤等，严重者可出现精神错乱、昏睡、昏迷。

4. 造血系统反应 长期服用可抑制二氢叶酸还原酶，导致叶酸代谢障碍，引起巨幼红细胞性贫血，宜补充亚叶酸钙（甲酰四氢叶酸钙）治疗。

5. 过敏反应 可见药热、皮疹、粒细胞减少、血小板减少及再生障碍性贫血等，偶见肝损害，应定期检查血常规和肝功能。

6. 其他 苯妥英钠为肝药酶诱导剂，可加速维生素D代谢，长期服用导致低钙血症，儿童引起佝偻病，成人出现软骨病，可应用维生素D预防。偶有男性乳房增大、女性多毛症等。妊娠早期用药可致畸胎，孕妇禁用。静脉注射过快时，可致心动过缓、血压下降，禁用于窦性心动过缓、二度或三度房室传导阻滞、阿-斯综合征患者。久服骤停可使癫痫加重，甚至诱发癫痫持续状态，故应逐渐减量停药。

> **考点提示**
>
> 苯妥英钠的不良反应及防治。

卡马西平

卡马西平[基]（carbamazepine，酰胺咪嗪）口服吸收缓慢，4~8小时血药浓度达峰值。经肝代谢生成的环氧化物仍有抗癫痫活性，其强度近似于卡马西平。本药有肝药酶诱导作用，加速自身代谢，故长期用药后血浆半衰期可缩短，应注意调整剂量。

【作用与用途】

1. 抗癫痫 是复杂部分性发作的首选药，对全身性强直-阵挛性发作也有效，对典型或不典型失神发作、肌阵挛无效。

2. 治疗外周神经痛 对三叉神经痛和舌咽神经痛的疗效优于苯妥英钠。

3. 抗躁狂、抗抑郁 对躁狂抑郁症有明显治疗作用，可减轻或消除精神分裂症患者的躁狂、妄想症状，对锂盐治疗无效的躁狂症也有效。

4. 抗心律失常 能对抗强心苷中毒引起的心律失常。

【不良反应】常见恶心、呕吐、眩晕、嗜睡和共济失调；亦可见皮疹、粒细胞减少、血小板减少等。偶见骨髓造血功能抑制、肝损害，一旦出现应立即停药，用药期间应定期检查血象和肝功能。

苯巴比妥

苯巴比妥[基]（phenobarbital）。对强直-阵挛性发作和癫痫持续状态疗效好，对复杂部分性发作及单纯部分性发作也有效，对小发作疗效差。因有明显的中枢抑制作用，均不作首选药。临床也可用于抗惊厥治疗。

扑米酮

扑米酮（primidone）化学结构和苯巴比妥相似。本药主要用于苯妥英钠和苯巴比妥不能控制的大发作，也可作为复杂部分性发作的辅助药。不良反应与苯巴比妥相似。

丙戊酸钠

丙戊酸钠[基]（sodium valproate）是广谱抗癫痫药，可用于各型癫痫。对大发作疗效不及苯妥英钠和苯巴比妥，但对后两药无效的患者使用本药仍有效；对小发作疗效优于乙琥胺；但因有肝毒性，不作为首选药；对复杂部分性发作的疗效与卡马西平相似。临床广泛用于混合型癫痫及肌阵挛发作。

常见不良反应有食欲缺乏、恶心、呕吐等胃肠反应；嗜睡、震颤、共济失调等中枢神经系统症状；也可致肝损害，偶见重症肝炎；有致畸作用，孕妇禁用。

乙琥胺

乙琥胺（ethosuximide）对小发作有效，疗效低于氯硝西泮、丙戊酸钠，但不良反应及耐受性的产生较少，常作为治疗小发作的首选药。常见不良反应有恶心、呕吐、嗜睡、眩晕等，偶见粒细胞减少、再生障碍性贫血。长期用药应定期检查血象。

苯二氮䓬类

地西泮静脉注射为控制癫痫持续状态的首选治疗方案，硝西泮对肌阵挛发作、失神性发作和婴儿痉挛有较好疗效。氯硝西泮抗癫痫谱更广，对肌阵挛发作、失神性发作尤佳。氯硝西泮不宜与丙戊酸钠同时服用，因可诱发失神性发作持续状态。

考点提示

治疗各种类型癫痫的首选药。

其他新型的抗癫痫药物还有拉莫三嗪（lamotrigine）、托吡酯（topiramate）、加巴喷丁（gabapentin）、奥卡西平（oxcarbazepine，OXC）等。

拓展提升

抗癫痫药的应用原则

1. 合理选择药物　根据癫痫发作类型和病人具体情况合理选择药物（表3－3）。

表3－3　癫痫主要发作类型及治疗药物

癫痫主要发作类型	治疗药物
单纯部分性发作	苯妥英钠、卡马西平、苯巴比妥、丙戊酸钠
复杂部分性发作（精神运动性发作）	卡马西平、苯妥英钠、丙戊酸钠、苯巴比妥、扑米酮
强直－阵挛性发作（大发作）	苯妥英钠、卡马西平、苯巴比妥、丙戊酸钠、扑米酮
失神性发作（小发作）	乙琥胺、丙戊酸钠、氯硝西泮、拉莫三嗪
肌阵挛性发作	丙戊酸钠、氯硝西泮
癫痫持续状态	地西泮、苯妥英钠、苯巴比妥

2. 治疗方案个体化　不同患者对药物反应存在较大的个体差异，因此治疗方案应个体化。初期单纯型癫痫一般选用一种有效药物，从小剂量开始，逐渐增加剂量直至能产生最好疗效且不引起严重不良反应。控制症状后改为维持量治疗。若一种药物难以奏效或混合性癫痫患者，常需要联合用药。

3. 治疗过程中不可突然停药　更换药物时采取逐渐过渡方式，即在原用药物的基础上，逐渐加用新药，待新药发挥疗效后，再将原药逐渐减量至停用。

4. 长期用药　用药时间一般应持续至完全无发作达3～4年之久，然后逐渐减量停药。

5. 定期检查　用药期间应定期进行血象及肝功能的检查，有条件者可监测血药浓度。

二、抗惊厥药与用药护理

惊厥是各种原因引起的中枢神经过度兴奋的一种症状，表现为全身骨骼肌不自主的强烈收缩，如不及时终止可由兴奋转为麻痹直至死亡。多见于小儿高热、破伤风、癫痫大发作、子痫及中枢兴奋药中毒等。

常用的抗惊厥药除有苯二氮䓬类、巴比妥类、水合氯醛等外，注射硫酸镁也具有抗惊厥作用。

硫酸镁

硫酸镁（magnesium sulfate）又名泻盐。给药途径不同，可产生不同的药理作用。

【作用与用途】

1. 导泻作用 口服5%的硫酸镁溶液，其Mg^{2+}和SO_4^{2-}不易被吸收而在肠内形成较高的渗透压，从而阻止水分的吸收，使肠腔容积增大，刺激肠壁，反射性地引起肠道蠕动加快而产生导泻作用。临床常用于急性便秘、排除肠内毒物及服用驱肠虫药后加速虫体的排出。

2. 利胆作用 口服高浓度硫酸镁溶液（33%）或用导管直接注入十二指肠，刺激肠黏膜，反射性地引起胆总管括约肌松弛，胆囊收缩，促进胆囊排空，产生利胆作用。可用于阻塞性黄疸和慢性胆囊炎。

3. 抗惊厥作用 静脉注射或深部肌内注射，Mg^{2+}能抑制中枢并拮抗钙的作用使骨骼肌松弛，而产生抗惊厥作用。临床常用于破伤风和子痫所致的惊厥。

4. 降压作用 注射本品后，Mg^{2+}直接松弛血管平滑肌，从而使外周血管扩张，血压下降。临床常用于高血压危象、高血压脑病及妊娠高血压疾病。

5. 局部消肿 50%硫酸镁溶液局部敷于患处可脱水去肿，可用于局部扭伤、渗出等导致的肿胀。

> **考点提示**
>
> 硫酸镁给药途径不同，作用用途不一样。

【不良反应及注意事项】

1. 注射过量或静注速度过快可引起中枢抑制、膝腱反射消失、血压下降、呼吸抑制甚至死亡。一旦出现中毒应立即进行人工呼吸，并缓慢静注氯化钙或葡萄糖酸钙注射液解救。

2. 硫酸镁用于导泻时，可引起盆腔充血，故孕妇、月经期妇女禁用。

3. 口服中枢抑制药中毒时，应选用硫酸钠导泻，避免加重中枢抑制。

4. 吸收后的Mg^{2+}主要经肾排泄，故肾功不良或老年患者应慎用。

> **考点提示**
>
> 硫酸镁过量中毒的解救药物。

任务实施

按任务实施流程单进行，详细内容扫码阅读。

扫码“学一学”

用药前	护理评估	①健康评估：癫痫发作的类型；②用药禁忌评估：中枢抑制药中毒禁用硫酸镁，肾功能不良、孕妇、哺乳期妇女禁用；③用药情况评估：是否用过抗癫痫药
	调配药品	①主要剂型是片剂和注射剂，苯妥英钠口服：抗癫痫 50～100mg/次，2～3 次/日，三叉神经痛 100～200mg/次，2～3 次/日；癫痫持续状态静注 150～250mg 加入 5% 葡萄糖注射液 20～40ml 内，必要时 30 分钟后再静注 100～150mg。②主要配伍禁忌是：氯硝西泮不宜与丙戊酸钠同服。硫酸镁不能和中枢抑制药同用
	提示建议	①应注意磺胺类、水杨酸类、苯二氮䓬类、口服降糖药、氯霉素、异烟肼等可使苯妥英钠血药浓度增高，苯巴比妥、卡马西平、丙戊酸钠可降低苯妥英钠的血药浓度。②对不合理用药提出质疑
用药中	护理问题	①营养状况。②口腔黏膜。③过敏反应。④神经系统反应。⑤意识障碍、窒息、受伤
	护理措施	①注意药物的不良反应及防治。②不能突然停药。③避免窒息和外伤
	用药要点	①苯妥英钠不宜肌注，静注时单独通道、慢速、粗大血管。②静注硫酸镁慢速
用药后	健康教育	①心理护理。②配合非药物治疗。③了解药物
	评价效果	①发作减少。②避免或减少不良反应。③患者是否了解药物
	小结过程	①根据不同的癫痫发作类型合理选药

任务解析

1. 该患者为强直－阵挛性发作即癫痫大发作。该病例中使用的苯妥英钠是大发作的首选药。该类药物对癫痫大发作疗效好，可显著改善患者的抽搐症状。

2. 患者用药后，发作次数和频率会明显减少，但长期用药可能会出现恶心、呕吐、皮疹、眩晕、共济失调、牙龈增生、缺钙、多毛等不良反应，应采取相应的护理措施。

3. 本类药物多采用口服和静脉注射给药，口服制剂宜饭后服药，以大量的水送服减轻胃肠道反应；苯妥英钠不宜做肌内注射，做静脉注射要选择粗大血管，注意观察输注部位和肢体远端的情况，出现肿胀、肢体苍白、发凉应及时更换输注部位，做局部热敷；督促患者清洁口腔，坚持牙龈按摩；保证足够的营养摄入，包括维生素 D、叶酸等；告知患者及家属，用药期间不能突然停药或更换其他抗癫痫药物，告知患者抗癫痫药物的疗效、不良反应及减少抽搐的方法，增加依从性。

目标检测

扫码“学一学”

一、用药护理案例分析

患者，男，20 岁。癫痫病史 5 年，一直服用硝西泮维持治疗，病情稳定。一周前，突然出现意识丧失，倒地抽搐、口吐白沫、昏迷，持续数分钟。入院诊断为癫痫小发作伴大发作。医生给予丙戊酸钠片口服，一次 200mg，一日 3 次。一周后递增，至能控制发作为止。

1. 请分析药物治疗的合理性。

2. 在药物治疗过程中应采取哪些用药护理措施？

二、目标测试题

【A1/A2 型题】

1. 癫痫持续状态时首选药物疗法是
   A. 苯妥英钠肌内注射　B. 苯妥英钠静脉注射
   C. 苯巴比妥钠静脉注射　D. 地西泮静脉注射
   E. 口服苯妥英钠
2. 癫痫大发作首选药物
   A. 苯妥英钠　B. 苯巴比妥　C. 扑米酮
   D. 丙戊酸钠　E. 氯硝地西泮
3. 癫痫小发作的首选药是
   A. 乙琥胺　B. 丙戊酸钠　C. 地西泮
   D. 卡马西平　E. 苯巴比妥
4. 具有抗心律失常作用的抗癫痫药是
   A. 丙戊酸钠　B. 苯巴比妥　C. 扑米酮
   D. 乙琥胺　E. 苯妥英钠
5. 下面关于卡马西平的叙述，错误的是
   A. 对失神性发作首选
   B. 对大发作有效
   C. 对三叉神经痛疗效优于苯妥英钠
   D. 对躁狂抑郁症有效
   E. 对复杂部分性发作为首选药
6. 硫酸镁过量中毒时应用何药对抗
   A. 葡萄糖酸钙　B. 地西泮　C. 氟马西尼
   D. 纳洛酮　E. 硫喷妥钠

【A3/A4 型题】

患者，女，19 岁。因突发双眼上翻，口吐白沫，牙关紧闭，双拳紧握，双上肢屈曲，双下肢伸直，持续 30 秒左右，病人神志仍不清，间隔 20 分钟以后，再次出现上述症状，持续 15 秒左右，小便失禁，入院治疗，诊断为癫痫持续状态。

7. 控制癫痫持续状态的首选药是
   A. 地西泮　B. 苯妥英钠　C. 氯丙嗪
   D. 卡马西平　E. 丙戊酸钠
8. 该药过量所致的中毒，应给予下列哪种药物进行抢救
   A. 地西泮　B. 艾司唑仑　C. 氟马西尼
   D. 苯巴比妥　E. 硫酸镁

（李　凌）

扫码“练一练”

扫码"学一学"

任务三　抗帕金森病药、抗阿尔茨海默病药与用药护理

学习目标

识记

1. 掌握左旋多巴的作用、用途、不良反应和用药护理程序。
2. 熟悉抗帕金森病药物的分类。
3. 熟悉多奈哌齐和美金刚的作用、用途、不良反应和用药护理程序。
4. 了解卡比多巴、溴隐亭、金刚烷胺、苯海索等药物的作用特点。

应用

1. 能够关爱帕金森及老年性痴呆患者，认真实施用药护理，减缓病痛，提高护士职业素养。
2. 学会观察抗帕金森病药物及抗老年性痴呆症药物的疗效及不良反应，能综合分析、判断及采用相应护理措施。

任务导入

患者，男，60 岁。2 个月前右手出现不自主震颤，静止时明显，1 周后又出现步态异常，表现为行走时下肢拖地，上肢摆臂幅度小，行走一段距离后症状稍有缓解，伴运动迟缓，感觉异常。面部表情呆滞，有流涎症状。入院诊断为帕金森病。医嘱给予多巴丝肼片口服治疗。

任务描述

针对这位患者，护士需要完成的工作任务如下。

1. 说出使用美多巴片的目的是什么？
2. 患者用药后会有哪些预期表现？
3. 针对此患者，护士应如何完成用药护理程序？

知识平台

一、抗帕金森病药与用药护理

帕金森病（Parkinson's disease，PD）又称震颤麻痹。临床主要表现为静止性震颤、肌僵直、运动迟缓、共济失调等，随着疾病的发展还会出现认知及精神障碍。

（一）概述

帕金森病是由于黑质中多巴胺能神经元变性，使多巴胺合成减少，纹状体内多巴胺含

量降低，造成黑质－纹状体通路多巴胺能神经功能减弱,，而使胆碱能神经功能相对占优势，从而出现一系列肌张力增高的症状，如图3－1所示。

抗帕金森病药是能够增强中枢多巴胺能神经功能或降低中枢胆碱能神经功能、控制或缓解帕金森病临床症状的药物，分为拟多巴胺类药和中枢抗胆碱药两类。

抗帕金森病药对脑动脉硬化、一氧化碳中毒、脑炎后遗症引起的帕金森综合征也有效。但抗精神失常药引起的锥体外系反应（帕金森综合征），使用拟多巴胺类药治疗无效。

扫码“看一看”

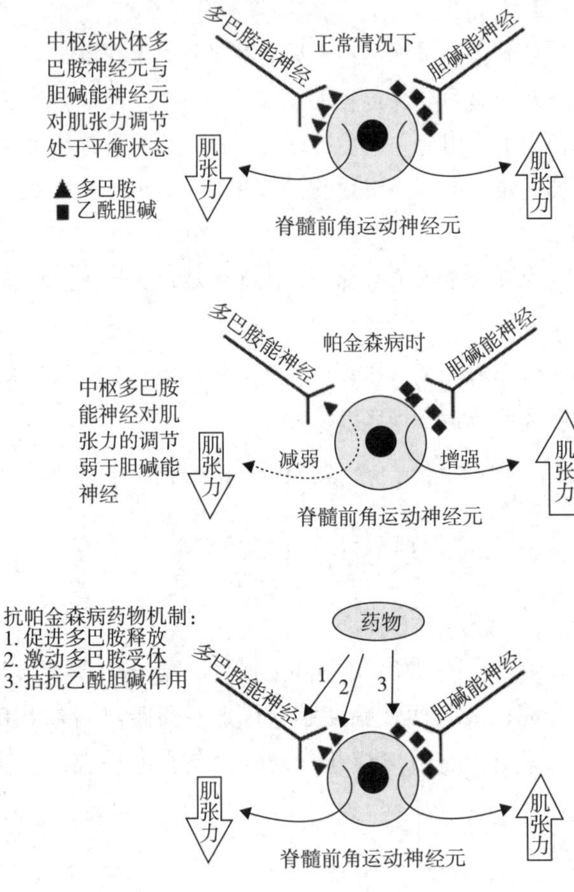

图3－1　帕金森病发病机制与药物作用方式

（二）常用药物

1. 拟多巴胺药

左旋多巴

【体内过程】是多巴胺的前体物质。口服吸收迅速，吸收后绝大部分在外周被多巴胺脱羧酶脱羧转化为多巴胺（DA），而多巴胺不能通过血－脑屏障，因此，仅有少量（1%）左旋多巴进入中枢神经系统，在脑内脱羧转变为多巴胺发挥中枢作用。若同时服用外周脱羧酶抑制剂，可使进入中枢的左旋多巴增多，提高疗效，减轻外周不良反应。多巴胺及其代谢产物经肾排泄。

【作用与用途】

1. 抗帕金森病　进入脑内的左旋多巴在脱羧酶的作用下，转化为多巴胺，补充脑内多巴胺递质的不足，增强多巴胺能神经的功能。其特点为：①起效慢，用药2～3周才显效，1～6个月以上才获得最大疗效；②对轻症和年轻患者疗效好，对重症和老年患者疗效差；

③对肌肉僵直和运动困难的疗效较好，对肌肉震颤疗效较差；④对吩噻嗪类等抗精神病药所引起的帕金森综合征无效。

2. 治疗肝性脑病　进入脑内的左旋多巴可转变为去甲肾上腺素，可暂时改善脑功能，可使昏迷患者苏醒。

【不良反应】

1. 胃肠道反应　治疗初期，患者可能会出现恶心、呕吐、上腹不适等症状，与多巴胺兴奋延髓催吐化学感受区有关，外周多巴胺受体阻断药多潘立酮可消除之。偶见溃疡、出血或穿孔。

2. 心血管反应　治疗初期会出现轻度体位性低血压，也可引起心律失常。

3. 神经系统反应

（1）不自主异常运动　长期用药可出现张口、伸舌、咬牙、皱眉、头颈部扭动等异常不自主运动。

（2）“开－关现象”　长期用药病人出现“开－关现象”，即患者突然多动不安（开），然后转为肌强直性运动不能状态（关），两种状态可交替出现，严重妨碍患者的正常活动。

（3）精神障碍　可出现失眠、焦虑、噩梦，甚至幻觉、妄想等精神错乱或抑郁，可用氯氮平对抗。

> **考点提示**
>
> 左旋多巴的临床应用及不良反应。

卡比多巴

卡比多巴（carbidopa）是较强的外周多巴脱羧酶抑制剂，不易透过血－脑屏障，与左旋多巴合用时，可明显减少左旋多巴在外周组织脱羧，使进入中枢的左旋多巴增多，既提高疗效，又减轻外周不良反应。若将卡比多巴与左旋多巴的剂量按1∶10应用，可使左旋多巴的有效剂量减少75%。所以是左旋多巴治疗帕金森病的重要辅助药。单独应用卡比多巴则基本无药理作用。目前常与左旋多巴配伍制成复方制剂如心宁美（sinemet）。

知识链接

卡比多巴的复方制剂

复方卡比多巴片（心宁美）：1号片含卡比多巴10mg及左旋多巴100mg；2号片含卡比多巴25mg及左旋多巴250mg。

苄丝肼

苄丝肼（benserazide）作用与卡比多巴相似，临床上与左旋多巴按1∶4的比例配伍，制成复方制剂如美多巴（madopar），疗效同心宁美。

司来吉兰

司来吉兰（selegiline）是选择性极高的单胺氧化酶B（MAO－B）抑制剂。可通过选择性抑制MAO－B，减少黑质－纹状体内DA的降解，发挥疗效。临床主要用于增强左旋多巴的作用，减少其不良反应，消除左旋多巴的“开－关”现象。

同类药物还有硝替卡朋（nitecapone）、托卡朋（tolcapone）、恩他卡朋（entacapone）。

溴隐亭

溴隐亭[基]（bromocriptine）为多巴胺受体激动药，大剂量能激动黑质－纹状体通路的DA受体，用于治疗帕金森病，对重症患者疗效佳；小剂量激动结节－漏斗通路的DA受体，抑制催乳素及生长激素释放，用于退乳、溢乳、闭经，及肢端肥大症。不良反应与左旋多巴相似。

金刚烷胺

金刚烷胺[基]（amantadine）为抗病毒药，后发现对帕金森病有效。通过促进黑质－纹状体多巴胺的释放及抑制多巴胺再摄取，用于缓解帕金森病的肌强直、震颤和运动障碍，其疗效优于中枢抗胆碱药，起效快但持续时间短。常与左旋多巴合用，发挥协同作用。不良反应较少，常见下肢皮肤出现网状青斑和踝部水肿及胃肠道症状。

2. 中枢抗胆碱药

苯海索

苯海索[基]（trihexyphenidyl，安坦）对中枢胆碱受体阻断作用强。临床用于不能耐受或禁用左旋多巴的帕金森病患者及抗精神病药（如氯丙嗪）引起的帕金森综合征。与左旋多巴合用有协同作用。不良反应与阿托品相似，但较轻。

> **考点提示**
>
> 常用抗帕金森药物的特点及应用。

同类药物有丙环定（procyclidine）、苯扎托品（benzatropine）。

拓展提升

帕金森病药物治疗原则

1. 给药应从小剂量开始，缓慢递增，在获得最佳疗效后将剂量减少15%～20%为宜，长期以此剂量作为维持量。
2. 早期、轻症病例一般以单一药物治疗为宜。
3. 长期用药会产生疗效下降或症状波动现象。疗效下降时可加用其他抗帕金森病药，症状波动可调整用药次数和剂量或联合用药。
4. 长期用药突然停药会导致反跳现象，应逐渐减量或用其他抗帕金森病药替代。

二、抗阿尔茨海默病药与用药护理

老年性痴呆分为原发性痴呆、血管性痴呆和两者的混合型。前者也称为阿尔茨海默病（alzheimer disease，AD），是一种以进行性认知障碍和行为损害为特征的中枢神经系统退行性疾病。

（一）概述

阿尔茨海默病（AD）是一种起病隐匿的进行性发展的神经系统退行性疾病。临床上以记忆障碍、失语、失用、失认、视空间技能损害、执行功能障碍以及人格和行为改变等全面性痴呆表现为特征。病因尚未得到充分阐明，目前认为与脑内胆碱能神经功能不足有关。

目前临床治疗 AD 主要有胆碱酯酶抑制药和 N－甲基－D－天冬氨酸（NMDA）受体拮抗药。血管性痴呆（Vascular dementia，VD）则是在脑血管病的基础上发生的认知功能障碍。临床上用于治疗 VD 的药物包括改善脑血管循环药和改善脑代谢药。

（二）抗阿尔茨海默病药

1. 胆碱酯酶抑制药

他克林

他克林（tacrine）为第一代可逆性胆碱酯酶（AChE）抑制药。脂溶性高，易透过血－脑屏障。通过抑制 AChE 而增加乙酰胆碱（ACh）的含量，既可抑制血浆中的 AChE，又可抑制组织中的 AChE；还可激动 M 受体和 N 受体，促进 ACh 释放；还可促进脑组织对葡萄糖的利用。能明显改善轻、中度 AD 患者的认知能力和日常生活能力。本药多与卵磷脂合用，可延缓病程 6～12 个月。但因不良反应大而限制其临床应用。最常见的不良反应为肝毒性。

多奈哌齐

多奈哌齐（donepezil，安理申）为第二代可逆性胆碱酯酶抑制药。对中枢 AChE 选择性高，临床主要用于轻、中度 AD 病人，能改善患者的认知能力和临床综合功能。不良反应轻微，常见有恶心、呕吐、腹泻、流感样胸痛、肌肉痉挛、震颤、眩晕等。

利斯的明

利斯的明（rivastigmine，卡巴拉汀）为第二代胆碱酯酶抑制药。具有安全、无肝毒性、耐受性好等优点，尤其适合伴有心、肝、肾等疾病的 AD 患者。该药是本类药物中唯一对日常生活中的认知行为及综合能力有显著疗效的胆碱酯酶抑制药。不良反应与多奈哌齐相似。

加兰他敏

加兰他敏（galantamine）为第二代胆碱酯酶抑制药。临床主要用于治疗轻、中度 AD 病人，疗效较好，无肝毒性，可作为治疗 AD 病人的首选药物。

石杉碱甲

石杉碱甲[基]（huperzine A）为强效、可逆性胆碱酯酶抑制药，临床用于老年性记忆功能减退及 AD 患者，能改善其记忆和认知能力。

2. N－甲基－D－天冬氨酸受体拮抗药

美金刚

> **考点提示**
>
> 常用的抗阿尔茨海默病药的种类。

美金刚（memantine，美金刚胺）是非竞争性 NMDA 受体拮抗药，是第一个用于治疗中、重度 AD 的药物。可阻断谷氨酸浓度病理性升高导致的神经元损伤，显著改善痴呆患者的认知功能，提高日常生活能力。其耐受性较好，与胆碱酯酶抑制药合用或尼莫地平联合治疗的效果优于单独使用，且安全性较高。常见的不良反应为头晕、头痛、便秘、意识错乱等。

其他的抗阿尔茨海默病药还有 M 胆碱受体激动药，如选择性 M_1 受体激动药占诺美林（xanomeline）。

任务实施

按下面的任务实施流程单进行，详细内容可扫码阅读。

扫码“学一学”

用药前	护理评估	①健康评估：患者病史及各器官功能；②用药禁忌评估：严重的精神病、消化性溃疡、孕妇、哺乳期妇女、青光眼、高血压、心律失常、糖尿病等患者禁用；③用药情况评估：是否用过抗震颤麻痹药
	调配药品	①主要剂型是片剂或胶囊剂。左旋多巴口服：开始0.25～0.5g/d，每隔3～4日增加0.125～0.5g，维持量3～6g/d，4次/日。②主要配伍禁忌是：拟肾上腺素药、单胺氧化酶抑制剂不宜与左旋多巴合用，美金刚禁与金刚烷胺、氯胺酮、右美沙芬配伍使用
	提示建议	①应注意维生素B_6、吩噻嗪类、丁酰苯类药物及利血平使左旋多巴疗效降低。②对不合理用药提出质疑
用药中	护理问题	①副作用。②损伤。③焦虑。④中枢神经系统。⑤过敏反应
	护理措施	①观察病人用药反应。②饮食。③按时服药。④避免摔伤。⑤预防便秘
	用药要点	①用药时间
用药后	健康教育	①心理护理。②非药物治疗
	评价效果	①患者各种能力是否提高或恢复正常。②不良反应是否减轻或消除。③患者是否了解药物
	小结过程	①药物的相互作用。②左旋多巴的不良反应

任务解析

1. 该患者为典型的帕金森病，该病例中使用的美多巴是由左旋多巴和苄丝肼组成的复方制剂，可显著减轻或缓解患者的肌僵直和肌震颤。

2. 患者用药后，随着药物剂量的增加和疗程的推进，会出现恶心、呕吐、焦虑、失眠、低血压、心律失常甚至出现症状波动、“开－关反应”等，应采取护理措施。若患者出现严重不良反应须提示医生调整药物剂量。

3. 服用多巴胺类药物应注意空腹服药，易导致失眠的药物，应避免夜间服用。用药过程中应观察患者身体平衡状况，肢体震颤、步态、症状的改善情况；密切观察心血管系统、中枢神经系统、消化系统的反应，如呕吐可用多潘立酮对抗；左旋多巴可使唾液、汗液、尿液及阴道分泌物变棕色，告知患者对治疗无碍；避免食用富含酪胺的食品及限制蛋白质的摄入量，以免血压升高、降低药物疗效。告知患者药物的疗效、不良反应及减少抽搐的方法，增加依从性。

扫码“学一学”

目标检测

一、用药护理案例分析

患者，男，65岁，1年前，发觉自己有运动迟缓的症状，像系鞋带、扣纽扣比先前缓慢许多，写字越写越小。随后出现左手不自主的轻微颤抖，抓东西费力。入院诊断为帕金森病，医嘱给予复方左旋多巴胶囊口服治疗。

1. 请分析用药的合理性。
2. 应采取哪些用药护理措施？

二、目标测试题

【A1/A2 型题】

1. 帕金森病的主要病变部位是
   A. 中脑 - 边缘系统多巴胺能神经通路　B. 中脑 - 皮质通路多巴胺能神经通路
   C. 小脑 - 脑干多巴胺能神经通路　D. 丘脑下部 - 垂体多巴胺能神经通路
   E. 黑质 - 纹状体多巴胺能神经通路
2. 下列抗帕金森病药物中，单用无效的是
   A. 左旋多巴　B. 卡比多巴　C. 金刚烷胺
   D. 溴隐亭　E. 苯海索
3. 能提高左旋多巴疗效的药物是
   A. 多巴酚丁胺　B. 卡比多巴　C. 氯丙嗪
   D. 甲基多巴　E. 多巴胺
4. 关于金刚烷胺治疗帕金森病作用描述错误的是
   A. 抑制 DA 再摄取　B. 直接激动 DA 受体
   C. 较弱的抗胆碱作用　D. 促使纹状体释放 DA
   E. 有很强的抗胆碱作用
5. 苯海索的作用是
   A. 激动中枢 M 受体　B. 阻断中枢 M 受体　C. 阻断中枢 D_2 受体
   D. 促进 DA 合成　E. 阻断中枢 α 受体
6. 多奈哌齐治疗阿尔茨海默病的机制主要是
   A. 激动脑内 M 受体　B. 抑制脑内的 AChE
   C. 阻断脑内的 NMDA 受体　D. 阻断脑内 Ca^{2+} 通道
   E. 中枢抗胆碱作用
7. 治疗阿尔茨海默病的药物不包括
   A. 左旋多巴　B. 尼莫地平　C. 他克林
   D. 多奈哌齐　E. 利期的明

【A3/A4 型题】

患者，男，58 岁。近一年来，出现一侧手脚不能控制的抖动，肢体静止时抖动明显，活动时减轻。诊断为帕金森病。

8. 该患者应选用下列哪一药物治疗
   A. 卡比多巴　B. 左旋多巴　C. 多奈哌齐
   D. 他克林　E. 利斯的明
9. 该药的不良反应不包括
   A. 震颤麻痹　B. 胃肠道反应　C. 心血管反应
   D. 神经系统反应　E. 精神障碍

（李　凌）

扫码“练一练”

扫码“学一学”

任务四　抗精神分裂药与用药护理

学习目标

识记

1. 掌握氯丙嗪的作用、用途、不良反应和用药护理程序。
2. 熟悉其他类抗精神病药的作用特点。
3. 了解精神分裂症的发病机制。

应用

1. 学会观察抗精神病药的疗效及不良反应，能综合分析、判断及采用相应护理措施。
2. 能够关爱精神病患者，认真实施用药护理程序，减缓病痛，提高护士职业素养。
3. 能够正确开展合理使用药物的宣教工作。

知识平台

抗精神病药又称抗精神分裂症药，临床主要用于治疗精神分裂症，也用于其他精神障碍疾病的躁狂症状。根据其化学结构可分为吩噻嗪类、硫杂蒽类、丁酰苯类和其他类。根据临床症状不同，精神分裂症分为Ⅰ型和Ⅱ型。Ⅰ型以精神运动性兴奋、幻觉和妄想等阳性症状为主，Ⅱ型以情感淡漠、主动性缺乏等阴性症状为主。本任务所介绍的药物主要对Ⅰ型有良好治疗效果，对Ⅱ型疗效差甚至无效。

根据其化学结构可分为吩噻嗪类、硫杂蒽类、丁酰苯类和其他类。

任务导入

患者，女，19 岁，大学新生，性格内向。入学后参加班干部竞选，落选后逐渐表现异常。常常将自己锁在寝室自言自语，睡眠质量差，出现幻觉、幻听，总认为有同学要谋害她，后送精神卫生中心就诊。诊断为：精神分裂症。医嘱给予奋乃静治疗。

护士需要完成这项用药护理任务。

任务描述

需要护士完成的工作任务如下。

1. 说出使用奋乃静的目的是什么？
2. 患者用药后会有哪些预期表现？
3. 针对此患者，护士应如何完成用药护理程序？

一、吩噻嗪类

氯丙嗪

氯丙嗪[基]（chlorpromazine）口服吸收慢而不规则，个体差异大。分布广泛，脑组织内浓度可达血浆浓度的10倍。主要由肝脏代谢，经肾排泄。

【药理作用】氯丙嗪主要阻断中枢的多巴胺受体产生抗精神病作用，此外也可阻断α受体、M受体，作用广泛而复杂。

1. 中枢神经系统

（1）抗精神病作用　氯丙嗪可阻断中脑－边缘系统和中脑－皮质通路的多巴胺受体，产生抗精神病作用。精神患者用药后，可迅速控制兴奋躁动症状，连续用药(6周~6个月）可使幻觉、妄想、躁狂及精神运动性兴奋逐渐消失，情绪安定，理智恢复，生活自理。这一作用不产生耐受性。正常人口服治疗量氯丙嗪后表现为镇静、安定，安静环境下易诱导入睡，加大剂量不引起麻醉。

（2）镇吐作用　小剂量能阻断延髓催吐化学感受区（CTZ）的多巴胺受体，大剂量能直接抑制呕吐中枢，具有强大的镇吐作用。但对前庭刺激引起的呕吐无效。

（3）对体温的调节作用　氯丙嗪作用于下丘脑体温调节中枢，使体温调节功能失灵，体温随外界环境温度的变化而变化。辅以物理降温，既可以降低发热患者的体温也可降低正常人体温；若在高温条件下，则可使体温升高。

（4）加强其他中枢抑制药的作用　氯丙嗪可增强镇静催眠药、镇痛药、麻醉药及乙醇等中枢抑制药的作用。故与上述药物合用时应适当减量，以免加重中枢抑制。

2. 自主神经系统

（1）阻断α受体　扩张血管，降低血压，可翻转肾上腺素的升压作用。因其降压作用有耐受性，故不宜用于高血压。

（2）阻断M受体　较大剂量可引起口干、便秘、视物模糊等。

3. 内分泌系统　氯丙嗪能阻断下丘脑结节－漏斗系统的多巴胺受体，可减少催乳素抑制因子的释放，促进催乳素分泌；抑制促性腺激素的分泌，出现排卵延迟、停经等；抑制促肾上腺皮质激素和生长激素的分泌。

> **考点提示**
>
> 氯丙嗪的药理作用和用途。

【临床用途】

1. 治疗精神病　氯丙嗪对急、慢性精神分裂症均有效，主要用于Ⅰ型精神分裂症，对急性期患者疗效好，但对精神病无根治作用，需长期甚至终身用药。也可用于治疗躁狂症及其他伴有兴奋、紧张、躁动及妄想的精神疾病。

2. 止吐　氯丙嗪可用于放射病、尿毒症、胃肠炎、药物所致的呕吐，但对前庭刺激引起的呕吐（如晕动病）无效。也可治疗顽固性呃逆。

3. 人工冬眠　配合物理降温，可用于低温麻醉。与异丙嗪、哌替啶组成冬眠合剂，可使患者呈深睡状态，体温、基础代谢及组织耗氧量均降低，称为“人工冬眠疗法”。临床常用于辅助治疗严重创伤、感染性休克、高

> **考点提示**
>
> 冬眠合剂的组成。

扫码“看一看”

热、惊厥和甲状腺危象等。

【不良反应】

1. 副作用 嗜睡、乏力、淡漠等中枢抑制症状；鼻塞、体位性低血压、口干、便秘、视力模糊等α、M受体阻断症状。

考点提示

氯丙嗪的锥体外系不良反应。

2. 锥体外系反应 长期大剂量应用氯丙嗪，可阻断黑质－纹状体通路的多巴胺受体，表现出锥体外系反应。

（1）帕金森综合征 表现为肌张力增高、面容呆板（面具脸）、动作迟缓、肌肉震颤、流涎等。

（2）急性肌张力障碍 表现为舌、面、颈背部肌肉痉挛，出现强迫性张口、斜颈、伸舌、呼吸运动障碍、吞咽困难等症状。

（3）静坐不能 表现为坐立不安、反复徘徊。

以上三种症状可通过减少用量、停药或用中枢抗胆碱药缓解。

（4）迟发性运动障碍 表现为反复不自主的刻板运动（口－舌－颊三联症），如吸吮、咀嚼、舔舌等。及早停药或减量可减轻，应用中枢性抗胆碱药反而加重，抗多巴胺药可减轻此症状。

3. 急性中毒 应用超大剂量氯丙嗪可致急性中毒，出现为昏睡、低血压、休克、心动过缓、心电图异常等，应立即进行对症治疗，可用去甲肾上腺素升压，禁用肾上腺素。

知识链接

氯丙嗪引起的低血压为什么禁用肾上腺素

氯丙嗪为α受体的阻断剂，阻断皮肤、黏膜、内脏处血管上的α受体，扩张血管，引起低血压现象。肾上腺素为α、β激动剂，激动α的作用与氯丙嗪阻断α的作用抵消，还剩下激动β受体的作用，激动冠状血管及骨骼肌血管的β受体，引起血管扩张，血压下降。所以当α受体的阻断剂和肾上腺素合用时，肾上腺素的升压作用就会变成降压作用，此为肾上腺素升压作用的翻转。所以氯丙嗪引起的低血压不能用肾上腺素。

课堂活动

请同学们思考讨论：

1. 氯丙嗪的锥体外系反应中帕金森综合征、急性肌张力障碍、静坐不能可用中枢抗胆碱药缓解，而迟发性运动障碍用中枢抗胆碱药反而会加重？

2. 大量服用氯丙嗪的患者出现急性中毒时血压会下降甚至休克，请同学们思考一下，出现低血压的原因是什么，应该采取怎样的升压措施？

4. 过敏反应 常见有皮疹、荨麻疹、光敏性皮炎等，停药可消失；用药期间避免太阳曝晒，有过敏史者慎用。

5. 内分泌系统反应 长期用药可见乳房增大、泌乳、停经、儿童生长发育迟缓等。

6. 其他　少数患者可出现癫痫或惊厥，偶见肝脏损害、粒细胞减少、贫血和再生障碍性贫血，见表3－4。

表3－4　其他吩噻嗪药的主要特点

药名	作用特点及临床用途	锥体外系反应
奋乃静[基]（perphenazine）	对慢性精神病的疗效优于氯丙嗪，镇静作用弱	+++
氟奋乃静（fluphenazine）	对中枢有兴奋作用，对行为退缩、感情淡漠等症状有较好的疗效，适用于偏执型精神分裂症和慢性精神分裂症	+++
三氟拉嗪（trifluoperazine）	同氟奋乃静	+++
硫利哒嗪（thioridazine）	抗精神病疗效不如氯丙嗪，镇静作用强，老年人易耐受	+

二、其他类药物

氯普噻吨

氯普噻吨（chlorprothixene，泰尔登）为硫杂蒽类代表药物。与氯丙嗪相比，其镇静作用强，抗幻觉、妄想作用较弱，有一定的抗抑郁作用。适用于伴有焦虑或抑郁症状的精神分裂症、更年期抑郁症及焦虑症等。不良反应为锥体外系反应，较氯丙嗪轻。

氟哌啶醇

氟哌啶醇[基]（haloperidol）为丁酰苯类代表药物。其抗精神病作用、镇吐作用及锥体外系反应均强于氯丙嗪；主要用于以兴奋、幻觉和妄想为主要表现的各种急、慢性精神分裂症，也可用于止吐及顽固性呃逆。锥体外系反应发生率高、程度严重，但对心血管系统和肝脏的影响小。

同类药物氟哌利多（droperidol）作用与氟哌啶醇类似，因在体内代谢迅速，作用维持时间短。临床与常与镇痛药芬太尼合用，使患者处于精神恍惚、活动减少、痛觉消失但不进入睡眠状态的一种特殊麻醉状态，称为“神经安定镇痛术”，用于小手术如清创和换药、内窥镜检查、造影等。

考点提示

神经安定镇痛术用药。

氯氮平

氯氮平[基]（clozapine）为第二代非典型抗精神病药。对精神分裂症的疗效与氯丙嗪相当，但作用更迅速，几乎无锥体外系反应。常用于其他药物无效或锥体外系反应明显的精神分裂症患者。但可引起粒细胞减少，所以用药期间应定期检查血象。

利培酮

利培酮[基]（risperidone）为第二代非典型抗精神病药物。因其用药剂量小、起效快、锥体外系反应轻等特点，明显优于其他抗精神病药物。对Ⅰ型和Ⅱ型精神分裂症均有效，常用于治疗首发急性患者或慢性患者。该药对精神分裂症患者的认知功能障碍和继发性抑郁亦有治疗作用。目前已成为治疗精神分裂症的一线药物。

其他类的抗精神分裂症药还有舒必利[基]（sulpiride）、五氟利多[基]（penfluridol）、喹硫平[基]（quetiapine）、阿立哌唑[基]（aripiprazole）、齐拉西酮（ziprasidone）等。

拓展提升

精神分裂症的发病机制

精神分裂症的发病机制与脑内的多巴胺能神经系统功能亢进有关。脑内的多巴胺能神经通路主要有4条：①中脑－边缘系统通路。②中脑－皮质通路。这两条通路与人的精神活动、情感、行为有关，目前认为精神分裂症与这两条通路功能亢进有关。③黑质－纹状体通路，与锥体外系运动功能有关。④结节－漏斗通路，与内分泌活动、体温调节等有关。

任务实施

按下面的任务实施流程单进行，详细内容扫码阅读。

扫码“学一学”

用药前	护理评估	①健康评估：情绪、精神状态，是否有暴力倾向，肝、肾功能、心电图 ②用药禁忌评估：帕金森综合征、青光眼、乳腺癌及对吩噻嗪类过敏的患者、严重的心血管疾病、严重的肝、肾疾病者 ③用药情况评估：是否有过药物治疗、是否正在服用其他药物、患者及家属对所用抗精神药的有关知识、明确合理的给药方法
	调配药品	①主要剂型是片剂和注射剂：片剂400～600mg/日；肌内注射25～50mg/次，2次/日；静脉滴注100～200mg/日 ②主要配伍禁忌是：乙醇或其他中枢抑制药、抗高血压药、阿托品类、碳酸锂、抗酸药、苯巴比妥、单胺氧化酶抑制剂、三环类抗抑郁药
	提示建议	①应注意不合理用药和不安全剂量
用药中	护理问题	①体温改变的危险；②尿潴留、便秘；③眩晕、低血压
	护理措施	①给药后嘱患者卧床45分钟至1小时，患者起床活动时要有人扶持；②鼓励患者多食粗粮、多饮水，防止用药后可能出现的便秘症状；尤其注意老年患者的排尿、排便、步态不稳、视觉变化等不良反应；③注意出现锥体外系反应
	用药要点	①不宜静脉推注、不宜皮下注射；②肌内注射要注意更换注射部位；③静脉滴注速度要慢，40～60滴/分钟
用药后	健康教育	①组织患者进行一些心理社会康复治疗，如音乐治疗；②教给患者消除药物不良反应的方法：如口干可用冰水含漱；③告知患者家属及朋友，精神分裂症需长期用药甚至终身用药
	评价效果	①自理和活动能力是否改善，有无发生跌倒、摔伤 ②有无尿潴留或便秘 ③能否叙述正确用药和避免药物不良反应的方法，能否配合治疗正确服药
	小结过程	①清点、检查药物，防止患者藏药，假服或与其他患者换药

任务解析

1. 该患者为典型的精神分裂症。可选用吩噻嗪类的氯丙嗪、氟奋乃静等以及氯氮平、利培酮等。该类药物能显著缓解或消除精神分裂症患者的兴奋、躁狂、幻觉、妄想等症状，尤其对急性发作和具有明显阳性症状的患者疗效佳。

2. 本类药物多采用口服、注射等给药方式。口服给药应从小剂量开始，肌内注射应注意更换给药部位，静脉注射或滴注时应足量稀释，速度缓慢；给药密后切观察患者的用药反应，嘱患者卧床休息，起床活动时要有

考点提示

氯丙嗪不良反应的应对护理措施。

人扶持，避免摔伤；避免环境温度过冷或过热，监测患者体温；鼓励患者多食粗粮、多饮水，防止便秘，必要时加服缓泻剂；注意老年患者的排尿、排便、步态不稳、视觉变化等不良反应，必要时采取导尿和预防便秘的其他护理措施；注意患者用药后可能出现锥体外系反应，必要时建议医生给予抗帕金森药物；提供给患者及家属详细的长期的治疗计划，增加用药的依从性。

扫码“学一学”

目标检测

一、用药护理案例分析

患者，男性，22 岁，因诊断为精神分裂症入院治疗。医生给予氯丙嗪口服，300mg，一日 2 次。治疗 7 周后患者精神症状有所好转，但出现肌张力增高、动作迟缓、流涎、手抖、坐立不安、反复徘徊等现象。

1. 请分析该患者的药用的合理性？
2. 对于该患者应采取哪些用药护理措施？
3. 如果这些表现持续存在，应采取何种措施对抗？

二、目标测试题

【A1/A2 型题】

1. 氯丙嗪的适应证是

A. 焦虑症　　B. 抑郁症　　C. 帕金森病

D. 癫痫　　E. 精神分裂症

2. 长期大剂量应用氯丙嗪治疗精神病时最常见的不良反应是

A. 胃肠道反应　　B. 体位性低血压　　C. 中枢神经系统反应

D. 锥体外系反应　　E. 变态反应

3. 氯丙嗪治疗精神病的作用机制是

A. 阻断脑内胆碱受体

B. 阻断结节 – 漏斗通路的多巴胺受体

C. 阻断黑质 – 纹状体通路的多巴胺受体

D. 阻断中脑 – 边缘系统、中脑 – 皮质通路的多巴胺受体

E. 激动中枢的胆碱受体

4. 氯丙嗪对下列何种原因所致的呕吐无效

A. 晕动病　　B. 妊娠　　C. 放射病

D. 胃肠炎　　E. 药物

5. 患者，男性，30 岁，患有精神分裂症，在被害妄想的支配下到处上访，既往未曾治疗过，首选的治疗药物是

A. 地西泮　　B. 地昔帕明　　C. 氯丙嗪

D. 卡马西平　　E. 苯巴比妥

6. 患者，女，诊断为急性精神分裂症。口服氯丙嗪半年后，精神症状有所改善，但是患者出现肌张力增高、手抖等症状，服药的依从性明显下降。针对该患者的情况可以给她

扫码“练一练”

换下列哪个药物

A. 氟哌啶醇　　B. 地昔帕明　　C. 氟哌噻吨

D. 三氟拉嗪　　E. 氯氮平

7. 患者，男 25 岁，精神病急性发作时肌内注射氯丙嗪，站立时晕倒，诊断为直立性低血压。根据患者的情况，应该选用下列哪种药物救治

A. 肾上腺素　　B. 糖皮质激素　　C. 氯丙嗪

D. 去甲肾上腺素　　E. 麻黄碱

（靳　卓　张　庆）

任务五　抗心境障碍药与用药护理

扫码“学一学”

学习目标

识记

1. 掌握丙咪嗪、氟西汀、文拉法辛等代表药的作用、用途、不良反应和用药护理程序。
2. 熟悉抗抑郁药的分类；熟悉碳酸锂的作用、用途、不良反应和用药护理程序。
3. 了解其他类抗抑郁药的作用特点。

应用

1. 能够关爱心境障碍患者，认真实施用药护理程序，减缓病痛，提高护士职业素养。
2. 学会观察抗抑郁药及抗躁狂症药的疗效及不良反应，能综合分析、判断及采用相应护理措施。
3. 能够正确开展合理使用药物的宣教工作。

任务导入

患者，女，21 岁，某大学三年级学生。半年前与男朋友分手后出现失眠、记忆力减退症状。以后逐渐感觉心情抑郁、情绪低落，学习也一落千丈，感觉人生渺茫，生命毫无意义，开始悲观厌世，慢慢有了自杀的念头。家人发现及时，入院诊断为抑郁症。医嘱给予盐酸氟西汀胶囊治疗。护士需要完成这项用药护理任务。

任务描述

需要护士完成的工作任务具体如下。

1. 说出使用盐酸氟西汀胶囊的目的是什么？

2. 患者用药后会有哪些预期表现？

3. 针对此患者，护士应如何完成用药护理程序？

知识平台

心境障碍也称情感性精神障碍，是指以持久的情感高涨伴有思维加速及语言和活动明显增多（躁狂）或者以持久的情感低落伴有思维迟缓及言语和活动明显减少（抑郁）为主要特征的一组精神疾病。可单独一种症状反复发作（单相型），也可两种症状交替出现（双相型）。

一、抗躁狂药

抗躁狂药主要是碳酸锂，抗精神分裂症药氯丙嗪、氟奋乃静、氟哌啶醇等也有抗躁狂作用。

知识链接

躁狂症的发病机制

躁狂症的病因可能与脑内单胺类递质功能的失衡有关。5 - 羟色胺（5 - HT）缺乏，NA 功能亢进则表现为躁狂；5 - HT 缺乏，NA 不足则表现为抑郁。

扫码"看一看"

碳酸锂

碳酸锂[基]（lithium carbonate）口服易吸收，主要经肾排泄，增加钠盐摄入，可促进锂排出。主要通过 Li^+ 抑制脑内 NA 和 DA 的释放，并促进其再摄取，使突触间隙 NA 浓度降低发挥抗躁狂作用。

【作用与用途】治疗量对正常人的精神活动几乎无影响，但对躁狂症患者有显著疗效，为治疗躁狂症的首选药。对抑郁症也有效，有情绪稳定药之称。也可用于精神分裂症的躁狂症状，与抗精神病药（如氯丙嗪）合用可增强疗效，并能缓解锂盐所致的恶心、呕吐等胃肠道反应。

> **考点提示**
> 碳酸锂的临床应用。

【不良反应】

1. 一般副作用　用药早期出现恶心、呕吐、腹泻、乏力、肌无力、手微细震颤、口渴、多尿等。常在继续治疗 1 ~ 2 周后症状逐渐减轻或消失。

> **考点提示**
> 锂盐的安全范围。

2. 抗甲状腺作用　甲状腺功能低下或甲状腺肿，停药后可恢复。

3. 中毒反应　锂盐安全范围较小，最适血锂浓度为 0.9 ~ 1.2mmol/L。超过 1.5mmol/L，不良反应则增多，易引起中毒，可出现脑病综合征（如意识模糊、震颤、反射亢进、癫痫发作等）乃至昏迷、休克、肾功能损害。故用药期间应随时监测血锂浓度，及时减量或停药。

二、抗抑郁药

抗抑郁症药是一类能增强5－羟色胺（5－HT）能神经和（或）去甲肾上腺能神经功能，使情绪提高、精神振奋的药物。

知识链接

抑郁症的临床表现

1. 心境低落　是患者的核心症状。主要表现为显著而持久的情感低落，抑郁悲观。典型病例抑郁心境具有晨重夜轻的特点。

2. 思维迟缓　主动言语减少，语速明显减慢，声音低沉，对答困难，严重者交流无法顺利进行。

3. 认知功能损害　主要表现为近事记忆力下降，注意力障碍（反应时间延长），警觉性增高，抽象思维能力差，学习困难，语言流畅性差，空间知觉、眼手协调及思维灵活性等能力减退。

4. 意识活动减弱　行为缓慢，生活被动、疏懒，不想做事，不愿和周围人接触交往。严重时连吃、喝、个人卫生都不顾，甚至发展为不语、不动、不食，可达木僵状态。严重的患者常伴有消极自杀的观念或行为。

5. 躯体症状　睡眠障碍、乏力、食欲减退、体重下降、便秘、躯体疼痛、性欲减退、阳痿、闭经。

目前抑郁药主要分为四大类：选择性5－羟色胺（5－HT）再摄取抑制药（SSRIs）、三环类抗抑郁药（TCAs）、单胺氧化酶抑制药（MAOI）和非典型（或杂环类）抗抑郁药。

（一）选择性5－HT再摄取抑制药

选择性5－HT再摄取抑制药（SSRIs）是20世纪80年代研制上市的新型抗抑郁药，几乎无镇静作用，安全性高，且服用方便，现正逐渐取代TCAs，成为治疗抑郁症的首选药物。目前常用的SSRIs有：氟西汀、帕罗西汀、氟伏沙明、舍曲林（sertraline）、西酞普兰（citalopram）。

氟西汀

氟西汀[基]（fluoxetine，氟苯氧丙胺）为强效选择性5－HT再摄取抑制药。其抗抑郁作用与TCAs相似，还具有抗焦虑作用。临床常用于伴有焦虑的各种抑郁症，尤宜用于老年抑郁症。也可用于焦虑症、强迫症及神经性贪食症。

考点提示

氟西汀的临床应用。

本药安全范围较大，不良反应轻。偶有恶心、呕吐、头痛、头晕、乏力、失眠、厌食、体重下降、震颤、惊厥等。长期用药常发生食欲减退或性功能下降。与MAOI合用时可导致“5－HT综合征”，禁与MAOI类药物合用。

知识链接

5 – HT 综合征

5 – HT 综合征是联用两种或两种以上的 5 – HT 能药物所导致的可能威胁生命的并发症，由于 5 – HT 大量蓄积表现为精神状态和行为的改变，运动系统功能改变，自主神经功能紊乱。5 – HT综合征是抗抑郁治疗过程中最严重的不良反应之一。单胺氧化酶抑制剂（MAOIs）、三环类抗抑郁药（TCAs）、选择性 5 – HT 再摄取抑制药（SSRIs）、阿片类镇痛药、某些减肥药和止吐药等均可引起此综合征。其中大多数病例报告都有联用 SSRIs 和 MAOIs 的现象，现已绝对禁止两者合用。轻度 5 – HT 综合征的症状在停药 24 ~ 48 小时后消失，一般不需要支持治疗；对于严重的症状可服用 5 – HT 能神经拮抗药如赛庚啶加以改善。

氟伏沙明

氟伏沙明（fluvoxamine）为已知选择性最高的 SSRIs 之一。其优点在于既无兴奋、镇静作用，又无抗胆碱、抗组胺作用，也不影响单胺氧化酶的活性，对心血管系统无影响，不引起直立性低血压。临床可用于治疗各类抑郁症，特别是持久抑郁症状及自杀风险大的患者。

帕罗西汀

帕罗西汀[基]（paroxetine）常用剂量时，除微弱抑制 NA 和 DA 的再摄取外，对其他递质无明显影响。对自主神经系统和心血管系统的影响较小。临床用于各种类型的抑郁症。

（二）三环类抗抑郁药

丙米嗪

丙米嗪（imipramine）口服吸收良好，但个体差异较大。广泛分布于全身组织，以脑、肝、肾及心肌分布较多，主要在肝内转化为去甲丙米嗪（地昔帕明），后者也有良好的抗抑郁作用，代谢产物最终经尿液排出体外。

【药理作用】

1. 中枢神经系统　丙米嗪抑制突触前膜对 NA 和 5 – HT 的再摄取，使突触间隙 NA、5 – HT 浓度升高而发挥抗抑郁作用。正常人服用后可有安静、嗜睡等中枢抑制现象；而抑郁症患者连续服用后情绪提高、精神振奋、焦虑心情减轻，呈现显著的抗抑郁作用。

2. 自主神经系统　治疗量有明显的 M 受体阻断作用。

3. 心血管系统　通过阻断 NA 的再摄取，使心肌中 NA 含量增高，从而引起心动过速、心律失常。此外对心肌尚有奎尼丁样作用。

【临床用途】

1. 用于各种类型的抑郁症治疗，起效缓慢，连续用药 2 ~ 3 周才能见效，不能作为应急治疗使用。对内源性和更年期抑郁症疗效较好，对反应性抑郁症疗效次之，对精神分裂症的抑郁状态疗效较差。

考点提示

丙咪嗪的临床应用。

2. 焦虑症、恐惧症和强迫症。

3. 小儿遗尿症。

【不良反应】

1. 一般不良反应 表现为口干、便秘、扩瞳、眼内压升高、尿潴留、心悸等。

2. 心脏毒性 直立性低血压、心动过速、心律失常等。

3. 中枢神经系统反应 可致乏力、头晕、共济失调、反射亢进、肌肉震颤、癫痫样发作。

4. 变态反应 偶见皮疹，粒细胞减少及阻塞性黄疸等。长期用药应定期作白细胞计数及肝功能检查。

阿米替林

阿米替林[基]（amitriptyline）抗抑郁作用与丙米嗪相似，镇静作用和抗胆碱作用较强。对伴有焦虑和抑郁症状患者，疗效优于丙米嗪。也用于小儿遗尿症。不良反应与丙米嗪相似，但比丙米嗪严重。

多塞平

多塞平[基]（doxepin）具有抗抑郁和抗焦虑双重作用。抗焦虑作用强。对伴有焦虑症状的抑郁症疗效最佳，也可用于治疗消化性溃疡。不良反应与丙米嗪相似。

氯米帕明

氯米帕明[基]（clomipramine）同时具有抗焦虑与镇静作用。用于治疗内源性、反应性、神经性抑郁症和各种抑郁状态及伴有抑郁症的精神分裂症。不良反应与丙米嗪相似。

课堂活动

患者，女，29岁。平时性格内向，一日因琐事与邻居发生争吵，之后逐渐出现失眠、情绪低落、少言寡语等症状，家人带其去医院就诊，诊断为抑郁症。医生使用阿米替林治疗，服药2周后患者抑郁症状有所改善，出现口干、便秘、视物不清等症状。请同学们思考一下，此案例中阿米替林属于哪类药物？为什么用药后会出现口干、便秘、视物不清等症状？该如何护理？

（三）其他抗抑郁药

米塔扎平

米塔扎平（mirtazapine）属四环类非典型抗抑郁药，其抗抑郁作用机制是通过阻断突触前膜上的 α_2 受体，使5－HT和NA释放增加。米氮平起效快、安全、耐受性好，适用于各种抑郁症，尤其是伴有焦虑、失眠的抑郁症。

文拉法辛

考点提示

文拉法辛的临床应用。

文拉法辛[基]（venlafaxine）属二环类非典型抗抑郁药，是5－HT及NA再摄取抑制剂（SNRI）的代表药。与传统三环类抗抑郁药不同的是其抑制作用具有选择性，对肾上腺素受体、胆碱受体和组胺受体无亲和力，因此不良反应较少。临床主要用于抑郁症和广泛性焦虑症，也可用于强迫症和惊恐发作，对SSRIs无效的严重抑郁症患者亦有效。

马普替林

马普替林（maprotiline）为四环类广谱抗抑郁药，为选择性NA再摄取抑制剂，对5-HT的再摄取几乎无影响。抗胆碱和心血管作用较弱，临床适用于各型抑郁症，尤其适用于老年抑郁症患者。

吗氯贝胺

吗氯贝胺（moclobemide）为单胺氧化酶抑制药（MAOI）。通过抑制中枢神经末梢的单胺氧化酶（MAO），使NA分解减少而发挥抗抑郁作用。临床上适用于各种抑郁症，也可用于TCAs治疗无效者。严重不良反应为高血压危象及急性黄色肝萎缩。用药期间禁食含大量酪胺的食物，如干酪、酸奶、啤酒、巧克力等，避免导致高血压危象。

曲唑酮

曲唑酮（trazodone）属四环类非典型抗抑郁药。抗抑郁作用可能与抑制5-HT的再摄取有关，能阻断中枢的α_1受体，对M受体无影响。可用于治疗各型抑郁症，具有明显的镇静作用，适于夜间给药。不良反应较小，使用较安全。

考点提示

抗抑郁药的分类及代表药。

拓展提升

降压药利血平为什么会引起抑郁

利血平为去甲肾上腺素能神经末梢的耗竭剂，可耗竭去甲肾上腺素，阻断血管α受体，扩张血管，降低血压。但是也会引起中枢神经系统去甲肾上腺素功能低下，导致抑郁。

任务实施

按下面的任务实施流程单进行，详细内容扫码阅读。

扫码“学一学”

用药前	护理评估	①健康评估：患者的抑郁程度、抑郁症状，有无自杀倾向、行为或计划。抑郁的表现、发作次数、持续时间。有无其他慢性疾病；②用药禁忌评估：青光眼、前列腺肥大、心肝肾功能不全、癫痫患者及妊娠期妇女；③用药情况评估：是否使用过抗抑郁药，应用的种类、时间、疗效等，有无可能与抗抑郁药相互作用或增加药物不良反应的危险因素。患者及家属对所用抗抑郁药的有关知识
	调配药品	①碳酸锂口服，治疗剂量为600～2000mg/日，维持剂量500～1000mg/日；抗抑郁药主要有片剂、胶囊剂；②主要配伍禁忌是：碳酸锂避免与氨茶碱，咖啡因或碳酸氢钠及排钠利尿药合用；两种不同的MAOIs；MAOIs与三环类抗抑郁药；MAOIs和三环类抗抑郁药与苯丙胺类药物、左旋多巴等拟交感活性药物；三环类抗抑郁药与巴比妥类、酒精、口服避孕药、吩噻嗪类药物
	提示建议	①应注意对不合理配伍，不合理剂量、疗程提出质疑
用药中	护理问题	①体液过量的危险：与锂盐治疗可能引起的水、钠潴留有关有关；②口干、便秘、视物模糊：与药物的抗胆碱作用有关；③心动过速、心律失常：与药物心血管系统的不良反应有关
	护理措施	①防范患者的自杀倾向；②准确严密的护理观察可早期发现锂盐的副作用及中毒反应；③观察药物的过量或毒性反应，如多汗、血压升高、心动过速等，应及时提醒医生调整剂量或停药
	用药要点	①多采用口服给药；②清晨给药避免药物的兴奋作用引起失眠，临睡前给予适当的镇静剂促进睡眠

用药后	健康教育	①清晨给药避免药物的兴奋作用引起失眠，临睡前给予适当的镇静剂促进睡眠；②教导患者服药期间不宜驾驶车辆或操作机器；③教给患者和家属锂剂中毒的症状和体征，如眩晕、错乱、肌肉无力等，用药期间要注意观察有无中毒的表现，及时通知医护人员
	评价效果	①患者情绪是否平稳，有无自伤或意外事故发生；②有无尿潴留或便秘，睡眠是否正常；③能否保持身体水、钠的平衡
	小结过程	①清点、检查药物，防止患者留存或收集药物；②躁狂症治疗期应每1~2周测量血锂一次，维持治疗期可每月测定一次

任务解析

1. 该患者表现为典型的抑郁症状并有自杀倾向。临床可选用丙咪嗪、氟西汀、文拉法辛等药物。该病例中患者服用的盐酸氟西汀胶囊与传统的三环类抗抑郁药（TCAs）疗效相当，能显著改善患者的抑郁症状的同时还可改善其焦虑症状，且不良反应少，有利于提高患者用药的依从性。

2. 本类药物多采用口服给药，要确保患者正常服药；用药后患者的精神状态由抑郁转为亢奋应防范自杀；鼓励患者多食粗粮、多饮水、腹部按摩等缓解便秘症状，必要时加服缓泻剂；注意老年患者的排尿、排便、视觉变化等不良反应，必要时采取导尿等护理措施；密切注意患者的血压、心率，尤其是服用MAOI的患者要防止高血压危象；观察药物的过量或毒性反应，及时提醒医生调整剂量或停药；告知家属为患者保管、分发药物，防范患者藏药、吐药、留存药物。

扫码“学一学”

目标检测

一、用药护理案例分析

患者，女，35岁，某公司高级管理人员，一个月前由于工作失误招致老板批评，逐渐出现失眠、情绪低落、思维缓慢，工作中连续出错。于是病情加重，感到悲观厌世，多次企图自杀均被阻止。入院诊断为抑郁症。服用盐酸丙米嗪片一次50mg，一日2次，两周后增加到一日200mg，出现口干、震颤、眩晕、心动过速、视物模糊、排尿困难、便秘。

1. 请分析药物治疗的合理性。
2. 在药物治疗过程中应采取哪些用药护理措施？

二、目标测试题

【A1/A2型题】

1. 丙米嗪抗抑郁的机制是

   A. 抑制突触前膜NA的释放　B. 抑制突触前膜NA和5-HT再摄取

   C. 使脑内单胺类递质减少　D. 使脑内儿茶酚胺类耗竭

   E. 使脑内5-HT缺乏

2. 属于三环类抗抑郁药的是

   A. 曲唑酮　B. 氟西汀　C. 氯丙嗪

   D. 丙米嗪　E. 吗氯贝胺

3. 患者，女，50 岁。患有焦虑型抑郁症，因近期焦虑症状加重入院就诊，该患者宜选用下列哪种药物

A. 碳酸锂　　B. 氯普噻吨　　C. 氯丙嗪

D. 丙米嗪　　E. 氟哌啶醇

【A3/A4 型题】

患者，女，31 岁。就诊时愁眉不展，问多答少。家人描述说近来患者不愿出门，在家唉声叹气，有时独自流泪，睡眠减少，体重严重下降。

4. 该患者最有可能的临床诊断是

A. 抑郁症　　B. 强迫症　　C. 双相障碍

D. 精神分裂症　　E. 癫痫

5. 以下不适宜选用的药物是

A. 氟西汀　　B. 丙米嗪　　C. 阿米替林

D. 去甲替林　　E. 苯妥英钠

（靳　卓　张　庆）

扫码“练一练”

任务六　镇痛药与用药护理

扫码“学一学”

学习目标

识记

1. 掌握吗啡的作用、用途、不良反应和用药护理程序。
2. 熟悉哌替啶的特点。
3. 了解其他镇痛药以及纳洛酮的特点。

应用

1. 学会关爱疼痛患者，认真实施用药护理程序，减缓病痛，提高护士职业素养。
2. 能够观察镇痛药的疗效及不良反应，综合分析、判断及采用相应护理措施。
3. 能够介绍药物依赖性的危害，开展预防药物滥用的宣教工作。

任务导入

患者，女，56 岁，1 年前体检发现左肺外带下野部占位，手术病理示高中分化腺癌，行放疗一周期，化疗两周期，半年后出现双肺内多发转移结节，并发骨转移，患者出现左髂骨疼痛，疼痛剧烈，行走困难，不能忍受，睡眠质量明显下降。诊断为：肺癌并发骨转移，医生医嘱给予口服硫酸吗啡缓释片治疗。护士需要完成这项用药护理任务。

任务描述

需要护士完成的工作任务具体如下。

1. 说出使用吗啡缓释片的目的是什么？
2. 患者用药后会有哪些预期表现？
3. 针对此患者，护士应如何完成用药护理程序？

知识平台

镇痛药是一类主要作用于中枢神经系统，选择性地解除或缓解疼痛且不影响意识和其他感觉的药物，并同时减轻疼痛引起的不愉快情绪反应。因其反复应用易产生成瘾性，故称为麻醉性镇痛药或成瘾性镇痛药。

镇痛药可分为三类：①阿片生物碱类镇痛药；②人工合成镇痛药；③其他类。

知识链接

疼痛的类型与镇痛药

（1）锐痛　又称快痛。其特点是定位清楚、尖锐、感觉清晰的急性剧痛。包括严重创伤、烧伤、术后伤口剧痛等，一般选用镇痛药如吗啡、哌替啶治疗。

（2）钝痛　又称慢痛。其特点是定位模糊的烧灼痛，发生较慢，持续时间较长，多为炎性疼痛。包括头痛、神经痛、肌肉痛、关节痛等，一般选用解热镇痛药如阿司匹林治疗。

（3）绞痛　多为内脏痛，其特点是定位差，疼痛性质不易描述，常伴有情绪变化和内脏及躯体反应。如胃肠绞痛，一般选用解痉药如阿托品治疗。

一、阿片生物碱类镇痛药

阿片是罂粟科植物罂粟未成熟蒴果浆汁的干燥物，含有 20 多种生物碱，代表药是吗啡、可待因，主要具有镇痛镇咳作用。

吗啡

吗啡[基]（morphine）为阿片受体激动药。口服吸收快，首关消除明显，生物利用度低，故多采用注射给药，少量通过血－脑屏障即可发挥中枢作用。可通过胎盘进入胎儿体内，主要经肾排泄，少量经胆汁和乳汁排泄，血浆半衰期为 2～3 小时。

扫码“看一看”

【药理作用】体内有内源性抗痛系统，主要由内/脑啡肽－阿片受体系统组成，本药激动阿片受体，增强该抗痛系统活性，衰减或阻断痛觉传导提高痛阈，发挥镇痛等一系列复杂作用。

1. 中枢神经系统

（1）镇痛作用　镇痛作用强大，明显减轻或解除各种疼痛，对慢性持续性钝痛效果优于急性间断性锐痛，镇痛同时不影响意识和其他感觉。

（2）镇静、致欣快作用　吗啡具有明显的镇静作用，改善因疼痛引起的焦虑、紧张、恐惧等情绪反应，并可产生欣快感。欣快感是患者反复追求用药进而产生依赖性的原因。

（3）抑制呼吸　治疗量吗啡可抑制呼吸，使呼吸频率减慢，潮气量降低。随着剂量增加，呼吸抑制作用增强。急性中毒时呼吸频率可减慢至每分钟 3～4 次，呼吸抑制是吗啡急性中毒致死的主要原因，也是判断其中毒的重要依据。

（4）镇咳作用　吗啡直接抑制延髓咳嗽中枢，使咳嗽反射减轻或消失，镇咳作用强。因易产生依赖性，常用可待因代替。

（5）其他　可致恶心、呕吐，使瞳孔缩小，中毒时可产生针尖样瞳孔，作为诊断吗啡过量中毒的重要体征之一。

2. 平滑肌

（1）胃肠道平滑肌　提高胃肠道平滑肌和括约肌张力，使胃排空延迟，推进性肠蠕动减弱；抑制消化液分泌；同时抑制中枢使患者便意迟钝，易引起便秘。

（2）胆道平滑肌　可引起胆道平滑肌和括约肌收缩，胆汁排出受阻，使胆囊内压力明显升高，引起上腹部不适，甚至诱发胆绞痛。

（3）其他平滑肌　对抗催产素对子宫平滑肌的兴奋作用而延长产程；提高膀胱括约肌张力，导致排尿困难、尿潴留；大剂量致支气管平滑肌收缩，诱发或加重支气管哮喘。

3. 心血管系统　扩张外周血管，引起体位性低血压；因抑制呼吸中枢造成二氧化碳潴留，引起脑血管扩张，导致颅内压升高。

4. 免疫系统　本类药对细胞免疫和体液免疫均有抑制作用，长期滥用药物者机体免疫功能低下，易患感染性疾病。

【临床用途】

1. 镇痛　对各种疼痛均有效，因反复使用易成瘾，临床上主要短期用于其他镇痛药无效的急性锐痛，如严重创伤，烧伤、骨折、手术及晚期癌症等引起的剧烈疼痛；胆、肾绞痛需与阿托品类解痉药合用；对急性心肌梗死引起的剧烈疼痛，应在血压正常情况下使用。

> **考点提示**
> 吗啡的作用和临床应用。

2. 心源性哮喘　由于左心衰竭引起的急性肺水肿导致呼吸困难，患者出现呼吸急促、喘息和窒息感。临床采用综合治疗措施，除应用强心苷、氨茶碱、吸氧外，配合静脉注射吗啡可取得良好疗效。其机制是①扩张外周血管，降低外周阻力，减轻心脏负荷，有利于肺水肿的消除；②抑制呼吸中枢，降低呼吸中枢对二氧化碳的敏感性，减弱过多的反射性呼吸兴奋；③镇静作用可消除病人紧张恐惧的情绪，间接减轻心脏负担。

课堂活动

请同学们思考一下，吗啡能否用于治疗支气管哮喘，为什么？

3. 止泻　用于治疗急、慢性消耗性腹泻，一般选用阿片酊或复方樟脑酊，如伴有感染，应合用抗菌药物。

【不良反应】

1. 副作用 可引起恶心、呕吐、排尿困难、便秘、体位性低血压、眩晕、嗜睡、呼吸抑制等。

2. 耐受性及依赖性 连续多次应用易产生，一般连续用药不得超过1周。耐受性表现为对吗啡的需求量增大及用药间隔时间缩短。依赖性表现为突然停药会出现戒断症状，如流泪、流涕、呕吐、腹泻、失眠、疼痛、出汗、虚脱，甚至危及生命。患者有强烈的觅药行为，常不择手段去获取药品，给家庭和社会带来极大的危害，必须严格按国家颁布的《麻醉药品管理条例》限制使用。

3. 急性中毒 过量引起急性中毒，表现为昏迷、呼吸深度抑制、针尖样瞳孔，伴有发绀及血压降低。中毒致死的主要原因是呼吸麻痹。

禁忌证：颅脑外伤所致的颅内压增高者、支气管哮喘、肺源性心脏病、原因不明的疼痛、严重肝功能不全、分娩止痛及哺乳期妇女止痛。

考点提示

吗啡的禁忌证。

课堂活动

毒品海洛因与吗啡都属于阿片类生物碱，请同学们思考解释以下问题

1. 为什么海洛因过量急性中毒人员大多数为吸毒复吸人员？
2. 海洛因急性中毒的表现有哪些？应该用何药抢救？

可待因

可待因（codeine）为阿片受体激动药。药理作用与吗啡相似，但较吗啡弱，镇痛作用为吗啡的1/12～1/10，镇咳作用为吗啡的1/4，无明显的镇静作用。呼吸抑制作用较轻，成瘾性较吗啡小。临床上用于中等程度的疼痛和剧烈干咳。无明显便秘、尿潴留及直立性低血压等不良反应。

二、人工合成镇痛药

吗啡虽有良好的镇痛作用，但其依赖性和呼吸抑制作用较强，限制了它在临床上的应用。因此，人工合成了许多吗啡的代用品，如哌替啶、芬太尼、美沙酮、二氢埃托啡、喷他佐辛等。

哌替啶

哌替啶[基]（pethidine）又名杜冷丁，为阿片受体激动药。口服易吸收，皮下或肌内注射吸收更迅速，临床上常采用注射给药。能通过胎盘屏障进入胎儿体内。经肝脏代谢为哌替啶酸及去甲哌替啶，去甲哌替啶有中枢兴奋作用。哌替啶血浆半衰期为3小时。

【药理作用】

1. 中枢神经系统 特点是：①镇痛作用为吗啡的1/10，起效快，作用持续时间为2～4小时。镇静作用明显，可消除患者的紧张、焦虑情绪。②抑制呼吸作用与吗啡相当，但作用时间短。③兴奋CTZ，引起恶心呕吐。④无明显镇咳和缩瞳作用。

2. 心血管系统 可引起体位性低血压和颅内压升高，原因与吗啡相似。

3. 平滑肌　作用较吗啡弱而持续时间短，不引起便秘；大剂量可引起支气管平滑肌收缩；对妊娠末期子宫的正常收缩活动无影响，也不对抗催产素的作用，故不延长产程。

【临床用途】

1. 镇痛　替代吗啡用于创伤、术后及晚期癌症等各种剧痛；胆、肾绞痛患者应与解痉药阿托品合用；可用于产妇分娩止痛，但临产前 2～4 小时内不宜使用，以免抑制新生儿呼吸。

> **考点提示**
>
> 哌替啶的临床应用及与吗啡的区别。

2. 麻醉前给药　麻醉前给予哌替啶，消除患者手术前的紧张和恐惧情绪，减少麻醉药的用量。

3. 人工冬眠　与氯丙嗪、异丙嗪组成冬眠合剂，用于人工冬眠。

4. 心源性哮喘　可替代吗啡用于心源性哮喘的辅助治疗，效果良好。

【不良反应】

1. 副作用　可致眩晕、出汗、口干、恶心、呕吐、心悸和体位性低血压等。

2. 耐受性和依赖性　较吗啡弱，但仍需控制使用。

3. 急性中毒　剂量过大可出现呼吸抑制、瞳孔散大、昏迷、震颤、肌肉痉挛、反射亢进甚至惊厥，中毒解救应配合应用抗惊厥药。

芬太尼

芬太尼[基]（fentanyl）属强效镇痛药，镇痛作用强，为吗啡的 80～100 倍，起效快，维持时间短。主要用于各种剧烈疼痛、麻醉辅助用药或诱导麻醉；或与氟哌利多配伍用于神经安定镇痛术，适用于外科小手术。

不良反应有眩晕、恶心、呕吐、低血压及胆道括约肌痉挛；大剂量产生明显的肌肉僵直，可用阿片受体阻断药纳洛酮或肌松药对抗；静脉注射过快产生呼吸抑制，应立即采用吸氧、人工呼吸等抢救措施；依赖性较弱。禁用于支气管哮喘、脑肿瘤或颅脑损伤昏迷者、2 岁以下小儿。

芬太尼类似物有舒芬太尼和阿芬太尼，舒芬太尼镇痛作用强于芬太尼，阿芬太尼弱于芬太尼，两药皆起效快，作用时间短，阿芬太尼尤其突出，被称为超短效镇痛药，常用于手术麻醉。

知识链接

麻醉药品目录

包括：可卡因、罂粟秆浓缩物（包括罂粟果提取物、罂粟果提取物粉）、二氢埃托啡、地芬诺酯、芬太尼、氢可酮、氢吗啡酮、美沙酮、吗啡（包括吗啡阿托品注射液）、阿片（包括复方樟脑酊、阿桔片）、羟考酮、哌替啶、瑞芬太尼、舒芬太尼、蒂巴因、可待因、右丙氧芬、双氢可待因、乙基吗啡、福尔可定、布桂嗪、罂粟壳

美沙酮

美沙酮（methadone）镇痛作用强度与吗啡相当，持续时间较长，镇静作用较弱，耐受

性与依赖性发生较慢，戒断症状略轻。适用于创伤、手术及晚期癌症等所致的剧痛；亦可作为吗啡、海洛因成瘾者的脱毒治疗。不良反应可见头晕、恶心、呕吐、口干、便秘及体位性低血压等；不宜静脉注射，皮下注射有局部刺激作用，可致疼痛和硬结，故宜肌注；禁用于分娩止痛。

喷他佐辛

喷他佐辛（pentazocine）又名镇痛新，为阿片受体部分激动药。镇痛作用为吗啡的1/3，呼吸抑制作用为吗啡的1/2。对心血管的作用与吗啡不同，大剂量可使心率加快和血压升高。适用于各种慢性钝痛。因成瘾性小，不属于麻醉药品管理范畴。常见不良反应有嗜睡、眩晕、出汗、恶心、呕吐等；剂量过大可导致呼吸抑制、血压升高、心率加快及心律失常等；反复使用也可产生依赖性，但戒断症状比吗啡轻，此时应逐渐减量至停药。

同类药物还有布托啡诺（butorphanol）为阿片受体部分激动药。镇痛和呼吸抑制作用为吗啡的3.5～7倍，用于缓解中、重度疼痛，如术后、外伤、癌症疼痛以及胆、肾绞痛等。

三、其他镇痛药

曲马多

曲马多（tramadol）镇痛强度与喷他佐辛相当，无欣快感，抑制呼吸弱，无明显的心血管和胃肠道作用。适用于中度以上急、慢性疼痛，如手术、创伤、分娩及晚期癌症疼痛等。不良反应偶有眩晕、恶心、呕吐、口干、多汗、疲倦等；长期应用亦可成瘾。

罗通定

罗通定（rotundine）为非麻醉性镇痛药。具有镇静、安定、镇痛和中枢性肌肉松弛作用。镇痛作用比哌替啶弱，但比解热镇痛药强。对慢性持续性钝痛效果较好，适用于胃肠及肝胆系统的钝痛、一般性头痛、脑震荡后头痛及分娩止痛等。不良反应偶见眩晕、恶心、乏力和锥体外系症状，大剂量可抑制呼吸，不产生耐受性及依赖性。

布桂嗪

布桂嗪（bucinnazine）镇痛作用为吗啡的1/3，作用快，呼吸抑制和胃肠道作用较轻。适用于偏头痛、三叉神经痛、关节痛、痛经、炎症性及外伤性疼痛和晚期癌痛等。不良反应偶见恶心、头晕、困倦等；连续使用也可产生依赖性。

四、阿片受体阻断药

纳洛酮

纳洛酮（naloxone）口服首关消除明显，应肌内注射或静脉注射给药。适用于阿片类及其他镇痛药的急性中毒，能迅速解救呼吸抑制及其他中枢抑制症状，并使昏迷患者意识清醒；也可用于阿片类药成瘾者的鉴别诊断；可用于急性酒精中毒的解救。

同类药物还有纳曲酮（naltrexone），作用维持时间较长，临床用途同纳洛酮。

知识拓展

世界卫生组织（WHO）三阶梯止痛治疗原则

（1）轻度疼痛　主要选用非甾体抗炎药加减辅助止痛药，如对乙酰氨基酚、布洛芬、双氯芬酸盐、吲哚美辛等。

（2）中度疼痛　主要选用弱阿片类药物加减非甾体类抗炎药和辅助止痛药，如可待因、曲马多、布桂嗪等。

（3）重度疼痛　主要选用强阿片类药物加减非甾体类抗炎药和辅助止痛药，如吗啡、哌替啶、芬太尼、美沙酮、喷他佐辛等。

应根据疼痛级别选用对应药物，疗效降低时，应及时进入下一阶梯药物治疗。

任务实施

按下面的任务实施流程单进行，详细内容扫码阅读。

扫码“学一学”

用药前	护理评估	①健康评估：患者疼痛的部位、程度、原因。心肺功能是否正常；②用药禁忌评估：临产妇女、哺乳期妇女、新生儿、婴儿及肺部疾患、颅脑损伤、肝功能严重减退、支气管哮喘、颅内压增高患者；③用药情况评估：是否用过镇痛药物，应用的种类、剂量、时间、疗效等，有无成瘾。患者及家属对所用镇痛药的有关知识
	调配药品	①吗啡注射 5mg ~ 15mg/次，极量 20mg/次。口服 5mg ~ 15mg/次；极量 30mg/次；吗啡缓释片，30mg ~ 60mg/次，2 次/日。哌替啶注射液 25 ~ 100mg/次，极量 150mg/次；②主要配伍禁忌是：盐酸吗啡注射液不得与氨茶碱、苯巴比妥钠、碳酸氢钠、肝素钠、碘化物、苯妥英钠、磺胺嘧啶、以及铁、铝、镁、银、锌化合物等配伍应用
	提示建议	应注意对不合理用药、不安全剂量以及可能违反《麻醉药品管理规定》的用药行为及时提出质疑
用药中	护理问题	①低效性呼吸形态，与药物过量引起呼吸抑制有关；②便秘，与药物抑制肠蠕动有关；③排尿异常，与药物引起膀胱括约肌张力增高有关
	护理措施	①每次用药前后测定患者呼吸次数，如每分钟少于 6 ~ 8 次，应及时报告医生，给予辅助呼吸。②定时检测血压、瞳孔有无变化，如出现昏迷、深度呼吸抑制、发绀、瞳孔缩小（哌替啶引起瞳孔散大）、血压下降等急性中毒症状时，应立即停药，给予人工呼吸、吸氧，静脉注射阿片受体阻断药纳洛酮或纳曲酮，必要时静脉注射呼吸兴奋药尼可刹米；③嘱咐患者用药后卧床，防止出现直立性低血压引起摔伤
	用药要点	多采用口服、肌内和皮下注射，一般不用静脉注射和静脉滴注；②用药间隔时间应不少于 4 小时，防止产生依赖性
用药后	健康教育	①指导患者结合如听音乐、深呼吸、按摩、适当的锻炼和娱乐活动等方法转移、分散注意力，以减轻对疼痛的感受程度
	评价效果	①疼痛能够缓解；②呼吸道通畅。无药物成瘾和毒性反应发生
	小结过程	按规定做好麻醉药品使用的清点和登记

任务解析

1. 该患者为晚期肺癌并发骨转移，属于重度疼痛。可选用强阿片类药物，如吗啡、哌替啶、芬太尼、美沙酮、喷他佐辛等。

2. 患者用药后，很快会出现恶心、呕吐、便秘等，应采取护理措施。长期应用患者会出现耐受性，需提示医生合理增加剂量。

3. 由于患者属于晚期癌症的姑息疗法，可按规定给予吗啡治疗，但严格执行麻醉药品管理规定，密切观察耐受、成瘾和中毒症状，优化治疗方案。告知患者及家属成瘾性镇痛药耐受性、依赖性的发生。

扫码“学一学”

目标检测

一、用药护理案例分析

有一位产妇，10 小时前出现宫缩，疼痛剧烈难忍，浑身大汗淋漓，宫缩无力，出现休克前兆，医生确定胎儿在 4 小时内不会娩出，为分娩止痛，医生开出如下医嘱，请分析是否合理？应采取哪些用药护理措施？

医嘱：盐酸哌替啶注射液　100mg　i. m.　st!

二、目标测试题

【A1/A2 型题】

1. 吗啡的作用有

A. 镇痛、镇静、镇吐　B. 镇痛、镇静、抑制呼吸

C. 镇痛、镇静、兴奋呼吸　D. 镇痛、镇咳、镇吐

E. 镇痛、镇静、松弛内脏平滑肌

2. 吗啡的适应证为

A. 分娩止痛　B. 支气管哮喘　C. 心源性哮喘

D. 颅脑外伤　E. 感染性腹泻

3. 胆绞痛应首选

A. 吗啡 + 阿托品　B. 罗通定 + 阿托品

C. 罗通定　D. 哌替啶

E. 哌替啶 + 阿托品

4. 患者，女，63 岁，患高血压、冠心病已有 10 余年。近日感冒，夜间熟睡后，因胸闷、气急而突然惊醒，不能平卧，伴有频繁咳嗽，咳粉红色泡沫痰，烦躁不安，大汗淋漓。查体：心率 120 次/分，呼吸 36 次，血压为 170/96mmHg，两肺满布湿啰音。诊断为心源性哮喘。立即予以紧急处理：协助坐位、吸氧，毒毛花苷 K、呋塞米、氨茶碱及吗啡治疗。护士注射吗啡时应注意

A. 抢救危重患者，注射速度要快

B. 应定时检测血压、呼吸、瞳孔有无变化

C. 与氨茶碱混合注射可增强疗效

D. 出现昏迷、深度呼吸抑制、瞳孔散大、血压下降等急性中毒症状时，应立即停药

E. 多采用肌内和皮下注射

5. 女性患者，60 岁，患晚期肝癌，肝区剧烈疼痛，镇痛可选用的药物是

A. 阿司匹林　B. 对乙酰氨基酚　C. 布洛芬

D. 哌替啶　E. 阿托品

6. 男性患者，26 岁，被汽车撞伤腹部 3 小时到医院就诊。查体：表情痛苦，面色苍白，血压 80/50mmHg，腹肌紧张，全腹压痛、反跳痛。以下护理措施不正确的是

A. 安置患者平卧位　　B. 禁止饮食　　C. 密切观察病情变化

D. 严禁灌肠及导泻　　E. 给予吗啡镇痛

扫码“练一练”

（靳　卓）

任务七　解热镇痛抗炎药与用药护理

扫码“学一学”

学习目标

识记

1. 掌握阿司匹林的作用、用途、不良反应和用药护理程序。
2. 熟悉对乙酰氨基酚的特点。
3. 了解其他感冒治疗药物的特点。

应用

1. 能对各类解热镇痛抗炎药进行规范合理的用药护理。
2. 会妥善处理药物导致的不良反应。

任务导入

患者，男，18 岁，学生。2 天前着凉后出现畏冷、鼻塞、流清涕，今天症状加重，伴咽痛、头痛、浑身酸痛，测体温 38.7℃。医生给予口服阿司匹林肠溶片治疗。护士需要完成这项用药护理任务。

任务描述

需要护士完成的工作任务如下。

1. 说出使用阿司匹林肠溶片的目的是什么？
2. 患者用药后会有哪些预期表现？
3. 针对此患者，护士应如何完成用药护理程序？

知识平台

急性上呼吸道感染（感冒）是鼻、鼻咽或咽喉部急性炎症的总称。分为普通感冒和流行性感冒两类。感冒常伴有发热，头痛、关节痛、肌肉痛等症状，解热镇痛抗炎药可降低患者的体温，缓解头痛、关节痛和肌肉痛等症状。常选用阿司匹林、对乙酰氨基酚等治疗。本任务主要介绍解热镇痛抗炎药与用药护理。

一、概述

解热镇痛抗炎药是一类具有解热、镇痛，大多数还具有抗炎抗风湿作用的药物，它们的化学结构虽然不同，但却具有共同的作用机制，即通过抑制环氧化酶（COX），进而抑制体内前列腺素（PG）的生物合成。此类药物化学结构与糖皮质激素不同，故又称非甾体抗炎药（NSAIDs）（图3－2）。

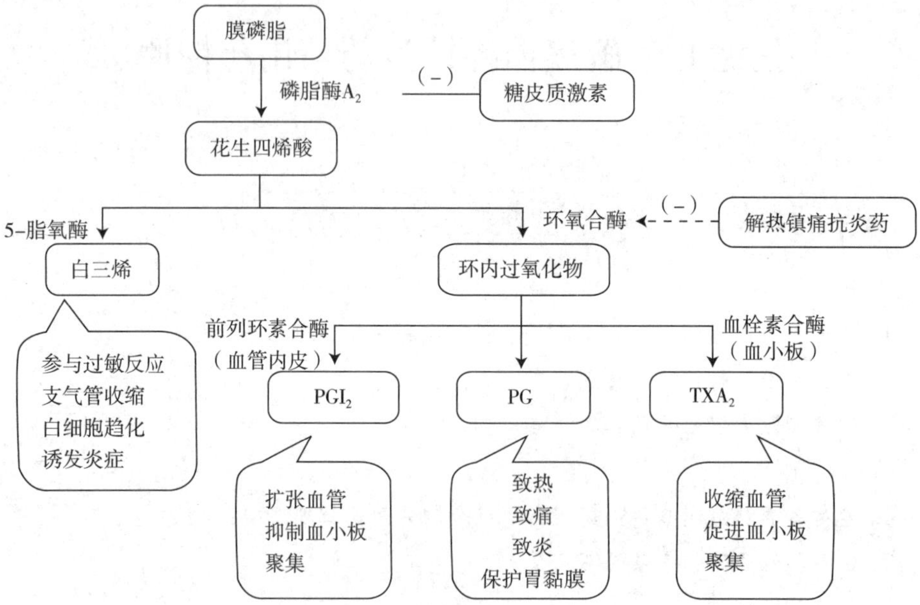

图3－2　解热镇痛抗炎药作用机制

知识链接

环氧化酶

环氧化酶有COX－1和COX－2两种同工酶。COX－1主要存在于血管、胃、肾脏等组织中，具有保护胃肠黏膜，调节肾血流量和调节血小板聚集和血管阻力等生理功能；COX－2为诱导型，在炎症过程中，细胞因子和其他炎症介质诱导激活炎症部位的COX－2，代谢产物参与发热、疼痛和炎症等病理过程。解热镇痛抗炎药对COX－2的抑制作用是产生药理作用的基础，对COX－1的抑制作用则是产生不良反应的原因。

扫码“看一看”

（一）解热作用

下丘脑体温调节中枢通过调节产热和散热过程，使体温维持相对恒定的水平。发热是由于各种外热原（如病原体及其毒素、致炎因子、抗原抗体复合物等）刺激中性粒细胞，产生并释放内热原，作用于体温调节中枢，引起PG合成释放增多，将体温调定点提高，此时产热增加，散热减少，导致机体发热。

解热镇痛抗炎药能抑制COX，减少PG的合成，体温调定点恢复到正常水平，使患者体温恢复正常。其特点是：本类药物仅能降低发热者的体温，不能使体温降至正常值以下，对正常体温无影响，只影响散热过程，对产热过程无影响，与氯丙嗪的降温作用不同。应明确解热药作用只是对症治疗，故需同时针对病因进行治疗。

发热热型是诊断疾病的重要依据，在发热原因未明确诊断前，不可滥用解热镇痛抗炎药，以免掩盖病情，贻误诊治。但是，如持久发热或体温过高，过度消耗患者体力，可能引起头痛、失眠、全身不适、惊厥、昏迷甚至危及生命，这时应用解热镇痛抗炎药进行对症治疗。注意年老体弱及婴幼儿宜小量应用，避免大量出汗引起虚脱或休克，同时应多饮水和及时补充电解质。

（二）镇痛作用

当组织损伤或炎症反应时，局部产生和释放某些致痛物质，如缓激肽、PG、组胺、5-羟色胺等，作用于痛觉感受器，引起疼痛。其中PG本身既是致痛物质，又可使痛觉感受器对缓激肽等致痛物质的敏感性增高，使痛觉增敏。

本类药物镇痛作用部位主要在外周。通过抑制COX，减少炎症时PG的合成，呈现镇痛作用。本类药物具有中等程度镇痛作用，对组织损伤或炎症引起慢性钝痛如头痛、牙痛、月经痛、神经痛、肌肉痛、关节痛、神经痛等效果良好，对急性锐痛、创伤性剧痛及内脏绞痛无效。在镇痛剂量下不抑制呼吸，长期使用不产生耐受性及成瘾性，与吗啡等中枢性镇痛药的作用不同，故临床应用广泛。

（三）抗炎抗风湿作用

PG是参与炎症反应的重要活性物质，不仅能扩张血管，增加血管通透性，引起局部充血、水肿和疼痛，还能协同和增强其他致痛致炎物质的作用，加重炎症反应。

解热镇痛抗炎药除苯胺类外大多具有抗炎、抗风湿作用，通过抑制炎症反应时PG的合成和释放而发挥作用，能有效地缓解炎症引起红、肿、热、痛等症状，但无病因治疗作用，也不能完全阻止病程发展。

知识链接

甾体抗炎药和慢作用抗风湿药

糖皮质激素具有强大的抗炎和免疫抑制作用，可迅速缓解关节疼痛、肿胀，在关节炎急性发作或伴有器官受累的重症患者，可选用泼尼松治疗。但激素有较多的不良反应，尤其长期用药者，须注意掌握适应证和剂量，同时监护不良反应。

慢作用抗风湿药（slow acting anti-rheumatic drugs）又称改变病情抗风湿药（disease-medifying anti-rheumatic drugs），在风湿病治疗中占有重要的地位，该类药物虽然发挥作用较慢，但能够改善病情，延缓病变组织器官的破坏，明显改善疾病的预后。常用药物有甲氨蝶呤、柳氮磺吡啶、来氟米特、环磷酰胺、金制剂、青霉胺、羟氯喹等。

二、常用药物

阿司匹林

阿司匹林[基]（aspirin，乙酰水杨酸）口服后吸收快而完全，食物可降低吸收速率，但对吸收量无影响，肠溶片剂吸收慢。在胃肠道、肝及血液内大部分很快水解为水杨酸盐，迅速分布至全身组织，可进入关节腔及脑脊液，并可通过胎盘屏障。水杨酸盐的半衰期长短取决于剂量，小剂量给药时约为2~3小时；大剂量给药可达20小时以上，反复用药可达5～18小时。经肝脏代谢后由肾脏排出，也有部分原型经肾脏排出。

【作用与用途】

1. 解热镇痛 作用较强，常与其他解热镇痛抗炎药配成复方制剂，用于感冒发热、头痛、牙痛、肌肉痛、神经痛、痛经等慢性钝痛。

考点提示

阿司匹林的剂量不同，产生的作用也不同。

2. 抗炎抗风湿 大剂量有较强的抗炎抗风湿作用，疗效迅速而确实，可使急性风湿热患者于24～48小时内退热，关节红、肿及疼痛症状缓解，血沉下降，可用于急性风湿热的鉴别诊断和治疗。目前仍为风湿性关节炎及类风湿性关节炎首选药，可使关节炎症消退，关节损伤减轻。

3. 抑制血栓形成 小剂量阿司匹林可抑制血小板中的COX，减少血栓素A_2（TXA_2）的生成，抑制血小板聚集，从而防止血栓形成。而大剂量时，抑制血管内细胞COX，或与前列环素（PGI_2）的合成，PGI_2是TXA_2的生理拮抗剂，反而不利于抑制血栓生成。小剂量（口服50～100mg/d）长疗程用于预防血栓形成，治疗缺血性心脏病、心绞痛和心肌梗死，降低病死率及再梗死率。此外，也可用于血管成形术及旁路移植术。对于一过性脑缺血发作者，服用小剂量阿司匹林（30～50mg）可预防栓塞。

【不良反应】

1. 胃肠道反应 最为常见。口服可直接刺激胃黏膜，引起上腹部不适、恶心、呕吐；较大剂量或长期服用可诱发和加重消化道溃疡、无痛性胃出血。

2. 凝血障碍 小剂量抑制血小板聚集，延长出血时间；大剂量长期使用，抑制凝血酶原的形成引起凝血障碍，导致出血倾向和凝血时间延长，易引起出血，可用维生素K预防。

3. 过敏反应 少数患者可出现荨麻疹、血管神经性水肿、过敏性休克；某些哮喘患者用药后可诱发支气管哮喘，称为“阿司匹林哮喘”。肾上腺素治疗无效，可应用糖皮质激素和抗组胺药治疗。

4. 水杨酸反应 大剂量使用（5g/d）时，可出现头痛、眩晕、恶心、呕吐、耳鸣、视力和听力减退，严重者可出现高热、脱水、酸碱平衡失调，精神错乱、昏迷等，称为水杨酸反应。应立即停药，给予对症治疗，并静脉滴注碳酸氢钠以碱化尿液，加速药物排泄。

5. 瑞夷综合征 病毒感染性疾病伴有发热的儿童或青少年，如流感、水痘、流行性腮腺炎和麻疹等应用阿司匹林退热时，可能会出现严重肝损害、惊厥、昏迷及急性脑水肿等称瑞夷综合征（急性肝脂肪变性－脑病综合征），虽少见，但可致死。病毒感染儿童不宜选用阿司匹林，可用对乙酰氨基酚代替。

对乙酰氨基酚

对乙酰氨基酚[基]（paracetamol，扑热息痛）口服吸收快而完全，半衰期约2小时。主要在肝代谢，由肾排泄。本药解热作用较强而持久，类似阿司匹林，镇痛作用较弱，几乎无抗炎抗风湿作用，对血小板及凝血机制无影响。临床主要用于感冒发热、头痛、神经痛、肌肉痛等，还可用于对阿司匹林过敏、不耐受或不适于应用阿司匹林的患者。

治疗量不良反应少见，对胃肠道刺激小，不引起溃疡、出血及凝血障碍等，偶见皮疹、药热等过敏反应。少数病例可发生粒细胞缺乏、血小板减少、高铁血红蛋白血症、贫血及肝、肾功能损害等。

吲哚美辛

吲哚美辛[基]（indometacin，消炎痛）为最强的 COX 抑制药之一，解热镇痛、抗炎、抗风湿作用强，但不良反应多且重，一般不用于解热镇痛，仅用于其他药物不能耐受或疗效不显著的风湿及类风湿性关节炎、骨关节炎和急性痛风性关节炎等，还可用于癌性发热及难以控制的发热。

不良反应主要包括：①胃肠道反应：恶心、腹痛、腹泻、诱发加重溃疡出血等。②中枢神经系统反应：头痛、眩晕、精神失常等。③血液系统反应：粒细胞减少、血小板减少等。④过敏反应：皮疹、哮喘等，与阿司匹林有交叉过敏现象，对本药及阿司匹林过敏者不宜使用。心、肝、肾功能不全者、高血压、孕妇及儿童禁用。

双氯芬酸

双氯芬酸[基]（diclofenac）与甲芬那酸（mefenamic acid）、氯芬那酸（chlofenamic acid），均为邻氨基苯甲酸衍生物。具有解热、镇痛、抗炎抗风湿作用，其中双氯芬酸起效较快，抗炎作用强大。适用于风湿性及类风湿关节炎、骨关节炎、强直性脊柱炎、痛风性关节炎以及轻中度疼痛和各种原因引起的发热治疗。

不良反应较轻，可出现上腹部疼痛、头痛、头晕、视觉障碍、出血等，大剂量或长期使用可见溶血性贫血、骨髓抑制和暂时性肝、肾功能异常。胃肠道溃疡者、对双氯芬酸及对其他非甾体抗炎药过敏者、妊娠 3 个月内者禁用。甲芬那酸不良反应多，临床少用，氯芬那酸不良反应为头痛、头晕等。

尼美舒利

尼美舒利（nimesulide）选择性抑制 COX－2，具有很强的抗炎、镇痛和解热作用，主要用于类风湿性关节炎和骨关节炎、痛经、手术和急性创伤后疼痛、发热等。治疗量对 COX－1 抑制作用弱，不良反应的发生率较低，偶见恶心、胃痛、出汗、面部潮红、兴奋过度、皮疹、红斑和失眠。罕见头痛、眩晕。禁用于活动期消化性溃疡、中重度肝功能不全、严重的肾功能障碍以及妊娠期妇女、12 岁以下儿童。

塞来昔布

塞来昔布（celecoxib）选择性抑制 COX－2，用于急、慢性骨关节炎和类风湿性关节炎。常见的不良反应为上腹疼痛、腹泻与消化不良。偶见肝、肾功能损害和视力障碍。禁用于已知对阿司匹林过敏和对磺胺类药过敏者，18 岁以下患者和哺乳期妇女不宜使用。

其他常用解热镇痛抗炎药见表 3－5。

表 3－5 其他解热镇痛抗炎药特点

药物	作用特点与用途	主要不良反应
保泰松、羟基保泰松	解热镇痛作用较弱，抗炎抗风湿作用强，适用于风湿及类风湿性关节炎、强直性脊柱炎及急性痛风	不良反应多且严重，对胃肠刺激性较大、水钠潴留、过敏反应等
布洛芬[基]	解热、镇痛、抗炎抗风湿作用较强。适用于治疗风湿性及类风湿性关节炎、骨关节炎及感冒发热	胃肠道反应较轻；偶见头痛、头晕和视物模糊，一旦出现应立即停药
萘普生	长效解热镇痛抗炎药，作用及应用与布洛芬相似，适用于治疗风湿性及类风湿关节炎、轻中度疼痛	毒性低，与阿司匹林有交叉过敏现象
酮洛芬	作用比布洛芬强，适用于类风湿关节炎、风湿性关节炎、骨关节炎、强直性脊柱炎及痛风	不良反应与布洛芬相似而较轻，一般易于耐受

续表

药物	作用特点与用途	主要不良反应
舒林酸	具有长效抗炎作用，适用于风湿性关节炎、强直性脊柱炎、肩关节周围炎等，尤其适用于老年人、肾血流量有潜在不足者	胃肠反应发生率较低
吡罗昔康、美罗昔康	长效强效解热镇痛抗炎药，作用强而持久，适用于风湿性和类风湿关节炎，疗效同阿司匹林	不良反应较小，但长期用药也可引起消化性溃疡及出血，应注意检查血象及肝肾功能，消化性溃疡、儿童及孕妇禁用

三、感冒药的复方制剂

为增强疗效，减少不良反应，解热镇痛抗炎药常与收缩鼻黏膜血管药、镇咳药、抗过敏药、抗病毒药等制成复方制剂，用于缓解感冒引起的发热、头痛、鼻塞、流涕、咳嗽及全身肌肉酸痛等症状。临床常用感冒药复方制剂的组成见表3－6。

考点提示

解热镇痛抗炎药的应用指征。

表3－6　常用感冒药的复方制剂

药品名称	解热镇痛抗炎药	缩血管药	镇咳药	抗过敏药	中枢兴奋药	抗病毒药
酚麻美敏片	对乙酰氨基酚	伪麻黄碱	右美沙芬	氯苯那敏		
美息伪麻片						
白片	对乙酰氨基酚	伪麻黄碱	右美沙芬	苯海拉明		
夜片	对乙酰氨基酚	伪麻黄碱	右美沙芬			
氨麻美敏片Ⅱ						
白片	对乙酰氨基酚	伪麻黄碱	右美沙芬			
夜片	对乙酰氨基酚	伪麻黄碱	右美沙芬	氯苯那敏		
复方氨酚烷胺	对乙酰氨基酚	伪麻黄碱			咖啡因	金刚烷胺
盐酸伪麻黄碱缓释胶囊		伪麻黄碱		氯苯那敏		
复方锌布颗粒	布洛芬			氯苯那敏		
氨咖黄敏	对乙酰氨基酚			氯苯那敏	咖啡因	人工牛黄
复方酚咖伪麻胶囊	对乙酰氨基酚	伪麻黄碱	氯派丁	氯苯那敏	咖啡因	

拓展提升

解热镇痛抗炎药物治疗原则

1. 剂量个体化　无论选择何种NSAIDs，剂量都应个体化；只有一种NSAIDs足量使用1～2周后无效才更改为另一种；避免同时服用两种或两种以上的NSAIDs。

2. 药物选择　老年人宜选用半衰期短的NSAIDs，对有溃疡病史的患者，宜服用选择性COX－2抑制药以减轻胃肠道不良反应。

3. 注意不良反应监测　用药期间定期检查血、尿常规和肝肾功能等。

任务实施

按下面的任务实施流程单进行，详细内容扫码阅读。

用药前	护理评估	①健康评估：患者感冒症状、发热程度；②用药禁忌评估：活动性溃疡病或其他原因引起的消化道出血，严重肝病、维生素K缺乏症、低凝血酶原血症、血友病，对阿司匹林过敏史者，产妇、孕妇和病毒感染患儿，支气管哮喘、鼻息肉及慢性荨麻疹患者禁用阿司匹林；手术前1周停用；③用药情况评估：是否用过治疗感冒药物，应用的种类、剂量、时间、疗效等
	调配药品	①主要剂型是肠溶片，常用剂量为成人0.3g～0.6g/次，3次/日，或需要时服，一般采用口服给药方法；②主要配伍禁忌是：阿司匹林与香豆素类抗凝血药、磺酰脲类降血糖药及甲氨蝶呤等合用时，可从血浆蛋白结合部位置换出合用药物，使这些药物的游离浓度升高，增强其作用及毒性；与糖皮质激素合用，加重溃疡病，诱发胃肠出血；与呋塞米、青霉素等药物合用时，可增加各自的游离血药浓度而增强毒性
	提示建议	①应注意感冒药多为非处方药，用药机会多，要了解所含药物成分，避免重复用药；②应避免配伍禁忌；③建议了解用药史，根据适应证合理用药
用药中	护理问题	①胃肠刺激引起腹痛；②过敏反应；③皮肤、黏膜出血；④水杨酸反应
	护理措施	①饭后服药、同服抗酸药或服用肠溶制剂，服药期间不要饮酒或含乙醇的饮料；②出现过敏反应，应用抗组胺药及糖皮质激素类药物治疗；③监测患者凝血功能，维生素K防治；④碳酸氢钠碱化尿液
	用药要点	①给药方法和用药时间；②解热疗程不宜超过一周；③病毒感染患儿应慎用阿司匹林，可选择对乙酰氨基酚代替
用药后	健康教育	①做好用药心理护理；②嘱咐患者多喝温开水，注意保暖，饮食清淡易消化，室内保持空气流通
	评价效果	①感冒症状缓解；②少严重药物不良反应出现；③患者能够坚持正确使用药物，知晓治疗药物的有关知识
	小结过程	①解热镇痛抗炎药为对症治疗药，注意剂量和给药间隔时间，避免滥用；②只对慢性钝痛有效；③发生不良反应者，应记录并建议今后换用对乙酰氨基酚

扫码“学一学”

扫码“看一看”

扫码“看一看”

扫码“看一看”

任务解析

1. 该患者感冒伴有发热，通常以对症治疗为主，阿司匹林解热作用较强，使发热患者的体温恢复正常，有利于感冒症状的好转。

2. 用药后患者的体温可降正常，头痛、全身肌肉痛等症状可缓解。但是患者可能会出现上腹部不适、恶心、呕吐、出血等，应采取护理措施。

3. 用药前评估患者健康状况、用药禁忌及用药情况，遵医嘱调配药品；指导患者正确使用肠溶片，密切观察消化道反应、水杨酸反应和过敏反应等，必要时应用维生素K、抗溃疡药、抗组胺药及糖皮质激素类药，配合吸氧。做好健康教育和效果评价。

扫码“学一学”

目标检测

一、用药护理案例分析

男性，36岁，司机。鼻塞、流鼻涕、口干、咽痛3天，伴全身酸痛、乏力；测量体温，38.8℃。诊断为“上呼吸道感染”。

试分析：可选用什么药物治疗？应采取哪些用药护理措施？

二、目标测试题

【A1/A2 型题】

1. 解热镇痛药对体温的影响是

A. 使正常人体温降低　　B. 仅能降低发热患者的体温

C. 解热作用受环境温度的影响　　D. 可使发热患者体温降低到正常值以下

E. 对产热和散热过程均有影响

2. 长期大量应用阿司匹林引起出血应选用何药治疗

A. 维生素 C　　B. 维生素 K　　C. 维生素 B_{12}

D. 维生素 A　　E. 维生素 E

3. 下列哪种药物几乎没有抗炎抗风湿作用

A. 阿司匹林　　B. 吲哚美辛　　C. 对乙酰氨基酚

D. 布洛芬　　E. 吡罗昔康

4. 女性，5 岁，头痛、乏力，头部、躯干多处见米粒至豌豆大的圆形紧张水疱，测体温 39.2℃，诊断为水痘，不宜选用的退热药是

A. 阿司匹林　　B. 吲哚美辛　　C. 对乙酰氨基酚

D. 布洛芬　　E. 吡罗昔康

【A3/A4 型题】

女性，30 岁，因天气突变未及时添加衣服，出现头痛、鼻塞、乏力，测体温 37.4℃，认为感冒，自行服用阿司匹林 1 片，30 分钟后突感浑身不适，呼吸困难、大汗淋漓。

5. 试分析，出现这些症状的原因是

A. 阿司匹林过量中毒　　B. 冷空气刺激呼吸道

C. 引起瑞夷综合征　　D. 阿司匹林解热作用引起患者大汗虚脱

E. 阿司匹林哮喘

6. 可以选择的治疗药物是

A. 肾上腺素　　B. 异丙肾上腺素　　C. 糖皮质激素

D. 碳酸氢钠碱化尿液加速毒物排泄　　E. 维生素 K

【X 型题】

7. 阿司匹林的不良反应包括

A. 胃肠道反应　　B. 凝血障碍　　C. 耐受性依赖性

D. 过敏反应　　E. 水杨酸反应

8. 有关对乙酰氨基酚的叙述正确的是

A. 无成瘾性　　B. 无抗炎抗风湿作用　　C. 抑制 PG 的合成

D. 抑制呼吸　　E. 用于躯体钝痛

扫码“练一练”

（刘　佳）

扫码“学一学”

任务八　中枢兴奋药、大脑复健药与用药护理

学习目标

识记

1. 熟悉咖啡因、尼可刹米、洛贝林的作用、用途、不良反应和用药护理程序。
2. 了解其他中枢兴奋药的作用特点、大脑复健药的作用和用途。

应用

1. 能对中枢兴奋药、大脑复健药进行规范合理的用药护理。
2. 会妥善处理药物导致的不良反应。

任务导入

李先生，66 岁，咳嗽、咳痰、气喘 10 年，因烦躁不安、呼吸急促、困难 2 小时急诊入院，诊断为“慢性阻塞性肺疾病，急性呼吸衰竭”，给予输液、机械通气、间歇性反复静脉注射尼可刹米。

任务描述

需要护士完成的工作任务具体如下。

1. 说出尼可刹米的作用和机制是什么？
2. 患者用药后会有哪些预期表现？
3. 针对该患者，护士应如何完成用药护理程序？

知识平台

人们熬夜工作时经常喝咖啡来振奋精神，提高工作效率，这是因为咖啡中的咖啡因能兴奋中枢神经系统。老年人经常服用吡拉西坦来预防和治疗老年痴呆症。本任务主要介绍中枢兴奋药、大脑复健药与用药护理。

一、概述

中枢兴奋药是一类兴奋中枢神经系统，提高中枢神经功能活动的药物，临床上可用于各种情况所致的中枢抑制状态。但本类药物对中枢神经系统不同部位虽然具有相对选择性，随剂量的增加，可引起中枢神经系统广泛兴奋，甚至导致惊厥，严重时随即转入抑制，患者可因中枢抑制而死亡。加之本类药物对抗中枢抑制状态需要反复用药，更易导致中毒；

而且对于重症患者，使用中枢兴奋药，会增加体内能量的消耗，导致缺氧更加严重，所以中枢抑制状态不主张首选中枢兴奋药抢救。另外，对于中枢抑制药导致的中毒，应采取支持疗法，同时采用洗胃、导泄以及透析等方法清除毒物，中枢兴奋药非必要；中枢性呼吸衰竭时，采用人工呼吸机更加安全有效，呼吸中枢兴奋药只适合短时能用药物纠正的患者。本类药物根据其作用部位和功能可分为：大脑皮层兴奋药、呼吸中枢兴奋药以及脊髓兴奋药等。

大脑复健药主要是改善脑循环和脑能量代谢，用于脑血管后遗症、血管性痴呆、智力发育迟缓等疾病的治疗。

二、常用药物

（一）中枢兴奋药

咖啡因

咖啡因[基]（caffeine）是从咖啡豆、可可豆和茶叶中提取的黄嘌呤类生物碱，现已可人工合成。

【作用与用途】

1. 兴奋中枢神经 兴奋作用较弱，作用强度和范围与剂量有关：①小剂量（50～200mg）选择性兴奋大脑皮层，使人精神振奋、睡意消失，提高工作效率；②较大剂量（250～500mg）直接兴奋延髓呼吸中枢和血管运动中枢，并提高呼吸中枢对 CO_2 的敏感性，使呼吸加深加快，血压升高，在呼吸中枢受抑制时作用更显著，临床用于解救严重传染病及中枢抑制药过量所致的呼吸抑制和循环衰竭；③中毒量时兴奋脊髓，可导致惊厥。

> **考点提示**
>
> 咖啡因对中枢神经系统的影响。

2. 收缩脑血管 咖啡因对脑血管有收缩作用，减少脑血管搏动的幅度，缓解头痛症状。常与阿司匹林或对乙酰氨基酚配伍，治疗头痛。与麦角胺配伍，可治疗偏头痛。

3. 其他 具有舒张胆道和支气管平滑肌、利尿及刺激胃酸和胃蛋白酶分泌等作用。

【不良反应】

治疗量不良反应较少，常见胃部不适、恶心、呕吐、胃酸增多。较大剂量可引起激动、不安、失眠、头痛、心悸；过量（>800mg）中毒引起中枢神经系统广泛兴奋，可致惊厥，婴幼儿高热时应避免使用含咖啡因的制剂退热，消化性溃疡患者禁用。

扫码“看一看”

哌甲酯

哌甲酯（methylphenidate，利他林）治疗量可兴奋大脑皮层和皮层下中枢，作用温和，能改善精神活动，振奋精神，解除轻度中枢神经抑制，消除疲劳。较大剂量能兴奋呼吸中枢，过量亦可引起惊厥。临床用于巴比妥类、水合氯醛等中毒，也用于轻度抑郁症、小儿遗尿症及儿童多动综合征。

治疗量不良反应少，偶有失眠、心悸、焦虑等，大剂量可引起血压升高、眩晕、头痛甚至惊厥。久用可致耐受性和依赖性，小儿长期应用影响其生长发育。癫痫、高血压患者及6岁以下小儿禁用。

匹莫林（pemoline）其作用与哌甲酯相似，但作用维持时间长，只需一日用药一次。

尼可刹米

尼可刹米[基]（nikethamide，可拉明）能直接兴奋延髓呼吸中枢，也可通过刺激颈动脉窦和主动脉体化学感受器，反射性兴奋呼吸中枢，作用短暂，需反复、间歇性给药；对血管运动中枢有微弱兴奋作用。临床用于各种原因导致的中枢性呼吸抑制，对阿片类药物中毒的解救效果较好，对吸入麻醉药中毒次之，对巴比妥类中毒引起的呼吸抑制效果较差。

> **考点提示**
> 尼可刹米对呼吸的影响。

治疗量时不良反应较少，大剂量可出现血压升高、心率加快、呕吐、震颤、惊厥等。

洛贝林

洛贝林[基]（lobeline，山梗菜碱）通过刺激颈动脉窦和主动脉体化学感受器反射性兴奋呼吸中枢，使呼吸加深加快，作用时间短。主要用于新生儿窒息，一氧化碳中毒引起的窒息，吸入麻醉药及其他中枢抑制药，如阿片、巴比妥类中毒，肺炎、白喉等传染病引起的呼吸衰竭等。安全范围大，不易导致惊厥。剂量较大可兴奋迷走神经出现传导阻滞、恶心、呕吐，剂量过大时兴奋交感神经系统出现心动过速、甚至惊厥。

> **考点提示**
> 尼可刹米与洛贝林的作用特点。

二甲弗林

二甲弗林（dimefline，回苏灵）直接兴奋呼吸中枢，对呼吸中枢作用比尼可刹米强 100 倍，起效快，维持时间短。能显著改善呼吸，使呼吸加深加快。临床用于治疗各种原因引起的中枢性呼吸抑制，对肺性脑病有较好的促苏醒作用。

安全范围小，过量易致惊厥，小儿尤易发生。静脉给药需用葡萄糖稀释后缓慢注射，并严密观察患者反应。孕妇禁用。

多沙普仑

多沙普仑（doxapram）为人工合成的新型呼吸中枢兴奋药，作用强于尼可刹米，小剂量刺激颈动脉窦化学感受器反射性兴奋呼吸中枢，大剂量直接兴奋延髓呼吸中枢。具有安全范围大、作用强、起效快、疗效确实等特点。临床用于治疗麻醉药或中枢抑制药引起的呼吸抑制、急性肺通气不全。不良反应有恶心、呕吐、腹泻、头痛等，过量也可致惊厥。

知识链接

呼吸衰竭抢救原则

呼吸衰竭的抢救原则主要是：①保持呼吸道通畅，人工辅助呼吸是抢救呼吸性呼吸衰竭的首要措施；②及时吸氧，升高血氧分压，维持有效循环血容量，保证重要脏器供血是预后的关键；③对因治疗原发疾病，如肺炎应采取有效抗感染治疗；④对于传染病、毒血症、药物中毒等引起的中枢性呼吸衰竭，以及早产儿、新生儿因呼吸中枢抑制出现的窒息，可配合使用中枢兴奋药，但要严格控制剂量，避免出现惊厥，加重缺氧。

（二）大脑复健药

二氢麦角碱

二氢麦角碱（dihydroergotoxine）为α受体阻断药。能舒张外周及脑内血管，降低血管阻力，从而起到改善脑组织血液循环的作用。临床可用于脑供血不足、脑动脉硬化症，脑梗死后遗症、血管性痴呆、老年痴呆引起的认知障碍、脑外伤后遗症等。不良反应有面部潮红、鼻塞、恶心、体位性低血压、心动过缓等。

尼莫地平

尼莫地平[基]（nimodipine）为选择性作用于脑血管平滑肌的钙拮抗药。对缺血性脑损伤有保护作用，尤其对缺血性脑血管痉挛作用显著。有资料显示尚有保护和促进记忆作用。临床常用于治疗脑血管灌注不足、脑血管痉挛、脑卒中、偏头痛、突发性耳聋等。

银杏叶提取物

银杏叶提取物（ginkgo biloba extract）是一种抗氧化剂。对脑部血液循环及脑细胞代谢有改善和促进作用，对神经细胞有保护作用，还能清除自由基和抑制细胞膜脂质过氧化。临床主要用于脑部、外周血管及冠状动脉血管障碍的患者，阿尔茨海默病、血管性痴呆及混合性痴呆患者应用本品后，智力可有所提高。

吡拉西坦

吡拉西坦（piracetam，脑复康）是GABA的衍生物，能促进脑组织对葡萄糖、氨基酸和磷脂的利用，促进脑内蛋白质和核酸的合成，提高大脑中ATP/ADP比值，具有激活、保护和修复脑细胞的作用。可提高大脑的学习和认知功能，改善记忆障碍，有利于缓解痴呆症状。临床用于老年精神衰退综合征、阿尔茨海默病、脑动脉硬化症、脑血管意外等原因引起的思维与记忆功能减退。对一氧化碳中毒后的意识恢复有一定疗效。也可用于儿童智力低下者。

吡硫醇

吡硫醇（pyritinol，脑复新）为吡哆醇（维生素B_6）的衍生物，在多个环节参与脑代谢，促进大脑对葡萄糖的摄取，提高脑细胞的能量代谢，增加脑血流量，改进氨基酸代谢，可影响某些神经递质的形成。在临床上可表现为增强记忆，集中注意力，改善学习和认知功能。临床可用于脑功能障碍引起的记忆力减退，注意力不集中等症状的改善，也可用于脑动脉硬化、老年痴呆等精神症状。

胞磷胆碱

胞磷胆碱[基]（citicoline，尼可灵）为核苷酸衍生物，作为辅酶参与脑细胞内磷脂酰胆碱的合成。能增加脑血流量和氧的消耗，对改善脑组织代谢、促进大脑功能恢复和苏醒有一定作用。主要用于急性颅脑外伤和脑手术后所致意识障碍，以及脑卒中而致偏瘫患者，也用于耳鸣及神经性耳聋。

任务实施

按下面的任务实施流程单进行，详细内容扫码阅读。

扫码“学一学”

扫码“看一看”

用药前	护理评估	①健康评估：患者呼吸困难程度，是否发绀，有无精神神经症状、心动过速、心律失常、消化道出血等，有无异常呼吸音；②用药禁忌评估：抽搐、惊厥患者禁用尼可刹米；③用药情况评估：患者是否有过吸氧和药物治疗，药物的种类、剂量、时间、疗效
	调配药品	①主要剂型是注射剂，常用剂量为成人一次0.25~0.5g，小儿6个月以下，一次75mg；1岁，一次0.125g；4~7岁，一次0.175g。一般采用皮下注射、肌内注射、静脉注射；②主要配伍禁忌是：禁止与其他中枢兴奋药合用
	提示建议	①应注意病人血气分析结果、血电解质检查结果；②应避免配伍禁忌；③建议备好抗惊厥药和呼吸机
用药中	护理问题	①血压升高；②心悸、心律失常；③肌肉震颤、惊厥等
	护理措施	①密切关注患者，当出现不良反应时及时停药或调整剂量及给药速度，避免过量；②严重呼吸衰竭患者应保持气道通畅
	用药要点	①严格掌握剂量、给药速度，必要时1~2小时重复用药，成人极量一次1.25g；②严格掌握禁忌证
用药后	健康教育	①做好用药心理护理；②指导患者识别与疾病有关的诱发因素，如吸烟、刺激性气体的吸入、呼吸道感染等；③鼓励病人进行呼吸功能锻炼，指导病人进行耐寒训练，进行有效咳嗽的训练，教会患者及其家属家庭氧疗知识
	评价效果	①呼吸困难等症状能够缓解；②未出现严重药物不良反应
	小结过程	①按规定做好药品使用的清点和登记等。②发生呼吸抑制和衰竭时，主要采用吸氧、人工呼吸、开放气道等措施，呼吸兴奋药只是辅助手段

任务解析

1. 尼可刹米通过直接兴奋延髓呼吸中枢，以及刺激颈动脉窦和主动脉体化学感受器，反射性兴奋呼吸中枢，从而解除呼吸抑制状态。

2. 患者反复用药后，可增加呼吸频率和幅度，迅速有效增加通气量，呼吸困难症状缓解。

3. 用药前评估患者健康状况、用药禁忌及用药情况，遵医嘱调配药品；根据患者不良反应发生的情况，停药或调整剂量及给药速度，采用机械通气等支持疗法，必要时给予抗惊厥药。做好健康教育和效果评价。

目标检测

一、用药护理案例分析

患儿，男，4岁，感冒发热后，服用小儿速效感冒颗粒（每包6克，含对乙酰氨基酚125mg、人工牛黄5mg、氯苯那敏1.5mg、咖啡因7.5mg）2次，每次1包，第2次服用后出现躁动不安、呼吸急促、肌肉抽搐等症状。

扫码“学一学”

试分析：该患儿服药后症状出现的原因？针对该患儿的症状，如何处理？

二、目标测试题

【A1/A2 型题】

1. 呼吸兴奋药过量中毒的最主要反应是

A. 呼吸窘迫　　B. 心率加快　　C. 幻觉谵妄

D. 惊厥抽搐　　E. 血压骤升

2. 患者，男，41 岁，脑部手术后出现意识障碍，为促进患者苏醒，可选用

A. 咖啡因　　B. 尼可刹米　　C. 胞磷胆碱

D. 洛贝林　　E. 尼莫地平

3. 可用于记忆减退和儿童智力发育迟缓的是

A. 咖啡因　　B. 尼可刹米　　C. 胞磷胆碱

D. 吡拉西坦　　E. 尼莫地平

4. 患者，女，21 岁，大学生，在密闭浴室使用燃气热水器洗澡后发现昏迷，伴口唇樱桃红色 1 小时。急诊入院，确诊为一氧化碳中毒。此时兴奋呼吸最好选用下列哪个药物

A. 咖啡因　　B. 二甲弗林　　C. 洛贝林

D. 尼可刹米　　E. 以上均可以

【A3/A4 型题】

患者，女，30 岁，以发作性眼花、头痛 5 年，诊断为偏头痛，本次急性发作就诊。

5. 该患者可用来止痛的药物是

A. 吗啡　　B. 阿司匹林　　C. 布洛芬

D. 咖啡因　　E. 阿托品

6. 常用什么药物配合使用增强治疗效果

A. 对乙酰氨基酚　　B. 麦角新碱　　C. 麻黄碱

D. 麦角胺　　E. 哌替啶

【X 型题】

7. 关于中枢兴奋药下列说法正确的是

A. 咖啡因除兴奋大脑皮层外还可使呼吸加快

B. 中枢兴奋药过量均可导致惊厥

C. 尼可刹米只通过兴奋延髓呼吸中枢而加快呼吸

D. 洛贝林只通过刺激颈动脉窦和主动脉体化学感受器而加快呼吸

E. 二甲弗林能直接兴奋呼吸中枢而加快呼吸

扫码“练一练”

（刘　佳　张　庆）

项目四

心血管系统药物与用药护理

项目简介

本项目主要介绍了防治心血管疾病（或症状）的药物，主要包括抗高血压药、抗心律失常药、抗心力衰竭药、抗心绞痛药和调血脂药，其中心血管内科常用的药物包括钙通道阻滞药、β 受体阻断药、肾素 – 血管紧张素 – 醛固酮系统抑制药、利尿药、硝酸酯类药物、强心苷类药物、他汀类药物等。

学习本项目有助于护士未来在岗位工作中更好地进行心血管疾病的用药护理。

任务一　抗高血压药与用药护理

学习目标

识记

1. 掌握一线抗高血压药的作用、用途、不良反应和用药护理程序。
2. 熟悉可乐定、哌唑嗪、硝普钠、利血平的降压特点及临床应用。
3. 了解抗高血压药的用药原则。

应用

1. 能关爱高血压患者，认真实施用药护理程序，确保患者偶测血压和平均血压的达标。
2. 能观察抗高血压药的疗效及不良反应，综合分析、判断及采用相应护理措施。
3. 会开展合理应用抗高血压药的宣教工作，介绍高血压治疗方案中药物治疗的重要性。

扫码“学一学”

任务导入

患者，男，60 岁，原发性高血压，血压为 180/120mmHg，心率 84 次/分，查体：身体肥胖，伴有左室肥大、视网膜动脉狭窄、动脉交叉压迫，实验室检查结果显示：该患者肾功能轻微受损，并伴有高脂血症、糖尿病等疾病。医生制定用药方案：①培哚普利片 4mg，每日1次；②硝苯地平控释片30mg，每日1次；③美托洛尔片25mg，每日1次，另同时给予控制血糖和调血脂的药物。

任务描述

需要护士完成的工作任务具体如下。

1. 说出患者服用的三种药物是否合适？为什么？
2. 患者用药后会有哪些预期表现？
3. 针对此患者，护士应如何完成用药护理程序？

知识平台

高血压是以动脉血压持续增高为主的临床综合征，也是最常见的心血管疾病，可引起靶器官心、脑、肾的并发症。原发性高血压发病机制尚未完全阐明，一般认为多种因素导致肾上腺素能神经系统、肾素-血管紧张素-醛固酮系统（RAAS）等的血管舒缩调节功能失调，引起血压持续升高。高血压病按病情和进展分为1级（轻度）、2级（中度）和3级（重度），具体分类分级请扫码学习。

扫码“看一看”

一、概述

抗高血压药又称降压药，主要通过影响上述两个系统发挥降压作用，减轻心、脑、肾等靶器官受损。合理应用抗高血压药物，不仅能控制血压，还能防止或减少并发症的发生，降低死亡率，延长寿命，提高生活质量。根据药物作用部位及作用机制的不同，可将抗高血压药分为以下几类（表4-1）。

表4-1　抗高血压药的分类

药物分类			常用药物
Ⅰ利尿药			氢氯噻嗪、吲达帕胺
Ⅱ RAAS抑制药	血管紧张素转化酶抑制药（ACEI）		卡托普利、依那普利
	血管紧张素Ⅱ受体阻断药（ARB）		氯沙坦、缬沙坦
Ⅲ钙通道阻滞药（CCB）			硝苯地平、氨氯地平
Ⅳ交感神经抑制药	中枢性降压药		可乐定、甲基多巴
	神经节阻断药		美卡拉明
	去甲肾上腺素能神经末梢阻滞药		利血平、胍乙啶
	肾上腺素受体阻断药	α受体阻断药	哌唑嗪、特拉唑嗪
		β受体阻断药	普萘洛尔、美托洛尔
		α、β受体阻断药	拉贝洛尔、卡维地洛
Ⅴ血管扩张药	直接舒张血管药		硝普钠、肼屈嗪
	钾通道开放药		米诺地尔

《中国高血压防治指南》（2018年修订版）指出，常用抗高血压药包括ACEI、ARB、β受体阻断药、钙通道阻滞剂和利尿剂五类，以及由上述药物组成的固定配比复方

考点提示

一线抗高血压药的分类。

制剂，这些药物也是目前国内外认可的一线抗高血压药。

二、一线抗高血压药

（一）利尿药

中效能利尿药降压作用温和，无耐受性，作为基础降压药被广泛用于临床，常用药物主要有氢氯噻嗪和吲达帕胺。

氢氯噻嗪

氢氯噻嗪[基]（hydrochlorothiazide，双氢克尿噻）是中效利尿药，为临床常用的基础性降压药。

【作用与用途】氢氯噻嗪降压作用温和、持久，一般用药 2～4 周达最大疗效。老年高血压患者，长期小剂量用药可较好地控制血压，并降低心脑血管并发症的发病率和病死率。

单独用于 1 级高血压。作为基础降压药，也可与其他降压药（如 ACEI/ARB 或 β 受体阻断药）合用治疗 2、3 级高血压。尤其适合高血压伴心衰的患者。本药的降压效应与饮食中摄入钠的量有关，限制钠盐摄入量，可增强其降压效果。

【不良反应】长期应用，可导致电解质紊乱，如低血钠、低血钾、低血镁等，其中以低血钾最常见，应注意补钾或与保钾利尿药合用。还可引起高血糖、高血脂、高尿酸血症。用药禁忌评估应注意，糖尿病、高脂血症、痛风患者慎用。

> **考点提示**
> 利尿药的临床用途与常见不良反应。

部分患者会因血容量减少，代偿性增加肾素和醛固酮的分泌，拮抗其降压作用，可与 ACEI 或 β 受体阻断药合用进行纠正。

吲达帕胺

吲达帕胺[基]（indapamide）是长效、强效降压药。口服吸收完全，生物利用度高（93%），1 次服药，降压作用可维持 24 小时。

吲达帕胺具有利尿和钙通道阻滞双重作用，后者所致的降压作用明显。临床适用于 1、2 级高血压。偶有头痛、头晕、恶心、食欲减退等反应，长期应用（4～6 周）可使血钾降低和尿酸增高。对磺胺类过敏、严重肾功能不全、肝性脑病、低钾血症者禁用。因吲达帕胺服用后 3 小时产生利尿作用，4 小时后作用最强，会出现多尿、多汗或尿频，因此驾驶员应慎用。

（二）β 受体阻断药

各种 β 受体阻断药其降压机制、临床用途及不良反应均较相似，仅在 β 受体的选择性、内在拟交感活性、生物利用度和体内消除速率等方面不同。本类药物可用于治疗心律失常、心绞痛及高血压等心血管疾病。抗高血压用药不仅价廉、安全有效，还能降低心血管疾病的并发症，如脑卒中、心肌梗死的发生率和死亡率。

普萘洛尔

普萘洛尔[基]（propranolol，心得安）为非选择性 β 受体阻断药，是本类药物的代表药物。

【作用与用途】本药通过阻断不同部位的 β 受体发挥多样性的降压作用。主要包括：

①抑制心脏，表现出负性肌力和负性频率作用，使心排出量减少；②抑制肾素释放，从而抑制 RAAS 活性；③在不同水平（中枢、外周）抑制交感神经系统活性。

本药的降压作用温和、持久，长期应用无明显耐受性，不引起水钠潴留和直立性低血压。主要用于 1、2 级高血压，尤其适用于心排出量及肾素活性偏高的高血压患者及伴有心绞痛、快速型心律失常、脑血管疾病的高血压患者，亦可用于高血压伴有偏头痛、焦虑症、甲亢的患者。

【不良反应】

1. 副作用 常见有恶心、呕吐、轻微腹泻等消化道症状。

2. 心血管系统反应 ①阻断心脏的 β_1受体，抑制心脏功能，出现窦性心动过缓、房室传导阻滞和心功能不全等，并会掩盖糖尿病患者用药后的低血糖症状（如心动过速）而出现严重后果。②阻断 β_2受体，使冠状动脉收缩，加重变异型心绞痛；使外周血管收缩痉挛，出现四肢发冷、皮肤苍白、雷诺症状或间歇性跛行，甚至引起脚趾溃烂和坏死。

3. 呼吸系统反应 阻断 β_2受体，使支气管收缩，增加呼吸道阻力，诱发或加重支气管哮喘等呼吸系统疾病。

4. 反跳现象 长期应用切忌突然停药，否则会加重病情，甚至诱发心绞痛、严重心律失常或猝死于心肌梗死。

课堂活动

请同学们思考一下，普萘洛尔是否能用于高血压合并糖尿病患者，为什么？

临床常用的 β 受体阻断药还有美托洛尔[基]（metoprolol），其降压机制与普萘洛尔相似，但对心脏的 β_1受体有较强选择性，而对血管和支气管上的 β_2受体影响较小，故不良反应较普萘洛尔少。

考点提示

β 受体阻断药的临床用途与常见不良反应。

拉贝洛尔（labetalol）[基]和卡维地洛（carvedilol）虽属于 α、β 受体阻断药，但两者均对 β 受体有较强阻断作用，临床适用于各型高血压。静脉注射拉贝洛尔可用于治疗高血压危象；卡维地洛可用于充血性心力衰竭。

（三）血管紧张素转化酶抑制药

血管紧张素转化酶抑制药（ACEI）因能防止和逆转心肌肥厚和血管壁增厚，故对高血压患者具有良好的靶器官保护作用，在降压的同时，提高患者生活质量，并降低心脑血管疾病的发生率，延长患者生命，对临床具有重要意义。其降压机制主要是：抑制血管紧张素转化酶（ACE），从而减少血管紧张素Ⅱ（AngⅡ）的生成并减少缓激肽的降解（图 4－1）。

卡托普利

卡托普利[基]（captopril，巯甲丙脯酸）是第一个正式用于临床的含巯基的血管紧张素转化酶抑制药（ACEI）。

本药起效快，作用强，口服 15 分钟起效，血药浓度 1～1.5 小时达峰值，持续 6～8 小时。胃中食物可使本品吸收减少 30%～40%，故宜在餐前 1 小时服药。经肝代谢，肾排泄，不能通过血－脑屏障，可通过乳汁分泌，可通过胎盘屏障。

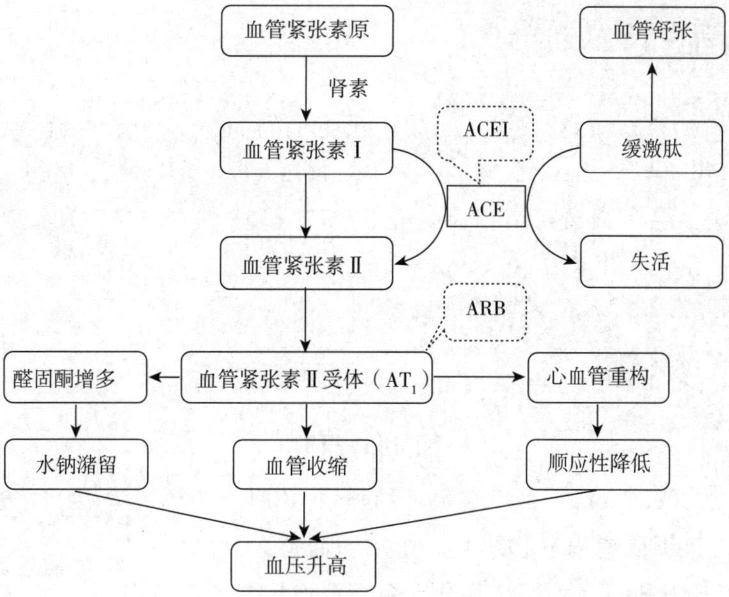

图 4－1　肾素－血管紧张素－醛固酮系统及其抑制药作用环节

【药理作用】本药通过抑制 ACE 活性，产生一系列作用，其降压特点为：①降压时不伴有反射性心率加快；②可预防和逆转心肌与血管构型重建；③增加胰岛素受体对胰岛素的敏感性；④扩张肾血管，降低肾小球内压，增加肾血流量；⑤对于糖尿病患者，由于肾小球内压下降，可降低肾小球对蛋白的通透性，使尿蛋白减少，延缓糖尿病肾病进程；⑥降低尿蛋白和延缓肾功能减退优于其他降压药，但对于肾功能受损严重的患者，则可能由于肾小球内压降低而引起血肌酐升高及高钾血症。

【临床用途】

1. 各级高血压　尤其对肾素活性高的高血压患者有较好的疗效。对伴有糖尿病及胰岛素抵抗、左心室肥厚、冠心病、充血性心力衰竭、慢性肾病的高血压患者，可明显改善其生活质量，降低死亡率。

2. 充血性心力衰竭　通过扩张动静脉，减轻心脏前后负荷，减轻和逆转心肌重构，改善心功能。用于急性心肌梗死患者可防止出现充血性心力衰竭，对临床稳定的心肌梗死患者，可改善左心室功能，提高梗死后存活率。

【不良反应】

1. 刺激性干咳是常见的不良反应，对出现干咳的患者，可给予硫酸亚铁或以色甘酸钠气雾吸入，严重者以氯沙坦、缬沙坦等 ARB 替代治疗。

2. 初始用药剂量过大会出现直立性低血压，宜从小剂量开始。

3. 偶见血管神经性水肿，过敏体质患者应慎用。当肾功能严重受损或与保钾利尿药合用时易出现高血钾。

4. 久用可致血锌降低而引起皮疹、味觉迟钝等。

另外，妊娠中、后期长期应用会引起胎儿畸形、发育不全甚至死胎，孕妇禁用。

课堂活动

患者，女性，73岁，患慢性肾炎6年，血压160/110mmHg。医嘱给予卡托普利片25mg，口服，每日3次；螺内酯片20mg，口服，每日2次。两药联合应用1周后，患者出现下肢软弱无力，疲乏等症状。血钾检测结果为5.7mmol/L（血钾正常值3.5～5.5mmol/L）。请同学们思考并解释以下问题：

1. 患者出现上述症状最可能的原因是什么？
2. 医生给予的处方是否合理？为什么？

依那普利

依那普利[基]（enalapril）是不含巯基的强效ACEI。口服吸收迅速，且不受胃内食物影响。作用强而持久，降压作用约为卡托普利的10倍。主要用于各级高血压及充血性心力衰竭。不良反应与卡托普利类似但较少。

考点提示

血管紧张素转换酶抑制药的临床用途与常见不良反应。

本类药物还有赖诺普利[基]（lisinopril）、福辛普利（fosinopril）、贝那普利（benazepril）、雷米普利（ramipril）、培哚普利（perindopril）等，它们的共同特点是长效，每天只服用一次。

（四）血管紧张素Ⅱ受体阻断药

由于体内的AngⅡ不完全由ACE催化生成，因此ACEI不能完全抑制AngⅡ介导的作用，但通过阻断AT_1受体就能发挥更好的作用。常用的ARB有氯沙坦（losartan）、缬沙坦（valsartan）、厄贝沙坦（irbesartan）、坎地沙坦（candesartan）和替米沙坦（telmisartan）等。

血管紧张素Ⅱ受体阻断药选择性地与AT_1受体结合，可阻断各种途径生成的AngⅡ与AT_1受体结合，在降压的同时，保护肾功能，对于糖尿病患者可延缓糖尿病肾病进程，并可预防和逆转心肌和血管构型重建。

缬沙坦、厄贝沙坦和替米沙坦具有直接作用，而氯沙坦和坎地沙坦需代谢后才具有活性。其中，替米沙坦几乎全部经胆汁排泄，半衰期较长，可达24小时。

考点提示

血管紧张素Ⅱ受体阻断药的临床用途与常见不良反应。

与ACEI相比，此类药物较少引起干咳和血管神经性水肿，其他不良反应也较轻微。

临床广泛用于1、2级高血压，对伴有糖尿病、肾功能不全、左心室肥厚、充血性心力衰竭的高血压患者有良好疗效，还可用于不能耐受ACEI所致干咳的高血压患者。

（五）钙通道阻滞药

钙通道阻滞药（calcium channel blocker，CCB）又称钙拮抗药（calcium antagonist），是一类能选择性地阻滞钙离子通道，抑制细胞外Ca^{2+}内流，降低细胞内Ca^{2+}浓度而影响细胞功能的药物。CCB对多种器官均可产生效应，是治疗高血压、心绞痛、心律失常，预防脑卒中，防治肾损害的重要药物之一，特别是对防止细胞内钙超负荷，维护细胞膜正常生理功能，抑制病理过程有重要的作用。临床上常按化学结构将钙通道阻滞药分为二氢吡啶类和非二氢吡啶类两大类（表4－2）。

表 4－2　钙通道阻滞药的分类

类别	代表药物
1. 二氢吡啶类	硝苯地平、尼莫地平、氨氯地平、非洛地平、贝尼地平
2. 非二氢吡啶类	苯烷胺类：维拉帕米 苯噻唑氮唑类：地尔硫䓬 其他：氟桂利嗪、桂利嗪

硝苯地平

硝苯地平[基]（nifedipine，心痛定），属于二氢吡啶类钙拮抗药，也是最早用于临床的钙通道阻滞药。口服或舌下吸收好，口服 30 分钟起效，舌下含服 5 分钟起效。主要经肝脏代谢，代谢产物及少量原形药物经肾脏随尿液排出体外。

【药理作用】硝苯地平通过选择性阻滞钙通道，抑制 Ca^{2+} 内流，起到扩张冠状动脉、降压的作用。同时，该药还能改善心肌和血管构型重构，延缓动脉粥样硬化的形成与发展，松弛支气管平滑肌。

【临床用途】适用于各级高血压，尤其适用于伴有心绞痛、左心室肥厚、哮喘的高血压患者，也可用于伴有糖尿病、高脂血症、肾功能不全的高血压患者。控释剂和缓释剂可用于伴有充血性心力衰竭的患者。

【不良反应】

1. 常见的有颜面潮红、头痛、眩晕，长期服用可出现踝部水肿。

2. 硝苯地平短效制剂会引起血压波动较大，反射性引起心率加快、心排出量增加及肾素活性增高，与β受体阻断药或利尿药合用可增强疗效并降低该不良反应，或改用控释剂和缓释剂以减少不良反应。

氨氯地平

氨氯地平[基]（amlodipine）是目前临床常用的长效钙通道阻滞剂，作用与硝苯地平相似，但降压作用缓和、持久、平稳，极少反射性引起心率加快。临床常用于治疗高血压和心绞痛，并可用于充血性心力衰竭的辅助治疗。需要注意的是，儿童使用本品的安全性和疗效尚未确定，不宜使用。

考点提示

钙通道阻滞药的临床用途与常见不良反应。

其他用于高血压治疗的钙通道阻滞剂还有尼莫地平[基]（nimodipine）、非洛地平[基]（felodipine）、拉西地平（lacidipine）等。其中，尼莫地平能显著舒张脑血管，增加脑血流量，减少和防止脑细胞死亡，非常适宜于伴有脑血管疾病的高血压患者。

三、其他抗高血压药与抗高血压药的复方制剂

除了一线降压药以外，还有一些使用频率稍低，但临床上仍然需要应用的降压药，其中部分药物常作为复方制剂的组成成分。

可乐定

可乐定（clonidine）降压作用中等偏强，口服易吸收，能透过血－脑屏障，降压同时伴有镇静和抑制胃肠分泌的作用。临床用于 2 级高血压，尤其适用于伴有溃疡病的高血压患者，还可用于阿片类镇痛药成瘾者的脱瘾治疗。

常见的不良反应有口干、便秘、嗜睡等。还有头痛、腮腺痛、阳痿等。停药后多自行消失。久用会导致水钠潴留，与利尿药合用可减轻。长期用药后宜逐渐减量停药，以防反跳。可乐定不宜用于高空作业人员和驾驶员，以免因精力不集中、嗜睡导致事故发生。

哌唑嗪、多沙唑嗪与特拉唑嗪

哌唑嗪[基]（prazosin）可选择性阻断突触后膜上的α_1受体，迅速扩张动脉和静脉血管，降低心脏前后负荷，发挥降压作用，作用快而强，同时能扩张冠脉，对心率、肾血流量影响小，对血脂代谢有良好作用。本药还能改善前列腺肥大患者排尿困难的症状。临床常用于1、2级高血压，尤其是伴有高脂血症或前列腺肥大的高血压患者，也可用于难治性心力衰竭。

主要不良反应是部分患者首次用药后会出现严重的直立性低血压，表现为心悸、晕厥、意识丧失等，称为“首剂现象”。首次用量减为0.5mg，并于睡前服用可避免。其他副作用有口干、头痛、鼻塞、皮疹等，停药后可消失。需要注意的是，哌唑嗪服药后会出现尿频、尿急，驾驶员应慎用。

多沙唑嗪（doxazosin）与特拉唑嗪（terazosin）与哌唑嗪作用及用途相似，但作用持续时间均较长，不良反应比哌唑嗪轻，对心率影响小。

硝普钠

硝普钠[基]（sodium nitroprusside）口服不吸收，只能静脉滴注给药，通过扩张小动脉和小静脉，起到快速、强效而短暂的降压效果，通过调整滴速可使血压维持在所需水平。主要用于高血压危象和难治性心功能不全的紧急救治，尤其适用于伴有心肌梗死或左室功能衰竭的严重高血压患者。

可出现恶心、呕吐、出汗、头痛、心悸等不良反应，多数为血压下降过快所致，故滴注过程中要注意严格控制滴速，监测血压。长期或大量应用易出现硫氰化物蓄积中毒，可用硫代硫酸钠防治。该药遇光易被破坏，因此静脉滴注时需避光，溶液应新鲜配制。

利血平

利血平（reserpine）是印度萝芙木根中所含的一种生物碱。中国萝芙木所含的总生物碱制剂称为“降压灵”，其主要成分是利血平。

降压机制为耗竭外周去甲肾上腺素能神经末梢中的递质，发挥作用缓慢，降压作用温和、持久。但因不良反应较多，长期应用会导致抑郁、消化性溃疡，故伴有抑郁症及消化性溃疡的高血压患者应禁用。目前，利血平一般作为复方降压药的主要成分应用于临床。但需注意的是，复方利血平氨苯蝶啶片因会使尿量增多、尿意频繁，驾驶员需慎用。

米诺地尔

米诺地尔（minoxidil）又称长压定，属于钾通道开放剂。该药通过激活血管平滑肌细胞膜的ATP敏感型钾通道，促进K^+外流，使血管平滑肌细胞膜超极化，结果使钙通道失活，Ca^{2+}内流减少，从而使血管舒张，血压下降。

米诺地尔口服吸收完全，能较持久地储存于小动脉平滑肌中，扩张小动脉，作用强大而持久，可用于其他抗高血压药无效的重度高血压，不宜单用，骤然停药可引起血压突然回升。因其不良反应有水钠潴留、心悸等，与利尿剂、β受体阻断药合用可减轻不良反应。本药还可引起多毛症，促进毛发生长可能与增加皮肤及毛发滤泡的血流，激活了调节毛发杆蛋白的特殊基因而促进毛发和生长和成熟有关，故此药可作为脱发治疗药。

抗高血压药的复方制剂

为了使高血压患者使用更加方便，目前一种常见的联合用药形式就是将抗高血压药制成固定复方制剂（FDC），如缬沙坦氨氯地平、氯沙坦氢氯噻嗪、培哚普利吲达帕胺、赖诺普利氢氯噻嗪、利血平氨苯蝶啶等。

考点提示

抗高血压药联合用药方案的组成与适应证。

课堂活动

若某高血压患者的职业是驾驶员，请同学们思考一下，有哪些降压药是该患者慎用的？为什么？

拓展提升

高血压的治疗宗旨在于降低发生心脑肾及血管并发症和死亡的总危险，药物治疗是主要手段，应遵循以下原则：

1. 平稳控制血压在目标水平　防止血压波动幅度过大，并将患者血压尽量控制在目标水平。一般患者血压目标需控制到140/90mmHg以下，在可耐受和可持续的条件下，部分有糖尿病、蛋白尿等的高危患者血压可控制在130/80mmHg以下。

2. 用药时间依从生物钟规律并坚持长期治疗　对于“一峰一谷”和“双峰一谷”的构型高血压患者，以晨7：00为最佳服药时间。“双峰一谷”的患者应在下午14：00加服一次抗高血压药。为了有效控制血压，减少并发症，目前主张患者应终身用药。

3. 给药剂量个体化　应根据个体的具体情况来确定给药剂量。

4. 合理联合用药　联合应用抗高血压药已成为治疗高血压的基本方法。比较合理的2药联合方案有：利尿药＋β受体阻断药、利尿药＋ACEI/ARB、CCB＋β受体阻断药、CCB＋利尿药、CCB＋ACEI/ARB等。

5. 高血压伴有并发症的患者，应在熟悉各类抗高血压药用途和不良反应的基础上，确定首选和禁忌药物（表4－3）。

表4－3　高血压合并症的治疗

高血压合并症		首选药物	禁用或慎用的药物
高血压合并脑血管病		ACEI/ARB、CCB（尼莫地平）	—
高血压合并冠心病	稳定型心绞痛	β受体阻断药	—
	不稳定型心绞痛	长效CCB、ACEI	—
	变异型心绞痛	CCB	β受体阻断药
高血压合并快速型心律失常		β受体阻断药	硝苯地平短效制剂
高血压合并左心室肥厚		ACEI/ARB	—
高血压合并糖尿病		ACEI/ARB	β受体阻断药、氢氯噻嗪
高血压合并消化性溃疡		可乐定	利血平
高血压合并支气管哮喘		CCB	β受体阻断药
高血压危象		硝普钠	—

扫码“学一学”

任务实施

按下面的任务实施流程单进行，详细内容可扫码阅读右侧数字资源。

用药前	护理评估	①健康评估：患者有无与高血压相关的家族史、职业史或生活习惯等；②用药禁忌评估：患者有无痛风、支气管哮喘、房室传导阻滞等并发症；③用药情况评估：患者用药史、目前用药情况及对所用抗高血压药的了解程度
	调配药品	①主要剂型是片剂，各类药物常用剂量不同，一般采用口服给药方法；②主要配伍禁忌是：硝普钠注射液不能与多巴胺、多巴酚丁胺、阿托品、氨茶碱等药物配伍应用
	提示建议	①应注意全面评估患者的病情及用药情况；②应避免配伍禁忌；③建议加强与医生的沟通，对不合理用药及时提出质疑
用药中	护理问题	①利尿药、ACEI、ARB 可能导致血钾异常；②钙通道阻滞药、哌唑嗪、β 受体阻断药可能导致心血管不良反应；③其他药可致嗜睡、甲状腺功能减退等不良反应
	护理措施	①告知患者高血压防治知识，坚持长期服药；②教会患者做好用药自我监护，尽量避免直立性低血压、低血钾等不良反应出现；③告知患者要定期做好相关检查
	用药要点	①长效制剂多于晨起7时口服，如一日服用2次，则以晨7时和下午14时为最好；②控释剂和缓释剂应整片或整粒吞服；③硝普钠只能静脉滴注，滴速应慢
用药后	健康教育	①宣传、普及高血压知识，指导患者改善饮食及不良生活习惯；②做好用药心理护理；③教会患者自我管理、按时就医
	评价效果	①症状和心理状态是否改善；②血压是否下降到接近或维持正常水平，是否有出现并发症；③是否学会预防保健措施，能否坚持遵医嘱用药
	小结过程	①用药前对高血压患者进行护理评估并正确调配药品，对不合理用药及时提出建议；②用药中及时发现护理问题，针对药物的不良反应做出正确护理措施，把握正确的药物用法及用量；③用药后对患者开展健康教育，根据相关指标评价护理效果

任务解析

1. 该患者使用3种药物合适。培哚普利可逆转心肌肥厚，延缓糖尿病肾病进程，并增加胰岛素的敏感性；硝苯地平可改善心肌肥厚；联合应用美托洛尔可提高降压效果。

2. 患者用药后血压下降，情绪改善，但可能出现干咳、高血钾、血管神经性水肿、踝部水肿、面色潮红、心动过缓等不良反应。

3. 用药前了解患者用药情况及对药物的认知情况。三种药物均采用口服，其中硝苯地平控释片晨起7时给药，整片吞服，并观察患者有无上述不良反应。宣传普及高血压相关知识，指导患者改变不良生活方式，教会患者自我管理，及时就医。

扫码“学一学”

目标检测

一、用药护理案例分析

患者，女，49岁。无既往病史，体态较胖，性格较急躁。近一年来因更年期加之工作、生活压力较大时常感到颈部酸胀、头晕、头痛，曾按感冒、颈椎病对症自行服药，并服用清热类中成药均未见明显效果，一月前单位查体发现血压150/110mmHg，心率85次/分，空腹血糖 6.7mmol/L，尿酸 310μmol/L，尿常规蛋白（+），心电图提示左心室壁轻度肥厚，因其丈夫为高血压患者，遂自行服用其抗高血压药：①复方厄贝沙坦氢氯噻嗪片（150/12.5mg），口服，1 片/次，1 次/日；②硝苯地平缓释片 25mg，口服，1 片/日，2 次/日，但用药不规律，常有漏服。近日于医院复查，血压 145/95mmHg，心率 84 次/分，空腹血糖 7.1mmol/L，尿酸 450μmol/L，尿常规蛋白（+/-），心电图提示左心室壁轻度肥厚无明显变化。请思考分析：

1. 比较两次检查结果，哪些有临床意义的指标变化非常可能是药物引起的，并进行简单分析。

2. 如果医生确诊该患者为Ⅱ级原发性高血压，应如何调整药物治疗方案，简述其理由。

3. 根据该患者个人实际和医生调整的药物治疗方案，应如何对患者进行高血压病合理用药的健康教育（至少说出三条针对性该患者个人特点的用药护理或合理用药措施）。

二、目标测试题

【A1/A2 型题】

1. 卡托普利的主要降压机制是

A. 抑制血管紧张素转化酶　B. 促进前列腺素 I_2的合成

C. 抑制缓激肽的水解　D. 抑制醛固酮的释放

E. 抑制内源性阿片肽的水解

2. 对 α、β 受体均有阻断作用的药物是

A. 酚妥拉明　B. 普萘洛尔　C. 拉贝洛尔

D. 去甲肾上腺素　E. 哌唑嗪

3. 对于“一峰一谷”的杓型高血压患者，合理用药时间是

A. 睡前给药　B. 清晨给药　C. 早晚给药

D. 一日三餐后给药　E. 清晨给药，下午补服短效药物

4. 患者，男性，51 岁。体检诊断为高血压，并伴有左心室肥厚，该患者最宜服用的抗高血压药物是

A. 钙拮抗剂　B. 利尿药　C. 神经节阻断药

D. 中枢性降压药　E. 血管紧张素转化酶抑制药

【A3/A4 型题】

患者，女，50 岁，最近血压波动在（160 ~ 170）/（100 ~ 105）mmHg，诊断为高血压，有糖尿病史 5 年，并伴有微量蛋白尿。

5. 该患者血压属于

A. 舒张期高血压　B. 收缩期高血压

C. 1 级高血压　D. 2 级高血压

E. 3 级高血压

6. 该患者首选的降压药是

A. β 受体阻断药　B. α 受体阻断药

C. 血管紧张素转化酶抑制药　D. 噻嗪类利尿药

E. 钙通道阻滞剂

7. 该首选药物最常见的不良反应是

A. 心动过缓　　B. 首剂现象　　C. 干咳

D. 高血糖　　E. 踝部水肿

【X 型题】

8. 属于二氢吡啶类的钙通道阻滞药是

A. 维拉帕米　　B. 硝苯地平　　C. 尼莫地平

D. 氨氯地平　　E. 地尔硫䓬

9. 属于抗高血压药一线药的是

A. 美托洛尔　　B. 厄贝沙坦　　C. 呋塞米

D. 赖诺普利　　E. 氨氯地平

扫码“练一练”

（邓元荣）

任务二　抗心律失常药与用药护理

扫码“学一学”

学习目标

识记

1. 掌握常用抗心律失常药的用途、不良反应和用药护理程序。
2. 熟悉抗心律失常药的作用机制、分类和代表药物。
3. 了解抗心律失常药心律失常的形成机制及选药原则。

应用

1. 能关爱、尊重心律失常患者，认真、严谨、熟练地实施用药护理程序。
2. 能观察抗心律失常药的疗效及不良反应，综合分析、判断及采用相应护理措施。
3. 会开展合理应用抗心律失常药的宣教工作，介绍心律失常治疗方案中药物治疗重要性。

任务导入

患者，男，48 岁，因间歇性胸闷、气短 20 天，突发胸痛、心悸 5 小时入院。有“风湿性关节炎”病史，心脏彩超显示为二尖瓣关闭不全合并主动脉瓣关闭不全，心电图示：预激综合征，阵发性室上性心动过速。入院诊断为风湿性心脏瓣膜病，预激综合征，阵发性室上性心动过速。入院后经刺激迷走神经无效，给予普罗帕酮 70mg 加入 5% 葡萄糖注射液 20ml 缓慢静推。护士需要完成这项用药护理任务。

任务描述

需要护士完成的工作任务具体如下。

1. 说出普罗帕酮属于哪一类抗心律失常药？

2. 患者用药后会有哪些预期表现？若用药 45 分钟后未能达到预期效果，医嘱原剂量重复给药过程中突然出现室颤，护士应采取什么措施？

3. 针对此患者，护士应如何完成用药护理程序？

知识平台

心律失常是指心脏冲动的频率、节律、起源部位、传导速度和兴奋次序的异常。心律失常时，心脏节律性收缩和舒张活动发生障碍，影响心脏正常的泵血功能，进而影响全身器官的供血，是严重的心脏疾病。心律失常可分为快速型和缓慢型两类，治疗方式有药物治疗和非药物治疗（如起搏器、电复律、导管消融和手术等）两种。对于窦性停搏和窦性心动过缓可用阿托品、异丙肾上腺素或起搏器治疗；而各型快速型心律失常的发病机制和药物治疗较复杂。护士需要先了解其发病机制，然后在熟悉抗心律失常药作用机制的基础上，再掌握具体药物的用途、不良反应和用药注意事项，才能完成用药护理工作。

一、心律失常的电生理学基础

（一）正常心肌电生理基础

1. 心肌细胞膜电位　以心室肌细胞为例，在静息时，膜内电位负于膜外，约 –90mV，呈极化状态。当心室肌细胞受到刺激而兴奋时，膜电位随着细胞膜对离子通透性的改变而发生改变，发生去极化和复极化，即形成动作电位（AP）。心室肌细胞 AP 分为 5 个时相（图 4 – 2）。

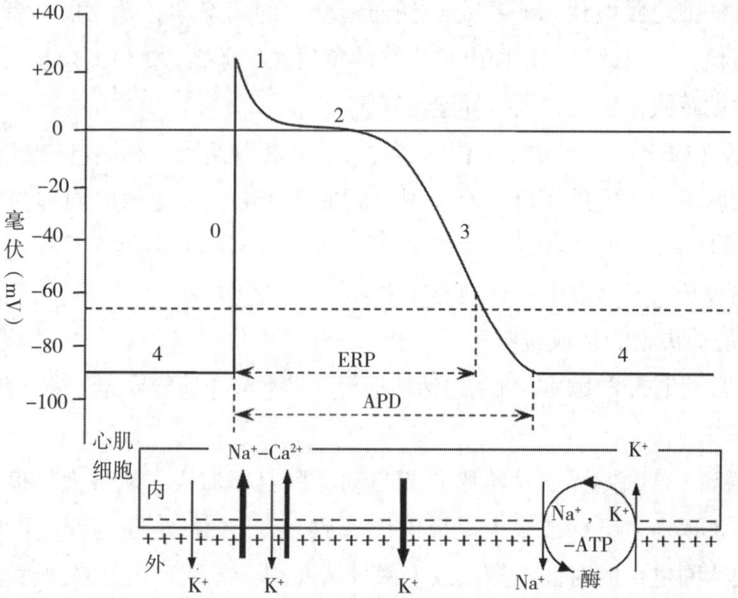

图 4 – 2　心肌细胞动作电位与离子转运

0 相，快速除极期，是 Na^+ 经细胞膜快钠通道迅速内流所致。0 相上升最大速度和幅度与兴奋传导速度相关。

1 相，快速复极初期，由短暂 K^+ 外流所致。

2 相，缓慢复极期，主要由 K^+ 缓慢外流和 Ca^{2+} 以及少量 Na^+ 缓慢内流所致。复极过程进展缓慢，形成平台，又称平台期。

3 相，快速复极期，是由于 K^+ 快速外流所引起的。0 相至 3 相的时程合称动作电位时程（APD）。

4 相，静息期，通过离子泵（Na^+，K^+ - ATP 酶）主动转运，使细胞内外离子浓度恢复到除极前状态。

心肌细胞可分为自律细胞和非自律细胞（也叫工作细胞），二者膜电位变化最大区别在于 4 相。在自律细胞，当动作电位 3 相复极末期达最大值（称最大复极电位）之后，4 相的膜电位并不是稳定在一个水平，而是立即开始自动除极，除极达阈电位后引起兴奋，出现另一个动作电位。其中，快反应自律细胞 4 期自动除极主要是由特殊的 Na^+ 内流和衰减的 K^+ 外流所致，而慢反应自律细胞 4 期自动除极主要是由 Ca^{2+} 缓慢内流所致。

知识链接

心肌细胞的类型

心肌细胞若根据其动作电位 0 相除极的速度，又可分为快反应细胞和慢反应细胞。结合其自律性，可将心肌细胞分为：①快反应非自律细胞：心房肌细胞和心室肌细胞；②快反应自律细胞：浦肯野细胞；③慢反应非自律细胞：结区细胞；④慢反应自律细胞：窦房结细胞、房结区细胞和结希区细胞。

2. 膜反应性和传导速度 膜反应性是指膜电位水平与所激发的 0 相上升最大速率之间的关系。受刺激时的细胞膜电位水平决定了钠通道开放的速率和数量，而后者又决定了 0 相去极化的速度与幅度。因此，一般膜电位水平的负值大，那么，0 相上升速度就快，振幅就大，传导速度也就越快；反之，则传导速度减慢。

3. 有效不应期（ERP） 在动作电位时程中，从 0 相开始到 3 相膜电位恢复到 -60mV 这段时间，心肌细胞不能产生扩布性兴奋，引起新的动作电位。这段时间称为有效不应期（ERP）。在一个 APD 中，ERP 的比值增大，就意味着有较多的冲动落入 ERP，即心肌对冲动不起反应的时间较长，不易发生快速型心律失常。

（二）快速型心律失常的形成机制

快速型心律失常发生的电生理学机制包括冲动形成异常和冲动传导异常或二者兼而有之。

1. 冲动形成异常

（1）自律性增高 ①窦房结自律细胞 4 相自动除极速率加快，从最大复极电位到达阈电位的时间缩短；②阈电位下移或最大复极电位水平上移，使膜电位与阈电位间的差距减小，膜自动除极到达阈电位的时间缩短。以上两种情况均会导致窦房结自律性增高。另外，当其他自律细胞 4 相自动除极速率加快，则会引起异位冲动发放。即使是无自律性的心房肌或心室肌细胞，也会在心肌缺血或电解质紊乱等病理状态或药物的影响下形成异常自律性。

（2）后除极与触发活动　心肌细胞在一个动作电位中继0相除极后，提前发生的去极化，称为后除极，其频率较快，振幅较小。后除极的扩布可诱发心律失常，称为触发活动。后除极分为早后除极和迟后除极两种。前者多发生在动作电位的2相或3相复极中，主要是 Ca^{2+} 内流增多或 K^+ 外流减少所引起，APD过度延长时易于发生。迟后除极发生在完全复极的4相早期，是因为细胞内钙超载，通过 Na^+-Ca^{2+} 交换，诱发 Na^+ 短暂内流所引起。

2. 冲动传导异常

（1）单向传导阻滞　当冲动下传恰逢心肌的有效不应期，则冲动传导延缓或中断，出现传导减慢、传导阻滞、单向传导阻滞等。

（2）折返　折返是指一次冲动下传后，又可顺着另一环形通路折回再次兴奋已兴奋过的心肌，是引发快速型心律失常最常见的机制，单向传导阻滞是形成折返的条件之一（图4－3）。

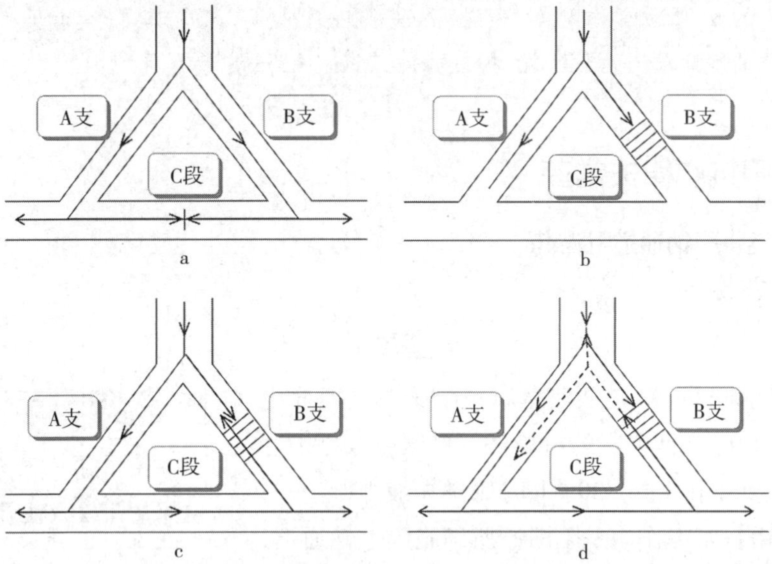

图4－3　折返机制形成示意图

a. 正常传导过程；b. 传导阻滞区发生单向传导阻滞；c. 传导阻滞区发生反向传导；d. 折返形成

二、抗心律失常药的分类与主要不良反应

> **考点提示**
>
> 常用抗心律失常药的分类。

（一）抗心律失常药的分类

根据药物的主要作用通道和电生理特点，将化学结构不同的抗心律失常药分为4类（表4－4）。

扫码"看一看"

表4－4　抗心律失常药物的分类

分类	药物作用	代表药物
Ⅰ类 钠通道阻滞药		
ⅠA类	适度阻滞钠通道，抑制 Na^+ 内流、K^+ 外流	奎尼丁、普鲁卡因胺
ⅠB类	轻度阻滞钠通道，抑制 Na^+ 内流、促进 K^+ 外流	利多卡因、苯妥英钠
ⅠC类	重度阻滞钠通道，抑制 Na^+ 内流	普罗帕酮
Ⅱ类 β受体阻断药	阻断β受体	普萘洛尔
Ⅲ类 延长动作电位时程药	阻滞钾通道	胺碘酮
Ⅳ类 钙通道阻滞药	阻滞钙通道	维拉帕米

（二）抗心律失常药的主要不良反应

心律失常类型多、病因复杂，能否合理选择抗心律失常药是治疗成功的关键。但抗心律失常药如果应用不当也可导致心律失常发生，除此之外，部分药物还会引起特殊的不良反应：如奎尼丁可以引起奎尼丁晕厥和金鸡纳反应；普鲁卡因胺可以引起红斑狼疮综合征；胺碘酮可引起肺纤维化、角膜沉积物和甲状腺功能紊乱等。

知识链接

抗心律失常药的致心律失常作用

服用治疗量抗心律失常药的治疗过程中，引起原有心律失常加重或者诱发新的心律失常称为抗心律失常药的致心律失常作用，可表现为快速型和缓慢型两大类。其中，最常见的为室性心动过速，最严重的是尖端扭转型室性心动过速，也是造成停药的主要原因。

三、常用抗心律失常药

（一） I 类——钠通道阻滞药

1. I A 类药物

奎尼丁

奎尼丁（quinidine）是从茜草科植物金鸡纳树皮中提取的一种生物碱，是奎宁的右旋体。口服吸收好，心肌浓度高，主要经肝代谢，20%以原形随尿液排出。

考点提示

奎尼丁、利多卡因、胺碘酮的用法及主要不良反应。

【药理作用】基本作用是阻滞心肌细胞膜上钠通道，适度抑制 Na^+ 内流，从而降低浦肯野纤维的自律性并减慢传导，还具有一定的抑制 K^+ 外流和 Ca^{2+} 内流的作用，使 ERP 和 APD 同时延长，其中 ERP 延长更明显。此外，奎尼丁还有较明显的抗胆碱作用及 α 受体阻断作用。

【临床用途】奎尼丁是广谱抗心律失常药，用于心房颤动、心房扑动，室上性或室性心动过速的治疗。对于心房颤动与心房扑动，在电复律前后可减慢心室率及维持窦性心律。

【不良反应】奎尼丁安全范围小，用药过程中约 1/3 患者出现不良反应，尤其是老年人，心、肝、肾功能不全者。不良反应如下。

1. 胃肠道反应 以腹泻最常见，应用该药的患者中，约 30% ~50% 的患者会发生。

2. 金鸡纳反应 久用易引起耳鸣、听力减退、视力模糊、神志不清、精神失常等反应。

3. 心脏毒性 治疗浓度内即可减慢心室内传导，引起心动过缓。高浓度（血药浓度 > 6μg/ml）可引起严重房室及室内传导阻滞，也可因延长 APD 诱发早后除极而引起尖端扭转型室速。

4. 低血压 奎尼丁抑制 Ca^{2+} 内流，表现为负性肌力作用；阻断 α 受体，使血管扩张，血压下降，故心力衰竭和低血压患者不宜使用。

普鲁卡因胺

普鲁卡因胺（procainamide）是局麻药普鲁卡因的衍生物。作用与奎尼丁相似但较弱，且阻断α受体、抗胆碱和抑制心肌收缩力的作用微弱。普鲁卡因胺阻滞开放状态的钠通道，降低自律性，减慢房室传导，延长ERP和APD。对房性和室性心律失常均有效，但对心房扑动和心房颤动疗效较差。静脉给药可用于室上性心律失常的急性治疗。

口服可出现胃肠道反应；变态反应较常见，如皮疹、药热、粒细胞减少等，长期用药会出现红斑狼疮综合征；静脉给药（血药浓度>10μg/ml）可引起低血压、传导阻滞、窦性停搏或尖端扭转型室速。

2. ⅠB类药物

利多卡因

利多卡因[基]（lidocaine）是常用的局麻药，现广泛用于治疗室性心律失常。因首关消除明显，且对胃刺激性强，故不口服，常作静脉给药。静注后，1~2分钟起效，但作用仅维持10~20分钟。

【药理作用】利多卡因对激活和失活状态的钠通道有阻滞作用，同时还能促进K^+外流，在降低自律性的同时，缩短浦肯野纤维和心室肌的APD和ERP，但缩短APD更显著，使ERP相对延长，有利于消除折返。

另外，利多卡因还可改变病变区传导。在心肌缺血时，利多卡因抑制0相Na^+内流，减慢传导，从而变单向传导阻滞为双向阻滞，消除折返；当血钾降低时，则促进K^+外流，加大最大复极电位，使0相除极速度和幅度增加而加快传导或恢复正常传导。

【临床用途】主要用于各种原因引起的室性心律失常，是目前治疗室性心律失常的首选药。尤其适用于急性心肌梗死伴发的室性期前收缩、室性心动过速、室颤。对强心苷中毒引起的室性心律失常疗效肯定，但对室上性心律失常效果较差。

【不良反应】主要表现为中枢神经系统症状，如嗜睡、眩晕、头痛等，大剂量可致房室传导阻滞或窦性停搏、低血压等。眼球震颤是利多卡因毒性的早期信号。心功能不全或肝功能障碍患者易产生药物蓄积，需减少剂量和减慢静滴速度。

苯妥英钠

苯妥英钠[基]（phenytoin sodium）为常用抗癫痫药，亦具有抗心律失常作用。药理作用与利多卡因相似，且能与强心苷竞争Na^+-K^+-ATP酶，抑制强心苷中毒引起的迟后除极。本药适用于强心苷中毒引起的室性心律失常，对其他原因引起的室性心律失常亦有效。

主要不良反应为静脉注射过快引起低血压、呼吸抑制和心律失常。原有窦性心动过缓或严重房室传导阻滞的患者禁用。有致畸作用，孕妇禁用。

课堂活动

患者，女性，57岁。服用地高辛期间出现胸闷、心悸、恶心、呕吐等症状，心电图显示为室性心动过速，医生诊断：强心苷中毒引起的室性心动过速，随即给予苯妥英钠注射液0.25g/5ml×2支，用40ml注射用水稀释后，10分钟缓慢静推。

请同学们分析，治疗方案是否合理，并说明理由。

美西律

美西律[基]（mexiletine）的化学结构及作用与利多卡因类似。口服吸收迅速、安全，作用可维持8小时，主要用于治疗室性心律失常。不良反应与剂量相关，可出现恶心、呕吐等胃肠道不适；久用会出现神经症状，如共济失调、震颤等。

3. ⅠC类药

普罗帕酮

普罗帕酮[基]（propafenone）口服吸收良好，但首关消除明显，生物利用度只有24%。主要经肝代谢，经肾排泄。

本药明显抑制Na^+内流，降低浦肯野纤维自律性并减慢传导；适度延长APD和ERP。因其化学结构与普萘洛尔类似，所以具有较弱的β受体阻断作用，且有较弱的钙通道阻滞作用。适用于室上性和室性心律失常。不良反应有口干、舌唇麻木、恶心、呕吐、味觉改变等；心血管系统不良反应常见加重折返性心动过速，加重充血性心衰；其β受体阻断作用可导致窦性心动过缓、房室传导阻滞及支气管痉挛。窦房结功能障碍，严重房室传导阻滞、心力衰竭及心源性休克患者禁用。本药一般不宜与其他抗心律失常药合用，以避免心脏抑制。

（二）Ⅱ类——β受体阻断药

普萘洛尔

普萘洛尔[基]（propranolol）通过阻断窦房结β受体，降低自律性，对运动、情绪激动、精神紧张或窦房结功能异常引起的心率加快作用更加明显。主要用于室上性心律失常的治疗，如窦性心动过速、心房颤动、心房扑动、阵发性室上性心动过速，对甲亢、情绪激动或嗜铬细胞瘤等引起的室性心律失常也有效。特别适合于伴有心绞痛或高血压的心律失常患者。

普萘洛尔可导致窦性心动过缓、房室传导阻滞、低血压等，并可诱发心力衰竭和支气管哮喘。

美托洛尔

美托洛尔[基]（metoprolol）为选择性β_1受体阻断药，其抗心律失常作用与普萘洛尔相似，可抑制窦房结和房室结的自律性和传导性，主要用于室上性心律失常。对于心肌梗死患者，可明显减少室性心动过速或室颤的发生，降低死亡率。

（三）Ⅲ类——延长动作电位时程药

胺碘酮

胺碘酮[基]（amiodarone）结构与甲状腺素类似，药理作用广泛，为广谱、高效、长效抗心律失常药。本药口服、静注均可。连续服用1周左右才出现作用，3周达高峰，停药后作用可维持1个月左右。静注后10分钟左右即起效，维持1~2小时。几乎全部在肝中代谢，主要随胆汁排泄，经肾排泄者只有1%，少量自泪腺排泄。

【作用与用途】胺碘酮能阻滞K^+、Na^+及Ca^+通道，降低窦房结自律性，减慢房室结传导，明显延长心房肌、心室肌的APD和ERP。对α和β受体也有一定的阻断作用，扩张冠脉和外周血管，增加心肌供氧并降低心肌耗氧，并可缩小心肌梗死范围，改善心肌梗死患者的预后。

本药属于广谱抗心律失常药，可用于各种室上性、室性心律失常，对心房颤动、心房扑动和室上性心动过速效果明显。因能降低心肌耗氧，故也适用于冠心病并发的心律失常。

【不良反应】常见的心血管反应为窦性心动过缓、房室传导阻滞；因分子中含碘，长期使用会引起甲状腺功能亢进或低下，亦可见角膜棕色颗粒沉着，不影响视力，停药后可逐渐消失；个别患者出现间质性肺炎或肺纤维化。因本药不良反应与剂量大小及用药时间长短成正比，故不宜长期连续使用，且心动过缓、房室传导阻滞、甲状腺功能异常、对碘过敏患者禁用。

索他洛尔

索他洛尔[基]（sotalol）是非选择性β受体阻断药，并能阻滞K^+通道，从而降低自律性、减慢房室结传导，延长APD和ERP。临床主要用于各种严重室性心律失常，也可用于治疗阵发性室上性心动过速和心房颤动。不良反应较少，Q－T间期延长者应用偶可出现尖端扭转型心动过速。

（四）Ⅳ类——钙通道阻滞药

维拉帕米

维拉帕米[基]（verapamil）口服吸收迅速完全，首关消除明显，生物利用度仅有10%～30%，大部分经肝代谢。

【作用与用途】维拉帕米能选择性阻滞心肌细胞膜上的Ca^{2+}通道，主要作用于窦房结、房室结等慢反应细胞，降低自律性，减少或取消后除极，减慢传导，延长ERP，消除折返。维拉帕米还可减弱心肌收缩力，扩张血管，温和降压。

维拉帕米是治疗阵发性室上性心动过速的首选药，可降低心房颤动和心房扑动的心室率。对伴有冠心病及高血压的心律失常患者尤为适用。

【不良反应】可致恶心、呕吐、头痛、眩晕等胃肠道和中枢神经系统症状。静脉给药时可引起低血压、心动过缓、房室传导阻滞，甚至是心搏暂停，尤其发生在先用β受体阻断药者。禁用于房室传导阻滞、心力衰竭、心源性休克和低血压患者。

拓展提升

抗心律失常药的作用机制

抗心律失常药的作用机制如下。

1. 降低自律性　通过抑制快反应细胞4相Na^+内流或抑制慢反应细胞4相Ca^{2+}内流，使自律性降低，或通过促进K^+外流而使膜电位与阈电位距离增大而降低自律性。

2. 减少后除极　钙通道阻滞药可抑制Ca^{2+}内流而减少早后除极；钠通道阻滞药可抑制Na^+内流，进而抑制迟后除极的0相去极化；缩短动作电位时程的药物可减少早后除极。

3. 改变膜反应性（传导）　增强膜反应性，加快传导，取消单向传导阻滞，而终止折返激动；减弱膜反应性，减慢传导，使单向传导阻滞变为双向阻滞，亦可终止折返。

4. 延长ERP　绝对延长或相对延长ERP都可使更多冲动落入ERP而消除折返。

抗心律失常药应根据患者的具体情况并结合抗心律失常药的作用机制来选择应用：

1. 窦性心动过速首选β受体阻断药；

2. 室性心动过速、室颤、心肌梗死引起的室性期前收缩首选利多卡因；

3. 地高辛等强心苷类药物中毒引起的室性心律失常首选苯妥英钠；

4. 阵发性室上性心动过速，终止发作首选非药物疗法，药物治疗首选维拉帕米；

5. 心房颤动、心房扑动，控制心室率可选 β 受体阻断药、维拉帕米、强心苷类。若采用药物复律，无器质性心脏病时可首选Ⅰ类药物，有器质性心脏病者首选胺碘酮。

任务实施

扫码“学一学”

按下面的任务实施流程单进行，详细内容可扫码阅读右侧数字资源。

用药前	护理评估	①健康评估：患者有无器质性心脏病或诱发心律失常的心外病理因素，是否使用诱发心律失常的药物；②用药禁忌评估：患者有无支气管哮喘、心源性休克、严重低血压等并发症或其他不宜用药的情况；③用药情况评估：患者用药史及对所用药物的了解情况
	调配药品	①主要剂型主要有片剂和注射液，各类药物常用剂量不同，一般采用口服或静脉给药方法；②主要配伍禁忌是：利多卡因不能与头孢哌酮钠、二羟丙茶碱配伍；胺碘酮不能与氨茶碱、呋塞米等配伍；维拉帕米不能与阿莫西林钠配伍应用
	提示建议	①应注意全面评估患者的病情及用药情况；②应避免配伍禁忌；③建议对不合理用药及时提出质疑
用药中	护理问题	①药物导致的金鸡纳反应、红斑狼疮综合征、眼球震颤等不良反应；②原有心律失常加重或出现新的心律失常
	护理措施	①采用个体化用药，根据患者心律失常类型合理选择药物；②观察患者的临床表现，注意用药前、中、后的心电图变化，以判断疗效；③教育患者及家属用药期间注意事项，在医生或临床药师指导下用药
	用药要点	①危及生命者可采用注射剂大剂量短疗程给药，一般预防治疗采用口服小剂量维持疗法；②奎尼丁和普罗帕酮应在餐中或餐后服用；③静脉注射利多卡因要用“供心律失常用注射剂”，用5%的葡萄糖溶液稀释
用药后	健康教育	①向患者及家属介绍心律失常的有关知识，指导其改善饮食及生活习惯；②做好用药心理护理；③教会患者自我管理、及时就医
	评价效果	①症状和心理状态是否改善；②心电图检查是否恢复正常水平；③是否学会预防保健措施，能否坚持遵医嘱用药
	小结过程	①用药前对心律失常患者进行护理评估并正确调配药品，对不合理用药及时提出建议；②用药中及时发现护理问题，针对药物的不良反应做出正确护理措施，把握正确的药物用法及用量；③用药后对患者开展健康教育，根据相关指标评价护理效果

任务解析

1. 普罗帕酮属于ⅠC类抗心律失常药。

2. 患者用药后，降低自律性，减慢传导，症状得以改善。若出现室颤，除急行心脏胸外按压外，应遵医嘱首选利多卡因进行治疗。

3. 用药前了解患者用药史及对相关药物的认知情况。注射利多卡因前要核对药物标签，采用5%的葡萄糖溶液稀释，用药时严格掌握滴注速度，特别注意眼球震颤这个中毒先兆。宣传普及心律失常相关知识，指导患者改变不良生活方式，教会患者自我管理，及时就医。

扫码"学一学"

目标检测

一、用药护理案例分析

一位女性患者，62 岁，由于儿女回家过年情绪激动，又喝了大量浓茶，心率达 120 次/分，经临床检查，诊断为窦性心动过速。

请分析该患者应首选什么药物治疗最为适宜，并说明选药依据。分析患者并发哪些疾病时应禁用该药。

二、目标测试题

【A1/A2 型题】

1. 选择性降低浦肯野纤维自律性，缩短 APD 的药物是
   A. 利多卡因　B. 奎尼丁　C. 普鲁卡因胺
   D. 普萘洛尔　E. 胺碘酮
2. 治疗室性心律失常，首选药物
   A. 普萘洛尔　B. 洋地黄　C. 利多卡因
   D. 苯妥英钠　E. 维拉帕米
3. 治疗窦性心动过速宜选用的药物是
   A. 胺碘酮　B. 苯妥英钠　C. 利多卡因
   D. 普萘洛尔　E. 普罗帕酮
4. 作为治疗阵发性室上性心动过速的首选药是
   A. 维拉帕米　B. 利多卡因　C. 苯妥英钠
   D. 奎尼丁　E. 普鲁卡因胺

【A3/A4 型题】

患者，女，36 岁，10 岁时即诊断出先天性心脏病，主要采取避免剧烈活动，预防或治疗感染等措施。近 2 年反复发生"心衰"，当地医院给予抗心衰药物。今天因"感冒"出现心慌气短，不能平卧入院。查体：心界扩大。心脏听诊：心律不齐，在胸骨左缘可听到收缩期杂音，较粗糙，向四周广泛传导，可闻及期前收缩。心电图检查显示：心房扑动。

5. 该患者首选的治疗药物是
   A. ⅠA 类　B. ⅠB 类　C. ⅠC 类
   D. β 受体阻断药　E. 强心苷类
6. 在应用上述所选药物时，患者出现了室性期前收缩，首选的治疗药物是
   A. 胺碘酮　B. 苯妥英钠　C. 利多卡因
   D. 普萘洛尔　E. 普罗帕酮
7. 上题所选药物的不良反应是
   A. 肺纤维化　B. 金鸡纳反应　C. 角膜棕色颗粒沉着
   D. 共济失调　E. 支气管哮喘

扫码"练一练"

【B 型题】

A. 奎尼丁　　B. 普罗帕酮　　C. 利多卡因
D. 普鲁卡因胺　　E. 维拉帕米

8. 心脏兴奋三联针组成之一的是
9. 长期用药可引起红斑狼疮样症状的药物是
10. 能引起金鸡纳反应的药物是

（邓元荣）

任务三　抗心力衰竭药与用药护理

扫码"学一学"

学习目标

识记

1. 掌握强心苷类药物的临床用途、不良反应和用药护理程序。
2. 熟悉抗心力衰竭药的分类和代表药物。
3. 了解 RAAS 抑制药、β 受体阻断药和非苷类正性肌力药的作用和用途。

应用

1. 能关爱、尊重心力衰竭患者，认真、严谨、熟练地实施用药护理程序。
2. 能观察抗心力衰竭药的疗效及不良反应，综合分析、判断及采用相应护理措施。
3. 会开展合理应用抗心力衰竭药的宣教工作，介绍心力衰竭治疗方案中药物治疗重要性。

任务导入

患者，女，57 岁。以胸骨后疼痛和呼吸困难为主要症状入院。体格检查所见：肝大，颈静脉怒张，双下肢水肿。医生诊断为：充血性心力衰竭。医嘱给予：①毒毛花苷 K 注射剂 0.25mg，与 25% 葡萄糖 20ml 混合后缓慢静脉注射；②螺内酯片 20mg，每日 3 次。护士需要完成这项用药护理任务。

任务描述

需要护士完成的工作任务具体如下。

1. 说出医生给予的药物是否合理，并说明选药理由。
2. 患者用药后会有哪些预期表现？
3. 针对此患者，护士应如何完成用药护理程序？

知识平台

扫码“看一看”

心力衰竭又称心衰，是由多病因所致的心脏泵血功能降低，以致在安静或一般轻微活动的情况下，心脏不能有效地将静脉回流的血液充分排出，不能满足机体组织器官代谢需要的一种病理生理状态及临床综合征。其主要表现是器官、组织灌注不足，同时出现肺循环和（或）体循环系统淤血而引起的呼吸困难和（或）水肿。心力衰竭按发展速度可分为急性心力衰竭和慢性心力衰竭，以慢性居多。

一、概述

心衰时，由于心排出量不足，可激活交感神经系统和肾素－血管紧张素－醛固酮系统（RAAS），导致心肌负荷加重，耗氧量增加，心肌肥厚，加重心衰，诱发心律失常甚至猝死（图4－4）。心衰症状复杂，预后不良，是当今心血管疾病中的顽症。目前药物治疗仍是治疗心衰的主要手段。

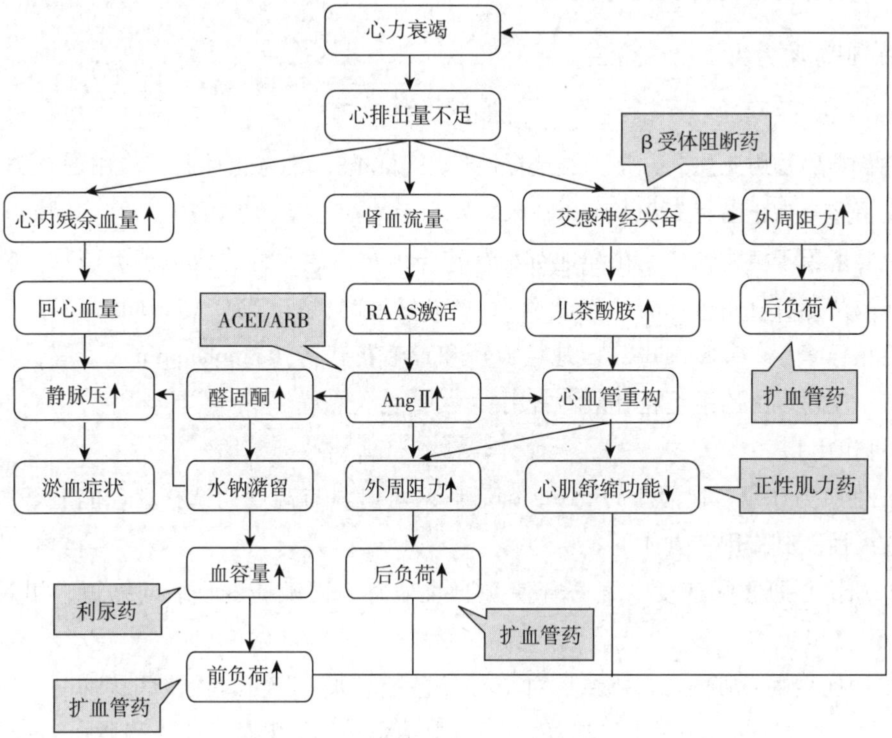

图4－4　心力衰竭发病机制及药物作用环节

抗充血性心力衰竭药主要是通过加强心肌收缩力，减轻心脏前后负荷，从而改善心脏泵血功能，增加心排出量，改善心衰症状。根据其作用机制，可分为以下几类（表4－5）。

表4－5　抗充血性心力衰竭药物分类

药物分类			代表药物
正性肌力药	强心苷类		地高辛、洋地黄毒苷、毒毛花苷K
	非强心苷类	β受体激动药	多巴酚丁胺
		磷酸二酯酶抑制剂	米力农、氨力农

续表

药物分类			代表药物
减轻心脏负荷药	利尿药		呋塞米、氢氯噻嗪
	血管扩张药	扩张小动脉药	肼屈嗪、硝苯地平
		扩张小静脉药	硝酸酯类
		扩张小动脉和小静脉药	硝普钠、哌唑嗪
肾素－血管紧张素－醛固酮系统抑制药	血管紧张素转化酶抑制药（ACEI）		卡托普利、依那普利
	血管紧张素Ⅱ受体阻断药（ARB）		氯沙坦、缬沙坦
	醛固酮拮抗药		螺内酯
β受体阻断药	$β_1$受体阻断药		美托洛尔、比索洛尔
	α、β受体阻断药		卡维地洛

虽然强心苷类是抗心衰的经典代表药物，但目前临床上，对于急性心衰常首选速效利尿药，而慢性心衰则首选 ACEI/ARB。

二、常用的抗心力衰竭药

（一）正性肌力药

强心苷类

强心苷类药物历史悠久，是一类选择性作用于心脏，具有正性肌力作用的苷类化合物，其临床应用迄今为止已有200多年，临床主要用于治疗心衰，也可用于治疗某些心律失常。强心苷主要来源于植物，如毛花洋地黄和紫花洋地黄，故又称为洋地黄类药物。临床常用药物有洋地黄毒苷（digitoxin）、地高辛[基]（digoxin）、毛花苷C（lanatoside C，西地兰）、去乙酰毛花苷[基]（deslanoside，西地兰D）和毒毛花苷K（strophanthin K）等，其中口服以地高辛、注射以去乙酰毛花苷最为常用。

【药理作用】

1. 正性肌力作用 在治疗剂量下，强心苷对心脏具有高度的选择性，能显著增强衰竭心脏的收缩性。其作用特点如下。

（1）加快心肌收缩速度 强心苷使心肌收缩有力而敏捷，收缩期缩短，相对延长舒张期。

（2）增加衰竭心脏的心排出量 对于心衰患者，强心苷可直接或间接抑制交感神经活性，使外周血管扩张，心脏射血阻力减小；同时因舒张期相对延长，静脉血液回流增加，最终可使衰竭心脏的心排出量增加。

（3）降低衰竭心脏的耗氧量 强心苷的正性肌力作用，使衰竭心脏射血更充分，心室内残余血量减少，心室壁张力随之下降；同时因抑制交感神经活性，使心率减慢，外周血管阻力下降。两方面共同作用的结果是使心肌耗氧量明显下降，抵消或超过了因心肌收缩力增强所致的心肌耗氧量增加，故心肌总耗氧量降低。

强心苷正性肌力作用的机制是：治疗量的强心苷可与心肌细胞膜上的 Na^+，K^+－ATP酶结合，适度抑制其活性，使 Na^+－K^+交换减少，细胞内 Na^+浓度增加，进而通过 Na^+－Ca^{2+}双向交换机制，使心肌细胞中 Ca^{2+}浓度升高，心肌收缩力加强。

2. 负性频率作用 治疗量的强心苷可直接或间接降低交感神经活性，使心率减慢。

3. 负性传导作用　治疗量的强心苷反射性兴奋迷走神经，降低窦房结自律性，减慢房室传导。

4. 其他作用　强心苷对心衰患者还具有利尿和扩血管作用。

扫码“看一看”

【临床用途】

1. 心力衰竭　强心苷类药物治疗心衰，疗效因病因不同而有较大差异。①对心瓣膜病、先天性心脏病、高血压、冠心病引起的心衰效果良好，对伴有心房颤动、心室率快的心衰患者疗效最好；②对甲状腺功能亢进、严重贫血、维生素 B_1 缺乏等引起的心衰疗效较差；③对缩窄性心包炎、严重二尖瓣狭窄等引起的心衰疗效很差或无效；④肺源性心脏病、活动性心肌炎、严重心肌损伤引起的心衰不但疗效差，还易引起强心苷中毒。

2. 某些心律失常

（1）心房颤动　是指心房肌发生快速而不规则的纤维颤动，心房率每分钟达 350 ~ 600 次。其主要危害在于心房过多的冲动传到心室，引起心室率过快，妨碍心室排血而导致循环障碍。应用强心苷的目的不在于终止房颤，而在于抑制房室传导，避免过多的心房冲动传至心室，减慢心室率，用药后多数患者房颤并未停止，而循环障碍却得到纠正。对于房颤伴心衰的患者为了控制心室率可首选强心苷类。

考点提示

强心苷类的作用及临床用途。

（2）心房扑动　与心房颤动相比，心房的异位节律性相对较规则，心房率每分钟 250 ~ 300 次，但冲动较强，更容易传入心室，引起心室率过快而导致循环障碍。强心苷可缩短心房有效不应期，使心房扑动转变为心房颤动，然后发挥其治疗房颤的作用而获得疗效。

（3）阵发性室上性心动过速　强心苷通过反射性兴奋迷走神经而发挥作用，有效但少用。

考点提示

强心苷类的不良反应及中毒防治。

【不良反应】本类药物安全范围小，一般治疗量已接近中毒量的 60%，且个体差异大，影响因素多，低血钾、高血钙、低血镁、心肌缺血缺氧、肾功能不全、合并用药不当均可诱发或加重强心苷中毒。中毒症状与心衰症状易混淆，注意鉴别。为保证用药安全，应监测血药浓度和病理状态，一般地高辛血药浓度在 3ng/ml，洋地黄毒苷血药浓度在 45ng/ml 即可诊断为中毒。

1. 胃肠道反应　是强心苷中毒早期最常见的症状，表现为厌食、恶心、呕吐、腹痛等。可作为判断强心苷中毒的先兆症状，为强心苷兴奋延髓催吐化学感受区的结果，但应注意与用量不足、疾病未得到控制所致的胃肠道淤血症状相区别。此外，剧烈呕吐可导致失钾而加重强心苷中毒，应注意补钾。

2. 中枢神经系统症状　可有眩晕、头痛、疲倦、失眠、谵妄等症状，视觉障碍表现为黄视、绿视、视物模糊等，是强心苷中毒的特有表现，也是停药指征。

3. 心脏毒性　是强心苷最严重的毒性反应，也是强心苷中毒的主要死因。表现为心衰症状的加重及各种类型心律失常。心律失常包括：①快速型心律失常。最常见也是最早出现的是室性期前收缩，约占心脏毒性的 1/3。也可出现二联律、三联律，严重者会出现室性心动过速，甚至室颤。②缓慢型心律失常。主要有窦性心动过缓和房室传导阻滞。其中，出现一定次数的室性期前收缩及窦性心动过缓（心率低于60 次/分），是停药的指征。

【中毒防治】预防措施：①避免低血钾、低血镁、高血钙、酸中毒、缺血缺氧等诱发或加重强心苷中毒的因素。②警惕中毒先兆，若出现恶心呕吐等胃肠道症状时，应加强监测。当出现一定频率的室性期前收缩、窦性心动过缓、视觉障碍时，应及时减量或停用强心苷类和排钾利尿药。③若有条件，应监测血药浓度。

治疗措施：①快速型心律失常者可静脉滴注钾盐，轻者口服，因 K^+ 只能阻止中毒反应的继续发展，故防止低血钾比治疗补钾更重要；严重者，常采用苯妥英钠救治，也可采用利多卡因。②缓慢型心律失常者不宜补钾，会导致心脏停搏，可用阿托品治疗。③危及生命的极严重中毒者，宜静脉注射地高辛抗体 Fab 片段。

课堂活动

患者，女性，57 岁。高血压病史 20 年，伴慢性心衰，给予地高辛每日维持量治疗，近期因胃肠不适自行服用多潘立酮片，今晨醒来，发觉墙壁颜色发黄，并出现恶心、呕吐，心率 48 次/分。请同学们思考并解释以下问题：

1. 出现以上症状的原因是什么？
2. 下一步该采取的治疗措施是什么？
3. 若患者出现室性期前收缩二联律，又该采取什么样的治疗措施？

【给药方法】强心苷个体差异较大，应根据病情、合并症、患者肝肾功能等具体情况及时调整剂量，做到个体化给药。

1. 经典给药方法 分两步给药：第一步，短期内给予能发挥最大疗效的剂量，即全效量，称“洋地黄化”。达全效量的标志是：心率减至 70 ~ 80 次/分 、呼吸困难减轻、发绀消失、肺部湿啰音减退、尿量增加、水肿消退等。可根据患者情况，把全效量分别以速给法或缓给法给予。①速给法适用于病情紧急且 2 周内未用过强心苷者，24 小时内给足全效量。常采用去乙酰毛花苷或毒毛花苷 K 静注给药；②缓给法适用于病情较缓慢的患者，常采用地高辛或洋地黄毒苷口服给药，3 ~ 4 天达全效量。第二步，每日补充体内消除的药量，即维持量，以维持疗效。此法显效快，但易致强心苷中毒，临床已少用。

2. 逐日恒量给药法 对病情不急的患者，主张每日按维持量恒定给药，经 4 ~ 5 个半衰期后，血药浓度达到稳态而发挥疗效。此法有效又安全，现多采用。

知识链接

心力衰竭药物治疗的演变

1785 年英国医师 W. Withering 首次报道洋地黄可用于治疗水肿。20 世纪 20 年代，强心苷发展为治疗心衰的主要药物。

50 年代，噻嗪类利尿药与强心苷合用是心衰治疗史上的重大进展。70 年代后期，β 受体激动药、磷酸二酯酶抑制药被用于急性心肌梗死后的心衰。80 年代以来，ACEI 类的应用，是心衰治疗史上的又一重要进展。β 受体阻断药转变为治疗心衰的标准用药。

循证医学结论认为：强心苷类药物，只改善症状，不改善预后，长期使用甚至会增加患者的死亡率。因此，强心苷类不再是治疗心衰的必用药物，最佳适应证是心衰合并房颤的患者。

非强心苷类正性肌力药物

1. β受体激动药

多巴酚丁胺

多巴酚丁胺[基]（dobutamine）主要激动心肌上的β_1受体，增强心肌收缩力，对血管上的β_2受体有微弱的激动作用，轻度扩张血管，降低外周阻力，减轻心脏负荷，从而使心排出量增加。

剂量过大会引起血压升高，心率加快，有可能因增加心肌耗氧量而诱发心绞痛和心律失常。不宜作为常规治疗心衰的药物。目前主要用于缓解严重心衰时的症状，症状好转后应立即停药。

2. 磷酸二酯酶抑制药

米力农和维司力农

以米力农（milrinone）和维司力农（vesnarinone）为代表的磷酸二酯酶抑制药，兼具正性肌力作用和扩血管作用，可降低心肌耗氧量，改善心功能，缓解心衰症状。米力农目前仅作短期静脉给药缓解急性心力衰竭症状，维司力农主要采用口服给药。

> **考点提示**
>
> 正性肌力药分类和代表药物。

（二）减轻心脏负荷药

利尿药

心衰与体内水钠潴留之间可形成恶性循环。利尿药通过排钠利尿，减轻心脏前、后负荷，改善心功能，并能有效消除或缓解静脉淤血引起的肺水肿及外周水肿。

利尿药目前仍是心衰基础治疗中重要的辅助用药，对心衰伴有明显水肿、淤血者尤为适用。

血管扩张药

血管扩张药通过舒张小静脉（容量血管）减少静脉回心血量，降低前负荷，进而降低肺楔压，有利于缓解心衰时肺水肿症状；扩张小动脉（阻力血管）可降低外周阻力，减轻后负荷，心排出量增加，有利于缓解组织缺血症状。

1. 主要扩张小动脉药　包括肼屈嗪和硝苯地平等，适用于后负荷高，心排出量明显减少，外周阻力高的心衰患者。

2. 主要扩张小静脉药　主要是硝酸酯类，常用的是硝酸甘油。

3. 扩张小动脉和小静脉药　常用的有硝普钠和哌唑嗪等。

（三）肾素－血管紧张素系统抑制药

血管紧张素转化酶抑制药

血管紧张素转化酶抑制药（ACEI）是目前治疗心衰最主要的药物，具体机制见本项目的任务一和本任务的知识拓展。大规模多中心临床试验证明，ACEI不仅能缓解心衰症状，提高患者生活质量，而且能降低心衰的发生率、再住院率、病死率并能改善预后。

血管紧张素Ⅱ受体阻断药

血管紧张素Ⅱ受体阻断药（ARB）可直接阻断AngⅡ与其受体（AT_1）结合，对ACE途径和非ACE途径产生的AngⅡ均有拮抗作用，能预防和逆转心血管重构，降低心衰患者的再住院率和病死率。其抗心衰作用与ACEI类似，且几乎没有干咳及血管神经性水肿等不良反应。

（四）β受体阻断药

β受体阻断药治疗CHF由禁忌到提倡使用是近年来CHF治疗的重要进展之一。传统观念认为β受体阻断药具有负性肌力作用，应禁用于CHF。但在CHF的病理生理过程中，交感神经系统长期代偿性增强，对心血管系统造成损害。长期应用β受体阻断药，可通过直接或间接抑制交感神经系统的活性，有效抑制心肌重构，改善心功能和心肌缺血状态，阻止临床症状恶化，降低猝死及心律失常发生率。

> **考点提示**
>
> 常用利尿药、ACEI、β受体阻断药的用法及注意事项。

目前临床上已经证明，可有效降低CHF患者死亡危险的β受体阻断药有美托洛尔（metoprolol）、比索洛尔（bisoprolol）[基]、卡维地洛（carvedilol）等。

知识拓展

心力衰竭的合理用药原则

大多数心力衰竭患者需常规合用3种药物：利尿药、ACEI、β受体阻断药。另外，地高辛的使用可减轻症状、防止再住院、控制心率和增加运动耐量。血管扩张药可通过扩血管减轻心脏负荷，缓解肺水肿及组织缺血症状。

1. 利尿药的应用　①对轻度心衰患者，可单独应用噻嗪类利尿药；②对中度心衰患者，可口服高效利尿药或与噻嗪类/保钾利尿药合用；③对重度心衰、心衰急性发作、急性肺水肿或全身水肿者，宜静脉注射呋塞米；④对严重心衰伴腹水者，常选用螺内酯。利尿药必须与ACEI合用，使用排钾利尿药时要注意监测血钾、补钾。

2. ACEI/ARB的应用　①目前，ACEI已作为治疗心衰的基础用药广泛应用于临床，凡无禁忌（妊娠期、无尿性肾功能衰竭、曾有血管神经性水肿者）的心衰患者，均需应用ACEI，包括无症状心衰；②当前ARB还不宜作为治疗心衰的常规用药，但可作为ACEI无效或不能耐受ACEI不良反应者的替补用药。

3. β受体阻断药的应用　①所有左室收缩功能不良且病情稳定的患者均需使用β受体阻断药；②应在充分利用利尿药、ACEI和地高辛的基础上，患者无水肿的情况下，小剂量使用；③对严重心动过缓、急性心衰、重度房室传导阻滞、低血压及支气管哮喘者禁用或慎用；④β受体阻断药起效时间较长，可能需要2～3个月才能看到临床疗效，即使症状没有改善，长期治疗也可降低主要临床事件的危险性。应避免中断β受体阻断药的治疗，否则将导致临床症状恶化。

4. 扩血管药的应用　①肼屈嗪主要用于肾功能不全或ACEI不能耐受的心衰患者；②硝苯地平短效制剂会使心衰症状恶化，增加病死率，应选用长效制剂，最佳适应证是继发于冠心病、高血压、舒张功能障碍的心衰患者；③硝酸甘油适用于伴有冠心病、肺楔压高，肺水肿症状明显的心衰患者；④硝普钠仅用于静脉滴注给药，起始剂量为0.3μg/（kg·min），然后根据血压反应缓慢增加剂量，最大剂量不能超过10μg/（kg·min）。硝普钠静脉给药2～5分钟即可起效，故可迅速控制危急的心衰，适用于需迅速降低血压和肺楔压的急性肺水肿、高血压危象等危急病例；⑤血管扩张药所用剂量应参考血压及肺楔压而定，以血压维持于90～100mmHg/50～60mmHg、肺楔压维持于15～18mmHg为宜。

课堂活动

某慢性心衰患者，每日服用的药物有依那普利、美托洛尔、地高辛，并于每日晨起监测体重。近2日来，发现每日体重增加1kg。请同学们思考并解释以下问题：

1. 该患者该如何调整用药方案？

2. 对于该患者，长期使用依那普利和美托洛尔的意义是什么？

任务实施

按下面的任务实施流程单进行，详细内容可扫码阅读右侧数字资源。

扫码“学一学”

用药前	护理评估	①健康评估：患者有导致无心力衰竭的基础疾病及诱发因素；②用药禁忌评估：患者有无痛风、肾衰竭、肺源性心脏病等并发症；③用药情况评估：患者用药史及对所用药物的了解情况
	调配药品	①主要剂型是片剂和注射液，各类药物常用剂量不同，一般采用口服或静脉给药方法；②主要配伍禁忌是：强心苷类不宜与钙剂、肾上腺素、酚妥拉明、地塞米松等配伍，呋塞米不宜与多种抗菌药等配伍，多巴酚丁胺不宜与抗菌药、阿托品、甘露醇等配伍
	提示建议	①应注意全面评估患者的病情及用药情况；②应避免配伍禁忌；③建议对不合理用药及时提出质疑
用药中	护理问题	①利尿药导致的低血钾、血糖、尿酸升高等不良反应；②强心苷类药物导致的胃肠道反应、神经系统症状及心脏毒性；③ACEI/ARB或螺内酯导致的高血钾
	护理措施	①强心苷类用药护理措施；②利尿药用药护理措施；③ACEI/ARB用药护理措施
	用药要点	①地高辛多采用维持量口服，用于中度心衰的维持治疗，多在早餐后给药；②静注去乙酰毛花苷或，毒毛花苷K多用于急性心衰或慢性心衰的急性发作；③硝普钠只能用于静脉滴注，利尿药宜在早晨或日间给予
用药后	健康教育	①向患者及家属介绍心力衰竭的有关知识，指导其改善饮食及生活习惯；②做好用药心理护理；③教会患者自我管理、及时就医，并做到定期随访
	评价效果	①症状和心理状态是否改善；②相关检查是否恢复正常水平；③能否说出预防保健措施，能否坚持遵医嘱用药
	小结过程	①用药前对心力衰竭患者进行护理评估并正确调配药品，对不合理用药及时提出建议；②用药中及时发现护理问题，针对药物的不良反应做出正确护理措施，把握正确的药物用法及用量；③用药后对患者开展健康教育，根据相关指标评价护理效果

任务解析

1. 医生所选处方是合理的。患者是重度心衰，应使用速效强心苷类来增强心肌收缩力，延长舒张期，降低衰竭心肌耗氧量，增加衰竭心脏输出量，缓解心衰全身症状。选用利尿药可减轻水肿，螺内酯是保钾利尿药，可避免低血钾诱发的心苷中毒。

2. 患者用药后，心率减慢，呼吸困难缓解，尿量增加，体重下降，水肿逐渐消退，活动耐力增加，活动后无心衰症状。

3. 用药前了解患者用药史及对相关药物的认知情况。毒毛花苷K需用葡萄糖溶液稀释后缓慢静脉注射，监测心率和心律。准确记录患者24小时液体出入量，并监测血钾。宣传普及心力衰竭相关知识，指导患者改变不良生活方式，教会患者自我管理，及时就医，定期随访。

扫码“学一学”

目标检测

一、用药护理案例分析

一位女性患者，52 岁，既往有“风心病”病史 20 余年，3 周前受凉后出现发热、咳嗽，近 5 天来逐渐出现乏力、心慌、呼吸困难，伴咳嗽，双下肢水肿。入院后经医生诊断为心力衰竭。医嘱给予地高辛等药物治疗后气急、水肿减轻，尿量增多，但近 2 天来出现恶心、呕吐和心悸，心率 50 次/分。

请分析该患者可能发生了什么情况？强心苷类中毒表现有哪些？应如何处理？

二、目标测试题

【A1/A2 型题】

1. 扩血管药治疗心力衰竭主要机制是

A. 改善心肌供血　　B. 增强心肌收缩力　　C. 减轻心脏负荷

D. 减慢心率和传导　　E. 加强利尿作用

2. 洋地黄中毒最常见的表现是

A. 黄视、绿视　　B. 室早二联律　　C. Q－T 间期缩短

D. 出现奔马律　　E. 食欲减退、恶心、呕吐

3. 下列应慎用洋地黄的是

A. 房室传导阻滞　　B. 充血性心力衰竭　　C. 室上性心动过速

D. 心房颤动　　E. 心房扑动

4. 用噻嗪类利尿剂治疗心衰，最宜发生的不良反应是

A. 心率过快　　B. 低钾血症　　C. 血糖降低

D. 心律失常　　E. 高钠血症

5. 血管扩张剂治疗心力衰竭，易引起

A. 血压降低　　B. 低血钾　　C. 心律失常

D. 心脏收缩减弱　　E. 心率过慢

6. 王某，女，65 岁，慢性心衰患者，在应用强心苷类药物治疗期间，应禁止

A. iv. gtt. 钠盐　　B. iv. gtt. 镁盐　　C. iv. gtt. 钾盐

D. iv. gtt. 钙剂　　E. po. 华法林

8. 患者，男性，56 岁。突然心悸、气短、咳粉红色泡沫样痰，血压 195/90mmHg，心率 136 次/分，应首先备好的药物是

A. 硝酸甘油、毛花苷 C、多巴胺　　B. 硝普钠、毛花苷 C、呋塞米

C. 毒毛花苷 K、硝普钠、普萘洛尔　　D. 胍乙啶、酚妥拉明、毛花苷 C

E. 毛花苷 C、硝酸甘油、异丙基肾上腺素

【A3/A4 型题】

风湿性心脏病患者，现出现心慌气短、下肢浮肿、不能平卧，诊断为慢性心衰。

9. 服用强心苷后，症状一度好转，近日来出现室性早搏，应

A. 停用强心苷，改用利尿剂　　B. 继续服强心苷

C. 减少强心苷剂量　　D. 停用强心苷，改用苯妥英钠
E. 减少强心苷剂量，加用奎尼丁

10. 如患者心率55次/分，应如何
A. 停药，补钾　　B. 停药，静脉注射利多卡因
C. 停药，使用阿托品　　D. 继续使用强心苷
E. 使用利尿药

扫码“练一练”

（邓元荣）

任务四　抗心绞痛药与用药护理

扫码“学一学”

学习目标

识记

1. 掌握硝酸甘油的用途、不良反应和用药护理程序。
2. 熟悉其他常用抗心绞痛药的作用、用途和不良反应。
3. 了解硝酸酯类和β受体阻断药合用的药理学基础。

应用

1. 能观察抗心绞痛药的疗效及不良反应，综合分析、判断及采用相应护理措施。
2. 能关爱、尊重心绞痛患者，认真、严谨、熟练地实施用药护理程序，提高护士职业素养。
3. 能介绍心绞痛治疗方案中药物治疗的重要性，学会开展合理应用抗心绞痛药的宣教工作。

任务导入

患者，男，64岁，劳累后反复发作胸骨后压榨性疼痛6个月就诊，医生诊断为冠心病心绞痛。医嘱给予①硝酸甘油片，发作时舌下含服；②美托洛尔缓释片，口服。护士需要完成这项用药护理任务。

任务描述

需要护士完成的工作任务具体如下。

1. 说出医生给予的药物是否合理，并说明选药理由。
2. 患者用药后会有哪些预期表现？
3. 针对此患者，护士应如何完成用药护理程序？

知识平台

心绞痛是冠状动脉粥样硬化性心脏病（冠心病）的常见症状，是由于冠状动脉供血不足引起的心肌急剧的、暂时性缺血和缺氧的临床综合征。典型临床表现为：胸骨后阵发性、突发性绞痛、闷痛或压榨性疼痛，并向心前区、左肩、左上肢放射。

心绞痛的发作主要是由于心肌供氧与心肌耗氧失衡所致。心肌的冠脉供氧量减少（粥样斑块、冠脉痉挛导致管腔狭窄）不能满足耗氧量的增加（剧烈运动、交感神经兴奋、过度劳累等），导致心肌组织氧的供需失衡，造成心肌缺血、缺氧，无氧代谢产物聚积，刺激心肌传入神经纤维的末梢引发疼痛。

扫码“看一看”

一、概述

心绞痛的病理生理机制是心肌需氧与供氧的平衡失调。治疗心绞痛的基本原理是增加心肌供氧和（或）减少心肌耗氧。前者主要通过扩张冠脉（输送血管及侧支血管）和改善心肌能量代谢来实现；后者则通过抑制心肌耗氧的三个因素（心室壁张力、心率和心肌收缩力）来实现（图 4－5）。

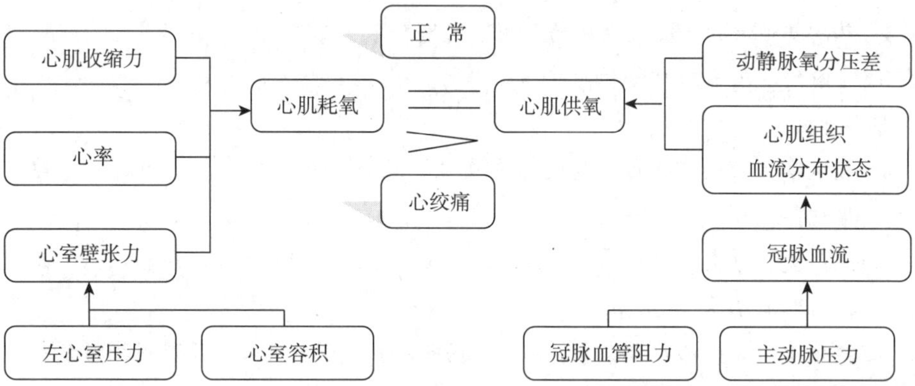

图 4－5 影响心肌耗氧量及供氧量的因素

抗心绞痛药是一类能恢复心肌氧的供需平衡的药物，其药理作用主要是增加心肌供氧和降低心肌耗氧。目前常用的抗心绞痛药包括以下三类。

考点提示

抗心绞痛药的分类及代表药物。

1. 硝酸酯类 包括硝酸甘油、硝酸异山梨酯、单硝酸异山梨酯等。

2. β 受体阻断药 包括普萘洛尔、阿替洛尔、美托洛尔等。

3. 钙通道阻滞药 包括硝苯地平、地尔硫䓬、维拉帕米等。

二、常用抗心绞痛药

（一）硝酸酯类药

硝酸甘油

硝酸甘油[基]（nitroglycerin）临床用于抗心绞痛已有百余年历史，至今仍是防治心绞痛最常用的药物。口服给药首关消除达90%以上，故多采用舌下含服，1~3分钟起效，药效维持10~30分钟。也可经皮肤给药或静脉滴注。主要经肝代谢，经肾排泄。

【药理作用】硝酸甘油的基本作用是松弛血管平滑肌，扩张血管。

1. 降低心肌耗氧量　硝酸甘油明显扩张静脉血管，使回心血量减少，心室容积缩小，心室壁张力下降，前负荷降低；同时舒张动脉血管，降低心脏射血阻力，减轻后负荷，降低心肌耗氧量。

2. 增加缺血区供血　①增加心内膜下层血液供应：冠状动脉从心外膜呈直角分支穿过心室壁成网状分布于心内膜下。心绞痛发作时心室壁张力和心室内压均增高，心内膜下层血管受压明显，缺血最为严重。硝酸甘油可舒张静脉血管，减少回心血量，降低心室内压；扩张动脉血管，降低心室壁张力，从而有利于血液自外膜层流向内膜缺血区。②增加冠脉因粥样硬化或痉挛而导致的缺血区域的血液供应：该区域阻力血管因缺氧和代谢产物堆积，处于扩张状态，其阻力远小于非缺血区，硝酸甘油扩张输送血管和侧支血管后，血流易从阻力大的非缺血区流向阻力小的缺血区（图4－6）。

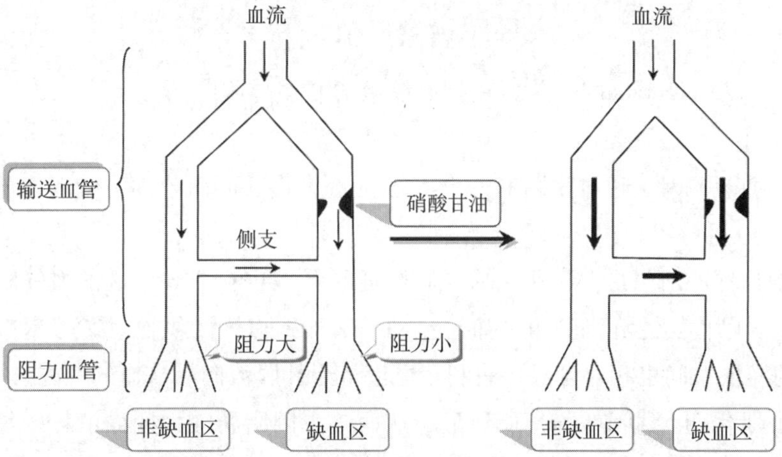

图4－6　硝酸甘油对冠脉血流分布的影响

【临床用途】

1. 防治各型心绞痛　硝酸甘油是缓解心绞痛最常用的药物。舌下含服或喷雾吸入能迅速终止心绞痛急性发作，对稳定型心绞痛者为首选药。皮肤外用可预防发作。

2. 急性心肌梗死　对急性心肌梗死患者，早期、静脉给药能减少心肌耗氧量，改善缺血区供血，缩小梗死范围。但应限制用量，以免血压过低。

3. 充血性心力衰竭　扩张动脉、静脉，减轻心脏前后负荷。急性左心衰时，可采用静脉给药；慢性心衰时可采用长效制剂，并与强心药物合用。

【不良反应】

1. 血管舒张反应　表现为搏动性头痛、颅内压和眼内压升高、颜面潮红等，剂量较大时会导致直立性低血压，反射性引起心率加快、心肌收缩力加强使心肌耗氧量增加，不利于心绞痛的治疗。与普萘洛尔合用可增加疗效并相互纠正不良反应。此外，硝酸甘油用药后有可能出现视力模糊，驾驶员应慎用。

2. 高铁血红蛋白血症　常在剂量过大或长期用药时发生，表现为呕吐、发绀等。

3. 快速耐受性 连续用药2～3周后可出现，停药1～2周后可消失。采用小剂量、间歇给药法，可减少耐受性的发生。

硝酸酯类药物还有硝酸异山梨酯（isosorbide dinitrate，消心痛）和单硝酸异山梨酯（isosorbide mononitrate），均为长效制剂，可口服，但作用弱于硝酸甘油，可作预防心绞痛使用，也可用于心肌梗死和心力衰竭的长期治疗。

课堂活动

一心绞痛患者，在使用硝酸甘油后，出现面红耳赤、头晕目眩、心慌气短等症状。请同学们思考并解释以下问题：

1. 该患者为何会出现上述症状？
2. 硝酸甘油的哪项作用对缓解心绞痛不利？该如何解决？

（二）β受体阻断药

普萘洛尔

普萘洛尔[基]（propranolol）为常用抗心绞痛的β受体阻断药。

【药理作用】

1. 降低心肌耗氧量 通过阻断β_1受体，使心率减慢、心肌收缩力减弱，从而降低心肌耗氧量。

2. 增加缺血区心肌供血 ①用药后，心肌耗氧量减少，非缺血区的血管阻力增高，促使血液向缺血区已代偿性舒张的阻力血管流动，增加缺血区的供血。②心率减慢，舒张期延长，冠脉的灌流时间也相对延长，有利于血液从心外膜流向易缺血的心内膜区。

3. 改善心肌代谢 ①减少游离脂肪酸，从而减少因脂肪酸代谢而消耗的氧量；②提高缺血区心肌对葡萄糖的摄取利用，促进氧合血红蛋白解离出自由氧，增加组织供氧，以保护缺血区心肌细胞线粒体的结构和功能，维持缺血区的能量供应。

知识链接

线粒体——细胞动力工厂

线粒体是细胞中制造能量的结构，一个细胞内含有线粒体的数目可以从几百个到数千个不等，越活跃的细胞含有的线粒体数目越多，如时刻跳动的心脏上的细胞和经常思考问题的大脑细胞含有线粒体的数目非常多。葡萄糖、脂肪、氨基酸等三大能量物质均可利用三羧酸循环和氧化磷酸化为组织提供能量。如细胞摄取葡萄糖后，在胞液中经糖酵解途径转变为丙酮酸，后者进入线粒体后，经三羧酸循环产生还原型烟酰胺腺嘌呤二核苷酸（NADH）和还原型黄素腺嘌呤二核苷酸等物质，二者分别经 NADH 呼吸链和琥珀酸呼吸链进行氧化磷酸化，生成能量供组织利用。

【临床用途】主要用于稳定型和不稳定型心绞痛，尤其适用于合并高血压或心律失常的患者。也可用于心肌梗死，能缩小梗死范围。不宜用于由冠脉痉挛引起的变异型心绞痛。切忌突然停药，以免导致心绞痛加剧或诱发心肌梗死。

（三）钙通道阻滞药

钙通道阻滞药是20世纪70年代以来被广泛应用于心血管系统疾病的一类主要药物。常用于抗心绞痛的钙通道阻滞药主要有硝苯地平[基]（nifedipine，心痛定）、地尔硫䓬[基]（diltiazem）、维拉帕米[基]（verapamil）等。

【药理作用】

1. 降低心肌耗氧量 ①本类药物主要舒张动脉血管，降低后负荷，从而降低心肌耗氧量。②使心肌细胞中Ca^{2+}浓度降低，心肌收缩力减弱，减慢心率，降低耗氧量。对心脏的抑制作用，以维拉帕米最强，地尔硫䓬次之。硝苯地平扩血管作用较强，对心脏作用弱，血压降低可反射性引起心率加快、心肌收缩力增强，因此对心脏抑制作用最弱。

2. 扩张冠脉，改善缺血区供血 扩张冠脉中的输送血管和阻力血管，解除冠脉痉挛，并可增加侧支循环，增加心肌供血供氧。

3. 保护缺血心肌 心肌缺血时，细胞内因“钙超载”可造成心肌细胞，尤其是线粒体功能严重受损。抑制Ca^{2+}内流，可保护心肌细胞线粒体结构和功能。

【临床用途】对各型心绞痛均有效，变异型心绞痛是最佳适应证。

本类药物对支气管平滑肌有一定扩张作用，故对伴有哮喘或阻塞性肺部疾病患者更为适用；可扩张外周血管，故可用于伴有外周血管痉挛性疾病的心绞痛患者。

硝苯地平降压作用强，对伴有高血压者尤为适用。其短效制剂在降压时会反射性引起心率加快，心肌收缩力增强，故对伴有房室传导阻滞的患者较为安全，并不易引起心衰，但易增加心肌梗死的发生率。

维拉帕米和地尔硫䓬抑制心脏作用较强，故特别适用于伴有房扑、房颤、室上性心动过速的患者，禁用于伴有心功能不全、窦房结功能低下和房室传导阻滞的患者。

（四）其他抗心绞痛药物

血管紧张素转换酶抑制剂包括卡托普利（captopril）、赖诺普利（lisinopril）和雷米普利（ramipril）等。该类药物可通过扩张动静脉血管减低心脏前后负荷，降低心肌耗氧量，增加冠脉供血，改善心肌供氧，并对抗自由基，减轻心肌细胞的损伤和阻止血管紧张素Ⅱ所致的心脏和血管重构作用，可用于心绞痛治疗。

卡维地洛（carvedilol）既能阻断β_1，β_2和α受体，又具有一定的抗氧化作用，不仅用于心功能不全和高血压，也可用于心绞痛的治疗。

尼可地尔（nicorandil）是K^+离子通道激活药，能促进K^+离子外流，使细胞膜超极化，抑制Ca^{2+}内流作用，还能释放NO。上述两种作用可使平滑肌松弛，冠脉血管扩张，改善冠脉供血，并减轻Ca^{2+}超载对缺血心肌细胞的损害。主要用于变异型心绞痛和慢性稳定型心绞痛，不易产生耐受性。

> **考点提示**
>
> 不同类型抗心绞痛药的作用、用途及不良反应。

吗多明（molsidomine）的代谢产物可产生NO，通过与硝酸酯类相似的作用机制，扩张血管，从而降低心肌耗氧量，改善心肌供血。舌下含服或喷雾吸入用于稳定型心绞痛或心肌梗死伴高充盈压患者，疗效较好。

知识拓展

不同类型心绞痛的药物选择

1. 稳定型心绞痛　①发作期首选硝酸甘油舌下含服；②缓解期主要措施是避免各种诱发因素，为预防复发可选择长效硝酸酯类、β受体阻断药和钙通道阻滞药。血压正常者选用长效硝酸酯类，原发性高血压患者可与长效钙通道阻滞药或β受体阻断药联用。

普萘洛尔与硝酸酯类合用，在协同降低心肌耗氧，增加治疗心绞痛效果的同时，还可以取长补短，相互纠正不良反应：普萘洛尔可纠正硝酸酯类反射性引起心率加快、心肌收缩力增强的缺点；硝酸酯类可纠正普萘洛尔引起的冠脉收缩和心室壁张力升高的缺点。但应注意两类药物协同的降压作用，调整用量，防止血压骤降（表4－6）。由于剂量的个体差异大，应从小剂量开始，逐渐加量。

表4－6　硝酸酯类与普萘洛尔配伍的意义

作用	硝酸酯类	普萘洛尔	配伍意义
抗心绞痛作用	+	+	增强疗效
心率	↑	↓	互相纠正 不良反应
心肌收缩力	↑	↓	
心室壁张力	↓	↑	
冠脉	扩张	收缩	
血压	↓	↓	注意调节剂量

2. 不稳定型心绞痛　此类患者常因动脉粥样硬化斑块不稳定和血小板聚集，随时有心肌梗死的可能，故应住院进行心电监护；除稳定型心绞痛治疗方案外，常需静脉滴注硝酸甘油或硝酸异山梨酯，并加用阿司匹林和肝素，达到抗血小板聚集和抗凝的效果。

3. 变异型心绞痛　首选钙通道阻滞药，或联合应用硝酸酯类，常能有效地缓解心绞痛发作；不宜使用β受体阻断药，因其可致冠脉收缩。

任务实施

扫码“学一学”

按下面的任务实施流程单进行，详细内容可扫码阅读右侧数字资源。

用药前	护理评估	①健康评估：患者疼痛的部位、性质、有无诱因、持续时间及缓解方式。②用药禁忌评估：休克、严重低血压、肥厚梗阻性心肌病及青光眼患者禁用硝酸酯类。心功能不全、窦房结功能低下和房室传导阻滞患者禁用维拉帕米和地尔硫䓬。严重心动过缓、急性心衰、重度房室传导阻滞及支气管哮喘者禁用β受体阻断药。③用药情况评估：患者是否用过抗心绞痛药，对所用药物的了解程度。明确合理的给药方法
	调配药品	①硝酸甘油主要剂型有片剂和注射剂。片剂为0.25～0.5mg/次，舌下含服；注射液一般采用一次5～10mg溶于5%葡萄糖注射液250～500ml中，开始以每分钟5～10μg速度静脉滴注，以后视病情调整。单硝酸异山梨酯片为20mg/次，一日2～3次。美托洛尔缓释片为95mg/次，1次/日。硝苯地平控释片30mg/次，1次/日。维拉帕米片为开始40～80mg/日，3次/日，达有效浓度后改维持量40mg/日，3次/日。盐酸地尔硫䓬片30mg/次，3次/日。②硝酸甘油不宜与奥美拉唑、多巴酚丁胺、洛美沙星、替硝唑、左氧氟沙星配伍
	提示建议	应注意对不合理用药，非安全剂量的用药行为及时提出质疑

用药中	护理问题	①出现搏动性头痛等，与硝酸酯类扩血管有关。②心率减慢等，与β受体阻断药抑制心脏有关。③支气管哮喘：与β受体阻断药收缩支气管有关。④踝部水肿：与硝苯地平有关。⑤心绞痛症状加重或出现心肌梗死：与β受体阻断药突然停药有关
	护理措施	①稳定型心绞痛：遵医嘱选用硝酸甘油或硝酸异山梨酯迅速缓解疼痛。②不稳定性心绞痛：剧烈疼痛者可给以吗啡 5～10mg，皮下注射；缓解疼痛可先含化或喷雾吸入硝酸酯类制剂，硝酸酯类静脉滴注疗效不佳，无禁忌证者，及早开始使用β受体阻断药
	用药要点	①注意正确给药方法和用药时间。②硝酸甘油应避光、密封、阴凉处保存，开封三个月后更换新药
用药后	健康教育	①介绍心绞痛的诱发因素，指导患者调整生活与工作方式。②指导患者缓解期遵医嘱用药，教会患者自我保健。③合理饮食，控制体重。④戒烟酒，改变不良生活习惯。⑤适当运动，合理安排生活起居
	评价效果	①疼痛是否减轻或缓解，情绪是否稳定。②不出现并发症。③是否了解冠心病心绞痛的相关知识，能否坚持遵医嘱用药
	小结过程	①用药前合理评估，正确调配药品。②用药中正确判断药物引起的不良反应，实施正确的用药护理措施。③用药后正确评价护理效果，积极开展健康教育

任务解析

1. 合理。硝酸甘油与美托洛尔合用，可以：①协同降低心肌耗氧量；②美托洛尔可纠正硝酸甘油引起的反射性心率加快和心肌收缩力增强，硝酸甘油可降低美托洛尔导致的室壁肌张力增加。

2. 患者用药后，心肌耗氧量降低，缺血区血供增加，疼痛缓解，情绪稳定，不出现并发症。

3. 用药前了解患者有无用过相关药物，患者及家属对相关药物的认知情况。发作期采用硝酸甘油舌下含化，应有麻刺烧灼感，疼痛缓解后弃去口中剩余药片。联合应用美托洛尔的过程中观察患者有无出现搏动性头痛、颜面潮红、低血压、心动过缓等，必要时及时报告医生。介绍心绞痛诱发因素，指导患者调整生活与工作方式。指导患者改善饮食结构，适当运动，控制体重，戒烟酒，改变不良生活习惯。

目标检测

一、用药护理案例分析

一位男性患者，64 岁，有高血压病史 14 年。两年前开始，做剧烈活动后感心前区疼痛。发病初期，停止活动休息后胸痛可自然缓解。但发病一年后，需用硝酸甘油或速效救心丸等药物后胸痛才能缓解。今晨大便时，突发心前区剧烈疼痛伴胸闷、憋气，胸痛向左肩背部及左上肢放射，舌下含服硝酸甘油无明显缓解。查体：脸色苍白，面容痛苦。皮肤潮湿、呼吸急促。心率 96 次/分，血压 160/100mmHg。医生诊断：①高血压；②冠心病，心绞痛型。

请分析硝酸甘油治疗心绞痛的药理学基础是什么？哪种不良反应对心绞痛的治疗不利？该如何解决？

扫码“学一学”

二、目标测试题

【A1/A2 型题】

1. 控制心绞痛发作起效最快的药物是

A. 硝苯地平　B. 硝酸甘油　C. 硝酸异山梨酯　D. 单硝酸异山梨酯　E. 美托洛尔

2. 硝酸甘油抗心绞痛的机制主要是

A. 选择性扩张冠脉，增加心肌供血

B. 阻断 β 受体，降低心肌耗氧量

C. 减慢心率，降低心肌耗氧量

D. 扩张动脉和静脉，降低耗氧量；扩张冠脉和侧支血管，改善局部缺血

E. 抑制心肌收缩力，降低心肌耗氧量

3. 普萘洛尔、硝酸甘油、硝苯地平治疗心绞痛的共同作用是

A. 减慢心率　B. 缩小心室容积　C. 扩冠脉　D. 降低心肌耗氧　E. 抑制心肌收缩力

4. 下述哪种不良反应与硝酸甘油扩张血管作用无关

A. 心率加快　B. 搏动性头痛　C. 直立性低血压　D. 面部皮肤潮红　E. 高铁血红蛋白血症

5. 伴有哮喘的心绞痛患者禁用的药物是

A. 硝酸甘油　B. 硝苯地平　C. 普萘洛尔　D. 维拉帕米　E. 硝酸异山梨酯

6. 患者，男性，50 岁，患高血压病 5 年，近半个月来间断发生胸骨后或心前区疼痛，持续 3～5 分钟，休息后可缓解。经入院检查确诊为心绞痛，责任护士讲解硝酸甘油的用药知识，以下不妥的是

A. 首次应卧位或坐位服药，以防发生体位性低血压

B. 该药应舌下含服，不可吞服或嚼服

C. 该药可扩张外周血管，减轻心脏负荷

D. 常见不良反应有头面部皮肤潮红、搏动性头痛等

E. 出现不良反应需立即停药

7. 患者，女性，49 岁。胸闷、气短反复发作 3 月余，休息时突发胸骨后压榨性疼痛。心电图检示 ST 段抬高，诊断为变异型心绞痛。应首选的药物是

A. 普萘洛尔　B. 硝酸甘油　C. 硝苯地平　D. 吗啡　E. 阿司匹林

【A3/A4 型题】

刘某，男，67 岁，有高血压史 12 年。3 年前开始，做剧烈活动后感心前区疼痛，并向左侧内臂放射，医嘱随身携带硝酸甘油，于疼痛时舌下含服。

8. 关于硝酸甘油，下列说法中错误的是

A. 心绞痛急性发作时应舌下含服硝酸甘油，缓解后弃去口中剩余药片
B. 含服硝酸甘油时若有麻刺烧灼感，说明药物已失效，需立即更换药物
C. 硝酸甘油不可放于透明塑料分装药盒中储存
D. 口服缓释制剂时，应将药物吞服，不可嚼服
E. 硝酸甘油会导致视力模糊，因此驾驶员开车前4h 慎用

9. 下列硝酸甘油的作用中，哪项对治疗心绞痛不利
A. 扩冠脉　B. 扩外周血管
C. 心率加快　D. 血压下降
E. 降低室壁肌张力

10. 针对上述不利因素，应联合应用下列哪种药物解决
A. β受体阻断药　B. ACEI　C. ARB
D. 硝苯地平　E. 利尿药

扫码“练一练”

（武彩霞　唐敏芳）

任务五　调血脂药与用药护理

扫码“学一学”

学习目标

识记

1. 掌握他汀类和贝特类药物的作用特点、用途、主要不良反应和用药护理程序
2. 熟悉其他调血脂药的特点。

应用

1. 能观察调血脂药的疗效及不良反应，综合分析、判断及采用相应护理措施。
2. 能关爱高脂血症患者，介绍高脂血症药物治疗的重要性，认真实施用药护理程序。
3. 学会开展合理应用调血脂药的宣教工作。

任务导入

患者，男，52 岁。高血压病史 10 年，糖尿病病史 8 年。1 个月前在医院门诊检查血清 TC 6.38mmol/L，TG 2.1mmol/L，LDL 4.77mmol/L，诊断为“Ⅱb 型高脂血症”。医生给予辛伐他汀片，40mg，每晚口服。护士需要完成这项用药护理任务。

任务描述

需要护士完成的工作任务具体如下。

1. 说出患者所用药物的作用机制是什么？
2. 患者用药后应有哪些预期表现？
3. 针对此患者，护士应如何完成用药护理程序？

知识平台

血脂是血浆或血清所含脂类的总称，包括甘油三酯（TG）、游离胆固醇（FC）、胆固醇酯（CE）、磷脂（PL）及游离脂肪酸（FFA）等，其中FC和CE合称总胆固醇（TC）。血脂与载脂蛋白（apo）结合成亲水性脂蛋白（LP）溶于血浆中进行转运和代谢。人体血浆中的脂蛋白可分为乳糜微粒（CM）、极低密度脂蛋白（VLDL）、中间密度脂蛋白（IDL）、低密度脂蛋白（LDL）、高密度脂蛋白（HDL）等。

某些血脂或脂蛋白高出正常范围则称为高脂血症。按血浆脂蛋白异常，可将高脂血症分为以TC升高为主、以TG升高为主和混合型。按病因可分为原发性和继发性。原发性患者为遗传代谢性脂代谢紊乱疾病，按脂蛋白升高的类型可分为6种类型(表4－7)。继发性患者常见于糖尿病、酒精中毒、肾病综合征、药物因素如噻嗪类利尿药等。

表4－7　原发性高脂血症类型

类型	升高的脂蛋白	血脂变化		发生率
		TC	TG	
Ⅰ	CM	↑	↑↑↑	罕见
Ⅱa	LDL	↑↑	–	常见
Ⅱb	LDL、VLDL	↑↑	↑↑	最常见
Ⅲ	IDL	↑↑	↑↑	少见
Ⅳ	VLDL	–	↑↑	常见
Ⅴ	CM、VLDL	↑	↑↑	少见

血脂代谢异常引起的高脂血症与动脉粥样硬化（AS）的发生发展呈正相关。调血脂药是一类能调整血脂代谢异常，对动脉粥样硬化具有防治作用的药物。血脂代谢异常患者，首先要控制饮食以及避免和纠正其他心血管危险因素。若血脂水平仍不正常，则可采用调血脂药。根据其调节血脂的功能，常用调血脂药的分类如下(表4－8)。

表4－8　常用调血脂药物的分类

调血脂作用	分类	代表药
主要降低TC和LDL的药物	HMG－CoA还原酶抑制剂	洛伐他汀、辛伐他汀、普伐他汀、氟伐他汀
	胆汁酸结合树脂	考来烯胺、考来替泊
主要降低TG和VLDL的药物	苯氧酸类（贝特类）	非诺贝特、氯贝特、吉非贝齐、苯扎贝特
	烟酸类	烟酸、阿昔莫司

一、主要降低 TC 和 LDL 的药物

（一）羟甲基戊二酸单酰辅酶 A（HMG－CoA）还原酶抑制剂

HMG－CoA 还原酶抑制剂即他汀类，是目前降低胆固醇最有效的药物。洛伐他汀（lovastatin）是从红曲霉中提取的霉菌代谢产物，也是第一个应用于临床的 HMG－CoA 还原酶抑制剂。除此以外，目前临床常用的药物还有普伐他汀（pravastatin）、辛伐他汀[基]（simvastatin）、氟伐他汀（fluvastatin）等。

【作用与用途】HMG－CoA 还原酶是肝合成胆固醇过程中的限速酶，他汀类药物可竞争性抑制 HMG－CoA 还原酶的活性，使内源性胆固醇的合成减少；另一方面，通过自身负反馈调节，还能代偿性升高肝细胞膜上的 LDL 受体数目和活性，使大量 LDL 被摄取利用，起到降低 TC 和 LDL 的作用，而对 TG 作用较弱。调血脂作用呈剂量依赖性，用药 2 周后出现明显疗效，4～6 周达高峰。

> 考点提示
>
> 他汀类药物的主要调脂特点及不良反应。

主要用于胆固醇升高为主的高脂血症，是治疗Ⅱ、Ⅲ型高脂血症的首选药。也可用于 2 型糖尿病和肾病综合征引起的高胆固醇血症。

【不良反应】他汀类药物有较好的耐受性和安全性。不良反应较少且轻。少数患者出现胃肠道反应、头痛、皮肤潮红；偶有无症状性转氨酶升高，停药后可恢复；较为罕见的是横纹肌溶解症，表现为肌痛、无力、发热、肌球蛋白尿等，严重者甚至可致急性肾衰竭。用药期间要定期查肝功能，有肌痛、乏力者应检测肌酸磷酸激酶（CPK），必要时停药。

（二）胆汁酸结合树脂类药

本类药物也称为胆汁酸螯合剂，是一类碱性的阴离子交换树脂。不溶于水，也不被消化酶分解，口服不被吸收，是一类较为安全有效的降血浆 TC 和 LDL 的药物。常用的有考来烯胺（colestyramine，消胆胺）和考来替泊（colestipol，降胆宁）。

【作用与用途】胆汁酸是胆固醇的代谢产物。通常胆固醇在肝中不断转化为胆汁酸，随胆汁排入肠腔，参与脂肪的消化吸收。随后约 95% 胆汁酸再经小肠被重吸收，形成肝肠循环而被重复利用。本类药物进入肠道后不被吸收，与胆汁酸牢固结合阻滞胆汁酸的肝肠循环和反复利用，使肝内胆固醇被大量消耗，致血浆中 TC 和 LDL 均减少。

本类药物适用于 TC、LDL 升高而 TG 水平正常且不能使用他汀类药物的患者，如Ⅱa 型。本药亦可用于黄疸时的皮肤瘙痒和治疗洋地黄中毒。

【不良反应】常见的有胃肠道症状，如腹胀、便秘等，血浆 TG 水平升高。因本类药物与胆汁酸不可逆性结合，影响食物中脂肪的吸收，大剂量时可引起脂肪痢。考来烯胺以氯化物形式使用，久用会引起高氯酸血症。长期应用会影响脂溶性维生素和弱酸性药物（保泰松、苯巴比妥、维生素 C 等）的吸收。

（三）胆固醇吸收抑制剂

依折麦布（ezetimibe）是一种新型胆固醇吸收抑制剂，与小肠黏膜刷状缘膜小囊泡上的膜蛋白具有极高的亲和力，能选择性地抑制肠道胆固醇及相关谷甾醇的吸收，降低肝脏中的胆固醇。常用于家族性高胆固醇血症的初期治疗，可降低总胆固醇、低密度脂蛋白胆固醇（LDL－C）、载脂蛋白 B 浓度。此外，依折麦布不增加胆汁分泌，对小肠吸收 TG、脂肪酸、胆汁酸及脂溶性维生素均无显著影响。常见不良反应有疲乏、腹痛、腹泻、病毒感

染等，偶有过敏反应和血管神经性水肿等。

二、主要降低 TG 和 VLDL 的药物

（一）苯氧酸类药

此类药物又称贝特类。氯贝丁酯（clofibrate，氯贝特，安妥明）是20世纪60年代用于临床的第一个苯氧酸衍生物，该药具有明显降低 TG 和 VLDL 作用，曾广泛使用。但不良反应较多，尤其是肝胆系统并发症，目前已少用。80年代后研制的新型苯氧酸类，调血脂作用强且毒性低，主要有吉非贝齐（gemfibrozil）、苯扎贝特（bezafibrate）、非诺贝特[基]（fenofibrate）等。

【作用与用途】苯氧酸类药的作用机制尚未完全阐明。其降低 TG 和 VLDL 作用可能与激活脂蛋白酶，促进 TG 水解相关。苯氧酸类药还具有升高 HDL 的作用。实验证实，吉非贝齐可减少冠心病的发生率。

主要用于以 TG 和 VLDL 升高为主的高脂血症，如Ⅱb、Ⅲ、Ⅳ、Ⅴ型高脂血症。

【不良反应】轻度腹泻、腹痛、恶心等胃肠道反应，饭后服用可减轻。偶见皮疹、血清谷丙转氨酶升高等，故用药期间应定期查肝功能和血象，有异常时及时停药。肌炎不常见，但一旦发生则会很严重，可致横纹肌溶解症，尤见于已有肾损伤的患者。因他汀类的药物偶尔也能造成横纹肌溶解，故一般不建议两类药物合用。

> **考点提示**
>
> 贝特类药物的适应证及主要不良反应。

课堂活动

> 一位男性患者，62岁，1个月前因患高脂血症（Ⅱb型），医生开出以下处方治疗：辛伐他汀片，40mg，每晚口服；苯扎贝特片，0.2g，3次/日。服药2周后，患者感觉肌肉酸痛。请同学们思考并解释：该患者出现肌肉酸痛最可能的原因是什么？

（二）烟酸类

烟　酸

烟酸（nicotinic acid，尼克酸，维生素 PP）是一种维生素，大剂量应用时，则为一种广谱降血脂药，对多种高脂血症有效。

【作用与用途】大剂量烟酸可使血中 VLDL 和 TG 水平降低，用药5~7天后，LDL 也下降，下降程度与用药前血脂水平有关。也可使 HDL 升高。烟酸还能抑制血栓素（TXA_2）的合成，增加前列环素（PGI_2）的生成，产生抑制血小板聚集和扩血管的作用。

烟酸是广谱调血脂药，尤对Ⅱb、Ⅳ型Ⅰ疗效最佳。与他汀类或贝特类合用，可提高疗效。

【不良反应】因所用剂量较大，用药初期会出现皮肤潮红、瘙痒等，与阿司匹林合用可减轻。还会因刺激胃黏膜引发消化道症状，诱发加重消化性溃疡，应饭后服药。大剂量使用会引起血糖升高、尿酸增加、肝功能异常，因此除了定期监测血糖、肝、肾功能外，消化性溃疡、糖尿病、痛风患者应禁用。

阿昔莫司

阿昔莫司（acipimox），为烟酸衍生物，作用与烟酸类似，但作用强且持久，不良反应少，临床应用与烟酸相同。

扫码“看一看”

知识拓展

高脂血症的治疗原则

1. 饮食治疗是首要的基本措施，应长期坚持。Ⅱa 型患者，应限制胆固醇食物如动物内脏、肥肉、蛋黄、奶油、鱼子、全脂牛奶等的摄入，宜多食用植物油等不饱和脂肪酸含量丰富的食品。TG 有明显升高者，需限制总热量和糖的摄入，加强体育锻炼，控制体重。

2. 通过饮食治疗，血脂仍不能控制在理想水平，尤其并存多种危险因素时应开始药物治疗。选择药物时，应根据高脂血症类型、危险因素、血脂水平等选择适宜药物，用药期间应注意监测血脂水平及其可能的不良反应。

3. 提倡联合用药，使各药剂量减少，降脂幅度增大。但要注意联合用药的安全性，尽量避免不良反应的发生。同一类调血脂药不应联合应用，他汀类与贝特类不建议联合应用。

任务实施

按下面的任务实施流程单进行，详细内容扫码阅读。

扫码“学一学”

用药前	护理评估	①健康评估：了解患者家族史、饮食习惯及消化系统的状况，是否存在引起高血脂、心血管病的高危因素。②用药禁忌评估：胆汁淤积和活动性肝病者禁用他汀类药；消化性溃疡、糖尿病、慢性肝病和严重痛风者禁用烟酸；严重肾病和肝病者禁用贝特类。③用药情况评估：患者是否用过调脂药，评估患者对药物的了解情况；调血脂药多数采取口服给药，避免静脉给药
	调配药品	①调血脂药多为片剂。洛伐他丁片常用剂量为 20mg/次，晚餐时顿服。若需调整剂量，应间隔 4 周以上，一般每日不超过 80mg；辛伐他丁片 10mg/次，晚餐时顿服，4 周后视血脂变化情况可增至每日 40mg，顿服。普伐他丁片 5mg/次，2 次/日。考来烯胺粉，4～5g/次，3 次/日，进餐时服用。吉非贝齐片为 600mg/次，2 次/日，于早餐、晚餐前 30 分钟服用。烟酸片为 50mg、100mg，由小剂量开始，50～100mg/次，渐增至 500mg，3 次/日，餐后服用。②主要配伍禁忌是：免疫抑制剂、红霉素类抗生素、抗真菌药可使他汀类药物血药浓度增高，增加横纹肌病的危险；贝特类如吉非贝齐与华法林合用，可增加华法林自发性出血的危险
	提示建议	注意对不合理用药，非安全剂量的用药行为及时提出质疑
用药中	护理问题	①肌痛、肌无力、发热、尿液呈茶色或酱油色：与他汀类药或贝特类药引起横纹肌溶解有关。②腹胀、便秘：与胆汁酸螯合剂引起胃肠道反应有关。③脂肪痢：与胆汁酸螯合剂与胆汁酸不可逆性结合，影响食物中脂肪的吸收有关。④腹泻、腹痛、恶心与贝特类药引起胃肠道反应有关。⑤皮肤潮红、瘙痒、血糖升高、尿酸增加、肝功能异常：与烟酸有关
	护理措施	①告知患者定期检查血脂，并应定期监测肝功能。如肝功异常，并有弥散性肌痛、肌无力、赤褐色尿等情况，应考虑肌病发生可能性，并立即停止用药，对异常指标跟踪观察。②他汀类药初始宜从小剂量起，并将肌病的危险性告知患者。若有严重急性感染、大手术、创伤、严重代谢内分泌和电解质紊乱、癫痫，应及时停用他汀类药。③告知患者长期应用考来烯胺宜多食含有维生素的食物，并适当补充脂溶性维生素及叶酸。如需服用某些弱酸性药物，应在服用本类药物前 1 小时或 4 小时后服用。④应用烟酸后注意观察患者有无面、颈、耳发红或皮肤瘙痒症状，阿司匹林可缓解；注意观察患者尿液颜色、性状及有无关节疼痛的表现，有条件应定期检查血尿酸和血糖
	用药要点	注意药物的正确给药方法和用药时间：调血脂药多采取口服给药，他汀类药宜晚间服用

用药后	健康教育	①宣传、普及高脂血症知识，向患者及家属宣传高脂血症的相关知识和危害性，引起患者和家属的重视。②嘱咐患者防治高脂血症不能单纯依赖药物。首先要调节饮食，使用低热量、低脂肪、低胆固醇类食物，减少饱和脂肪酸的摄入；加强体育锻炼，积极控制高脂血症的促发因素如高血压、吸烟、肥胖、缺乏体力活动等。③告知患者长期用药应定期检查血常规、血脂、血糖及肝功能。④教会患者自我管理、按时就医。详细告知患者所用药物的药名、剂量、用法，疗效和不良反应的观察及应对方法，强调遵医嘱规律用药的重要性，并应定期门诊复查
用药后	评价效果	①血脂水平是否控制在正常范围；②患者能否认识高脂血症的危害，是否学会健康饮食、合理运动等预防保健措施；③能否坚持遵医嘱用药
用药后	小结过程	①用药前合理评估，正确调配药品；②用药中正确判断药物引起的不良反应，实施正确的用药护理措施；③用药后正确评价护理效果，积极开展健康教育

任务解析

1. 他汀类药主要作用是：①抑制 HMG－CoA 还原酶，使内源性胆固醇的合成减少；②通过自身负反馈调节，代偿性升高肝细胞膜上的 LDL 受体数目和活性，使大量 LDL 被摄取利用，起到降低 TC 和 LDL 的作用。

2. 患者用药后，血脂水平下降。

3. 用药前了解患者有无用过相关药物，患者及家属对相关药物的认知情况。他汀类药应晚间口服，从小剂量开始，用药期间需特别关注有无肌痛、肌无力、发热等症状，定期监测血脂和各项安全指标，以判断药物疗效和预防不良反应。指导患者改变不良生活方式，改善饮食结构。鼓励患者坚持运动，减轻体重。

扫码“学一学”

目标检测

一、用药护理案例分析

患者，女，54 岁，肾移植后数年一直服用环孢素等免疫抑制剂。后因治疗高脂血症，合并服用洛伐他汀 20mg/d。约 1 个月后出现双侧下肢无力，尿液颜色加深，入院。血液生化检查，血清 CPK 1846U/L，停止服用洛伐他汀 3 天后，CK 值恢复至 86U/L。

请分析该患者出现了什么不良反应？出现该不良反应的原因是什么？

二、目标测试题

【A1/A2 型题】

1. 可抑制 HMG－CoA 还原酶的药物是

A. 烟酸　　B. 洛伐他汀　　C. 氯贝丁酯
D. 考来烯胺　　E. 吉非贝齐

2. 治疗原发性高胆固醇血症首选

A. 普罗布考　　B. 烟酸　　C. 考来烯胺
D. 氯贝丁酯　　E. 洛伐他汀

3. 主要降低 TG 的药物是

A. 洛伐他汀　　B. 非诺贝特　　C. 考来烯胺
D. 氟伐他汀　　E. 依折麦布

4. 影响胆固醇吸收的是

A. 非诺贝特　　B. 洛伐他汀　　C. 依折麦布

D. 考来烯胺　　E. 烟酸

5. 他汀类药物的用药时间最好是

A. 早餐前　　B. 早餐后　　C. 两餐间

D. 晚间　　E. 随餐

6. 某高脂血症患者，肝功能正常，连续服用氟伐他汀和非诺贝特 5 个月后，检测肌酸磷酸激酶（CPK）1900U/L，依据检查结果判断患者出现了

A. 肌肉毒性　　B. 肝毒性　　C. 心脏毒性

D. 肾毒性　　E. 耳毒性

扫码“练一练”

（武彩霞）

项目五

血液与造血系统药物与用药护理

项目简介

同学们，血液与造血系统疾病主要包括出血性疾病、血栓性疾病和贫血。人体内凝血系统和纤溶系统是机体内存在的对立统一的调节机制，二者保持动态平衡，共同维持血液的流动性。一旦平衡失调，就会出现出血性疾病或血栓栓塞性疾病。贫血则要根据贫血的类型进行对症治疗。

扫码“学一学”

任务一　影响凝血系统药物与用药护理

学习目标

识记

1. 掌握维生素K、酚磺乙胺、氨甲苯酸及肝素、华法林、链激酶的作用、临床应用及不良反应。
2. 熟悉正常止血、凝血和抗凝血机制。
3. 了解抗血小板聚集药的药理作用、临床应用和不良反应。

应用

1. 能正确指导患者合理使用各类止血药及各类抗凝血药、抗血小板聚集药、溶栓药。
2. 能对血栓性疾病用药出现的不良反应进行合理解释并及时处理。
3. 学会观察止血药的疗效及不良反应，能综合分析、判断及采用相应护理措施。

任务导入

患者，男，46岁，因左下肢疼痛不适入院。患者2天前无明显诱因出现左下肢疼痛，伴行走困难，未予治疗。入院小腿肿胀明显。查体：T 36.5℃，BP 120/80mmHg；R 19次/分，P 78次/分。左下肢呈轻度非凹陷性水肿。双下肢彩超示：左下肢胫后静脉血栓形成，未探及血流信号。右下肢静脉未见静脉腔内血栓。双下肢动脉未见明显异常。四肢关节活动正常，四肢肌力正常。既往史：腰椎间盘突出 4 年，口服中药治疗，无药物及食物过敏史。诊断：左下肢深静脉血栓形成。

任务描述

针对这位患者，护士需要完成的工作任务如下。

1. 请说明该患者可以选择哪些药物进行治疗？
2. 在护理用药方面应注意哪些问题？

知识平台

血液凝固过程有内源性和外源性两条途径。此过程需多种凝血因子参加，最终生成纤维蛋白，网聚血细胞和血小板产生血凝块。而纤维蛋白又可在抗凝血因子作用下被降解而抗凝，凝血及纤溶过程见图 5－1。

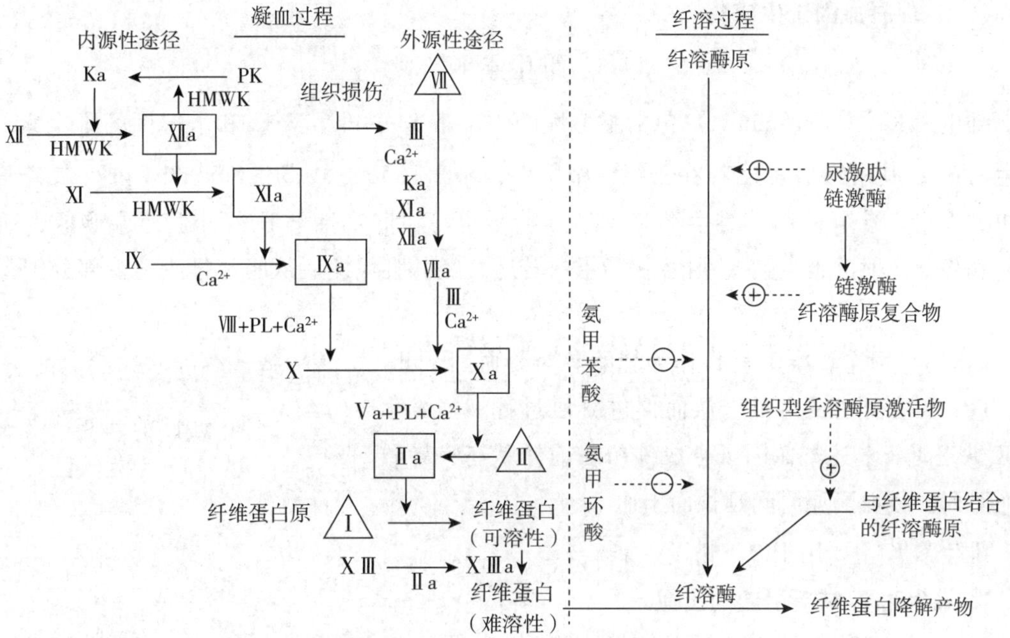

图 5－1　凝血过程和纤溶过程及药物作用机制示意图

生理情况下，机体内的血液凝固与抗凝系统之间维持着动态平衡，这样既保持了血管内血流的畅通，又有效地防止出血、失血。

一、概述

生理状态下，机体内血液凝固、抗凝和纤维蛋白溶解过程维持动态平衡，使循环系统中的血液处于流动状态。一旦此平衡打破，就会出现血栓或出血性疾病。

出血性疾病是指由于人体的止血、凝血功能发生障碍而导致皮肤、黏膜、内脏的自发性出血或轻微损伤后出血不止的一组疾病，临床表现主要为不同部位的出血，同时可伴随贫血、肝脾肿大、组织或器官缺血、缺氧等。

出血性疾病种类繁多，发病机制各异。在出血性疾病中，血小板减少所致者最常见，约占总数的30%～50%；其次为血管结构及功能异常所致者，约占20%～40%；凝血因子缺陷所致者较少见，约占5%～15%。临床上应根据不同病因及发病机制给予相应治疗措施。

血栓形成和血栓栓塞两种病理过程所引起的疾病，临床上称为血栓性疾病。血栓形成是指血液有形成分在血管内（多数为小血管）形成栓子，造成血管部分或完全堵塞，相应部位血液供应障碍的病理过程，与血管壁、血小板、凝血和纤溶、血流变学等因素的变化相关。血栓栓塞是指血栓由形成部位脱落，在随血流移动的过程中部分或全部堵塞某些血管，会引起相应组织和（或）器官缺血、缺氧、坏死（动脉血栓）及淤血、水肿（静脉血栓）形成。

可以选择抗凝血药、抗血小板药、溶栓药治疗血栓性疾病。前两者主要是预防血栓发生和发展的，溶栓药可使新生血栓溶解。

扫码“看一看”

二、常用促凝药

（一）促凝血因子生成药

维生素K

维生素K[基]（vitamin K）包括脂溶性的维生素K_1、维生素K_2和水溶性的维生素K_3、维生素K_4，其中维生素K_1存在于绿色植物中，维生素K_2是由肠道细菌产生的，二者需胆汁协助吸收；维生素K_3、维生素K_4系人工合成品。口服维生素K_1经小肠近端吸收，肌内注射和静脉注射的维生素K_1则由β脂蛋白转运，经肝脏代谢后从胆汁排泄，少部分经肾脏排出。

【作用与用途】维生素K作为辅酶参与凝血因子Ⅱ、Ⅶ、Ⅸ、Ⅹ在肝脏的合成，从而促进凝血过程。当维生素K缺乏时，上述凝血因子合成停留在前体状态，导致凝血障碍，凝血酶原时间延长而出血。

考点提示

维生素K的作用、临床应用。

维生素K主要用于以下情况。

1. 维生素K缺乏引起的出血

（1）维生素K吸收障碍，如梗阻性黄疸、胆瘘、肝病及慢性腹泻等疾病，因肠道缺乏胆汁，致使肠道吸收维生素K障碍。

（2）维生素K合成不足，如早产儿、新生儿肝脏合成维生素K不足或长期应用广谱抗生素者，抑制肠道细菌合成维生素K。

2. 缓解平滑肌痉挛 可用于缓解胆绞痛和胃肠绞痛。

【不良反应】维生素K毒性较低，尤以维生素K_1毒性更低。维生素K_1静脉注射速度过快时，可出现面部潮红、出汗、胸闷、血压骤降，甚至发生虚脱，故一般宜用肌内注射。维生素K_3、维生素K_4口服可引起恶心、呕吐。新生儿和早产儿较大剂量应用时可发生溶血及高胆红素血症和黄疸。缺乏葡萄糖-6-磷酸脱氢酶的患者用量过大可出现溶血性贫血。

（二）促血小板生成药

酚磺乙胺

酚磺乙胺（etamsylate，止血敏）促进血小板生成并增强血小板的黏附性和聚集功能，促使血小板释放凝血活性物质，缩短凝血时间而止血。临床用于防治手术出血，内脏、眼底、牙龈、鼻黏膜出血及血小板减少性紫癜等。毒性小，静脉注射偶见变态反应。

知识链接

紫癜

紫癜是皮肤或黏膜的毛细血管中的血液渗出而淤积于组织内形成的。血液刚渗出时，皮肤可见到形状大小不一的鲜红色斑点，它与其他皮疹不同之处在于指压不褪色。以后斑点颜色变紫而转青，最终变成棕色而逐渐消退。细小如针头大小的渗血称为瘀点，较瘀点大的称为瘀斑，统称为紫癜。

常见的疾病包括过敏性紫癜和血小板减少性紫癜。过敏性紫癜发病年龄多为 3 ~ 14 岁，尤以学龄儿童多见，男性多于女性，春季发病较多。血小板减少性紫癜发病年龄多为 2 ~ 5 岁，男女发病无差异，死亡率约 1%，主要致死原因为颅内出血。

（三）抗纤维蛋白溶解药

抗纤维蛋白溶解药通过抑制纤维蛋白酶原的激活因子，使纤维蛋白溶酶原不能被激活，从而抑制纤维蛋白的溶解。代表药物有氨甲苯酸、氨甲环酸、抑肽酶等。这类药主要适用于明确有纤溶功能亢进的患者。

氨甲苯酸、氨甲环酸

氨甲苯酸[基]（p - aminomethyl benzoic acid，PAMBA），氨甲环酸[基]（tranexamic acid，TA）能竞争抑制纤溶酶原激活物的作用，阻止纤溶酶原转变为纤溶酶，从而抑制纤维蛋白溶解达到止血效果。临床主要用于纤溶亢进所致的出血，如肺、肝、脾、前列腺、子宫、甲状腺、肾上腺等手术后的异常出血，鼻、喉、口腔的局部止血和链激酶、尿激酶过量导致的出血。常见的不良反应有胃肠道反应，用量过大可致血栓形成，并可诱发心肌梗死。

考点提示

氨甲苯酸、氨甲环酸的作用特点、临床用途。

课堂活动

维生素 K 和氨甲苯酸分别适用于哪种类型的出血性疾病？

（四）作用于血管的止血药

垂体后叶素

垂体后叶素（pituitrin）含有缩宫素和加压素（抗利尿激素）。加压素能直接作用于血管平滑肌，使小动脉、小静脉和毛细血管收缩而止血，对内脏血管明显，尤其是肺及肠系膜血管。主要用于肺咯血、肝门静脉高压引起的上消化道出血及产后大出血。静脉注射过快可出现面色苍白、出汗、心悸、胸闷和胸痛等。高血压、冠心病、动脉硬化、心力衰竭、癫痫患者禁用。

三、常用抗凝血药

（一）体内抗凝血药

抗凝血药是指能通过干扰机体生理性凝血过程的某些环节而阻止血液凝固的药物，临床主要用于防止血栓形成和已形成血栓发展。抗凝血药包括体内、体外抗凝血药两种。体外抗凝药主要用于如心导管检查、体外循环、血液透析、输血抗凝等。血栓性疾病主要应用体内抗凝血药。

肝素

肝素[基]（heparin）存在于哺乳动物的许多脏器中，但以肺脏和肠黏膜的含量最高，现药用肝素多自猪肠黏膜或牛肺脏中提取。肝素为带阴电荷的大分子物质，不易通过生物膜，在肠道被破坏失活，故口服不被吸收，常静脉给药，起效快，作用强。

【药理作用】肝素在体内、体外均有强大抗凝作用。肝素的抗凝作用主要依赖于抗凝血酶－Ⅲ（AT－Ⅲ）介导。肝素使AT－Ⅲ活化，加速AT－Ⅲ对凝血酶Ⅱa及因子Ⅻa、Ⅺa、Ⅸa、Ⅹa等的灭活。

【临床用途】

1. 血栓栓塞性疾病 可防止血栓的形成与扩大，主要用于急性心肌梗死、深静脉血栓形成、肺栓塞、脑栓塞等疾病。

2. 弥散性血管内凝血（DIC） 早期应用肝素可防止微血栓形成，改善重要器官的供血，并避免因纤维蛋白原及其他凝血因子的耗竭而引发继发性出血。

3. 体外抗凝 如心导管检查、体外循环及血液透析等。

【不良反应】

1. 自发性出血 肝素毒性很低，常见的主要不良反应为自发性出血。轻度者，停药即可自行恢复，但严重出血需缓慢静脉注射硫酸鱼精蛋白（protamine sulfate）解救，1mg硫酸鱼精蛋白约中和100U肝素，每次用量不能超过50mg。

2. 血小板减少症 发生率约为5%～6%。常发生在用药初的5～9天，故应用肝素期间应监测血小板计数。

3. 其他 偶见一次性脱发、腹泻及骨质疏松和自发性骨折。

低分子量肝素

低分子量肝素[基]（low molecular weight heparin，LMWH）是用化学或酶裂解方法制备的，其药理作用及临床用途与肝素相似。因其药动学及药效学特性均优于肝素，故临床应用广泛。临床常用药有替地肝素（tedelparin）和依诺肝素（enoxaparin）。

（二）体内抗凝血药

华法林

华法林[基]（warfarin）为香豆素类抗凝血药。口服吸收快而完全，其钠盐的生物利用度几乎为100%，吸收后99%以上与血浆蛋白结合，2～8h达高峰。可通过胎盘屏障，主要在肝中代谢，最后以代谢物形式由肾排出。

【药理作用】香豆素类是一类口服抗凝血药，体外无抗凝作用，是维生素K的拮抗剂，影响凝血因子Ⅱ、Ⅶ、Ⅸ、Ⅹ的活化，产生抗凝作用。华法林口服只能阻止凝血因子的活化过程，对已具活性的凝血因子无抑制作用，需待血液中有活性的凝血因子耗竭后才出现疗效，因此作用时间较慢。需经12～24小时才出现作用，1～3天达高峰，维持3～4天。

【临床用途】主要用于防治血栓栓塞性疾病，如心房纤颤和心脏瓣膜病所致血栓栓塞，这是华法林的常规应用，接受心脏瓣膜修复手术的患者需长期服用华法林；与抗血小板药合用，可减少外科大手术、风湿性心脏病、人工瓣膜置换术后的静脉血栓发生率；肺栓塞、深静脉血栓形成的患者，用肝素或溶栓药后，常规用华法林3～6个月，预防复发。

【不良反应】主要不良反应为出血，表现为牙龈出血、血尿、皮肤和黏膜瘀痕以及胃肠道、泌尿系统、呼吸和生殖系统的出血症状，可引起颅内血肿等。对轻度出血者减量或停药即可缓解，但中度或严重出血者，应给予维生素K_1治疗，维生素K_3对香豆素类过量引起的出血无效。维生素K_1需数小时后才能发挥作用，故严重出血应立即同时输注新鲜血、血浆或凝血酶原复合物以迅速恢复凝血因子的功能。

（三）体外抗凝血药

枸橼酸钠

枸橼酸钠（sodium citrate）的枸橼酸根离子，能与血浆中的Ca^{2+}形成难解离的可溶性络合物，从而降低血中Ca^{2+}的浓度，使血凝过程受阻，发挥抗凝作用。仅适用于体外抗凝。使用含有枸橼酸钠的血液时应注意，若输血过快或过量，会因血钙下降，导致心功能不全，可静脉注射氯化钙或葡萄糖酸钙解救。婴幼儿因酶系统发育不健全，进入体内的枸橼酸钠不能及时被氧化，应慎用。

知识链接

血栓的分类

血栓类型根据血管种类可分为静脉血栓、动脉血栓、毛细血管血栓。动脉血栓的形成多见于冠状动脉、脑动脉、肠系膜动脉及肢体动脉等。血栓类型早期多为血小板血栓，随后为纤维蛋白血栓。临床表现有局部剧烈疼痛，如心绞痛、头痛、腹痛、肢体剧烈疼痛；供血部位组织缺血，缺氧所致功能异常，如心力衰竭、心源性休克、心律失常、意识障碍等；血栓脱落引起脑栓塞、心肌梗死、肾栓塞、脾栓塞等相关症状。静脉血栓形成以下肢深静脉血栓形成最为多见，常见于深静脉如腘静脉、股静脉、肠系膜静脉及门静脉等，多为红细胞血栓或纤维蛋白血栓，临床表现有局部肿胀、疼痛、下肢水肿、肿痛、皮肤颜色改变、腹水等；血栓脱落可引起肺栓塞等。毛细血管血栓形成常见于弥散性血管内凝血（DIC）、血栓性血小板减少性紫癜（TTP）及溶血尿毒症综合征（HUS）等。临床表现往往缺乏特异性，主要为皮肤黏膜栓塞性坏死、微循环衰竭及器官功能障碍。

四、常用促纤溶药

促纤维蛋白溶解药能使纤溶酶原转变为纤溶酶，加速纤维蛋白降解，使新生血栓溶解，属溶栓药。但溶栓治疗一般要求在血栓形成6h以内进行。常用药物包括链激酶（streptokinase）、尿激酶[基]（urokinase，UK）、阿尼普酶（anistreplase）、组织型纤溶酶原激活剂（tissue－type plasminogen activator，t－PA）、瑞替普酶（reteplase）等，以重组链激酶为例介绍。

重组链激酶

链激酶（streptokinase，SK）是由β-溶血链球菌产生的一种蛋白质，现以基因工程技术制成重组链激酶。能与血浆纤溶酶原结合成复合物，使纤溶酶原转变为纤溶酶，降解已形成的不溶性纤维蛋白而溶解血栓。对形成已久、并已机化的血栓难以奏效，需早期用药，在血栓形成不超过6小时用药疗效最佳。临床用于心肌梗死早期治疗，对深部静脉栓塞及导管给药所致的血栓亦有效。

常见不良反应为自发性出血，可用氨甲苯酸对抗解救；也可引起过敏反应甚至是过敏性休克，通常先用肾上腺素或抗组胺药，以减轻或防止严重的过敏反应。有出血性疾病或出血倾向、严重高血压、产妇分娩前后、溶血链球菌感染6个月以内者、糖尿病以及近期使用过肝素或华法林等抗凝药的患者禁用。

考点提示

链激酶的常见不良反应及治疗方法。

五、常用抗血小板药

血小板在止血、血栓形成和动脉粥样硬化过程中起重要作用。抗血小板药能抑制血小板聚集、黏附，从而预防血栓的形成和已形成血栓的进一步扩大。

阿司匹林

小剂量阿司匹林[基]（aspirin）可抑制血小板中的COX，减少TXA_2的合成，抑制血小板聚集，防止血栓的发生和发展。用于心肌梗死、脑梗死、心绞痛等的预防和治疗，作为溶栓疗法的辅助抗栓治疗，能减少缺血性心脏病发作和复发的危险。

双嘧达莫

双嘧达莫（dipyridamole，潘生丁）通过抑制磷酸二酯酶，减少cAMP的降解，使血小板内cAMP的含量升高，从而抑制血小板聚集，产生抗血栓作用。单独应用作用较弱，一般与华法林或阿司匹林合用，用于血栓栓塞性疾病的防治和人工瓣膜置换术后的患者，防止血栓形成。治疗量可有头痛、头晕、胃肠道刺激等不良反应。少数心绞痛患者用药后会出现“冠脉窃流”现象，诱发心绞痛发作，应慎用。

噻氯匹定

噻氯匹定（ticlopidine）是强效血小板抑制剂，能抑制二磷酸腺苷（ADP）、花生四烯酸（AA）、胶原、凝血酶和血小板活化因子等介导的血小板聚集，防止血栓形成和发展，临床主要用于脑血管和冠状动脉栓塞性疾病及不能耐受阿司匹林的患者。不良反应为腹泻、出血，少数患者在用药3个月内可出现骨髓抑制，故在此期间应经常进行血常规检查。

氯吡格雷

氯吡格雷[基]（clopidogrel）作用机制与噻氯匹定类似，其主要优点是抗血小板聚集作用强，为噻氯匹定的10倍，不良反应轻，对骨髓无明显毒性。主要不良反应是胃肠道反应及出血时间延长。

阿昔单抗

阿昔单抗（abciximab）是血小板糖蛋白（GP）Ⅱb/Ⅲa受体拮抗药。GPⅡb/Ⅲa受体是诱发血小板聚集的黏附蛋白的特异性识别、结合位点，因此阻断 GPⅡb/Ⅲa 受体即可有效地抑制各种诱导剂激发的血小板聚集。阿昔单抗是第一个用于临床的 GPⅡb/Ⅲa 受体拮抗药，主要作为实施血管成形术等手术患者的辅助用药，通常与阿司匹林或肝素合用。

课堂活动

请说出肝素、双香豆素、链激酶的抗凝机制是什么？过量引起的出血用什么抢救？

知识拓展

出血性疾病的分类

出血性疾病，根据发病环节分为以下几类。

1. 血管因素所致出血性疾病　①先天性或遗传性血管壁或结缔组织结构异常引起的出血性疾病，如遗传性毛细血管扩张症，血管壁仅由一层内皮细胞组成。②获得性血管壁结构受损，又称血管性紫癜。

2. 血小板因素所致出血性疾病　①血小板量异常所致，如骨髓受抑制血小板生成减少、血小板破坏或消耗过多导致血小板量不足。②血小板功能缺陷致出血性疾病，如遗传性的，常见于巨大血小板综合征；如获得性的，常见于尿毒症、骨髓增生综合征、异常球蛋白血症等。

3. 凝血因子异常所致出血性疾病　①遗传性凝血因子异常，如血友病。②获得性凝血因子减少，如肝病、维生素 K 缺乏、急性白血病、淋巴病、结缔组织病等。

4. 纤维蛋白溶解过度所致出血性疾病　包括原发性和继发性两种。

任务实施

按下面的任务实施流程单进行，详细内容扫码阅读。

扫码“学一学”

用药前	护理评估	①健康评估：判断患者是否有血栓形成导致血运不畅引发的疼痛、行走困难等，是否有血栓脱落引起的症状；判断是否有基础疾病。②用药禁忌评估：有出血性疾病或出血倾向的患者禁用抗凝血药。③用药情况评估：用肝素应于用药前 1 小时测定凝血时间，以确定肝素用量
	调配药品	①肝素钠注射剂：每次 5000U，加入 5% 葡萄糖注射液或 0.9% 氯化钠注射液 100～200ml 中静脉滴注，30～60min 内滴完，必要时可每隔 4～6h 用药 1 次，每日总量为 25000U。华法林钠片剂：首日 5～20mg，次日起用维持量，每日 2.5～7.5mg。阿司匹林片剂：预防血栓形成，25～75mg/d。双嘧达莫片剂：每次 25～50mg，每日 3 次。噻氯匹定片剂：每次 250～500mg，每日 1 次，进餐时服。链激酶注射剂：首次剂量为 25 万～50 万 U，30min 静脉滴注完毕，维持量为 60 万 U，加地塞米松 1.25～2.5mg，缓慢静脉滴注，每 6h 一次，保持每小时 10 万 U。②主要配伍禁忌：肝素钠不宜与青霉素、庆大霉素、阿米卡星、红霉素等配伍
	提示建议	华法林过量引发严重出血应立即输注新鲜血、血浆或凝血酶原复合物以迅速止血
用药中	护理问题	①患者发生自发性出血，与抗凝药用药过量有关。②能解救自发性出血。③血小板减少症、一次性的脱发、腹泻及骨质疏松和自发性骨折，与肝素应用有关。
	护理措施	①观察有无临床出血倾向或出血发生，指导患者观察出血症状。②自发性出血轻度者，停药即可自行恢复。③肝素用药 5～9 天左右，部分患者出现血小板减少症，应用肝素期间应监测血小板计数
	用药要点	①肝素，不宜肌内注射，多采用静脉或皮下给药。疗程一般不超过 10 天，使用剂量较大时须逐步减量后再停药。②华法林，应用时需根据每日测定的凝血酶原时间调节剂量。③链激酶、尿激酶，宜冷藏保存，现用现配，不可剧烈振荡，配制后保存不得超过 24h

用药后	健康教育	①嘱咐患者定期门诊复查，随诊，定期复查凝血酶原时间。②急性期患者应绝对卧床休息 10 ~ 14 天，床上活动时避免动作幅度过大，严禁按摩，避免剧烈活动。③告知患者控制血压、血脂水平。注意日常饮食应低脂、低盐、高蛋白、高维生素，忌暴饮暴食，忌烟、酒，忌辛辣食物，保持大便通畅。④鼓励患者坚持适量活动
	评价效果	血栓是否溶解，问询、观察和评估药物的真实疗效和不良反应发生情况
	小结过程	①判断患者血栓情况。②合理应用各类药物。③开展以合理用药为中心的健康教育

任务解析

1. 该患者有腰椎间盘突出多年，左下肢疼痛，伴行走困难，非凹陷性水肿，双下肢彩超示：左下肢胫后静脉血栓形成，未探及血流信号，提示左下肢深静脉血栓。

2. 深静脉血栓多为红细胞血栓或纤维蛋白血栓，表现有局部肿胀、疼痛，下肢水肿、疼痛、皮肤颜色改变，腹水等；血栓脱落可引起肺栓塞等。常选用抗凝血药肝素溶栓治疗，应用溶栓药后用华法林 3 ~ 6 个月，预防复发。清淡饮食，忌食油腻、辛辣等食物，禁烟，保持大便通畅，抬高患肢，注意保温等。

扫码“学一学”

目标检测

一、用药护理案例分析

1. 李某，6 岁，去年 7 月份开始皮肤偶有出血点，无不适症状，未予重视。今年 3 月因感冒、咽痛，皮肤出血点到当地医院就诊，检查：血小板 47×10^9/L；骨穿报告：全片巨核细胞 405 个，分类 25 个。其中幼稚巨 3 个，成熟无血小板巨 22 个，血小板少见。诊断为血小板减少性紫癜。请问该患者应选择哪些药物治疗？护理时需注意什么？

2. 患者，男，44 岁，于休息时无诱因出现头痛、头晕。自服降压药物效果不佳，2 天前晨起时病情加重，并伴右侧肢体活动不利，无恶心、呕吐，无饮水呛咳，无抽搐及意识丧失，无大小便失禁。查体：T 36.5℃，BP 120/80mmHg，R 19 次/分，P 78 次/分。CT 检查，诊断为脑梗死。既往史：高血压病史 2 年，否认糖尿病、心脏病史，否认肝炎、伤寒等传染病史。无手术、外伤史，无药物过敏史，无输血史。请根据此患者的诊断及病史制定用药护理方案。

二、目标测试题

【A1/A2 型题】

1. 患者，男性，30 岁，2 日前以支气管扩张症入院，今日突然咯出鲜红色血 350ml，下列止血药中应首选

A. 酚磺乙胺（止血敏）　　B. 垂体后叶素

C. 普萘洛尔　　D. 维生素 K

E. 氨甲苯酸

2. 某婴儿，胎龄 32 周出生，体重 2000g，为预防出血症，应给该患儿补充

A. 维生素 A　　B. 维生素 B　　C. 维生素 C

D. 维生素 E　　E. 维生素 K

3. 氨甲苯酸（PAMBA）的作用是

A. 直接抑制纤溶酶原生成

B. 妨碍纤溶酶原激活成纤溶酶

C. 增加血小板聚集

D. 促使毛细血管收缩

E. 正常浓度下直接抑制纤溶酶

4. 拮抗肝素过量致出血的药物是

A. 维生素 K

B. 维生素 B

C. 氨甲苯酸

D. 氨甲环酸

E. 硫酸鱼精蛋白

5. 阿司匹林抗血小板作用的机制是

A. 抑制凝血酶

B. 激活纤溶酶

C. 抑制环氧酶

D. 抑制叶酸合成酶

E. 抑制磷酸二酯酶

【X 型题】

6. 香豆素类药物的抗凝作用特点是

A. 口服抗凝药

B. 具有体内抗凝血作用

C. 不具有体外抗凝血作用

D. 作用维持时间长

E. 起效慢

7. 肝素可用于

A. 抗血小板功能障碍

B. 体外抗凝

C. 弥散性血管内凝血的高凝期

D. 防治血栓栓塞性疾病

E. 血小板减少性紫癜

8. 能竞争性对抗纤溶酶原激活因子的促凝血药是

A. 氨甲苯酸

B. 氨甲环酸

C. 维生素 B_{12}

D. 叶酸

E. 维生素 K

9. 可用于治疗血栓栓塞性疾病的药物有

A. 维生素 K

B. 链激酶

C. 肝素

D. 氨甲苯酸

E. 双香豆素

10. 下列哪些是抗血小板药

A. 阿司匹林

B. 尿激酶

C. 双嘧达莫

D. 华法林

E. 前列环素

扫码“练一练”

（武彩霞　唐敏芳）

扫码“学一学”

任务二 影响造血系统药物与用药护理

学习目标

识记

1. 掌握铁剂、叶酸、维生素 B_{12} 的作用、临床用途及不良反应。
2. 熟悉贫血的分类及治疗原则。

应用

1. 能正确指导患者合理使用各类抗贫血药。
2. 学会观察治疗贫血药物的疗效及不良反应，能综合分析、判断及采用相应护理措施。

任务导入

患者，女，36 岁。痔疮多年，头晕、乏力多年。检查：T 36℃，P 80 次/分钟，R 18 次/分钟，BP 100/70mmHg，皮肤、黏膜苍白，发毛稀疏无光。指端苍白，指甲脆裂呈匙状。实验室检查：Hb 50g/L，RBC 2.5×10^{12}/L，WBC 9.8×10^{9}/L，BPC 130×10^{9}/L，红细胞呈小细胞低色素，血清铁 6.5μmol/L。骨髓检查：红系增生活跃，骨髓铁染色阴性。诊断为贫血。

医生制订用药方案：

（1）硫酸亚铁片剂，0.3 克/次，一日 3 次。

（2）维生素 C，0.1 克/次，一日 3 次。

任务描述

针对这位患者，护士需要完成的工作任务如下。

1. 了解该患者属于贫血的哪种类型？
2. 为什么在服用铁剂同时要服用维生素 C？
3. 针对此患者，护士应如何进行用药护理？

知识平台

贫血是指外周血液在单位容积内的血红蛋白浓度（Hb）、红细胞计数（RRC）和（或）红细胞比容（HCT）低于正常最低值的一种病理状态。其中以血红蛋白浓度降低最为重要。在我国，成人血红蛋白测定：男性低于 120g/L，女性低于 110g/L；红细胞压积最低值：男性为 40% 容积，女性为 35% 容积，均可诊断为贫血。

根据病因及发病机制的不同，贫血可分为 3 种类型：①缺铁性贫血（小细胞低色素性贫血)，体内制造血红蛋白的铁缺乏，红细胞生成障碍所致，在我国较多见；②巨幼红细胞性贫血，是由于缺乏叶酸和（或）维生素 B_{12}、长期应用某些药物引起 DNA 合成障碍所致；③再生障碍性贫血，因感染、放疗等多种因素所致的骨髓造血功能障碍，临床以全血细胞减少为主要表现，较难治愈。

药物治疗是针对贫血的病因及发病机制进行治疗。常用的抗贫血药物有铁剂、叶酸、维生素 B_{12} 等。再生障碍性贫血采用免疫调节剂、肾上腺皮质激素、骨髓移植等药物和方法治疗，不在此叙述。

一、治疗缺铁性贫血的药物

铁剂

人体所需的铁主要来源于食物，每天从食物中吸收的铁约 1～1.5mg。成人体内铁总量约为 3.0～4.5g，其中约 67% 组成为血红蛋白，正常人制造新生红细胞每天需铁约 20～25mg。

临床上常用的口服铁剂有硫酸亚铁[基]（ferrous sulfate）、枸橼酸铁铵（ferric ammonium citrate）和富马酸亚铁（ferrous fumarate），注射铁剂为右旋糖酐铁[基]（iron dextran）、山梨醇铁（iron sorbitex）等。

【作用与用途】铁是红细胞成熟阶段合成血红蛋白必不可少的原料，临床主要用于治疗铁摄入不足（妊娠、儿童生长发育）、铁吸收不良（如营养不良、吸收障碍）、铁流失过多（如失血、月经过多、痔疮出血和消化性溃疡等）等所致的缺铁性贫血，用药后可迅速改善贫血症状。

【不良反应】

1. 胃肠反应　口服铁剂有恶心、呕吐、上腹痛及腹泻等消化道刺激症状，亦可出现便秘、黑便。可能是铁与刺激肠蠕动的 H_2S 相结合，减弱了肠蠕动所致。

2. 急性中毒　小儿误服 1g 以上铁剂可引起急性中毒，表现为坏死性胃肠炎、呕吐、腹痛、血性腹泻、休克、呼吸困难、死亡。中毒的解救主要是早期用磷酸盐或碳酸氢盐洗胃，并以解毒剂去铁胺经鼻饲管注入胃内以结合残存的铁，减轻毒性反应。

知识链接

含铁丰富的食物

含铁量较高的植物性食物是苔菜和红蘑。含铁丰富的动物性食物是动物血、肝脏、瘦肉、鱼、禽等，鸡蛋黄。兔肉中铁的含量虽然高，但人体仅能吸收 3%，动物性食品中铁的含量及吸收率都高于植物性食品。因此，饮食结构上要注意荤素搭配及进食铁强化食品，从而保证铁的摄入充足。由于对菠菜含铁量的错误报道，使人们一直认为菠菜含铁丰富，利于贫血患者的治疗。事实上，菠菜不仅含铁量低，而且其本身所含的鞣酸还能络合食物中的铁，使铁吸收减少，不利于贫血的纠正。

扫码“看一看”

二、治疗巨幼红细胞贫血的药物

叶酸

叶酸[基]（folic acid）主要包括天然叶酸和合成叶酸两类。天然叶酸，广泛存在于动植物类食品中，尤以酵母、肝及绿叶蔬菜中含量比较多；合成叶酸，容易吸收且人体利用度高。正常人叶酸每天摄入量为400μg，妊娠、哺乳期妇女摄入量增加。

【药理作用】叶酸进入体内被还原和甲基化为具有活性的5－甲基四氢叶酸（图5－2）。后者作为甲基供给体传递一碳单位，参与氨基酸和核酸的合成。当叶酸缺乏时，DNA合成障碍，细胞有丝分裂减少。由于对RNA和蛋白质合成影响较少，使血细胞RNA∶DNA比值增高，表现为巨幼红细胞贫血。

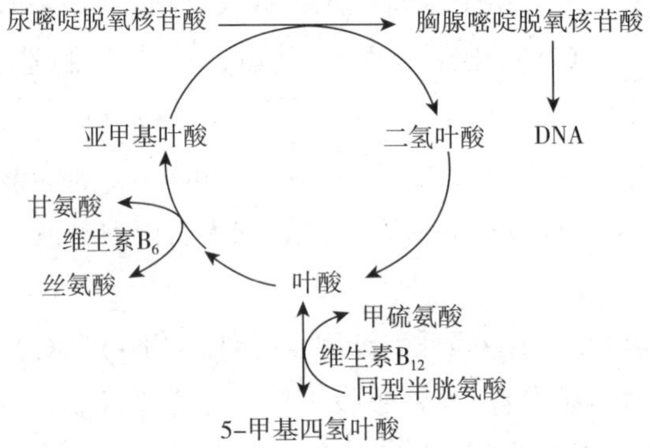

图5－2　叶酸和维生素B_{12}作用示意图

【临床用途】

1. 各种原因引起的巨幼红细胞贫血　尤其是营养不良或婴儿期、妊娠期对叶酸的需要增加所致的营养性巨幼红细胞贫血，以叶酸为主，辅以维生素B_{12}，效果良好。

2. 药物性巨幼细胞贫血　长期应用二氢叶酸还原酶抑制剂，如甲氨蝶呤、乙胺嘧啶、苯妥英钠等，因二氢叶酸还原酶受抑制，四氢叶酸生成障碍，故应用叶酸无效，需用亚叶酸钙治疗。

3. 恶性贫血　恶性贫血是缺乏维生素B_{12}所致。大剂量叶酸仅能纠正异常血常规，而不能改善神经损害症状。故治疗时应以维生素B_{12}为主，叶酸为辅。

【不良反应】在肾功能正常的患者中，很少发生中毒反应，偶可见过敏反应，如皮疹、瘙痒、肿胀、头晕、呼吸困难。少数患者长期服用叶酸可出现厌食、恶心、腹胀等胃肠道症状。大量服用时，可出现黄色尿。

维生素B_{12}

维生素B_{12}[基]（vitamin B_{12}）是一种含钴B族维生素的总称，广泛存在于动物内脏、牛奶、蛋黄中。在一般情况下，正常饮食可以保证每日1～2μg的需要量。食物中的维生素B_{12}需与胃壁细胞分泌的内因子（糖蛋白）结合，才能免受消化液破坏而被吸收。当胃黏膜萎缩而致内因子减少时，因维生素B_{12}吸收障碍，而导致恶性贫血时，口服维生素B_{12}无效，应注射给药。

【药理作用】

1. 促进叶酸循环再利用　维生素 B_{12} 缺乏时，从甲基四氢叶酸上转移甲基基团的活动减少，患者出现与叶酸缺乏相似的巨幼细胞贫血。

2. 维护神经髓鞘的代谢与功能　维生素 B_{12} 缺乏时，可引起神经障碍、脊髓变性，并可引起严重的精神症状。小儿缺乏维生素 B_{12} 的早期表现是情绪异常、表情呆滞、反应迟钝，最终导致贫血。

3. 促进红细胞的发育和成熟　将甲基丙二酰辅酶 A 转化成琥珀酰辅酶 A，参与三羧酸循环，其中琥珀酰辅酶 A 与血红素的合成有关。

【临床用途】主要用于恶性贫血及其他巨幼细胞贫血的辅助用药。临床也作为神经系统疾病如多发性神经炎、神经痛、神经萎缩和肝病的辅助治疗。

【不良反应】极少数患者可出现过敏性休克。

知识拓展

贫血的病因及表现

1. 缺铁性贫血的病因包括：①铁丢失过多会造成慢性失血，是成人缺铁性贫血最常见和最重要的病因，如痔出血、月经过多等。②铁需要量增加，但摄入不足是妇女、儿童缺铁性贫血的主要原因。③铁的吸收不良，如胃、十二指肠切除术，萎缩性胃炎，寄生虫病病史。

2. 巨幼细胞贫血的病因包括：①叶酸摄入量不足、吸收不良、需求量增加等。②维生素 B_{12} 吸收障碍、利用障碍。③内因子缺乏所致不可逆性贫血表现为“恶性贫血”。

缺铁性贫血的表现包括：舌炎、毛发干枯、指甲条纹隆起，严重呈“匙状甲”，易激动、注意力不集中，异食癖等。巨幼细胞贫血的表现包括：贫血、消化道症状、全身浮肿、口角炎、“镜面舌”、“牛肉舌”、精神神经症状等。

任务实施

按下面的任务实施流程单进行，详细内容可扫码阅读右侧数字资源。

扫码“学一学”

用药前	护理评估	①健康评估：评估患者贫血的表现、病史、病因，并结合实验室检查判断贫血的类型；②用药禁忌评估：注意铁剂的配伍禁忌；③用药情况评估：对应贫血的类型，评估患者用过抗贫血药的种类
	调配药品	①硫酸亚铁片剂：每次 0.3g，3 次/日，饭后服。右旋糖酐铁注射剂：每次 25～50mg，1 次/日，深部肌内注射。叶酸片剂：每次 5～10mg，3 次/日。甲酰四氢叶酸钙肌内注射，3～6mg/d，1 次/日。维生素 B_{12} 片剂：每次 25mg，3 次/日；维生素 B_{12} 注射剂，每次 0.025～0.2mg，1 次/日或 1 次/2 日，肌内注射。亚叶酸钙注射剂：每次 3～6mg，1 次/日，肌内注射；②主要配伍禁忌：维生素 B_{12} 与氯丙嗪、维生素 C、维生素 K_3、葡萄糖注射液存在配伍禁忌。铁剂与弱碱性药物、金属离子、考来烯胺、四环素存在配伍禁忌
	提示建议	乳类食品是含铁量最低的食物，贫血者不宜食用
用药中	护理问题	①缺铁性贫血用药后得不到纠正；②出现胃肠道刺激症状、黑便；③铁剂过敏现象
	护理措施	①找到贫血病因，纠正不良饮食习惯，同服其他促进铁吸收的药物；②铁剂对胃肠有刺激，饭后服用；③铁剂可与肠内的硫化氢结合，黑便属正常现象，应给患者做好解释工作；④出现过敏反应，必要时用抗变态反应药对抗
	用药要点	注意用药方法和时间

用药后	健康教育	①缺铁性贫血患者饮食注意补充丰富含铁食物；②叶酸缺乏者多吃蔬菜、瓜、果，且烹煮不宜过度；③维生素 B_{12} 缺乏者多吃动物肝、肾、瘦肉
	评价效果	贫血是否得到纠正，引发贫血的病因是否纠正，患者能否注意日常饮食以辅助治疗贫血，定期监测血象指标
	小结过程	①对患者病情进行正确评估；②合力调配、应用药物；③正确实施护理措施，开展健康教育

任务解析

1. 该患者有痔疮史多年，有贫血的一般表现，有缺铁性贫血特征性表现"匙状甲"，血象、骨髓象、铁染色、铁代谢生化检查等都提示机体缺铁并贫血，故诊断缺铁性贫血。

2. 缺铁性贫血主要是贮存铁缺乏，以小细胞低色素性贫血为特点。补充铁剂对因治疗是根治缺铁性贫血的关键，主要通过饮食、口服铁剂、注射铁剂进行治疗。

3. 做好护理指导，头晕、乏力的表现应注意观察病情，注意让患者休息，进行生活护理。皮肤黏膜苍白，毛发稀疏、"匙状甲"应注意饮食护理，遵医嘱补充铁剂。引发该患者贫血的病因可能是痔疮，应指导患者配合医生治疗痔疮。

扫码"学一学"

目标检测

一、用药护理案例分析

1. 患者，男，36 岁。头晕、乏力多年，伴有痔疮。检查：T 36℃，P 80 次/分钟，R 18 次/分钟，BP 100/70mmHg，皮肤黏膜苍白，毛发稀疏无光泽，指甲脆裂呈匙状。实验室检查：Hb 50g/L，RBC 2.5×10^{12}/L，WBC 9.8×10^{9}/L，血清铁 6.5μmol/L，骨髓检查：红系增生活跃，骨髓铁染色阴性。诊断为缺铁性贫血。试分析：该患者可选用什么药物进行治疗？请指导患者合理使用药物。

2. 癌症患者，女，75 岁，服用甲氨蝶呤约 2 周，出现巨幼细胞贫血。试分析：①防治该不良反应，应选择什么药物？②为什么不直接选择叶酸治疗？

二、目标测试题

【A1/A2 题型】

1. 病人，女性，32 岁，"胃大部切除术"后 3 年。近 1 年，病人出现头晕、心悸、气短、乏力。诊断为缺铁性贫血。导致缺铁性贫血的原因可能是

A. 铁的摄入不足　B. 铁的吸收不良　C. 慢性失血
D. 铁的需要量增加　E. 骨髓造血功能不良

2. 缺铁性贫血最重要的治疗原则是

A. 铁剂治疗　B. 病因治疗　C. 少量输血
D. 增加营养　E. 补充维生素

3. 服用铁剂后可排出黑便的原因是

A. 引起肠黏膜溃烂　B. 腐蚀肠壁血管　C. 生成硫化铁所致
D. 引起上消化道出血　E. 铁剂颜色本身呈黑色

4. 小细胞低色素性贫血常见的有

A. 缺铁性贫血　　B. 急性失血性贫血

C. 巨幼细胞贫血　　D. 缺铁性贫血和地中海贫血

E. 地中海贫血

5. 恶性贫血宜用

A. 硫酸亚铁　　B. 叶酸　　C. 维生素 C

D. 右旋糖酐铁　　E. 维生素 B_{12}

【X 型题】

6. 可用于治疗巨幼细胞贫血的抗贫血药是

A. 硫酸亚铁　　B. 叶酸　　C. 维生素 C

D. 右旋糖酐铁　　E. 维生素 B_{12}

7. 关于口服铁剂的护理，下列哪项正确

A. 应在饭后服用　　B. 禁饮浓茶

C. 不能与氨基酸同服　　D. 避免与牛奶、咖啡同服

E. 液体铁剂需用吸管服用

8. 有助于口服铁剂吸收的是

A. 稀盐酸　　B. 维生素 B_{12}　　C. 半胱氨酸

D. 维生素 C　　E. 维生素 K

扫码“练一练”

（武彩霞　唐敏芳）

项目六

泌尿系统药物与用药护理

项目简介

同学们，泌尿系统由肾脏、输尿管、膀胱、尿道等组成，其中肾脏是人体主要的排泄器官，还是重要的内分泌器官，其生理功能是排泄代谢产物及调节水、电解质和酸碱平衡，以维持机体内环境。当肾脏发生病变，如发生肾小球肾炎、急慢性肾衰竭、肾病综合征等疾病时，临床表现常有水肿、高血压、少尿、蛋白尿及水、电解质、酸碱平衡紊乱等基本症状。这些症状若经久不愈，可导致肾功能减退，引发各种并发症，对人体产生严重危害，甚至导致死亡。因此，合理应用利尿药、调节水及电解质平衡药和调节酸碱平衡药以控制症状，联合应用降压药、降脂药等，有助于防止病情发展和减少并发症。掌握临床常用的治疗泌尿系统疾病的药物，将有助于同学们在工作岗位上更好地进行泌尿系统及相关疾病的用药护理。

扫码“学一学”

任务一　利尿药、脱水药与用药护理

学习目标

识记

1. 掌握呋塞米、甘露醇的作用、用途、不良反应和用药护理程序。
2. 熟悉氢氯噻嗪及其他利尿药和脱水药的用途以及不良反应。

应用

1. 具有关爱患有泌尿系统疾病的患者，认真实施用药护理的职业素养。
2. 学会观察利尿药和脱水药的疗效及不良反应。
3. 能综合分析、判断及采用相应护理措施。

任务导入

患者，男，21 岁，咽部不适 3 周，近 1 周感双腿发胀，双下肢呈凹性浮肿，双眼睑浮肿，晨起时明显，同时尿量减少，200～500ml/d，尿色较红。血压 160/96mmHg。化验：血

Hb 140g/L，尿蛋白（++），定量 3g/24h，尿 WBC 0~1/高倍镜下，RBC 20~30/高倍镜下，偶见颗粒管型，肝功能正常，Alb 35.5g/L，BUN 8.5mmol/L，Scr 140μmol/L。C_3 0.5g/L，ASO 800IU/L。诊断为急性肾小球肾炎。医生医嘱：给予呋塞米 20~40mg/d 静脉注射；卡托普利 12.5~50mg，每日 3 次，口服；青霉素，注射治疗。护士需要完成这项用药护理任务。

任务描述

需要护士完成的工作任务具体如下。

1. 说出使用呋塞米的目的是什么？
2. 患者用药后会有哪些预期表现？
3. 针对此患者，护士应如何完成用药护理程序？

知识平台

水肿是组织间隙或体腔内过量的体液潴留，临床根据需要可选用利尿药或脱水药治疗。下面主要介绍利尿药、脱水药的用药护理。

一、利尿药与用药护理

> **考点提示**
> 常用利尿药的作用机制和分类依据。

利尿药（diuretics）是指作用于肾脏，能促进电解质及水排泄，增加尿量，消除水肿的药物。其主要用途为治疗水肿和腹水，也用于高血压、尿崩症等非水肿性疾病的治疗。利尿药的作用机制是通过调节肾小管对 Na^+、K^+、Cl^- 的重吸收，影响尿的稀释和尿的浓缩发挥作用的（图 6-1）。常用利尿药可根据效能和作用部位分为高效、中效、低效 3 类（表 6-1）。

扫码“看一看”

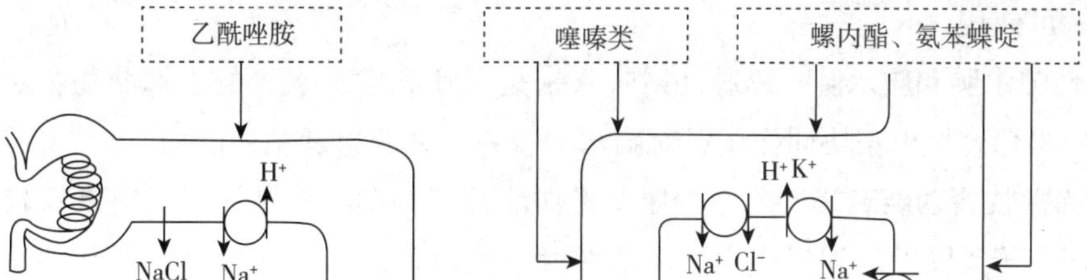

图 6-1　利尿药作用机制

表 6-1 利尿药的分类和作用部位

分类	作用部位	作用机制	特点	代表药物
高效利尿药	髓袢升支粗段皮质部和髓质部	干扰 $Na^+-K^+-2Cl^-$ 同向转运	排钾	呋塞米、依他尼酸、布美他尼
中效利尿药	髓袢升支粗段皮质部和远曲小管近端	干扰 Na^+-Cl^- 同向转运	排钾	噻嗪类
低效利尿药	远曲小管和集合管	拮抗醛固酮	保钾	螺内酯
		干扰 Na^+-K^+ 交换	保钾	氨苯蝶啶、阿米洛利
	近曲小管	抑制碳酸酐酶		乙酰唑胺

（一）高效利尿药

呋塞米

呋塞米[基]（furosemide）吸收迅速，口服 30min 起效，1h 达高峰，持续 4～6h。静脉注射 5min 后立即见效，维持 2～4h。约 2/3 以原型通过肾小球滤过和近曲小管分泌排泄，约 1/3 经胆汁排泄，反复给药不易在体内蓄积。

【药理作用】

1. 利尿作用 通过选择性抑制髓袢升支粗段的 $Na^+-K^+-2Cl^-$ 共同转运，抑制 NaCl 的重吸收，降低肾的稀释与浓缩功能，排出大量接近于等渗的尿液，产生强大的利尿作用，同时使 Na^+、K^+、Cl^-、Ca^{2+}、Mg^{2+} 的排泄增加。大剂量可抑制近曲小管的碳酸酐酶活性，使 HCO_3^- 排出增加。

2. 扩张血管 本药对血管有直接扩张作用，可扩张肾血管，增加肾血流量；扩张小静脉，减轻心脏负荷，降低左室充盈压，减轻肺水肿。此作用发生在尿量增加之前，与利尿作用无关，可能与增加前列腺素 E（PGE）量有关。它在内源性肾功能受损的情况下可发挥保护作用，对急性肾功能衰竭有利。

【临床用途】

1. 严重水肿 治疗心、肝、肾等病变引起的各类水肿，一般不作首选药，在其他药物治疗无效时可使用。

2. 急性肺水肿和脑水肿 静脉注射呋塞米是治疗急性肺水肿的首选药物；对有脑水肿的患者与脱水药合用以获协同作用；对脑水肿合并心衰的患者尤为适用。

3. 防治急性肾功能衰竭 急性少尿型肾功能衰竭早期，静脉注射呋塞米有较好的防治作用。原因在于其强大的利尿作用，可增加肾血流量，使阻塞的肾小管得到冲洗，减少肾小管的萎缩坏死。

4. 加速毒物排泄 应用呋塞米同时配合输液，加速毒物随尿排出，可用于如巴比妥类、水杨酸类、溴剂、氟化物、碘化物等经肾脏排泄的药物中毒的解救。

5. 其他 可用于高钾血症、高钙血症及高血压危象等。

【不良反应】

1. 水、电解质紊乱 常为过度利尿所引起，表现为低血容量、低血钾、低血镁、低血钠、低氯碱血症等。其中以低血钾最为常见，可增加强心苷对心脏的毒性、诱发肝昏迷、应注意及时补充钾盐或加服保钾利尿药。

2. 耳毒性 呈剂量依赖性，表现为眩晕、耳鸣、听力减退或暂时性耳聋，氨基糖苷类抗生素可增强高效利尿药的耳毒性作用，应避免合用。耳毒性的产生与耳蜗管基底膜毛细胞受损有关。

3. 其他　抑制尿酸排泄而致高尿酸血症；胃肠反应；偶见粒细胞减少、血小板减少及皮疹等反应。孕妇不宜用。

布美他尼

布美他尼（bumetanide，丁苯氧酸）与呋塞米相似，但利尿强度是呋塞米的40～60倍，具有用量少、起效快、不良反应较少等特点，为目前最强的利尿药。适用于各类顽固性水肿和急性肺水肿，对急、慢性肾功能衰竭患者尤为适用。

知识链接

抢救休克时如何预防肾衰

休克时，由于神经和体液的调节，全身血液重新分配，肾动脉收缩，肾血流量可明显减少，肾灌注压力降低和肾小球入球小动脉明显收缩，造成肾皮质缺血和急性肾小管坏死的发生。急性肾衰竭是休克病人的主要并发症之一，其病死率达50%～90%。一旦出现肾衰竭应及时处理。

1. 保护肾功能：尽快补充血容量，维持器官灌注，尿量减少时用利尿剂进行强制性利尿，从而扩张肾脏血管，改善肾脏供血，预防肾脏衰竭。

2. 肾功能不全的治疗：少尿期要限制液体，治疗酸中毒与低钾血症，病情严重者可行腹膜或血液透析；多尿期要注意纠正低钾血症并保持水平衡。

（二）中效利尿药

噻嗪类

包括噻嗪类（thiazides）和非噻嗪类如氯噻酮（chlorthalidone）、吲达帕胺等，它们作用相似。其中噻嗪类是临床最常用的口服利尿药，有氢氯噻嗪[基]（hydrochlorothiazide，双氢克尿噻）、氢氟噻嗪（hydroflumethiazide）等。氢氯噻嗪是此类药中最常用的利尿药。

氢氯噻嗪口服约70%被吸收，其他噻嗪类利尿药脂溶性高，约80%被吸收，1～2h后起效。该类药物主要以原形经肾小管分泌排出，可透过胎盘屏障。

【药理作用】

1. 利尿作用　噻嗪类利尿药作用为抑制髓袢升支粗段皮质和远曲小管近端，抑制$Na^+-K^+-2Cl^-$共同转运子，减少对NaCl的重吸收，利尿作用温和，持久。

2. 降压作用　详见项目四任务一抗高血压药与用药护理。

3. 抗利尿作用　氢氯噻嗪由于排钠作用而降低血浆渗透压，能明显减轻尿崩症患者口渴感和减少饮水量，也使胞外容量减少和导致尿量减少。

【临床用途】

1. 各种水肿　常用于各种水肿的治疗，对轻、中度心性水肿疗效较好，为轻度心性水肿的首选药，是治疗慢性心功能不全的基本药物；对肾性水肿的疗效与肾功能损害程度有关，受损较轻者效果较好；肝性水肿患者在使用时要慎防低血钾诱发肝昏迷。

2. 高血压　噻嗪类利尿药是常用降压药，用药早期通过利尿、减少血容量而降压；长期用药通过排钠较多，钠钙交换减少，血管扩张而降压。常与其他降压药合用于各型高血压的治疗。

3. 尿崩症　用于肾性或升压素无效的垂体性尿崩症。

4. 其他 用于特发性高钙尿症和钙结石者。长期用药排钠较多，钠钙交换减少。

【不良反应】较易出现低血钾、低血镁、低氯性碱中毒等水电解质紊乱；也可引起高尿酸血症、高血糖症；长期用可引起高脂血症；少见的有胃肠反应、过敏反应等。

（三）低效利尿药

螺内酯

螺内酯[基]（spironolactone，安体舒通）可拮抗醛固酮，抑制醛固酮调节的 K^+-Na^+ 交换，产生排钠保钾和利尿作用。利尿作用较弱、慢而持久。利尿作用依赖于醛固酮的存在。适用于伴醛固酮升高的水肿，如肝硬化或肾病综合征患者的水肿。常与高、中效利尿药合用，以增强疗效，降低不良反应。

久用可使血钾升高；少数人可出现头痛、嗜睡、皮疹；女性可发生多毛症、月经紊乱，男性发生乳房发育等。

氨苯蝶啶

氨苯蝶啶[基]（triamterene，三氨蝶啶）直接抑制远曲小管和集合管对 Na^+ 的重吸收，也减少 K^+ 的分泌。利尿作用较螺内酯快、短而略强。常与中效或高效利尿药合用于各种顽固性水肿。能促进尿酸排泄，适用于伴痛风的患者。久用可致血钾升高，偶有轻度胃肠反应、嗜睡、乏力、皮疹等。由于抑制二氢叶酸还原酶，引起叶酸缺乏，肝硬化患者服用此药会导致巨幼红细胞贫血。

乙酰唑胺

乙酰唑胺（acetazolamide，醋唑磺胺）是一种碳酸酐酶抑制剂，利尿作用较弱，极少作为利尿药使用。但可用于治疗青光眼，因其可使眼房水生成减少，从而降低眼内压。

> **考点提示**
> 排钾利尿药、保钾利尿药的概念和临床意义。

二、脱水药与用药护理

脱水药又称渗透利尿药，是指能使机体组织细胞脱水又有渗透性利尿作用的低分子非盐类物质。本类药物的共同特点是：①静脉给药不被机体代谢利用，仅提高血浆的渗透压使组织细胞脱水。②易被肾小球滤过而不易被肾小管重吸收，可迅速排出体外。常用药物包括甘露醇、山梨醇、高渗葡萄糖，主要用于脑水肿，降低颅内压。

甘露醇

甘露醇[基]（mannitol）是一种白色结晶粉末，易溶于水，临床用20%的甘露醇注射液静脉给药。

【药理作用】

1. 脱水作用 甘露醇静脉给药后迅速提高血浆渗透压，致组织间液及细胞内水分向血浆转移而产生组织脱水作用，特别对脑、眼前房等具有屏障功能的组织脱水作用更明显，减少脑脊液和房水量。

> **考点提示**
> 掌握甘露醇的脱水作用，用药注意。

2. 利尿作用 甘露醇经肾小球滤过后，几乎不被重吸收，肾小管管腔液渗透压增高，减少肾小管对水的重吸收，因而产生利尿作用。

【临床用途】

1. 是治疗脑水肿、降低颅内压的首选药，也可用于降低眼内压，治疗青光眼或青光眼术前用药。

2. 早期可用于预防或治疗急性肾功能衰竭。少尿时应及时使用甘露醇，通过脱水作用，减轻肾间质水肿，维持足够的尿量，稀释管内有害物质，以保护肾小管免于坏死。

3. 口服可导泻，清洗肠道。

【不良反应及禁忌证】静脉给药过快可引起一过性头痛、眩晕、视力模糊。静脉注射药液漏出血管外可引起局部组织肿胀坏死，一旦外漏可用0.25%普鲁卡因局部封闭或50%硫酸镁热敷。用药后血容量增加，故禁用于心功能不全及活动性颅内出血者。

知识链接

脑水肿

脑水肿是指脑内水分增加，脑容积增大的病理现象。其病因包括：颅脑外伤，颅内感染（脑炎、脑膜炎等），脑血管疾病（脑出血等），颅内占位性疾病（肿瘤等），癫痫以及全身性严重感染性疾病（中毒性痢疾、中毒性肺炎等）。脑水肿使颅内压增高，使脑组织和细胞发生变性坏死，如不及时纠正，水肿可由局限性发展为弥漫性，形成不可逆的继发性病理改变，发生脑死亡，如果水肿部位位于生命中枢，则可发生死亡。

山梨醇

山梨醇（sorbitol）是甘露醇的同分异构体，作用与用途及不良反应与甘露醇相似。因进入体内后，部分被肝代谢，因而作用较甘露醇弱。临床用其25%高渗溶液。

高渗葡萄糖

高渗葡萄糖（hypertonic glucose），即50%葡萄糖注射液，静脉注射有脱水及渗透性利尿作用，但因部分可从血管弥散到组织中，且易被代谢，故作用弱而时间短。可与甘露醇合用或交替用，既可脱水又可供给能量。

考点提示

各种水肿首选药的选择。

知识链接

治疗水肿的药物

诊断基本明确后，应马上进行处置。

1. 一般处置：要求限制盐及水分的摄入，以免加重水肿，并多休息。

2. 对因治疗：针对水肿病因进行原发病的治疗。如心源性、肾源性、肝源性水肿应尽力解除其病因，改善其功能；营养不良性水肿应增加其营养；内分泌性水肿应用药物使其内分泌激素水平恢复到正常水平；炎症性水肿应用有效的抗生素进行治疗；药物所致的水肿应停药观察；同流受阻所致水肿应解除其受阻情况。

3. 对症治疗：对于水肿患者的对症治疗首先是利尿脱水，肺水肿首选呋塞米、心源性水肿首选氢氯噻嗪、肝源性水肿首选螺内酯，但应注意电解质的平衡问题，脑水肿首选甘露醇。

知识拓展

利尿药的用药原则

1. 髓袢利尿药及保钾利尿药二者合用，利尿效果最强，严重且顽固的水肿可选用。

2. 排钾利尿药与保钾利尿药合用有协同作用，并能对抗钾的丢失。

3. 同类利尿药合用无协同作用，相反可能增加不良反应，如螺内酯与氨苯蝶啶合用可致高血钾，应避免。

任务实施

扫码“学一学”

按下面的任务实施流程单进行，详细内容扫码阅读。

用药前	护理评估	①健康评估：了解患者治疗前的血压、体液平衡、体重及水肿情况。②用药禁忌评估：肝功能不全、肾功能不全、糖尿病及有痛风史者忌用或慎用呋塞米或氢氯噻嗪；严重肝肾功能不全和血钾偏高者禁用留钾利尿药螺内酯等；慢性充血性心衰、脱水、尿少或活动性颅内出血等情况应禁用或慎用甘露醇。③用药情况评估：过敏史，近期用过与利尿药有相互作用的药物，是否嗜酒
	调配药品	①主要剂型是片剂和注射剂等，呋塞米片为 20mg，注射剂 20mg/2ml，甘露醇注射剂 20g/100ml，50g/250ml。一般多采用口服和注射给药。②主要配伍禁忌：呋塞米注射液碱性较强，静注前生理盐水稀释，切忌加入酸性液中或与全血混合滴注
	提示建议	①对不合理用药，不安全剂量的用药行为及时提出质疑。②对磺胺过敏者禁用呋塞米，心肌梗死、心律失常、孕妇和乳母慎用氢氯噻嗪。③孕妇和糖尿病患者忌用或慎用氨苯蝶啶和阿米洛利
用药中	护理问题	①严重电解质紊乱。②脱水症状。③低血压。④高血糖、高尿酸、高血脂。⑤耳聋
	护理措施	①定期检查尿和血清电解质，发现严重电解质紊乱时应停药或减量。②预防脱水症状，老年患者脱水可引发血栓。③若同时服用降压药，告知患者预防低血压的方法。④糖尿病患者要监测血糖。有痛风倾向者注意高尿酸血症。⑤使用呋塞米注意耳毒性，若同时服用其他耳毒性药物，要加倍警惕
	用药要点	①注意药物的正确给药方法和用药时间，减少患者往返厕所产生疲劳。②不能与其他药物混合，切勿漏出血管外。③各种利尿药一般每日晨或午后给药以免夜尿
用药后	健康教育	①用药心理护理。②加强饮食治疗。③加强锻炼，预防感染
	评价效果	①水肿是否消退，液体出入量和电解质是否平衡。②所用药物有无不良反应。③有无按疗程使用完药物
	小结过程	①用药前进行护理评估、调配药品。②用药中注意护理问题，采取护理措施，把握护理要点。③用药后进行健康教育，评价护理效果

任务解析

1. 该患者是链球菌感染后引起的急性肾小球肾炎，以对症治疗为主，采用无肾毒性的青霉素类抗生素控制感染，应用呋塞米抑制 NaCl 的重吸收，产生强大的利尿作用，治疗水肿。采用血管紧张素 I 转化酶抑制剂降压。

2. 患者用药后，眼睑及下肢水肿会明显减轻，血压逐渐恢复正常，感染得到控制。尿量增多后，易发生电解质紊乱，在护理过程中定期检查尿和血清电解质，注意监测血钾、血压、脉率、体重及水肿消退程度，是否有耳鸣、听力障碍等，如有应停药或减量。若患者同时服用降压药，要注意预防低血压。

3. 呋塞米注射液碱性较强，静脉注射前应用生理盐水稀释，切忌加入酸性液中静脉滴注，不得与全血混合静脉滴注。在护理过程中应注意监测血压、脉率、体重及水肿消退程度；定期测量尿量，发现严重电解质紊乱时应停药或减量。用药期间注意补钾。

扫码“学一学”

目标检测

一、用药护理案例分析

患者，男，58 岁，原发性高血压患者，近日来常感疲倦。2 小时前突感头痛、头晕，并有喷射状呕吐。经诊断为原发性高血压，伴脑出血和颅内高压。立即予以吸氧，20% 甘露醇快速静脉滴注等处理。

试分析：使用 20% 甘露醇静脉滴注是否合理？若无该药，还可选用什么药物？

二、目标测试题

【A1/A2 型题】

1. 急性肾衰竭患者出现少尿，应首选
   A. 呋塞米　B. 螺内酯　C. 氢氯噻嗪
   D. 氨苯蝶啶　E. 以上均可
2. 下列不属于氢氯噻嗪的适应证是
   A. 轻度高血压　B. 心源性水肿　C. 轻度尿崩症
   D. 特发性高尿钙　E. 痛风
3. 使用呋塞米一般不引起
   A. 高钙血症　B. 高尿酸血症　C. 低镁血症
   D. 低钾血症　E. 低钠血症
4. 给患者输入甘露醇的目的是
   A. 供给热能　B. 利尿脱水
   C. 供给电解质　D. 增加血浆胶体渗透压
   E. 维持酸碱平衡
5. 静脉滴注以下哪种药物时，滴速应适当加快
   A. 高渗盐水　B. 含钾的药物　C. 升压药
   D. 甘露醇　E. 抗生素
6. 长期应用引起巨幼红细胞贫血的利尿药是
   A. 呋塞米　B. 氢氯噻嗪　C. 氨苯蝶啶
   D. 螺内酯　E. 阿米洛利
7. 使用甘露醇脱水治疗的护理措施以下哪项不妥
   A. 气温低时应先加热使结晶溶解　B. 必要时可重复使用
   C. 注射时不能漏出血管外　D. 缓慢静脉滴注以免加重心脏负担
   E. 注射速度不宜过快

扫码“练一练”

扫码“学一学”

8. 中度水肿，给降压利尿药治疗，应首选
A. 氢氯噻嗪　　B. 利血平　　C. 胍乙啶
D. 硝普钠　　E. 螺内酯

9. 使用甘露醇降低颅内压时需要注意
A. 保持药物低温输入　　B. 药物外渗后使用冷湿敷
C. 甘露醇需要在30min内注入　　D. 药物外渗后使用硫酸镁湿敷
E. 甘露醇使用两次时需要间隔12h

10. 对使用甘露醇脱水治疗的患儿以下哪项护理措施不包括
A. 甘露醇温度低时要先加温使结晶溶解
B. 每次剂量0.5～1g/kg
C. 静脉注射时要注意不能溢出血管外，以免组织坏死
D. 缓慢静脉滴注以免加重心脏负担
E. 作用可维持3～8h，必要时可重复使用

（白　婧　张　庆）

任务二　调节水、电解质与酸碱平衡药物与用药护理

学习目标

识记

1. 掌握氯化钾的作用、用途、不良反应和用药护理程序。
2. 熟悉氯化钠、碳酸氢钠等其他调节水、电解质、酸碱平衡药的用途以及不良反应。

应用

1. 具有关爱患有泌尿系统疾病的患者，认真实施用药护理的职业素养。
2. 会观察调节水、电解质、酸碱平衡药的疗效及不良反应，综合分析、判断及采用相应护理措施。

任务导入

患者，男，56岁，患有慢性肾衰，近日来视力减退，肢体瘫痪，胃肠麻痹，尿潴留，鱼口状呼吸，膝反射迟钝以至消失，昏睡。来院后查血钾为2.6～3.3mmol/L（正常血钾为3.5～5.5mmol/L），血肌酐170μmol/L，血压144/75mmHg，心电图U波增高。医嘱给予氯化钾静脉滴注抢救。护士需要完成这项用药护理任务。

任务描述

需要护士完成的工作任务具体如下。

1. 说出使用氯化钾的目的是什么？
2. 患者用药后会有哪些预期表现？
3. 针对此患者，护士应如何完成用药护理程序？

知识平台

调节水、电解质平衡及酸碱平衡药可用于预防和纠正失钠、失钾、失钙以及脱水等引起的电解质紊乱或酸碱平衡失调。以下主要介绍调节水、电解质与酸碱平衡药物的用药护理。

知识链接

电解质紊乱的临床表现

慢性肾功能衰竭常表现出水、电解质、酸碱平衡紊乱。表现为高血钾或低血钾、代谢性酸中毒、低血钠或高血钠、低血钙、高血磷、水肿或脱水等。低钾血症表现为恶心、呕吐、肌无力、腱反射消失，腹胀、肌痉挛和心律失常，心电图U波增高，严重者可致死。高钾血症表现为早期患者易激动、恶心、肠绞痛、腹泻，晚期为心率减慢、心律失常、呼吸困难，注意心电图T波改变。低钠血症表现为肌无力，下肢痉挛和口干等。低钙血症表现为惊跳、手足抽动或震颤、惊厥等现象，且在抽搐发作的同时还会出现不同程度的呼吸改变、心跳加快、面色发绀、严重呕吐、便血的症状，最严重的还可能导致喉肌痉挛、呼吸暂停。

一、调节水、电解质平衡药物与用药护理

（一）盐类

氯化钠

氯化钠[基]（sodium chloride）常用制剂有0.9%、10%氯化钠注射液、乳酸钠林格[基]注射液、葡萄糖氯化钠注射液等。

【作用与用途】Na^+是人体细胞外液的主要阳离子，起到保持细胞外液渗透压和容量，调节体液酸碱平衡，维持组织细胞和神经肌肉正常生理功能的作用。用于出汗过多、严重呕吐和腹泻、长期使用利尿药或使不当、大面积烧伤等所致的低钠综合征。输入0.9%氯化钠注射液以短暂维持血容量，治疗严重脱水或出血而引起的血容量骤减导致的休克。0.9%氯化钠注射液无刺激性，可用于洗眼、冲洗伤口，也用于溶解和稀释药物。0.1%～0.2%的注射液口服可防中暑。

【不良反应与禁忌证】过量输入可致高钠血症，表现为组织水肿等，对酸中毒者可致高氯酸血症。脑、肾、心功能不全及血浆蛋白过低者应慎用。肺水肿患者禁用。

氯化钾

氯化钾[基]（potassium chloride）可用于防治各种原因所引起的低钾血症和强心苷中毒，但有传导障碍者禁用。本药口服刺激性大，宜稀释后饭后服，最好选用氯化钾缓释片。静脉滴注速度宜慢，否则易致心率减慢，甚至心脏停搏。

考点提示

氯化钾的临床应用及用药护理程序。

扫码“看一看”

钙盐

常用的钙盐有氯化钙（calcium chloride）、乳酸钙（calcium lactate）、葡萄糖酸钙[基]（calcium gluconate）等。

【作用与用途】钙盐为维持人体神经、肌肉、骨骼系统、细胞膜和毛细血管通透性正常功能的必需药物。血清钙降低可引起神经肌肉兴奋性增高，甚至强直性惊厥、昏迷。葡萄糖酸钙用于血钙降低引起的手足抽搐症以及肠绞痛、输尿管绞痛等。用于防治佝偻病、软骨病及儿童、孕妇、哺乳期妇女补钙。治疗皮肤黏膜过敏性疾病，如荨麻疹、渗出性水肿、瘙痒性皮肤病等作辅助用药，有消炎、消肿和抗过敏作用。一般采取静脉缓慢注射。竞争性拮抗镁离子，用于解救镁盐中毒。对抗氨基糖苷类抗生素引起的呼吸肌麻痹。参与凝血过程。

【不良反应】对组织有强烈刺激性，若漏出血管外可引起局部剧痛或组织坏死。静脉滴注时全身有发热感。若静脉滴注速度过快或浓度过高可产生心搏加快、心律失常甚至心搏骤停。钙剂能增强强心苷对心脏的毒性，故服用强心苷期间禁用钙剂。

口服补液盐和腹膜透析液

口服补液盐[基]（oral rehydration salts，ORS）每升含氯化钠 2.5g，氯化钾 1.5g，碳酸氢钠 2.5g（或枸橼酸钠 2.9g），无水葡萄糖 20g，每次口服 500ml，主要用于防治腹泻和呕吐引起的脱水或电解质紊乱。

腹膜透析液[基]（peritoneal dialysis solution）由钠、钾、钙、镁、氯、缓冲物质（碱性基团）和葡萄糖等配制而成的澄明、无菌溶液。临床用于急慢性肾功能衰竭、药物中毒、顽固性心力衰竭、电解质紊乱等。

此类药物还有硫酸镁注射液、门冬氨酸钾镁等。

（二）糖类

葡萄糖

葡萄糖[基]（glucose）常用注射剂有 5%、10%、25%、50% 等规格。

【作用与用途】葡萄糖是机体所需能量的主要来源。在体内被氧化成二氧化碳和水，同时为机体提供能量，或以糖原形式贮存，对肝脏具有保护作用。静脉注射 50% 葡萄糖 40 ~ 100ml 可治疗低血糖、胰岛素休克及脑水肿。静脉滴注 5% ~10% 的葡萄糖注射液补充体液和提供能量。25% 葡萄糖注射液加胰岛素 16 ~20U 静脉滴注可治疗高血钾。5% ~10% 的葡萄糖注射液还可作为药物的溶剂用于静脉滴注或静脉注射。

【不良反应】长期单独补充葡萄糖易引起低钾、低钠等电解质紊乱。小儿、老人或心功能受损者补液过快，可引起心悸甚至急性左心衰。糖尿病酮症酸中毒和高血糖非酮症性高渗状态时禁用。

由于本药注射剂为弱酸性，不能作为青霉素、氨苄西林、阿莫西林、头孢哌酮、磺胺嘧啶、呋塞米、肝素钠、维生素 B_6 等药物的溶剂，大多数抗恶性肿瘤药物、生物制剂，如抗人淋巴细胞免疫球蛋白等也不能使用葡萄糖注射剂溶解。

二、调节酸碱平衡药物与用药护理

（一）纠正酸血症药物

碳酸氢钠

碳酸氢钠[基]（sodium bicarbonate）为弱碱，抗酸作用弱而短暂。

【作用与用途】

1. 纠正代谢性酸中毒　静脉滴注后使体内 H^+ 浓度降低，作用快，疗效确切，可用于防治代谢性酸中毒。

2. 碱化尿液　经肾排泄时提高尿液 pH，可用于巴比妥类等弱酸性药物中毒，以加速药物排泄解毒，也用于增加磺胺类药物溶解度，防止肾损害或增强氨基糖苷类抗生素治疗泌尿道感染的疗效。

> **考点提示**
>
> 碳酸氢钠的临床应用、不良反应。

3. 用于高钾血症　纠正低氧性酸中毒时 K^+ 从细胞内向细胞外弥散所造成的高钾血症，减缓 K^+ 对心脏的抑制，使心肌收缩性及应激性增高，为心脏复苏的措施之一。

4. 其他　治疗胃酸过多引起的消化性溃疡等。

【不良反应与禁忌证】本药有局部刺激性，注射时严防漏出血管。过量可引起代谢性碱中毒。碳酸氢钠可加重水钠潴留、失钾等。急慢性肾衰竭、充血性心衰、缺钾患者慎用。

乳酸钠

乳酸钠（sodium lactate）进入体内后，其乳酸根经肝转化生成 HCO_3^-，故与碳酸氢钠相似，可用于治疗代谢性酸中毒，作用不及碳酸氢钠迅速，一般不作为首选，但对高钾血症、普鲁卡因胺等引起的心律失常伴酸中毒者，以乳酸钠治疗为宜。过量可引起碱血症。休克、低氧、肝功能不全及乳酸性酸中毒者禁用。本药不可用氯化钠注射液稀释。

（二）纠正碱血症药物

氯化铵

氯化铵（ammonium chloride）是一种酸性无机盐，用于酸化体液和尿液，有利尿作用和祛痰作用，可用于有机碱类药物中毒。过量应用可致高氯性酸血症，并引起呼吸增强和血液 CO_2 张力下降；静脉滴注过快，可导致惊厥和呼吸停止。肝肾功能不全者禁用，肾功能不全时慎用。溃疡病、代谢性酸血症患者禁用。

知识拓展

高浓度电解质和葡萄糖制剂用药护理原则

高浓度电解质制剂（如 10% 氯化钾、10% 氯化钠、10% 氯化钙、25% 硫酸镁）和 20%、50% 葡萄糖注射液药理作用显著且迅速，易危害人体，属于高危险药品。此类药用药护理原则是：①专柜存放，不与其他药物混放；存放药柜外标识醒目，设置红色警示及提示牌。②加强高危药物的效期管理，保证先进先出，保证药物安全有效。③在静脉给药过程中严防外渗，避免因外渗引起局部组织肿胀，甚至坏死。若外渗，及时停止给药，必要时用空针抽吸局部外渗药液，减少药液对组织的刺激，局部受损皮肤可抹多磺酸黏多糖乳膏（喜疗妥）、外贴水胶体透明贴或外敷硫酸镁。④加强查对，确保准确给药。

任务实施

扫码“学一学”

按下面的任务实施流程单进行，详细内容扫码阅读。

用药前	护理评估	①健康评估：患者血清钾、钠、氯、钙水平和出入量。②用药禁忌评估：肺水肿患者禁用氯化钠；急慢性肾衰竭、充血性心衰、缺钾患者慎用碳酸氢钠。③用药情况评估：过敏史，近期用过与该类药有相互作用的药物
	调配药品	①片剂和注射剂等，氯化钾缓释片为 0.25g，0.5g，注射剂 1g/10ml，1.5g/10ml，碳酸氢钠注射液 20ml、250ml 和 500ml。一般多采用口服和静脉给药。②主要配伍禁忌：碳酸氢钠与维生素 C 等酸性药物合用会相互减弱药效；禁与庆大霉素、红霉素、哌替啶等注射剂混用
	提示建议	①对不合理用药，不安全剂量的用药行为及时提出质疑。②严重肾功能不良、尿少或尿闭、高血钾患者禁用氯化钾
用药中	护理问题	①心律失常。②药物中毒
	护理措施	①在氯化钾静脉滴注时进行心电监护，以防心律失常。②药物过量引起中毒，应增加排泄（利尿或泻药等），严重者需采用肾透析加速排泄。③给药期间需监测患者肝、肾功能，血清钾、钠、钙浓度及 CO_2 结合力，血液 pH 等
	用药要点	①多采用静脉滴注或静脉注射给药。②严禁静脉注射钾盐，以免血钾突然升高，引起心搏骤停
用药后	健康教育	①用药心理护理。②加强饮食治疗
	评价效果	①观察患者低钠、低钾综合征的症状和体征是否解除，调整治疗方案。②所用药物有无不良反应。③有无按疗程使用完药物
	小结过程	①用药前进行护理评估、调配药品。②用药中注意护理问题，采取护理措施，把握护理要点。③用药后进行健康教育，评价护理效果

任务解析

1. 该患者是因慢性肾衰出现的低血钾症状，以对症治疗为主，采用氯化钾静脉滴注可以防治各种原因所引起的低钾血症。

2. 患者用药后，血钾会逐渐恢复正常，当出现心律失常时，应注意调整剂量和静脉滴注速度。

氯化钾可口服和静脉滴注，不可静脉注射。静脉滴注速度宜慢，不超过 80 滴/分，以免血钾突然升高，引起心搏骤停。给药期间需监测患者肝、肾功能，血清钾、钠、钙浓度及 CO_2结合力，血液 pH 等。

3. 如发现高氯性酸中毒、高钠血症、高钾血症或血钠大于 146mmol/L，血钾大于 5.5mmol/L 时，应中断静脉滴注，并及时报告医生。如患者出现钾中毒，需立即停用一切含钾的药物或食物，输注碳酸氢钠、葡萄糖加胰岛素（以使血钾进入细胞）；注射钙剂以解救心肌中毒，并采用阳离子交换树脂以加速钾排泄，必要时做腹膜或血液透析。

扫码"学一学"

目标检测

一、用药护理案例分析

患者因肾功能衰竭，呼吸深而快，有烂苹果味，面部潮红，准备急诊手术。化验 pH 7.3，CO_2 结合力降低，诊断为代谢性酸中毒。试分析：使用5%碳酸氢钠注射液静脉滴注是否合理？护士应采取什么护理措施？

二、目标测试题

【A1/A2 型题】

1. 治疗低血钾下列哪项是错误的

A. 尽可能口服补钾

B. 严重缺钾时直接静脉注射10%氯化钾

C. 静脉补钾要求尿量 >30ml/h

D. 静脉滴注速度控制在30～60滴/分钟

E. 每日补钾6～8g

2. 调节酸碱平衡的重要部位是

A. 肺　　B. 肝　　C. 肾

D. 心　　E. 脑

3. 纠正代谢性酸中毒时，应特别注意哪种离子浓度的变化

A. K^+　　B. Na^+　　C. Cl^-

D. H^+　　E. Mg^{2+}

4. 患者，男性，43岁，肾功能不全2年，近日因受凉出现病情加重，血肌酐390mmol/L，血 WBC 11×10^9/L，血钾3.8mmol/L，呼吸深慢，pH 7.3，患者出现酸碱平衡失调，可以采用的药物治疗是

A. 氯化铵　　B. 碳酸氢钠　　C. 氯化钠

D. 氯化钾　　E. 葡萄糖

5. 患者，女性，30岁。7天前受凉后，出现乏力、恶心，颜面水肿，测血压180/105mmHg，可见肉眼血尿，3天后，尿量减少至600ml/d，查血钾55mmol/L，血肌酐308μmol/L，呼吸22次/分钟，双下肢中度水肿。应采取的措施是

A. 严格控制钠、水的入量，维持水、电解质平衡　　B. 给予高蛋白饮食

C. 用强利尿剂　　D. 用速效强心剂

E. 鼓励多饮水

6. 患者因肠梗阻，呼吸深而快，面部潮红，准备急诊手术。化验 pH 7.3，CO_2结合力降低，诊断为代谢性酸中毒，应采取以下哪种药纠正

A. 11.2%乳酸钠　　B. 5%碳酸氢钠

C. 乳酸钠林格注射液　　D. 氯化钾

E. 5%葡萄糖盐水

7. 患者，女性，38 岁，因频繁呕吐 1 周，出现低钾表现，于是快速补钾。以下说法错误的是

A. 静脉补钾浓度 0.3%
B. 偶尔直接静脉注射 10% 氯化钾
C. 静脉补钾要求尿量 >30ml/h
D. 静脉滴注速度控制在 30～60 滴/分钟
E. 静脉补钾每日 3g 氯化钾

8. 患者，女性，50 岁，因频繁呕吐多日，不能饮食，出现脱水，低血钾表现，补液时家属心切，私自将补液速度加快，发生了高血钾，此时治疗应选用

A. 硫酸镁
B. 氯化铵
C. 碳酸氢钠
D. 乳酸钠
E. 葡萄糖酸钙

【A3/A4 型题】

患者，男性，56 岁，出现频繁呕吐，导致代谢性酸中毒。

9. 治疗首先应给

A. 5% 葡萄糖
B. 5% 碳酸氢钠
C. 乳酸钠林格
D. 平衡液
E. 氯化钾

10. 进一步检查发现心悸，腱反射减弱，血压 100/60mmHg，心电图出现 U 波，此时应该补充以下何种电解质

A. 5% 葡萄糖
B. 5% 碳酸氢钠
C. 乳酸钠林格
D. 氯化钠
E. 氯化钾

扫码“练一练”

（白　婧）

项目七

呼吸系统药物与用药护理

项目简介

同学们，呼吸系统疾病种类多，临床症状主要以咳、痰、喘为主。咳嗽是呼吸道黏膜受刺激引起的一种重要防御性反射，借以清除呼吸道分泌物和异物，但剧烈而频繁的无痰干咳会影响工作和休息。痰是呼吸道炎症的产物，可刺激呼吸道引起咳嗽，同时阻塞支气管而引起呼吸困难。喘息多见于支气管哮喘和喘息性支气管炎，是支气管平滑肌痉挛和支气管黏膜炎症引起的分泌物增加和黏膜水肿而致的小气道阻塞。这些症状若经久不愈，可导致支气管扩张、肺气肿及肺源性心脏病，给患者造成严重危害。合理应用镇咳药、祛痰药和平喘药控制症状，联合应用抗微生物药消除病因，有助于防止病情发展。做好呼吸系统疾病的用药护理，必须掌握临床常用的治疗呼吸系统疾病的药物，主要有镇咳药、祛痰药和平喘药，任务一是完成镇咳和祛痰治疗的用药护理，任务二是完成哮喘的用药护理。这将有助于同学们在工作岗位上更好地进行呼吸系统疾病的用药护理。

任务一　镇咳药、祛痰药与用药护理

扫码“学一学”

学习目标

识记

1. 掌握磷酸可待因的作用、用途、不良反应和用药护理程序。
2. 熟悉右美沙芬、溴己新及其他镇咳药和祛痰药的用途、不良反应。

应用

1. 关爱有呼吸系统疾病的患者，认真实施用药护理程序，提高护士职业素养。
2. 会观察镇咳药和祛痰药的疗效及不良反应，综合分析并采用相应护理措施。

任务导入

患者，男，3岁，发热，流涕，咳嗽2周，口服药物无好转。查体：T 39.2℃，P 118次/分钟，R 32次/分钟，神清，咽充血明显，扁桃体Ⅱ度肿大，肺呼吸音粗，闻及痰鸣音，心音有力，腹软，肠鸣正常。白细胞 18×10^9/L，CRP 13mg/L。诊断为：急性支气管炎。医生医嘱：给予盐酸溴己新，赖氨匹林，哌拉西林钠+他唑巴坦钠，穿心莲内酯磺化物静脉输注治疗，给予盐酸氨溴索注射液高频雾化治疗。护士需要完成这项用药护理任务。

任务描述

需要护士完成的工作任务具体如下。

1. 说出使用盐酸溴己新静脉注射液治疗的目的是什么？
2. 患者用药后会有哪些预期表现？
3. 针对此患者，护士应如何完成用药护理程序？

知识平台

镇咳药是一类用于治疗剧烈而频繁咳嗽的药物。根据药物作用部位的不同，镇咳药可分中枢性镇咳药和外周性镇咳两类。祛痰药是一类能使痰液变稀或黏滞度降低，使痰液易于咳出的药物。根据作用机制的不同，祛痰药可分为痰液稀释药和黏痰溶解药两类。本任务主要介绍镇咳药、祛痰药的用药护理。

扫码“看一看”

一、镇咳药与用药护理

（一）中枢性镇咳药

可待因

可待因[基]（codeine，甲基吗啡）为阿片生物碱之一，可直接抑制延髓咳嗽中枢而产生强大的镇咳作用。口服后约20min起效，肌内注射后0.25～1h达血药浓度峰值。经肝脏代谢，血浆半衰期为3～4h。

【作用与用途】

1. 镇咳 治疗各种原因引起的剧烈无痰性干咳，尤其适用于胸膜炎或大叶性肺炎早期伴有胸痛的干咳。

2. 镇痛 适用于中等程度的疼痛，其镇痛作用仅为吗啡的1/10，但成瘾性和依赖性较小。

【不良反应】偶见恶心、呕吐、便秘、眩晕等。大剂量明显抑制呼吸中枢，并可发生烦躁不安等中枢兴奋症状。小儿用量过大可致惊厥。久用易产生耐受性和成瘾性。因其可抑制支气管腺体分泌和纤毛运动，使痰液变得黏稠，痰多者禁用，有气道阻塞性疾病者慎用。

右美沙芬

右美沙芬（dextromethorphan，美沙芬）为人工合成的吗啡衍生物，是目前临床上应用最广泛的镇咳药物。镇咳作用与可待因相似或略强，起效快。临床主要用于治疗干咳，适用于上呼吸道感染、急慢性支气管炎、支气管哮喘及肺结核所致咳嗽。亦可用于吸入刺激物引起的刺激性干咳。常与抗组胺药合用。不具有镇痛或催眠作用，治疗量对呼吸中枢无抑制作用，亦无依赖性和耐受性。

一般不良反应常见头晕、嗜睡、口干、便秘、恶心、呕吐等。孕妇及痰多患者慎用，禁与单胺氧化酶抑制剂合用。

喷托维林

喷托维林[基]（pentoxyverine，咳必清）为人工合成的非成瘾性镇咳药，能选择性抑制延髓咳嗽中枢，具有轻度阿托品样作用和局部麻醉作用。大剂量可解除支气管痉挛，降低气道阻力。其镇咳作用比可待因弱，但无成瘾性。临床主要用于上呼吸道炎症引起的无痰性干咳、阵咳，对于小儿百日咳效果尤好。偶有头晕、口干、便秘等不良反应，多痰者及青光眼患者禁用，前列腺肥大者及心功能不全伴咳嗽患者慎用。

（二）外周性镇咳药

苯佐那酯

苯佐那酯（benzonatate，退咳）为丁卡因的衍生物，具有较强的局部麻醉作用，可抑制肺牵张感受器和感觉神经末梢，阻断咳嗽冲动的传导而止咳，其镇咳作用比可待因弱。临床主要用于治疗刺激性干咳、阵咳，也可用于支气管镜检查或支气管造影前预防咳嗽。本品不良反应较少，有嗜睡、头晕、鼻塞等，服药时不可嚼碎药片，以免引起口腔麻木。

复方甘草制剂

复方甘草制剂[基]（compound liquorice）主要成分有甘草，流浸膏和复方樟脑酊，后者内含阿片酊，应按麻醉药品管理使用。包括片剂和口服溶液剂，用于上呼吸道感染、支气管炎和感冒时的咳嗽及咳痰不畅等。服药后避免大量饮水，运动员慎用。

> **考点提示**
>
> 镇咳药的临床应用与禁忌证。

二、祛痰药与用药护理

（一）痰液稀释药

氯化铵

氯化铵（ammonium chloride）口服后刺激胃黏膜引起轻度恶心，反射性刺激呼吸道分泌，此外，吸收后从呼吸道黏膜排出，因高渗作用带出水分，稀释痰液。

【作用与用途】

1. 祛痰作用　临床用于急性呼吸道炎症初期黏痰不易咳出的患者。现临床很少单独应用，常与其他药物配伍制成复方制剂使用。

2. 酸化血液和体液作用　促进碱性药物的排泄和纠正代谢性碱中毒，且有一定的利尿作用。

【不良反应】大剂量应用可引起胃肠道反应，宜饭后服用。严重肝功能减退、溃疡病、代谢性酸中毒者禁用。

同类药物有酒石酸锑钾（antimony potassium tartrate）、愈创木酚甘油醚（guaifenesin）、碘化钾等。

（二）黏痰溶解药

溴己新

溴己新[基]（bromhexine，必嗽平）为黏痰溶解药，能裂解痰中酸性黏多糖纤维，抑制酸性黏多糖蛋白的合成，减少痰中酸性糖蛋白的含量，并可溶解和稀释黏痰而降低痰液的黏度，使之易于咳出，还有镇咳及平喘作用。临床用于急慢性支气管炎、哮喘、支气管扩张等呼吸道疾病痰液黏稠不易咳出者。偶见恶心、胃部不适、氨基转移酶升高。消化性溃疡、肝功能不全者慎用。

同类药物有氨溴索[基]（ambroxol），是溴己新在体内的活性代谢产物，其祛痰作用显著，毒性小，耐受性好，多用于雾化吸入治疗。

乙酰半胱氨酸

乙酰半胱氨酸[基]（acetylcysteine，痰易净）为半胱氨酸的乙酰化物，能裂解酸性糖蛋白多肽链中的二硫键，降低痰的黏性，易于咳出。临床上适用于大量黏痰阻塞引起的呼吸困难等紧急情况。采用气管滴入或雾化吸入给药，使药液与痰液接触才能生效，故限制了其应用。因本药有特殊的蒜臭味，可引起恶心、呕吐，且对呼吸道有刺激作用，易引起呛咳，直至支气管痉挛，支气管哮喘、肝功能不全者慎用。临床上常与异丙肾上腺素交替应用以减少不良反应的发生，并提高疗效。

羧甲司坦

羧甲司坦[基]（carbocisteine）祛痰作用与乙酰半胱氨酸相似，但起效快，口服4h即显效，兼有促进受损支气管黏膜修复作用。临床上常与抗生素合用，用于呼吸系统疾病所致的痰液黏稠及术后咳痰困难者。偶见轻度头晕、恶心、胃部不适、腹泻、皮疹等，有消化道出血者慎用。

考点提示

祛痰药的临床应用。

拓展提升

镇咳药和祛痰药的合理应用

正确使用镇咳药和祛痰药可有效控制呼吸系统疾病症状。轻微咳嗽有助于排痰，无需使用镇咳药，剧烈而频繁的无痰干咳，则应采用镇咳药物进行治疗。若咳嗽伴有咳痰困难，则应使用祛痰药，慎用镇咳药，必要时可通过高频振荡雾化给药，以提高疗效。否则积痰排不出，易继发感染，并且阻塞呼吸道，引起窒息。

任务实施

按下面的任务实施流程单进行，详细内容扫码阅读。

扫码“学一学”

用药前	护理评估	①健康评估：患者的呼吸、血压、心率、肝肾功能是否正常，咳嗽发生和持续的时间、性质、程度，咳嗽的音色。②用药禁忌评估：多痰者、稠痰、支气管哮喘者禁用镇咳药；青光眼患者禁用喷托维林；支气管哮喘患者禁用乙酰半胱氨酸。③用药情况评估：是否采用祛痰止咳药治疗，有无成瘾。患者及家属对所用镇咳药和祛痰药的有关知识
	调配药品	①片剂、糖浆剂和注射剂等剂型，氢溴酸右美沙芬片为15mg，溴己新片8mg，盐酸溴己新注射剂4mg/2ml。②主要配伍禁忌：使用盐酸氨溴索注射液不能与pH大于6.3的其他溶液混合；乙酰半胱氨酸不能与碘化油、糜蛋白素、胰蛋白酶配伍；不宜混合或并用青霉素、头孢菌素、四环素等，必要时可间隔4h交替
	提示建议	①对不合理用药，不安全剂量的用药行为及时提出质疑。②溃疡病、肝功能不全，代谢性酸中毒慎用祛痰药
用药中	护理问题	①窒息。②阿托品样反应。③胃肠道反应。④低血钾和酸中毒
	护理措施	①遵医嘱用祛痰药外，教会患者能正确运用深呼吸咳嗽，还可采取拍背与胸壁震荡、湿化呼吸道、体位引流等方式促进排痰。②喷托维林用药后注意观察是否有面部及皮肤潮红、瞳孔散大、对光反应消失和腱反射亢进等症状，若有应停药。③使用刺激性祛痰药时，应监测血钾水平
	用药要点	①注意药物的正确给药方法和用药时间：多采用口服给药，必要时雾化吸入。②对于易刺激胃黏膜的药物，如黏痰溶解药宜餐后服用
用药后	健康教育	①用药心理护理。②避免诱因。③改善环境
	评价效果	①咳嗽是否得到缓解和控制，痰液是否消失。②各项检查指标是否恢复正常。③所用药物有无不良反应
	小结过程	①用药前进行护理评估、调配药品。②用药中注意护理问题，采取护理措施，把握护理要点。③用药后进行健康教育，评价护理效果

任务解析

1. 该患者为急性支气管炎，以对症治疗和防治继发细菌感染为主。因有痰液，慎用镇咳药，给予盐酸溴己新注射液静脉输注发挥祛痰止咳作用，给予赖氨匹林退烧，给予哌拉西林钠他巴唑坦钠控制感染。

2. 患者用药后，痰液的黏性成分被分解，黏滞性降低易咳出，咽部充血减轻，体温降至正常。偶有恶心、胃部不适及血清氨基转移酶升高等不良反应。

3. 本类药物多采用口服、静脉注射，也可采取静脉滴注、雾化吸入等方式给药。用药前后测定患者体温，鼓励患者多喝水，以利于稀释痰液。如出现恶心、呕吐等胃肠道症状，对治疗用药及时减量或停药。

扫码“学一学”

目标检测

一、用药护理案例分析

患者，男，75 岁，慢性支气管炎病史 6 年，因感冒病情加重 5 天，出现咳嗽、胸闷、痰多、夜不能寐。查体：体温 37.8 ℃，白细胞 11×10^9/L，听诊两肺可闻及哮鸣音。诊断为慢性支气管炎的急性发作。医嘱：①氨茶碱 0.2 g，每日 3 次；②溴已新 16mg，每日 3 次；③阿莫西林 0.5mg，每日 3 次。请分析是否合理，应采取哪些护理措施？

二、目标测试题

【A1/A2 型题】

1. 因咳嗽 5 天伴发热 2 天的支气管患儿不应采取的治疗措施是

A. 减少患儿活动　B. 经常变换体位　C. 保持室内湿度 60%　D. 给予雾化吸入　E. 给予镇咳药

2. 下列药物中属于中枢性镇咳药的是

A. 磷酸苯丙哌林　B. 右美沙芬　C. 盐酸氨溴索　D. 羧甲司坦　E. 硫酸沙丁胺醇

3. 磷酸可待因的主要临床用途为

A. 用于镇痛　B. 用于镇咳　C. 用于祛痰　D. 预防偏头痛　E. 解救吗啡中毒

4. 以下药物属于痰液稀释药的是

A. 氯化铵　B. 氨茶碱　C. 乙酰半胱氨酸　D. 羧甲司坦　E. 右美沙芬

5. 祛痰药溴已新的活性代谢产物是

A. 磷酸苯丙哌林　B. 右美沙芬　C. 盐酸氨溴索　D. 羧甲司坦　E. 乙酰半胱氨酸

6. 患者，女，30 岁，因夜间受凉，次日晨起出现鼻塞，打喷嚏，流涕，几日后出现咳嗽，干咳无痰，听诊无湿啰音，此时患者可以选用

A. 溴已新　B. 右美沙芬　C. 氯化铵　D. 氨溴索　E. 沙丁胺醇

7. 患者，男，86 岁，有 COPD 病史 30 年，平素体弱，3 天前受凉后再次出现咳嗽咳痰，痰白黏量多，伴有气急。此时患者应避免使用

A. 溴已新　B. 氨茶碱　C. 可待因　D. 氨溴索　E. 沙丁胺醇

8. 一老年患者以肺气肿、Ⅱ型呼吸衰竭收入院。入院第一天晚上，因咳嗽痰多，呼吸困难，并对医院环境不适应而不能入睡。下述不正确的用药护理是

A. 给镇咳和镇静药，帮助入睡　B. 减少夜间操作，帮助患者睡眠　C. 给低流量持续吸氧　D. 给予祛痰药并协助排痰　E. 给予雾化吸入

【A3/A4 型题】

患者，男性，80 岁。有慢性支气管炎病史 20 年。一周前受凉后再次出现咳嗽、咳痰，痰白质黏，伴有呼吸困难、胸闷、乏力。以慢性支气管炎合并慢性阻塞性肺气肿入院治疗。

9. 下列处理哪项不妥

A. 抗生素　　B. 体位引流　　C. 中枢镇咳药

D. 祛痰药　　E. 雾化吸入

10. 如果患者病情进一步发展，呼吸困难加重，查体：口唇发绀，颈静脉怒张，双肺散在湿啰音。心率 120 次/分钟，律齐。肝肋下 3cm，双下肢可见凹陷性水肿。此时患者应避免使用

A. 溴己新　　B. 氨茶碱　　C. 可待因

D. 氨溴索　　E. 沙丁胺醇气雾剂

扫码“练一练”

（白　婧）

任务二　平喘药与用药护理

学习目标

识记

1. 掌握氨茶碱的作用、用途、不良反应和用药护理程序。
2. 熟悉沙丁胺醇、倍氯米松以及平喘药的用途以及不良反应。

扫码“学一学”

应用

1. 关爱哮喘患者，认真实施用药护理程序，指导患者正确使用气雾剂。
2. 能够观察平喘药的疗效及不良反应，采用相应护理措施。

任务导入

患者，男，23 岁，昨天凌晨突然出现发作性的呼气性呼吸困难，伴胸闷，咳嗽，立即吸入沙丁胺醇和口服氨茶碱，无效后来医院。查体：T 38.9℃，P 110 次/分钟，R 34 次/分钟，BP 130/85mmHg。神清，情绪紧张，端坐呼吸，唇色发绀，大汗淋漓，胸廓饱满，听诊双肺可闻哮鸣音。白细胞 10.5×10^9/L，胸部 X 线检查提示双肺透亮度增高，以往有哮喘发作史。诊断为支气管哮喘（重症哮喘）。医生医嘱：给予氨茶碱静脉注射、琥珀酸氢化可的松静脉注射，头孢他啶和阿米卡星静脉滴注。护士需要完成这项用药护理任务。

任务描述

需要护士完成的工作任务具体如下。

1. 说出使用氨茶碱、琥珀酸氢化可的松的目的是什么？
2. 患者用药后会有哪些预期表现？
3. 针对此患者，护士应如何完成用药护理程序？

知识平台

平喘药（antiasthmatic drugs）是能够预防和缓解哮喘喘息症状的药物，按作用方式可分为支气管扩张药、抗炎平喘药和抗过敏平喘药等。支气管哮喘患者的护理是护士资格考试的重要考试内容，因此做好平喘药用药护理至关重要。本任务主要介绍平喘药的用药护理。

扫码“看一看”

知识链接

支气管哮喘简介

支气管哮喘，简称哮喘，是危害人类健康的常见病、多发病。据估算，全球哮喘患者约3亿人，中国哮喘患者约3000万人，哮喘常见症状是发作性的喘息、气急、胸闷或咳嗽等症状，并伴有喘鸣音；个别患者以胸痛为主要表现，上述症状经常在患者接触刺激性气体、过敏原后发作，常在夜间和（或）清晨发作。哮喘发病机制与气管病理性免疫反应导致的炎症反应有关，组胺、缓激肽、白三烯等活性物质与哮喘发作有直接关联。哮喘容易被误诊为慢性支气管炎、咽炎等，治疗不及时、不规范甚至会导致死亡。

一、支气管舒张药与用药护理

（一）β_2肾上腺素受体激动药

沙丁胺醇

沙丁胺醇[基]（salbutamol，舒喘灵）口服15～30min起效，作用维持4～6h，气雾吸入约5～15min起效，作用维持2～4h。用于支气管哮喘、喘息型支气管炎和肺气肿患者的支气管痉挛。预防用药多口服给药，控制急性发作多气雾吸入或静脉给药。近年来有缓释剂型和控释剂型，可延长作用时间，适用于预防哮喘夜间突然发作。与剂量有关，一般剂量偶见手指震颤、恶心、头晕等，大剂量可致心悸，久用可产生耐受性。

特布他林

特布他林（terbutaline）的药理作用、临床应用与沙丁胺醇相似。有口服、气雾吸入、静脉滴注等多种给药方法，其中气雾吸入给药疗效最好。本品皮下注射较肾上腺素皮下注射不良反应少见，患者易耐受。

非选择性β肾上腺素受体激动药有肾上腺素、异丙肾上腺素等，由于其作用于心脏引起心率加快等不良反应，故较少使用。

（二）茶碱类

氨茶碱

氨茶碱[基]（aminophylline）口服易吸收，吸收后生物利用度达96%，60%与血浆蛋白结合，主要经肝脏代谢，其体内的消除速率个体差异较大，老年人及肝硬化者的半衰期显著延长。

【作用与用途】

1. 平喘作用　可松弛支气管平滑肌，尤其对痉挛状态的平滑肌效果较好，但起效较慢，一般情况下不宜采用。临床上主要用于慢性哮喘的维持治疗，以防止急性发作。一般可口服，严重病例或哮喘持续状态可稀释后缓慢静脉滴注。

2. 兴奋心脏　可增强心肌收缩力和心排出量，对急性心功能不全和心源性哮喘有效。

3. 利尿作用　可增加肾小球滤过率，同时抑制肾小管对钠的重吸收，产生利尿作用，可用于心性水肿的辅助治疗。

4. 其他　松弛胆道平滑肌，解除胆道痉挛，主要用于治疗胆绞痛。

【不良反应】

1. 局部刺激症状强　口服可引起恶心、呕吐，宜餐后服用，肌内注射可致局部肿痛，现已少用。

2. 中枢兴奋性　少数患者治疗量可出现烦躁、不安等反应，静脉注射过快或过速可出现头痛、头晕，甚至惊厥。

3. 急性中毒　静脉滴注速度过快或剂量过大，可引起心悸或血压骤降，严重时致心律失常。老年人及心、肝、肾功能不全者用药酌减。

胆茶碱

胆茶碱（choline theophyllinate）为茶碱和胆碱的缩合物，平喘作用与氨茶碱相似。水溶性比氨茶碱大5倍，口服吸收快，维持时间较长。刺激性较小，胃肠道、心脏和中枢神经系统不良反应较轻，患者易耐受。

二羟丙茶碱

二羟丙茶碱（diprophylline，喘定）平喘作用比氨茶碱弱，但不良反应较轻，刺激性小，可肌内注射，兴奋心脏作用弱。主要用于伴有心动过速或不宜用拟肾上腺素药和氨茶碱治疗的患者。

同类药物还有茶碱[基]（theophylline）、多索茶碱（doxofylline）等。

（三）M受体阻断药

异丙托溴铵

异丙托溴铵[基]（ipratropium bromide）通过阻断M受体使支气管平滑肌松弛。主要通过气雾吸入，用于防止不能耐受β受体激动剂的支气管哮喘患者。青光眼患者慎用。

二、抗炎平喘药与用药护理

（一）糖皮质激素

糖皮质激素是目前治疗哮喘最有效的抗炎药物。这一作用与其抗炎和抗过敏作用有关。它能抑制前列腺素和白三烯生成；减少炎症介质的产生和反应；能使细小血管收缩，渗出减少。糖皮质激素是哮喘持续状态或危重发作的重要抢救药物。近年应用吸入治疗法，充分发挥了糖皮质激素对气道的抗炎作用，也避免了全身性不良反应。本品虽然对缓解急性症状有效，但若长期用药，其不良反应则不容忽视。常见的不良反应如下。

1. 水、盐、糖、蛋白质及脂肪代谢紊乱：表现为向心性肥胖（库欣综合征），出现满月脸、水牛背，痤疮、多毛，高血钠和低血钾、高血压、水肿，高血脂、高血糖或使糖尿病加重，肾上腺皮质功能减退，闭经，肌肉消瘦、无力，骨质疏松、股骨头坏死和精神症状等。

2. 减弱机体抵抗力。糖皮质激素减少免疫细胞，抑制人体免疫反应。

3. 阻碍组织修复，延缓组织愈合。

4. 抑制儿童生长发育。

倍氯米松

倍氯米松（beclomethasone）为地塞米松的衍生物，局部抗炎作用强大。气雾吸入能解除支气管平滑肌痉挛而发挥抗炎平喘作用，吸收作用很小，几无全身不良反应，长期应用对肾上腺皮质无抑制作用。因倍氯米松起效较慢，开始吸入的前两周应同时口服糖皮质激素如泼尼龙和泼尼松龙，待呼吸道炎症控制后，再逐渐减少口服药物的用量。哮喘持续状态时，本药不易到达细小气道，疗效不佳。

长期吸入，少数患者可发生声音嘶哑和口腔、咽部假丝酵母菌感染，故每次吸入后应立即用水漱口。妊娠早期及婴儿慎用。

目前常用的吸入型糖皮质激素还有布地奈德[基]（budesonide）、曲安奈德（triamainolone acetonide）、氟替卡松[基]（fluticasone propionate）、莫米松（mometasone）等。

对于重度或严重哮喘发作时应及早静脉应用糖皮质激素，如琥珀酸氢化可的松或甲泼尼龙，症状缓解后逐渐减量，然后改为口服和吸入剂型维持。

（二）白三烯调节药

半胱氨酸白三烯（cysteinyl leukotrienes，Cys－LTs）是一种重要的炎性介质，由花生四烯酸经5－脂氧合酶途径代谢产生。现有的白三烯调节药包括白三烯受体阻断药和5－脂氧合酶抑制药两类。

白三烯受体阻断药扎鲁司特（zafirlukast）、孟鲁司特（montelukast）等选择性阻断Cys－LTs受体而发挥抗炎作用，与糖皮质激素合用后，可增强抗炎作用，减少后者的用药量。

另外，齐留通（zileuton）为5－脂氧合酶抑制剂，通过抑制5－脂氧合酶的活性而抑制此酶催化花生烯酸转化成白三烯的过程，临床用于预防和维持治疗成人及12岁以上少年的慢性哮喘病。另外，本药可预防性地治疗因阿司匹林诱发哮喘的患者，以及由冷空气和运动引起的气道过度敏感导致的特殊类型哮喘。

三、抗过敏平喘药与用药护理

色甘酸钠

色甘酸钠（sodium cromoglicate，咽泰）口服不易吸收，干粉喷雾吸入时生物利用度为10%，$t_{1/2}$为1～1.5h，经胆汁和肾脏排出。本药可稳定肥大细胞膜，防

考点提示

常用平喘药的临床应用。

止膜裂解和脱颗粒，减少过敏介质的释放，同时能降低支气管哮喘患者对非特异刺激的敏感性，但起效慢，用药数日或数周后才起效。主要用于预防各型哮喘发作，对过敏性哮喘效果好，对已发作的哮喘无效。也可用于过敏性鼻炎、春季卡他性角膜炎及胃肠过敏性疾病的预防。

不良反应少见，少数患者吸入后因粉末的刺激而引起呛咳、咽喉刺痛，甚至支气管痉挛，同时吸入 β_2受体激动药可避免。

酮替芬

酮替芬（ketotifen）与色甘酸钠相似，但口服有效。除了具有稳定肥大细胞膜，阻止其脱颗粒的作用外，还有强大的阻断 H_1受体、抗 5 – HT 及抑制磷酸二酯酶等作用，并能预防和逆转 β_2受体向下调节，加强 β_2受体激动药的平喘作用。对各种原因引起的哮喘均有预防作用，尤对过敏性哮喘效果好，对已发作的哮喘无效。也可以与茶碱类、β_2受体激动药合用防治轻、中度哮喘。此外，对过敏性鼻炎、慢性荨麻疹及食物过敏等有一定疗效。可见头晕、疲倦、嗜睡、口干等不良反应，孕妇慎用。

考点提示

支气管哮喘的用药选择。

拓展提升

哮喘的选择用药

控制气道反应或哮喘发作首选糖皮质激素，其次是白三烯受体拮抗药，两者合用有协同作用。缓解哮喘发作症状可选用支气管舒张药，常用的支气管舒张药有 β_2受体激动剂、抗胆碱药、茶碱类，其中短效 β_2受体激动剂可作为急性发作时的急救药物。预防哮喘发作可选用白三烯受体拮抗药、色甘酸钠、酮替芬等。

任务实施

按下面的任务实施流程单进行，详细内容扫码阅读。

扫码“学一学”

用药前	护理评估	①健康评估：患者的呼吸、神志、发绀、喘息时间、程度和体位、血压、心率、CO_2 结合力、肝肾功能是否正常等。②用药禁忌评估：沙丁胺醇禁用甲状腺功能亢进者；抗生素不能控制的病毒、真菌等感染、消化性溃疡、骨质疏松等禁用糖皮质激素；驾车、操作机械及高空作业者禁用酮替芬。③用药情况评估：是否使用过平喘药物。患者及家属对所用平喘药的有关知识
	调配药品	①气雾剂、片剂和注射剂等，常用的沙丁胺醇片为2mg，气雾剂20mg/瓶，氨茶碱片为50mg。一般多采用口服和吸入给药。②主要配伍禁忌：氨茶碱不宜与酸性药物配合应用
	提示建议	①对不合理用药，不安全剂量的用药行为及时提出质疑。②高血压、糖尿病、心血管功能不全者慎用沙丁胺醇。③妊娠、高血压、小儿或老年有心、肝、肾功能障碍者慎用糖皮质激素。

用药中	护理问题	①心悸。②中枢兴奋作用。③咽部白色念珠菌感染
	护理措施	①指导患者按医嘱用药及气雾吸入剂使用方法。②控制该类药物的使用剂量及选择合适剂型。③使用激素类平喘药的患者，每日气雾吸入后应及时漱口。④鼓励患者多饮水，利于稀释痰液，防止便秘。重症者静脉补液
	用药要点	①明确合理的给药方法，一般情况采取口服，对急症、重症患者宜采用吸入、雾化和静脉注射。②避免茶碱类药物因用量过大或静注过快。③长期用药者，切勿突然停药
用药后	健康教育	①用药心理护理。②配合非药物治疗措施
	评价效果	①患者喘息状态有无明显改善，肺部呼吸音是否正常。②所用药物有无不良反应。③各项检查指标是否恢复正常
	小结过程	①用药前进行护理评估、调配药品。②用药中注意护理问题，采取护理措施，把握护理要点。③用药后进行健康教育，评价护理效果

任务解析

1. 该患者重症支气管哮喘。糖皮质激素是当前控制哮喘最有效的抗炎药物，重症患者应及早静脉给予琥珀酸氢化可的松，病情缓解后改为口服和吸入制剂维持，长期应用可用吸入制剂如倍氯米松，茶碱通过松弛支气管平滑肌发挥平喘作用。

2. 患者用药后，喘息会明显减轻，呼吸较前平稳，呼吸音清晰。若氨茶碱静脉给药速度过快或剂量过大，可引起心悸或血压骤降等中毒反应，应采取护理措施。

3. 本类药物多采用口服、气雾吸入、静脉注射或静脉滴注的方式给药。因氨茶碱有中枢兴奋作用，应指导患者尽量避免睡前用药。氨茶碱最好采用静脉滴注，而不推荐静脉注射给药，浓度不宜过高，速度不宜过快，注射时间宜在10min以上。糖皮质激素全身用药时应注意肥胖、高血压、骨质疏松、消化性溃疡等不良反应，吸入用药后应注意漱口。

扫码“学一学”

目标检测

一、用药护理案例分析

1. 患者，女，36岁，阵发性呼吸困难3年，曾以“哮喘”发作多次入院，3天前感冒，咳嗽，10h前突然哮喘发作，胸闷憋气，咳嗽频繁，服药不能缓解，诊断为哮喘持续状态。

试分析：①该患者应选用什么药物进行抢救？为什么？②该患者的生活中应注意什么？

二、目标测试题

【A1/A2型题】

1. 糖皮质激素可抑制气道变应性炎症，降低气道高反应性，其不良反应有

A. 口干和皮疹　　B. 口咽部真菌感染　　C. 腹绞痛和腹泻

D. 耳鸣和高血压　　E. 红斑和视力模糊

2. 关于雾化吸入药物的作用，叙述错误的是

A. 氨茶碱可解除支气管痉挛　　B. 沙丁胺醇可帮助祛痰

C. α－糜蛋白酶可稀释痰液　　D. 庆大霉素可消除呼吸道感染

E. 地塞米松可减轻呼吸道黏膜水肿

3. 患者，男性，70 岁。因突然停用糖皮质激素出现哮喘重度发作，表现为端坐呼吸、明显发绀、大汗淋漓，呼吸频率 32 次/分钟，脉搏 120 次/分钟，血压 90/60mmHg。宜选用的药物是

A. 酮替芬　　B. 色甘酸钠　　C. 喘定
D. 肾上腺素　　E. 氨茶碱

【A3/A4 型题】

患者，男性，45 岁，反复发生夜间呼吸困难 1 个月，加重一天就诊，体格检查：血压 180/110mmHg，呼吸急促，双肺散在哮鸣音，双肺底细湿啰音，心率 130 次/分。

4. 在没有确诊情况下，不宜使用的药物是

A. 氨溴索　　B. 氨茶碱　　C. 呋塞米
D. 吗啡　　E. 糖皮质激素

5. 如无法在短期内做出鉴别又急需尽快缓解呼吸困难可选用

A. 吗啡　　B. 氨茶碱　　C. 泼尼松
D. 痰液稀释剂　　E. 止咳糖浆

患者，女，30 岁，确诊哮喘 4 周入院，经正规治疗病情缓解，仅偶有胸闷，出院时医生嘱咐：

6. 患者应严禁用下述哪种药物

A. β 受体激动剂　　B. β 受体阻断剂　　C. 抗胆碱能药
D. 钙离子拮抗剂　　E. 白三烯受体阻断剂

7. 为巩固疗效，建议患者继续应用哪种药物来控制气道炎症

A. 丙酸倍氯米松气雾剂　　B. 异丙托溴铵气雾剂
C. 特布他林气雾剂　　D. 酮替酚
E. 氨茶碱

患者，女性，25 岁。因春游赏花，出现咳嗽、咳痰伴喘息，呼吸困难。查体：喘息貌，口唇发绀，在肺部可闻及广泛哮鸣音。诊断为支气管哮喘。

8. 下面哪种是最有效的抗炎药物

A. 氨茶碱　　B. 糖皮质激素　　C. 色甘酸钠
D. 氯苯那敏　　E. 沙丁胺醇

9. 下面哪种是控制症状的首选药

A. 氨茶碱　　B. $β_2$ 受体激动剂　　C. 色甘酸钠
D. 氯苯那敏　　E. 沙丁胺醇

10. 如果患者病情稳定，为了预防哮喘复发，护士可指导该患者服用

A. 氯喘　　B. 泼尼松　　C. 沙丁胺醇气雾剂
D. 氨茶碱　　E. 色甘酸钠

扫码“练一练”

（白　婧　张　庆）

项目八

消化系统药物与用药护理

项目简介

同学们，本项目主要介绍了消化系统药物与用药护理。消化系统包括胃、肠道和肝脏等，具有摄入、容纳、消化食物、吸收营养和排泄等功能。消化系统疾病较多见，如消化性溃疡、消化不良、恶心、呕吐、便秘、腹泻等，常用的药物主要包括抗消化性溃疡药、治疗消化功能障碍药等，它们主要通过调节胃肠功能和影响消化液的分泌而发挥作用，学习本项目药物对今后护理消化系统疾病患者有重要的意义。

扫码"学一学"

任务一　抗消化性溃疡药与用药护理

学习目标

识记

1. 掌握抗消化性溃疡药物的分类、药理作用、临床用途和主要不良反应。
2. 熟悉抗消化性溃疡药物的联合用药方法。
3. 了解抗消化性溃疡药物的联合用药注意事项。

应用

1. 能对各类抗消化性溃疡药物进行规范合理的用药护理。
2. 会妥善处理抗消化性溃疡药物出现的不良反应。

任务导入

患者，男，37岁，公司职员，经常饮食不规律，2年前出现间断性上腹部痛，疼痛多发生于空腹或夜间，伴有反酸和嗳气。近日，疼痛加重来医院就诊，通过胃镜检查诊断为十二指肠溃疡，幽门螺杆菌（Hp）阳性。医生给予口服奥美拉唑与阿莫西林合用治疗。

任务描述

针对这位患者，护士需要完成的工作任务如下。

1. 说明医生制订用药方案的临床治疗目的是什么？
2. 该患者还可选用哪类药物进行治疗？
3. 针对此患者，护士应如何进行用药护理？
4. 针对此患者，护士应告知患者日常生活及饮食中应注意哪些问题？

知识平台

考点提示

抗消化性溃疡药的分类及应用特点。

消化性溃疡包括胃和十二指肠溃疡，主要表现为胃痛、反酸、嗳气、恶心、呕吐等症状。具有长期反复发作、周期性、节律性的特点。目前认为其病因主要是由于胃及十二指肠黏膜的损伤因子和防御因子失衡，当损伤因子（胃酸、胃蛋白酶和幽门螺杆菌）作用增强，防御因子（胃黏液、HCO_3^-、胃黏膜屏障及黏膜修复等）作用减弱，均可引起消化性溃疡。另外，胃排空延缓、胆汁反流、遗传因素、药物因素、环境因素和精神因素等都和消化性溃疡的发生有关。

消化性溃疡的药物治疗原则：恢复消化道黏膜的局部损伤和防御保护机制之间的平衡，即降低胃液中的胃酸浓度，减少胃蛋白酶活性，抗幽门螺杆菌感染，修复或增强胃肠黏膜的保护功能，从而达到止痛、促进愈合、防止和减少复发及并发症的目的。常用药物包括：中和胃酸药、胃酸分泌抑制药、胃黏膜保护药和抗幽门螺杆菌药四大类。

一、中和胃酸药

中和胃酸药一般为弱碱性化合物，如碳酸氢钠（sodium bicarbonate）、碳酸钙（calcium carbonate）、氢氧化铝（aluminium hydroxide）、氢氧化镁（magnesium hydroxide）、三硅酸镁（magnesium trisilicate）等。

【作用与用途】药物口服后能缓冲、中和胃酸，降低胃液酸度，减轻胃酸对胃肠黏膜的侵蚀及对溃疡面的刺激，能降低胃蛋白酶活性，还有缓解疼痛和有利于溃疡面愈合的作用。主要用于胃酸过多症和轻度消化性溃疡的治疗。常用中和胃酸药的特点见表 8 - 1。

表 8 - 1 常用中和胃酸药的特点

常用药物	抗酸作用	显效时间	维持时间	黏膜保护	收敛作用	产生 CO_2	碱血症	影响排便	其他
碳酸氢钠	强	最快	短	-	-	+	+		由于产气易引发嗳气、腹胀、溃疡穿孔
碳酸钙	较强	较快	较长	-	+	+	-	便秘	引起反跳性胃酸分泌增多，高血钙者慎用
氢氧化铝	中	慢	较长	+	+	-	-	便秘	久服可影响磷酸盐、四环素、地高辛、异烟肼、泼尼松的吸收
氢氧化镁	强	较快	较长	-	-	-	-	轻泻	肾功能不良可引起血镁过高
三硅酸镁	较弱	慢	较长	+	-	-	-	轻泻	在胃内形成胶状二氧化硅，保护溃疡面

理想的中和胃酸药应该是作用迅速、持久、不吸收、不产气、不引起腹泻或便秘，且对黏膜及溃疡面有保护作用。单一药物很难满足上述标准，故中和胃酸药很少单用，常采用复方制剂，以增强疗效，减少不良反应，如复方氢氧化铝片[基]、复方木香铝镁片。常用中和胃酸药的几种复方制剂见表8-2。

表8-2 中和胃酸药的几种复方制剂

复方制剂	制剂主要成分	药物应用
复方氢氧化铝（Ⅰ）	氢氧化铝、维生素U、颠茄流浸膏	消化性溃疡、胃酸过多、慢性胃炎
复方氢氧化铝（Ⅱ）	氢氧化铝、三硅酸镁、颠茄流浸膏	消化性溃疡、胃酸过多、慢性胃炎
复方铝酸铋	铝酸铋、碳酸氢钠、重质碳酸镁、甘草浸膏、弗朗鼠李皮、茴香粉	消化性溃疡、胃酸过多、胃炎
胃得乐	碳酸氢钠、碳酸镁、碱式硝酸铋、大黄	消化性溃疡、胃酸过多、胃炎
胃体-U	甘草酸钠、葡萄糖醛酸、干燥氢氧化铝凝胶、三硅酸镁、牛胆汁、薄荷脑、叶绿素	消化性溃疡、胃酸过多、胃炎

二、胃酸分泌抑制药

胃酸分泌过多是溃疡病形成的基本原因之一，抑制胃酸分泌是治疗消化性溃疡的主要手段。临床常用的抑制胃酸分泌的药物分为以下四大类：H_2受体阻断药、M_1受体阻断药、促胃液素受体阻断药及H^+, K^+-ATP酶抑制药，分别通过阻断H_2受体、阻断M_1受体、阻断胃泌素受体及抑制H^+, K^+-ATP酶而抑制胃酸的分泌，药物的作用机制见图8-1。

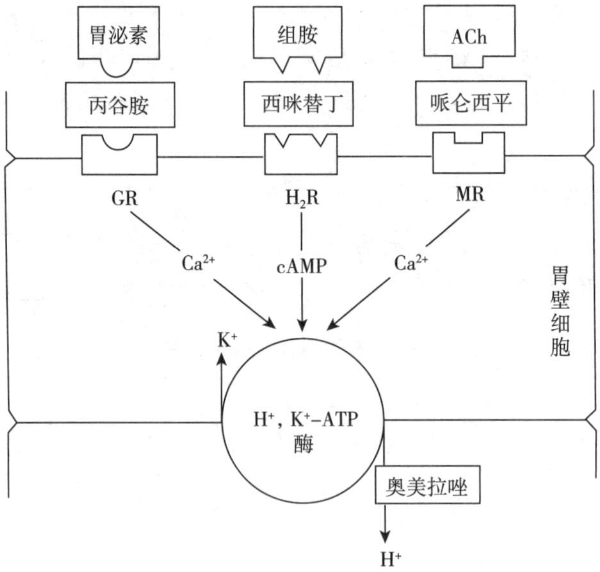

图8-1 胃酸分泌抑制药作用机制示意图

ACh. 乙酰胆碱；GR. 胃泌素受体；H_2R. 组胺受体；MR. 胆碱受体

知识链接

胃酸的分泌及抑制胃酸分泌药物的作用机制

胃酸由胃壁细胞分泌，受神经、体液的调节，胃壁细胞上分布有组胺受体（H_2 受体）、胆碱受体（M_1 受体）和促胃液素受体，分别接受组胺、乙酰胆碱和促胃液素的激活，通过第二信使的介导，激活壁细胞顶端的分泌性膜结构及胃壁细胞 H^+，K^+ – ATP 酶（质子泵），通过 H^+ – K^+交换，采用主动转运的方式，逆梯度将 H^+从胃壁细胞内转运到胃腔中，形成胃酸。因此，通过阻断 H_2 受体、M_1 受体及促胃液素受体或抑制 H^+，K^+ – ATP 酶，均可抑制胃酸分泌。

（一）H_2受体阻断药

临床常用药包括西咪替丁（cimetidine）、雷尼替丁[基]（ranitidine）、法莫替丁[基]（famotidine）等，常用的 H_2受体阻断药及应用特点见表 8 – 3。

表 8 – 3　H_2受体阻断药的应用特点

常用药物	抑酸强度	应用特点
西咪替丁	+ + +	为第一代 H_2受体阻断药，口服吸收迅速，生物利用度达到 60% ~70%，0.5 ~1h 达到血药浓度高峰，作用可持续 5 ~6h，广泛分布于全身各组织，可通过胎盘屏障，血浆蛋白结合率为 15% ~20%，$t_{1/2}$约为 2 ~3h，代谢产物及原型经肾脏排出体外。还具有免疫调节作用和抗过敏作用，为肝药酶抑制剂
雷尼替丁	+ + + +	为第二代 H_2 受体阻断药，作用强于西咪替丁 4 ~10 倍，持续 12h，远期应用疗效优于西咪替丁，对肝药酶抑制作用小，副作用较小，不易引起内分泌紊乱及中枢神经系统不良反应，长期应用可引起维生素 B_{12} 缺乏
法莫替丁	+ + + + +	为第三代 H_2 受体阻断药，作用强于西咪替丁 20 ~50 倍，持续 12h，经乳汁排泄，故哺乳期妇女禁用，对肝药酶抑制作用小，副作用较少
乙溴替丁	+ + + +	新型 H_2 受体阻断药，抑酸同时可促进胃黏液分泌，保护胃黏膜，促进上皮细胞增生，加快溃疡愈合，与抗生素联用时可消除幽门螺杆菌
罗沙替丁	+ + +	新型 H_2 受体阻断药，应用特点与乙溴替丁相似，还可用于手术麻醉前给药
尼扎替丁	+ + + +	新型 H_2 受体阻断药，应用特点与乙溴替丁相似，还可用于手术麻醉前给药

【药理作用】

1. 抑制胃酸分泌　可选择性阻断胃壁细胞膜上的 H_2受体，阻断组胺引起的胃酸分泌增多，同时也可减少胃蛋白酶的分泌，保护胃黏膜。

2. 心血管系统　可阻断组胺引起的正性肌力和正性频率作用，部分阻断组胺引起的舒血管和降血压作用。

【临床用途】

1. 消化性溃疡　对十二指肠溃疡的疗效优于胃溃疡，每日用药 800mg，应用 4 ~8 周，十二指肠溃疡愈合率达到 78%，胃溃疡愈合率达到 68%，延长用药可减少复发，停药后复发率 24%。

2. 病理性胃酸分泌增多症　胃肠吻合口溃疡、反流性食道炎、应激性溃疡、急性胃炎引起的胃出血等。

3. 卓 – 艾综合征　又称促胃液素瘤，是由高促胃液素血症引起的以严重消化性溃疡为特征的病症。治疗时需使用较大剂量。

【不良反应】

1. 消化系统 偶见便秘、腹泻、腹胀，长期大量服用偶见严重肝损害。

2. 心血管系统 可引发心动过缓，房室传导阻滞，心律失常。

3. 中枢神经系统 焦虑、头痛、头晕、嗜睡及幻觉等。

4. 内分泌系统 有抗雄性激素和促催乳素分泌增加作用，长期使用可引发内分泌紊乱，表现为男性乳房发育、精子数量减少、性功能减退，女性溢乳等现象，停药后可自行消失。

5. 其他反应 皮疹、瘙痒、急性肾衰竭等。

（二）M_1受体阻断药

常用药物包括哌仑西平（pirenzepine）、替仑西平（telenzepine）等。药物通过选择性阻断胃壁细胞上的M_1受体，对基础胃酸、胰岛素、五肽促胃液素引起的胃酸分泌抑制作用较强，同时有解除胃肠平滑肌痉挛的作用。主要用于治疗胃及十二指肠溃疡，与西咪替丁合用可增强疗效。不良反应较轻微，有口干、视力模糊等，大剂量时可出现阿托品样不良反应。

（三）促胃液素受体阻断药

丙谷胺（proglumide，二丙谷酰胺）化学结构与促胃液素相似，可竞争性阻断胃壁细胞上的促胃液素受体，减少胃酸和蛋白酶分泌，同时可使胃黏膜中己糖胺合成增多，对胃黏膜有保护作用，可促进溃疡愈合。主要用于治疗胃溃疡、十二指肠溃疡和胃炎等，治疗效果不及H_2受体阻断药，故很少单独应用。不良反应轻微，偶见口干、失眠、腹胀等。

（四）胃壁细胞H^+，K^+－ATP酶抑制药（质子泵抑制药）

常用药物有奥美拉唑（omeprazole）、兰索拉唑（lansoprazole）、泮托拉唑（pantoprazole）、雷贝拉唑（rabeprazole）等，常用的H^+，K^+－ATP酶抑制药见表8－4。

表8－4 H^+，K^+－ATP酶抑制药的作用及特点比较

药物	抑酸强度	抗幽门螺杆菌	应用特点
奥美拉唑	+++	+++	为第一代质子泵抑制剂。口服易吸收，单次用药生物利用度为35%，反复用药生物利用度达到58%，1～3h达血药浓度高峰，胃内食物可以减少药物吸收，故应餐前空腹口服，分布于胃、十二指肠、肝、肾等器官，经肝代谢，80%代谢产物由尿排出，其余随大便排出，$t_{1/2}$为0.5～1h，因抑制质子泵为非可逆性，故作用持久
兰索拉唑	+++	+++	为第二代质子泵抑制剂。口服易吸收，不良反应少而轻微，儿童慎用，孕期及哺乳期妇女禁用
泮托拉唑	++++	+++	为第三代质子泵抑制剂。口服吸收迅速，抑酸特异性高，作用部位准确，作用时间长，对肝药酶稳定，药物相互作用少
雷贝拉唑	++++	+++	为第三代质子泵抑制剂。口服易吸收，不良反应较少

【药理作用】

> **考点提示**
> 奥美拉唑的药理作用、用途及用药注意事项。

1. 抑制胃酸分泌 药物具有弱碱性，用药后可浓集于壁细胞的微管和微囊，大部分药物在酸性环境中活化为亚磺酰胺代谢物，与H^+，K^+－ATP酶特异性结合，从而抑制了H^+，K^+－AKP酶介导的H^+分泌，也可使胃蛋白酶的分泌减少。对基础和夜间胃酸分泌及五肽胃泌素和试餐等刺激引起的胃酸分泌都有极显著的抑制作用，对胃液总量和胃蛋白酶的分泌也有一定的抑制作用。由于其抑制了胃酸分泌的最终环节，故作用强而持久，大剂量应用可致胃内无酸状态，是目前最强的抑酸药。

2. 促进溃疡愈合 可抑制胃酸分泌，降低胃蛋白酶活性，减少对溃疡面的刺激，同时可增加胃黏膜血流量，促进胃肠黏膜的生长，有利于溃疡面的愈合。

3. 抑制幽门螺杆菌 常与抗微生物药联合应用，协同抑制幽门螺杆菌。作用机制为：抑制胃酸分泌，使胃液 pH 升高，既可减少抗生素降解，降低抗生素最小抑菌浓度，又可延缓胃排空，更有利于抗生素在胃内长时间发挥作用，同时胃液 pH 升高不利于幽门螺杆菌的生长。

【临床用途】

1. 胃及十二指肠溃疡 可缓解疼痛，促进愈合，疗效优于 H_2受体阻断药，伴有幽门螺杆菌感染者，与抗菌药合用，疗效更好。

2. 其他 卓－艾综合征、反流性食管炎、上消化道出血、幽门螺杆菌感染等。

【不良反应】主要有恶心、呕吐、腹痛、腹泻、头晕、疲乏、嗜睡，偶有皮疹、外周神经炎、男性乳房发育等。儿童慎用，孕期及哺乳期妇女禁用。

三、胃黏膜保护药

胃黏膜保护药能通过增强胃黏膜的细胞屏障、黏液－HCO_3^- 屏障，增强胃黏膜防御功能而发挥抗溃疡作用。常用药物有以下三类。

前列腺素衍生物

本类药物有米索前列醇（misoprostol）和恩前列素（enprostil），为前列腺素 E 的衍生物，通过促进胃黏膜分泌黏液，增加黏膜血流，促进上皮细胞分泌碳酸氢盐而轻度抑制胃酸分泌，起到保护胃黏膜细胞的作用。主要用于治疗胃及十二指肠溃疡和应激性溃疡，特别适用于非甾体抗炎药引起的消化性溃疡、胃出血。不良反应有轻度或暂时性腹泻。因能引起子宫收缩，故孕妇禁用。

硫糖铝

硫糖铝（sucralfate）为蔗糖硫酸酯的碱式铝盐，在酸性环境下水解后发挥作用。能与胃黏膜的蛋白质络合形成胶冻状保护膜，覆盖溃疡面，阻止胃酸、胃蛋白酶和胆汁酸的渗透、侵蚀，并能与胃蛋白酶络合而使之失活，同时促进胃黏液的分泌，从而利于黏膜再生和溃疡愈合。主要用于胃及十二指肠溃疡、急性胃黏膜损伤与出血、应激性溃疡、反流性食管炎等。不良反应主要为便秘、口干、恶心等，习惯性便秘或肾功能不全者不宜久服。禁与抗酸药、抑制胃酸分泌药同时服用。

枸橼酸铋钾

枸橼酸铋钾[基]（bismuth potassium citrate，得乐，胶体次枸橼酸铋）的主要成分为三甲二枸橼酸铋盐，在胃酸作用下与溃疡面或炎症部位的蛋白质形成不溶性含铋沉淀，牢固地黏附于糜烂面上形成保护屏障，阻隔胃酸、胃蛋白酶对溃疡面的侵蚀，并能刺激前列腺素的合成与分泌，促进胃黏液分泌，抑制胃蛋白酶活性。此外，还有抑制幽门螺杆菌的作用。主要用于治疗胃及十二指肠溃疡及慢性胃炎等，特别适用于有幽门螺杆菌感染者。不良反应主要为便秘、黑便、口中有氨味、失眠及乏力等，停药后即可自行消失。严重肾功能不全者及孕妇禁用。不宜与抗酸药或牛奶等高蛋白饮食同时服用。

课堂活动

患者，男性，25岁，十二指肠溃疡1年有余，医生为其开具西咪替丁口服，疗效不佳，为增强疗效，患者自行购买枸橼酸铋钾并与西咪替丁同时口服，请同学们思考解释以下问题：

1. 胃黏膜保护药可以与抗酸药同时服用吗？
2. 如果想用这两种药物，应如何正确服用？

四、抗幽门螺杆菌药

幽门螺杆菌（*Helicobacter pylori*，Hp）寄生于胃及十二指肠的黏液层与黏膜细胞之间，分泌蛋白分解酶，破坏黏液屏障，对黏膜产生损伤，是引起慢性活动性胃炎、消化性溃疡和胃癌的主要致病因素。杀灭幽门螺杆菌是控制和根治幽门螺杆菌阳性溃疡病的主要手段。目前临床应用的抗幽门螺杆菌药可分为抗生素、化学合成抗微生物药、铋制剂和质子泵抑制剂四大类。为了增强药效，减少不良反应，临床多采用联合用药。治疗可分为以质子泵抑制剂为基础或以铋剂为基础的两大类方案。

1. 以质子泵抑制剂为基础合用两种抗菌药物的方案 ①奥美拉唑或兰索拉唑；②阿莫西林或克拉霉素；③甲硝唑或替硝唑。疗程7~14天，感染治愈率达80%以上。

2. 以铋剂为基础合用两种抗菌药物的方案 ①枸橼酸铋钾；②阿莫西林或克拉霉素；③甲硝唑或替硝唑。疗程14天，治愈率达85%以上。

知识链接

扫码“看一看”

幽门螺杆菌的发现

1979年，澳大利亚病理学医生Warren在慢性胃炎患者的胃窦黏膜组织切片上观察到一种弯曲状细菌。1981年，消化科临床医生Marshall与Warren合作，对100例接受胃镜检查的胃病患者进行研究，证明这种细菌确实存在于胃炎、十二指肠溃疡、大多数胃溃疡和约一半胃癌患者的胃黏膜中。1982年，Marshall从胃黏膜中成功培养和分离出了这种细菌，并证实这种细菌就是导致胃炎的罪魁祸首。这两位科学家被授予诺贝尔生理学或医学奖。

知识拓展

抗消化性溃疡药的合理应用

抗消化性溃疡药主要有四大类，中和胃酸药主要适用于轻度消化性溃疡的治疗。抑制胃酸分泌药是治疗消化性溃疡的常用药物，包括胆碱受体阻断药、胃泌素受体阻断药、H_2受体阻断药和H^+，K^+-ATP酶抑制药四类，其中H^+，K^+-ATP酶抑制药抑制胃酸作用最强，H_2受体阻断药其次，胆碱受体阻断药和胃泌素受体阻断药较少用。胃黏膜保护药通过增强胃黏膜的细胞屏障促进溃疡面愈合。抗幽门螺杆菌药主要是抗生素类。以上4类抗消化性溃疡药物，多采用联合用药的方案。

扫码“学一学”

任务实施

按下面的任务实施流程单进行，详细内容可扫码阅读。

用药前	护理评估	①健康评估：患者病程，疼痛相关特点，伴随症状，并发症，幽门螺杆菌感染史，既往病史，烟酒史。②用药禁忌评估：禁用人群。③用药情况评估：用药史，相关知识宣讲，给药途径
	调配药品	①奥美拉唑主要剂型是片剂、注射液和胶囊剂，常用剂量为每次 20mg，2 次/日，疗程 4 ~6 周。多采用口服、静脉滴注给药方法。②主要配伍禁忌：奥美拉唑注射剂需单独静脉滴注，禁忌与酸性药物（维生素 B_6、维生素 C、酚磺乙胺）配伍
	提示建议	①应注意硫糖铝和胶体铋剂避免和抗酸药同时服用。②应避免西咪替丁与中和胃酸药、氨基糖苷类抗生素、经肝脏代谢药物（如双香豆素、地西泮、苯妥英钠、华法林）合用。③建议硫糖铝片剂或胶囊剂饭后 2 ~3h 嚼碎后服
用药中	护理问题	①消化道症状：消化不良、腹胀、嗳气、便秘。②并发症：穿孔、大出血、黑便
	护理措施	①碳酸氢钠不宜单独用于胃酸过多症的治疗。碳酸钙、氢氧化铝一般不单独用药，应嘱患者多饮水、食用高纤维食物。奥美拉唑用药时，应嘱患者进食易消化食物。②应告知患者长时间服用铋制剂会产生黑便，嘱患者多喝水代谢残余药物。③出现大出血时，应嘱患者卧床休息，并立即配合医生进行抢救
	用药要点	①中和胃酸药为每餐后 1、3h 各服一次，应在餐中或餐后即刻服用，晚上睡前加服一次，一日 7 次。②H_2 受体阻断药应持续服药 2 ~3 个月以巩固疗效。③根除幽门螺杆菌治疗结束至少 4 周后应复查幽门螺杆菌是否已被根除
用药后	健康教育	①创造安静、舒适的环境，减少不良刺激，消除患者紧张、焦虑，增强治疗信心。②养成良好的饮食及生活习惯，避免服用过多非甾体抗炎药。③注意口腔卫生，修复口腔问题。经常更换牙具，不要混用水杯等，做好消毒
	评价效果	①上腹部疼痛、反酸、嗳气、恶心等症状是否缓解。②经治疗幽门螺杆菌感染者是否根除。③应定期复查，预防溃疡复发，预防并发症
	小结过程	①对患者病情的评估、药物调配、药物使用过程中出现的问题进行探讨。②实施护理措施。③开展健康教育等环节，最终评价护理效果

任务解析

1. 为伴有幽门螺杆菌感染的消化性溃疡患者，并有饮食不规律史。应该选择减少胃酸分泌药物（如奥美拉唑）合用抗幽门螺杆菌药（阿莫西林）。应用奥美拉唑能减少胃酸分泌、减轻疼痛、促进溃疡面愈合、抑制幽门螺杆菌，应用阿莫西林能根除幽门螺杆菌，降低溃疡的复发率。

2. 还可选用枸橼酸铋钾，保护胃黏膜，促进溃疡面愈合，使幽门螺杆菌从胃黏膜脱离，合用抗生素如克拉霉素、甲硝唑等杀菌。

3. 护士应指导患者合理用药，提前说明药物主要不良反应，注意药物不良反应的防治。

4. 应指导患者合理饮食，不食用刺激性食物，戒酒，避免诱发溃疡的因素，注意观察溃疡的发展，警惕消化道出血的发生，合理应用上述药物积极治疗。

扫码“学一学”

目标检测

一、用药护理案例分析

复方氢氧化铝片又名胃舒平，曾是常用的抗消化性溃疡药物之一，其说明书记录的主要成分为：每片含有氢氧化铝 0.245g，三硅酸镁 0.105g，颠茄流浸膏 0.0026ml。

请思考分析：

1. 该药的三个成分分别属于哪类药物，在治疗消化性溃疡中各发挥什么作用？其他常用的抗消化溃疡药还有哪一些（类别或代表药）？

2. 该药的三个成分合用有什么好处，为什么？

3. 根据消化性溃疡药物治疗的新标准，复发氢氧化铝片在治疗该病时存在哪些缺陷或不足（至少说出三条）？可以采取配伍或更换什么药物以提高疗效，并简述其依据。

二、目标测试题

【A1/A2 型题】

1. 下列哪种抗酸药作用强、易吸收，且产气

A. 氢氧化镁　　B. 碳酸氢钠　　C. 三硅酸镁
D. 氢氧化铝　　E. 碳酸钙

2. 抑制胃酸作用最强的药物是

A. 西咪替丁　　B. 雷尼替丁　　C. 奥美拉唑
D. 哌仑西平　　E. 丙谷胺

3. 严重胃溃疡患者不宜使用的药物是

A. 氢氧化铝　　B. 氢氧化镁　　C. 三硅酸镁
D. 碳酸钙　　E. 奥美拉唑

4. 患者，女，50 岁，上腹部疼痛 2 年有余，近 5 天疼痛加重伴有胃灼热，常常在夜间疼醒，饥饿时疼痛明显，饭后缓解，胃镜检查发现十二指肠溃疡面直径达 2cm，为强烈抑制胃酸分泌，应首选何药

A. 碳酸氢钠　　B. 哌仑西平　　C. 奥美拉唑
D. 丙谷胺　　E. 硫糖铝

5. 男，33 岁，冬春季发作性节律性胃部疼痛 10 年。近 1 周来疼痛剧烈、以半夜最甚，偶伴呕吐。胃镜检查示十二指肠后壁有直径 0.5cm 溃疡，周围充血水肿，诊断为十二指肠球部活动性溃疡。入院治疗。为迅速缓解症状，选用强烈的抑酸药物，下列何药使用后溃疡愈合最快

A. 西咪替丁　　B. 米索前列醇　　C. 法莫替丁
D. 硫糖铝　　E. 奥美拉唑

【A3/A4 型题】

患者，男，32 岁，婚后 5 年未育。自述近几天嗳气，反酸较严重，并有上腹饱胀感伴有进食后疼痛，钡餐透视示胃溃疡。

6. 此时患者不宜选用

A. 西咪替丁　B. 雷尼替丁　C. 法莫替丁

D. 哌仑西平　E. 胶体次枸橼酸铋

7. 可能的原因是

A. 对抗雄激素作用　B. 疗效较差

C. 能抑制细胞色素 P450 活性　D. 引起肝损伤

E. 引起明显头痛，头晕

【X 型题】

8. 消化性溃疡药物治疗的目的是

A. 止痛　B. 促进溃疡愈合

C. 保护胃黏膜防止复发　D. 削弱消化道分泌功能

E. 促进有害物质排泄

9. 奥美拉唑的药理作用有

A. 减少胃壁细胞分泌 H^+　B. 增加胃黏膜血流量

C. 减少胃黏液分泌　D. 促进 HCO_3^- 分泌

E. 黏附于胃上皮细胞和溃疡基底膜上，形成溃疡保护膜

扫码"练一练"

（刘鸿业　张　庆）

任务二　治疗消化功能障碍药与用药护理

学习目标

识记

1. 掌握助消化药和促进胃动力药的药理作用及主要不良反应。
2. 掌握泻药的分类、药理作用及主要不良反应。
3. 了解止泻药的分类、药理作用及主要不良反应。

应用

1. 能够对消化功能障碍药进行规范合理的用药护理。
2. 会妥善处理药物导致的不良反应。

扫码"学一学"

任务导入

患者，男，38 岁，近半年开始间断性出现上腹部不适，食欲不振，饭后饱胀感明显。经实验室及 B 超检查排除器质性疾病，诊断为慢性消化不良。医生制订的用药方案为：多潘立酮，每次 10mg，一日 3 次，连服 1 周，饭前半小时服用。

任务描述

针对这位患者，护士需要完成的工作任务如下。

1. 说明医生制订用药方案的治疗目的是什么？
2. 患者日常生活及饮食中应注意哪些问题？

知识平台

功能性消化不良是一种发病率很高的消化系统疾病，是非器质性病变引起的一系列消化功能失调症状。常见的临床症状有：上腹痛、上腹胀、早饱、嗳气、食欲不振、恶心、呕吐等。常用的治疗药物包括助消化药和促进胃动力药。

一、助消化药

助消化药临床主要用于消化道分泌不足引起的消化不良或食欲缺乏。

稀盐酸

稀盐酸（dilute hydrochloric acid）为10%的盐酸溶液。服后可增加胃内酸度，提高胃蛋白酶活性，消除胃部不适、腹胀、嗳气等症状。主要用于慢性萎缩性胃炎等胃酸缺乏性疾病和非溃疡性消化不良等。应在饭前半小时或餐间服用，不宜与胰酶、抗酸药等同服。

胃蛋白酶

胃蛋白酶（pepsin）是胃主细胞分泌的一种消化酶，常提取自动物胃黏膜，能水解蛋白质和多肽。因其在 pH = 2 左右时活性最高，当 pH > 5 时便失活，故临床上常与稀盐酸同服，辅助治疗胃酸、胃蛋白酶分泌不足引起的消化不良和慢性萎缩性胃炎。

胰酶

胰酶（pancreatin）提取自牛、猪、羊等动物的胰腺，含胰蛋白酶、胰淀粉酶和胰脂肪酶，能消化蛋白质、脂肪和淀粉。口服用于消化不良尤其是慢性胰腺炎引起的消化障碍。在酸性溶液中易被破坏，一般制成肠溶片。药物可消化口腔黏膜而引起溃疡，则需吞服药物，不能嚼服。

乳酶生

乳酶生[基]（lactasin）是活乳酸杆菌的干燥制剂，能分解糖类产生乳酸，提高肠道内酸性，从而抑制肠内腐败菌的繁殖，减少蛋白质发酵和产生硫化氢气体，减轻腹胀，可用于消化不良、腹胀和小儿消化不良性腹泻。正确的服用方法：饭后用温水送服，忌用热开水，否则活菌将被杀灭，药效骤降；不宜与抑制乳酸菌的抗微生物药（如四环素类等）合用，否则抗微生物药会使其灭活；不宜与药用炭、鞣酸蛋白和碱式碳酸铋等收敛吸附剂合用，否则可被吸附而降低药效；不宜与碱性药物（如口服抗酸药）等合用，以免中和乳酸，降低肠内酸度而影响疗效。

知识链接

小儿消化不良的用药

小儿消化不良多数是由于进食了过多含淀粉、蛋白质等不易消化的食物而引起，可服用多酶片、胰酶片、胃蛋白酶合剂等，以帮助消化。因上述药物本身就是消化液的主要成分，在小儿消化液分泌功能不足时，用这些药物能起到替代疗法的作用，以达到治疗消化不良的目的。此外，乳酶生、鸡内金及神曲、麦芽、山楂也可用于治疗。如果消化不良是由胃肠功能或器质性疾病引起的，则应到医院就诊。

二、促进胃肠动力药

胃肠运动是复杂而高度协调的神经肌肉活动，受神经、体液和胃肠神经丛的综合调节，有高度的节律性和协调性。促进胃肠动力药是一类能增强并协调胃肠节律性运动的药物，主要用于胃肠运动功能低下所引起的消化不良症状。常用药物有多巴胺受体阻断药（多潘立酮）、拟胆碱药（西沙必利）和上述两种机制兼有的药物（甲氧氯普胺）。

扫码“看一看”

多潘立酮

多潘立酮[基]（domperidone）为多巴胺受体阻断药。

【药理作用】

1. 阻断多巴胺受体　有较强的外周多巴胺受体阻断作用，可增加胃肠道的蠕动和张力，促进胃排空，增加胃窦和十二指肠运动，协调幽门收缩，同时也能增强食管的蠕动和食管下端括约肌的张力，不影响胃分泌功能。不透过血脑屏障，对脑内多巴胺受体无明显影响，几乎无锥体外系反应。

考点提示

多潘立酮的药理作用及主要不良反应。

2. 抑制呕吐反射　作用于延髓催吐化学感受区（CTZ）而抑制呕吐反射。

【临床用途】

1. 消化不良　由胃排空延缓、胃食管反流、食管炎引起的消化不良症状，缓解腹胀、上腹疼痛、嗳气、恶心呕吐、胃烧灼感等症状。

2. 恶心、呕吐　由偏头疼、痛经、颅外伤、放射性治疗或化疗药所引起的恶心、呕吐等。

【不良反应】偶见轻度腹痛、腹泻、口干、皮疹、头痛、头晕、嗜睡等；长期用药可引起血清催乳素水平升高，溢乳，男性乳房发育等；停药后可自行恢复正常。

西沙必利

西沙必利（cisapride）为选择性拟胆碱药。本药可选择性作用于胃肠肌间神经丛胆碱能神经末梢，促进乙酰胆碱的释放，促进上消化道平滑肌如食管、胃、小肠直至结肠的运动，又称为全胃肠动力药。主要用于胃肠运动障碍性疾病，如反流性食管炎、慢性功能性及非溃疡性消化不良、胃轻瘫、术后胃肠麻痹、功能性便秘等。

有一过性腹泻、肠鸣和胃肠痉挛等，偶有过敏、轻度短暂的头痛或头晕，大剂量可导致扭转型室性心动过速或Q－T间期延长，孕妇、心律失常、机械性肠梗阻、胃肠出血或穿孔患者禁用。

甲氧氯普胺

甲氧氯普胺[基]（metoclopramide，胃复安）兼具阻断多巴胺受体和促进乙酰胆碱释放的作用。

【药理作用】

1. 阻断中枢与外周的多巴胺受体，并有促胃肠肌间神经丛胆碱能神经释放乙酰胆碱的作用。

2. 作用于延髓催吐化学感受区（CTZ）多巴胺受体而产生强大的中枢性镇吐作用。

3. 阻断下丘脑多巴胺受体，减少催乳素抑制因子释放，促进泌乳素的分泌，有一定的催乳作用。

【临床用途】主要用于慢性功能性消化不良、反流性食管炎、胆汁反流性胃炎、糖尿病性胃轻瘫等，也可用于因脑部肿瘤手术、肿瘤的放疗及化疗、脑外伤后遗症、急性颅脑损伤、药物、海空作业所引起的呕吐及晕动病，也可用于产后少乳症。

考点提示

甲氧氯普胺的药理作用及主要不良反应。

【不良反应】昏睡、烦躁不安、乳腺肿痛、便秘、皮疹、腹泻、睡眠障碍、眩晕、严重口渴、头痛等，大剂量长期应用可出现锥体外系反应，主要表现为肌震颤、发音困难、共济失调等，可用苯海索等抗胆碱药物治疗，注射给药可引起直立性低血压。

三、泻药

便秘是临床常见的复杂症状，而不是一种疾病，主要是指排便次数减少、粪便量减少、粪便干结、排便费力等。便秘常表现为：便意少，便次少；排便艰难、费力；排便不畅；大便干结、质硬，排便不净感；便秘伴有腹痛或腹部不适。泻药是一类能增加肠内水分、促进蠕动、软化粪便或润滑肠道促进排便的药物。临床主要用于功能性便秘，也可用于肠部手术前或X线诊断前清洁肠道。泻药按作用机制可分为容积性泻药、刺激性泻药和润滑性泻药三大类。药物治疗只是治标，长期依赖泻药只会逐渐加重便秘程度，调整饮食习惯和生活习惯才是治本措施。

（一）容积性泻药

硫酸镁

硫酸镁（magnesium sulfate，$MgSO_4 \cdot 7H_2O$，泻盐）为常用的容积性泻药，不同的给药途径可产生不同的作用。

【作用与用途】

1. 导泻 口服后，硫酸镁在肠道难以吸收，形成高渗压，从而阻止肠内水分的吸收，扩张肠道，刺激肠壁，反射性地促进肠道蠕动，产生导泄作用。此外，镁盐通过刺激十二指肠分泌缩胆囊素而刺激肠液分泌和肠蠕动。导泻作用强而快，一般空腹服用并大量饮水，1～3h即发生导泻作用，排出液体性粪便。主要用于急性便秘、排除肠内毒物和配合驱肠虫药导出肠内寄生虫体、外科手术前和结肠镜检查前的肠道清洁。

2. 利胆　口服高浓度的硫酸镁（33%）或导管直接导入十二指肠，能刺激十二指肠黏膜，反射性地引起胆总管括约肌松弛及胆囊收缩，促进胆囊排空，产生利胆作用。可用于阻塞性黄疸和慢性胆囊炎。

3. 全身作用　注射给药可产生抗惊厥和降压的全身作用。具体见项目二任务一。

4. 局部作用　50%的硫酸镁溶液局部贴敷可消除肿胀。

考点提示

硫酸镁不同给药途径的作用及用途。

【不良反应】硫酸镁导泻作用较剧烈，可引起反射性盆腔充血和水、电解质紊乱，少量Mg^{2+}吸收入血可引起血镁升高有一定的中枢抑制作用；故不用于中枢抑制药中毒的导泻排毒。

乳果糖

乳果糖[基]（lactulose）为半乳糖和果糖的双糖。在小肠内不被消化吸收，未被吸收部分进入结肠后被细菌代谢成乳酸等，进一步提高肠内渗透压，产生轻泻作用。乳果糖还能降低结肠内容物的pH，降低肠内氨的形成，H^+又可与已生成的氨形成铵离子（NH^+）而不被吸收，从而降低血氨。用于慢性门脉高压及肝性脑病。应注意因腹泻而造成水、电解质丢失，可使肝性脑病恶化。

食物纤维素

食物纤维素包括多种天然、半合成、人工合成纤维素，如甲基纤维素、羧甲基纤维素等，具有较强亲水性，在肠道内不被消化和吸收，可吸水膨胀成胶状，增加肠内容积，促进肠蠕动，排出软便，主要用于防治功能性便秘、妊娠便秘或轻症便秘。

（二）接触性泻药

酚酞

酚酞（phenolphthalein）口服后在碱性肠液中形成可溶性钠盐，刺激结肠黏膜，促进结肠蠕动，同时能抑制肠内钠和水分吸收而产生缓泻作用。服药后6～8h排出软便，作用温和，主要用于习惯性及老年体弱便秘患者。主要经肾排泄，可使碱性尿液呈现红色。部分药物随胆汁排泄，有肝肠循环。偶有过敏性反应，发生肠炎、皮炎及出血倾向等，长期使用会损伤肠壁黏膜下神经丛。

吡沙可啶

吡沙可啶（bisacodyl，双醋苯啶）为酚酞同类药物，经口服或直肠给药后，转换成有活性的代谢物，在结肠产生较强刺激作用。主要用于急、慢性和习惯性便秘，也可用于X线及内窥镜检查或术前排空肠内容物。服用时不可嚼碎，服药后2h不能服用抗酸药或牛奶。少数患者用后有腹胀感。

（三）滑润性泻药

液状石蜡

液状石蜡（liquid paraffin）为一种矿物油，口服或灌肠后不被肠道消化吸收，并能阻止肠中水分吸收，产生滑润肠壁和软化粪便的作用，使粪便易于排出，是温和、理想的通便剂，主要用于慢性便秘及年老体弱者，长期应用可干扰维生素A、维生素D、维生素K

以及钙、磷的吸收。

甘油

甘油（glycerin），常用栓剂或以50%浓度的液体注入肛门，由于高渗压刺激肠壁引起肠蠕动增加，并有局部润滑作用，数分钟内可引起排便。主要用于儿童、老人便秘。

开塞露

开塞露[基]（glycerine enema）为50%甘油与山梨醇或硫酸镁组成的高渗溶液，密封于特制塑料容器内，使用时经肛门直接注入直肠，因高渗压刺激肠壁而引起排便反射，并润滑局部肠壁，几分钟内即可引起排便。主要用于偶发的急性便秘、轻度便秘、老人及儿童便秘。但经常使用会造成肠壁干燥，引起习惯性便秘。

四、止泻药

腹泻是指排便次数增多（>3次/日），粪便量增加（>200g/d），粪质稀薄（含水量>85%），或带有黏液、脓血或未消化的食物。腹泻可分为急性和慢性，急性腹泻主要由细菌、病毒和寄生虫肠道感染、急性中毒、变态反应性疾病及药物反应等引起；慢性腹泻的病因见于慢性肠道感染、慢性胰腺炎、肝硬化、甲状腺功能亢进、胃肠神经官能症等。止泻药是指能通过减少肠道蠕动或保护肠道免受刺激而达到控制腹泻的药物，目前临床常用的止泻药有抑制肠蠕动药和减轻胃肠黏膜刺激的收敛药及吸附药。应用止泻药治疗腹泻的同时，应注意针对病因进行治疗，如感染性腹泻，应首选抗菌药或抗病毒药进行治疗，以免延误。

（一）抑制肠蠕动止泻药

抑制肠蠕动药包括胆碱受体阻断药、复方樟脑酊、地芬诺酯、盐酸洛哌丁胺、苯基哌啶类等，胆碱受体阻断药因不良反应较多，常用于解痉，较少用于止泻；复方樟脑酊、地芬诺酯、盐酸洛哌丁胺等因易产生成瘾性，现已较少选用；苯基哌啶类为临床常用的止泻药。

地芬诺酯

地芬诺酯（diphenoxylate，苯乙哌啶）为人工合成的哌替啶的同类药，可直接作用于肠平滑肌，通过抑制肠黏膜感受器，减弱肠蠕动，同时可增加肠的节段性收缩，使肠内容物通过迟缓，显示较强的止泻作用。主要用于急、慢性功能性腹泻及慢性肠炎。不良反应偶见口干、恶心、嗜睡等，久用可成瘾，与阿托品合用可减少依赖性倾向。本药可加强中枢抑制药的作用，故不宜与巴比妥类，阿片类或其他中枢抑制药合用。

洛哌丁胺

洛哌丁胺[基]（loperamide，苯丁哌胺）化学结构与作用均与地芬诺酯相似，对胃肠道选择性更高，止泻作用强，主要用于急、慢性腹泻以及各种病因引起的慢性腹泻，对胃、肠部分切除术后和甲亢引起的腹泻也有较好疗效。不良反应轻微，成瘾性小，中毒时用纳洛酮解救。

（二）收敛及吸附止泻药

鞣酸蛋白

鞣酸蛋白（tannalbin）中含鞣酸50%左右，口服后在胃内不分解，在肠黏膜表面处分解释放，使肠黏膜表层蛋白凝固，形成一层保护膜，减少渗出、减轻刺激及肠蠕动，发挥收敛、止泻作用。主要用于急性胃肠炎及各种非细菌性腹泻、小儿消化不良等，也可外用于湿疹和溃疡处。

药用炭

药用炭（medicinal charcoal，活性炭）为不溶性干燥炭末，颗粒小，面积大，吸附性强，能有效地从胃肠道中吸附气体、有毒物质及细菌毒素，阻止毒物吸收，减弱对肠的刺激而达到止泻的目的，同时加速毒物排出体外。主要用于腹泻、食物或药物中毒及胃肠胀气等。

蒙脱石

蒙脱石[基]（smectite）的主要成分为双八面体蒙脱石，从胃肠道中吸附气体、多种病原体、有毒物质及细菌毒素，将其固定在肠腔表面，阻止毒物吸收，而后随肠蠕动排出体外，从而避免了肠细胞被病原体损伤，主要用于急、慢性功能性腹泻，对儿童急性腹泻疗效尤佳。也用于反流性食管炎、胃炎及肠道菌群失调等。

知识拓展

治疗消化功能障碍药物的合理应用

治疗消化功能障碍药物主要包括：①消化酶类助消化药，如胃蛋白酶、多酶片、胰酶等，可以补充人体自身消化酶，促进脂肪、碳水化合物及蛋白质的分解吸收。②益生菌类助消化药，如乳酶生、金双歧、整肠生等，多数含有乳酸杆菌、双歧杆菌，可以产生消化酶，帮助消化。另外，肠道内的大量益生菌还可抑制肠内病原菌的繁殖和食物的发酵，可以减少肠内产生的气体，减轻腹胀，可以治疗由肠道菌群失调造成的胃肠道功能紊乱。③胃肠动力药，如多潘立酮、西沙必利，可以促进胃肠道的蠕动，从而减轻腹胀症状。

前两类药主要用于以下 3 种情况：一是吃肉类、蛋类、豆类等高蛋白食物过多，产生消化不良、食欲不振；二是病后体弱、口中无味、食欲不佳；三是儿童因过量饮食及食物搭配不当引起的消化不良。使用药物时应注意：最好和食物同时服用，使药物和食物充分混合，以最大限度地发挥酶的消化作用。后一类药主要用于胃肠动力不足所致的腹胀、大便秘结患者。

任务实施

按下面的任务实施流程单进行，详细内容可扫码阅读。

用药前	护理评估	①健康评估：患者病程，大便特点，伴随症状，并发症，相关检查结果，既往病史，烟酒史。②用药禁忌评估：各种药物禁用人群。③用药情况评估：用药史，相关知识宣讲，给药途径
	调配药品	①多潘立酮为片剂，口服每次 10mg，3 次/日，饭前半小时服；甲氧氯普胺为片剂，口服每次 5～10mg，2～3 次/日，饭前半小时服。②主要配伍禁忌：稀盐酸不宜与胰酶、抗酸药等同服；胃蛋白酶不宜与碱性药物配伍；乳酶生不宜与收敛吸附剂合用；硫酸镁与硫酸多粘菌素 B、硫酸链霉素、葡萄糖酸钙、盐酸多巴酚丁胺、盐酸普鲁卡因、四环素、青霉素存在配伍禁忌；地芬诺酯不宜与巴比妥类、阿片类或其他中枢抑制药合用；药用炭不宜与维生素、抗生素、磺胺类、生物碱等同服
	提示建议	①应注意助消化药保质期，并置于冷暗处贮存。②应避免长期便秘伴有便血、腹痛症状但未做系统检查的患者，盲目应用泻药。③建议便秘患者通过调整饮食及生活习惯治疗，不可以长期依赖泻药。由微生物感染所致的腹泻，需同时服用止泻药和抗感染药

扫码“学一学”

用药中	护理问题	①消化道症状：腹内高压、腹泻、便秘、盆腔充血。②其他：水电解质紊乱、女性泌乳、男性乳房发育、Q－T 间期延长、锥体外系反应
	护理措施	①甲氧氯普胺大剂量长期应用可出现锥体外系反应，可用苯海索等抗胆碱药物治疗。②硫酸镁可引起血镁升高，必要时可使用钙离子与之拮抗。③大量腹泻会引起失水，有体液不足的危险，应进行补液治疗，纠正水、电解质紊乱和酸碱失衡
	用药要点	①助消化药需与食物同时服用，能最大限度地发挥酶的消化作用，故最好在饭前或餐间服用。②容积性泻药作用时间快，服后 4～6h 即可排出水样粪便；接触性泻药作用慢，宜临睡前服用，服后 6～8h 排便；润滑性泻药每晚临睡前服用，第二天早晨起床排便，有利于养成定时排便的习惯
用药后	健康教育	①指导消化不良患者养成良好的饮食及生活习惯，保持精神愉快和情绪稳定，注意劳逸结合，防止过度疲劳。②指导便秘患者增加饮水量，增加膳食纤维含量，养成定时排便的习惯，避免滥用泻药，积极治疗由便秘引发的其他疾病。③指导腹泻患者饮食以少脂肪、易消化食物为主。严密监测有无脱水、低钾血症的表现，必要时给予补液。保持肛周清洁干燥，观察、记录粪便的性质、颜色及次数
	评价效果	①对于消化不良的患者：用药后消化道症状是否减轻，是否掌握正确用药方法及剂量。②对于便秘的患者：便秘是否得到缓解，是否合理使用各类泻药，是否养成良好的排便习惯。③对于腹泻的患者：腹泻及其伴随症状是否减轻或消失，机体营养状态是否改善，生命体征是否正常
	小结过程	①对患者病情的评估、药物调配、药物使用过程中出现的问题探讨。②实施护理措施。③开展健康教育等环节，最终评价护理效果

任务解析

1. 该患者为慢性消化不良，主要出现上腹部不适，食欲不振，饭后饱胀感等症状，无器质性疾病。应服用助消化药或促进胃肠动力药予以缓解。医生所开的多潘立酮为促进胃动力药，通过促进胃肠道的蠕动，从而减轻腹胀。

2. 患者用药后上腹部不适，食欲不振，饭后饱胀感等症状会减轻，但应注意多潘立酮在饭前半小时左右服用，用药后偶见轻度腹痛、口干、皮疹、头痛、腹泻、嗜睡、头晕等，长期用药可引起血清泌乳素水平升高，导致男性乳房女性化，不宜长期服用。另外，指导患者调整心态，合理饮食，增加体育运动。

扫码“学一学”

目标检测

一、用药护理案例分析

患者，女，8 岁，食欲不佳，饭后饱胀感明显，疲惫，不爱运动。经检查排除器质性疾病，诊断为慢性消化不良。医生开出如下医嘱，请分析是否合理？应采取哪些用药护理措施？

医嘱：乳酶生片剂　每次 0.3～0.6g，3 次/日，饭前嚼服或温水送服。

二、目标测试题

【A1/A2 型题】

1. 不宜与抗菌药或吸附剂同时服用的助消化药是

A. 稀盐酸　　B. 胰酶　　C. 乳酶生

D. 多潘立酮　　E. 西沙必利

2. 地芬诺酯不宜与下述哪个药物同时应用

A. 奥美拉唑　　B. 巴比妥钠　　C. 碱式碳酸铋

D. 阿司匹林　　E. 阿托品

3. 硫酸镁不能用于

A. 排出肠内毒物、虫体　　B. 治疗阻塞性黄疸、慢性胆囊炎

C. 治疗子痫　　D. 治疗高血压危象

E. 治疗消化性溃疡

4. 患者，女，38 岁，功能性消化不良半年有余，医生嘱其服用多潘立酮治疗，下列哪些是用药后可能出现的不良反应

A. 轻度腹痛、嗜睡、头晕、长期用药导致溢乳

B. 锥体外系症状　　C. Q－T 间期延长

D. 直立性低血压　　E. 胃酸分泌过多

5. 患者，女，26 岁，习惯性便秘 5 年，近日以来便秘加重，每周排便次数少而无规律，腹胀、腹痛难忍，检查无器质性病变。医生嘱其使用硫酸镁导泻，护士在给患者用药时应注意

A. 应采用快速静脉注射　　B. 应采用缓慢静脉注射

C. 应采用口服给药，并大量饮水　　D. 应采用肌内注射

E. 应采用皮下注射

【A3/A4 型题】

有一患者口服苯巴比妥中毒（服药 2h），为排除肠内毒物

6. 当前应采用下述哪项处理措施

A. 给液状石蜡　　B. 给硫酸镁　　C. 给硫酸钠

D. 给酚酞　　E. 给氯化铵

7. 应如何给药

A. 洗胃　　B. 口服　　C. 灌肠

D. 静脉注射　　E. 肌内注射

【X 型题】

8. 下述有胃肠促进作用的止吐药是

A. 甲氧氯普胺　　B. 多潘立酮　　C. 昂丹司琼

D. 西沙必利　　E. 氯丙嗪

扫码“练一练”

（刘鸿业）

项目九

内分泌系统、生殖系统药物与用药护理

项目简介

同学们，激素是由内分泌细胞分泌的调节体内代谢、影响机体生理功能的生物活性物质，是维持机体内环境稳定必不可少的物质。当激素分泌过多或过少的时候，就会引起体内调节功能失衡，导致内分泌系统疾病。激素制剂因使用剂量不同，分别产生生理作用和药理作用。使用生理剂量，补充体内激素水平不足，治疗某些内分泌功能低下症，称为替代疗法（replacement therapy）。药理剂量则用于治疗各种疾病。值得注意的是，激素制剂长期使用可导致新的内分泌紊乱等不良反应，甚至产生药源性疾病，故应防止滥用。

生殖系统是由繁衍后代的一系列器官组成，其功能受到生殖腺分泌的性激素等影响。作用于生殖系统的药物可影响人体性激素水平，从而调节人体生殖功能。

本项目主要介绍了内分泌系统和生殖系统的药物，通过本项目的学习将有助于同学们在工作岗位上更好地进行激素治疗的用药护理。

扫码“学一学”

任务一　肾上腺皮质激素类药物与用药护理

学习目标

识记

1. 掌握糖皮质激素的作用、用途、不良反应和用药护理程序。
2. 熟悉糖皮质激素的生理作用、用法及疗程。
3. 了解促皮质激素、皮质激素抑制药、盐皮质激素类的作用特点及应用。

应用

1. 具有关爱患者，认真实施用药护理的职业素养。
2. 熟练掌握糖皮质激素的疗效及不良反应，综合分析、判断及采用相应护理措施。
3. 学会介绍药物不规范使用的危害，指导患者正确合理用药。

任务导入

患者，女，12 岁。半年来尿量减少，双下肢及眼睑浮肿，伴疲倦、厌食、精神萎靡，加重 2 周入院。尿常规：蛋白（+++）。诊断为肾病综合征。医生医嘱：给予口服泼尼松，每日 60mg，顿服。护士需要完成这项用药护理任务。

任务描述

需要护士完成的工作任务具体如下。

1. 说出使用泼尼松的目的是什么？
2. 患者用药后会有哪些预期表现？
3. 针对此患者，护士应如何完成用药护理程序？

知识平台

一、概述

肾上腺皮质激素（adrenocortical hormone）是肾上腺皮质所分泌激素的总称，在化学结构上属甾体类化合物，也称为甾体激素或类固醇激素。包括：①盐皮质激素（mineralocorticoid），主要有醛固酮和去氧皮质酮等，由肾上腺皮质外层球状带分泌，起调节体内水盐代谢作用，对糖代谢影响较小。②糖皮质激素（glucocorticoid），主要有可的松和氢化可的松等，由肾上腺皮质中层束状带分泌，调节体内糖、脂肪和蛋白质的代谢，对水盐代谢影响较小。③性激素（sex hormone），由肾上腺皮质内层网状带分泌，包括少量的雌激素、雄激素。临床上以糖皮质激素最常用，通常所说的肾上腺皮质激素是指糖皮质激素。

二、常用药物

（一）糖皮质激素药物

糖皮质激素类药物在临床广泛使用，主要用于抗炎、抗毒、抗休克和免疫抑制，其应用涉及临床多个专科。药物种类较多，属甾醇类化合物，其取代基不同，药物的理化性质和作用特点也不同。本类药物脂溶性较高，口服、注射均易吸收，也可关节腔内注射和皮肤黏膜局部用药。主要在肝脏代谢，其中可的松、泼尼松尚需在肝内分别转化为氢化可的松、泼尼松龙发挥作用，故严重肝功能不全的患者只宜选用氢化可的松、泼尼松龙。各种糖皮质激素的半衰期差异较大，给药剂量过大或肝、肾功能不良可使半衰期延长，应予以注意。常用糖皮质激素类药物的作用比较见表 9－1。

表 9-1　常用糖皮质激素类药物的作用比较

类别	药物	半衰期（min）	等效剂量（mg）	抗炎作用	水盐代谢作用
短效	可的松	90	25	0.8	0.8
	氢化可的松[基]	90	20	1	1
中效	泼尼松[基]	>200	5	3.5	0.6
	泼尼松龙[基]	>200	5	4.0	0.6
	曲安西龙	>200	4	5.0	0
	对氟米松	>200	2	10	0
长效	地塞米松[基]	>300	0.6	25.0~30.0	0
	倍他米松	>300	0.75	30.0	0
外用	氟氢可的松	/	/	12.0	/
	氟轻松	/	/	40.0	/

扫码“看一看”

【药理作用】糖皮质激素作用广泛，小剂量发挥生理作用，主要影响物质代谢。大剂量时产生不同的药理作用。

1. 抗炎作用　糖皮质激素类药物是目前最强的抗炎药物之一，对各种原因所引起的炎症以及炎症的各期均具有快速、强大、非特异性的抑制作用。糖皮质激素对急性炎症或在炎症早期，可抑制毛细血管扩张，减轻渗出、水肿，抑制白细胞浸润及吞噬反应，从而改善炎症的红、肿、热、痛等症状；对慢性炎症或在炎症后期，可抑制毛细血管和成纤维细胞的增生，延缓肉芽组织生成，从而防止粘连和瘢痕形成，减轻炎症后遗症。但炎症反应是机体的一种防御反应，因此，糖皮质激素若使用不当可致感染扩散及阻碍创口愈合。

2. 抗免疫作用　糖皮质激素对免疫过程的多个环节有抑制作用。抑制巨噬细胞对抗原的吞噬和处理；阻碍淋巴母细胞转化，促进淋巴细胞破坏和溶解，导致血液中淋巴细胞减少；抑制 B 细胞转化为浆细胞，抗体产生减少等。治疗剂量主要抑制细胞免疫，大剂量时可抑制体液免疫。糖皮质激素还可抑制过敏介质的释放，明显缓解过敏症状。

3. 抗毒作用　糖皮质激素能提高机体对细菌内毒素的耐受能力，减轻内毒素对机体的损害，迅速缓解中毒症状。但对细菌外毒素无效。还可抑制体温调节中枢，降低机体对致热原的敏感性，并能减少内热原的释放，故对严重感染具有良好的解热和改善症状作用。

课堂活动

请同学们思考一下，糖皮质激素能否用于治疗病毒感染，为什么？

4. 抗休克作用　超大剂量的糖皮质激素类用于各种严重休克，尤其是感染中毒性休克的治疗。其机制与其抗炎、抗免疫、抗毒作用有关，还与下列因素有关：①加强心肌收缩力，增加心排出量；②降低血管对缩血管活性物质的敏感性，扩张血管，改善微循环；③稳定溶酶体膜，减少心肌抑制因子（MDF）的形成和释放。

考点提示

肾上腺皮质激素的药理作用特点。

5. 其他作用　①刺激骨髓造血功能，增加循环血液中的红细胞、血红蛋白、中性白细胞和血小板数，并提高纤维蛋白原浓度。虽能使中性白细胞数量增多，但降低其游走、吞噬及消化等功能。同时，使单核细胞、嗜酸和嗜碱粒细胞减少。②兴奋中枢神经系统，引起激动、失眠、欣快等反应，偶可诱发精神失常和癫痫。大剂量能诱发儿童惊厥。③促进胃酸和胃蛋白酶的分泌，提高食欲，促进消化，但抑制消化道保护性黏液的分泌，大剂量或长期应用可诱发或加重消化道溃疡。

【临床用途】

1. 替代疗法　小剂量的糖皮质激素用于慢性肾上腺皮质功能减退症、腺垂体功能减退症和肾上腺次全切除术后的补充替代疗法。

2. 治疗严重感染和重要脏器炎症及后遗症　①严重感染：糖皮质激素用于治疗严重的细菌性感染，如中毒性肺炎、中毒性菌痢、暴发型流行性脑膜炎、重症伤寒、急性粟粒性肺结核及败血症等，可迅速缓解中毒症状。但应注意，糖皮质激素本身无抗菌和抗病毒作用，还可降低机体防御和修复功能，故在治疗严重感染时必须合用足量有效的抗菌药物。病毒性感染一般不用糖皮质激素，但严重病毒性感染，如重症肝炎、乙型脑炎等可酌情使用，以缓解症状。②防止某些炎症后遗症：如脑膜炎、心包炎、风湿性心瓣膜炎、关节炎、睾丸炎等，早期应用糖皮质激素可减轻瘢痕与粘连形成，减轻炎症后遗症。对许多眼科疾病如虹膜炎、角膜炎、视网膜炎、视神经炎等，还有防止角膜浑浊等作用。

3. 自身免疫性和过敏性疾病　①自身免疫性疾病，如风湿热、风湿性心肌炎、风湿性及类风湿性关节炎、全身性红斑狼疮、结节性动脉周围炎、皮肌炎、自身免疫性贫血和肾病综合征等，应用糖皮质激素可缓解症状，但不能根治，宜采用综合治疗。②治疗过敏性疾病，如荨麻疹、花粉症、血清热、血管神经性水肿、过敏性鼻炎、支气管哮喘等，当病情严重或用肾上腺受体激动药和抗组胺药治疗无效时，可应用糖皮质激素治疗。③用于异体器官移植手术后排异反应，糖皮质激素可抑制排异反应，可同时配伍环孢素等。

4. 抗休克　糖皮质激素适用于各种休克的治疗，对感染中毒性休克效果最好，必须配合使用足量有效的抗菌药物，及早、短时间、大剂量、突击使用；对过敏性休克，宜与肾上腺素合用；对心源性休克和低血容量性休克也有效，必须结合病因治疗。

5. 血液系统疾病　对再生障碍性贫血、粒细胞减少症、血小板减少症、过敏性紫癜等能明显缓解症状，但需长期大剂量用药，停药后易复发。对急性淋巴细胞白血病疗效较好，对慢性淋巴细胞白血病除降低淋巴细胞数目外，还可缓解伴发的自身免疫性贫血。

> **考点提示**
>
> 肾上腺皮质激素的临床用途。

6. 皮肤病　皮肤局部用药可治疗银屑病、湿疹、接触性皮炎等皮肤病。但对天疱疮和剥脱性皮炎等严重皮肤病仍需全身给药。

【不良反应】

1. 长期大剂量应用引起的不良反应

（1）医源性肾上腺皮质功能亢进综合征　长期使用大剂量的糖皮质激素，可以引起水、盐、糖、蛋白质及脂肪代谢紊乱，表现为向心性肥胖、多毛、无力、低血钾、水肿、高血压、糖尿病等，临床上称为库欣综合征（cushing syndrome）（图 9－1）。停药后一般会自行逐渐消退。用药期间应采用低盐、低脂、低糖、高蛋白饮食，适当补钾、钙以及维生素 D。必要时可配伍降压药物、降糖药物。

> **考点提示**
>
> 肾上腺皮质激素的不良反应及应对措施。

(2) 诱发或加重感染　长期应用糖皮质激素，因其抗免疫作用，可诱发感染或使体内潜在的感染灶扩散，如真菌感染、结核病灶恶化扩散等。用药过程中应注意病情的变化以及是否有诱发感染现象，必要时给予抗感染治疗。

(3) 诱发或加重溃疡病　糖皮质激素能促进胃酸及胃蛋白酶分泌，减少胃黏液分泌，又妨碍组织修复、延缓组织愈合，可诱发或加重胃及十二指肠溃疡，严重者致消化道出血或穿孔。

(4) 诱发高血压和动脉粥样硬化　与长期应用糖皮质激素导致水钠潴留使血容量增加和升高血清胆固醇含量有关。

(5) 诱发精神病和癫痫　糖皮质激素兴奋中枢神经系统，可导致激动、失眠，个别患者可诱发精神病，癫痫患者可诱发癫痫发作。有精神病史或精神病患者、癫痫患者禁用。

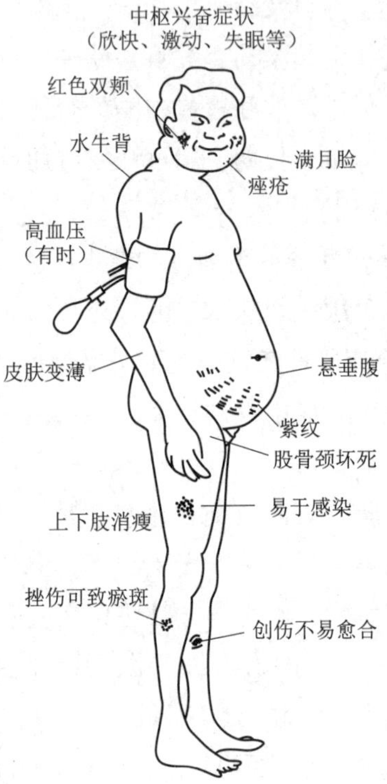

图 9－1　医源性肾上腺皮质功能亢进综合征示意图

(6) 其他　糖皮质激素促进蛋白质分解，抑制其合成及增加钙、磷排泄，导致骨质疏松、肌肉萎缩、伤口愈合延缓。骨质疏松多见于儿童、老人和绝经妇女，严重者可有自发性骨折。因抑制生长素分泌和造成负氮平衡，影响儿童生长发育。

2. 停药反应

(1) 医源性肾上腺皮质功能不全综合征　长期大剂量应用糖皮质激素，由于负反馈调节，抑制下丘脑及垂体前叶分泌促肾上腺皮质激素，使内源性糖皮质激素分泌减少或导致肾上腺皮质功能不全。多数患者可无特殊表现，一旦遇到应激情况，如出血、感染、寒冷等，可出现头晕、恶心、呕吐、低血压、低血糖等，称为肾上腺危象，需及时抢救。

(2) 反跳现象　长期大剂量应用糖皮质激素，如减量太快或突然停药，导致原有疾病复发或恶化，称为反跳现象。需加大激素剂量再行治疗，待症状缓解后再逐渐减量至停药。

课堂活动

请同学们思考一下：在日常生活中，人们常说激素不能随便乱用，有何科学依据？请同学们根据所学知识总结一下，哪些疾病不宜使用糖皮质激素。

知识拓展

糖皮质激素的用法

糖皮质激素使用过程中不良反应较多且严重，应根据患者的病情、药物作用特点和不良反应确定制剂、剂量、用药方法及疗程。

1. 大剂量突击疗法　适用于危重患者的抢救，如严重感染和休克。常选用氢化可的松静脉滴注，首次剂量200～300mg，一日量可达1 g以上，疗程3～5天。

2. 一般剂量长期疗法　用于自身免疫性疾病、过敏性疾病、恶性淋巴瘤、淋巴细胞性白血病等。最初口服泼尼松10～20mg或相应剂量的其他皮质激素制剂，每日3次，显效后，逐渐减量到最小维持量，持续数月。

3. 隔日疗法　根据糖皮质激素的分泌昼夜节律性，对某些慢性病长期治疗时，将一日或两日的总药量在隔日早晨8时一次给予，可减少对垂体－肾上腺皮质轴的负反馈抑制。隔日服药以用泼尼松、泼尼松龙等中效制剂为好。

4. 小剂量替代疗法　用于腺垂体功能减退症、慢性肾上腺功能减退症及肾上腺皮质次全切除术后。可的松每日12.5～25mg，或氢化可的松每日10～20mg。

（二）盐皮质激素

醛固酮、去氧皮质酮

醛固酮（aldosterone）、去氧皮质酮（desoxycorticosterone）是醛固酮前体，具有类似醛固酮的保钠排钾作用，对糖代谢影响较小。临床上作为替代疗法，治疗慢性肾上腺皮质功能减退症（艾迪生病），仅起辅助作用。也可用于促皮质素试验和低钠血症。长期过量应用可导致水钠潴留，出现高血压、水肿、低血钾、充血性心力衰竭等。

（三）促皮质素药

促皮质素

促皮质素（adrenocorticotropic hormone，ACTH）是维持肾上腺正常形态和功能的重要激素。ACTH缺乏，将引起肾上腺皮质萎缩、分泌功能减退。药用ACTH是从家畜腺垂体中提取的多肽制剂，口服可以被消化道酶溶解破坏，必须注射给药。一般给药后2h，肾上腺皮质开始分泌氢化可的松，最高分泌量约250mg，对皮质已萎缩或功能已丧失者无效。临床上主要用于诊断腺垂体－肾上腺皮质功能水平及防治因长期使用糖皮质激素类药引起的肾上腺皮质萎缩和功能减退。易致过敏反应，故现已少用。

（四）皮质激素抑制药

米托坦、美替拉酮

米托坦（mitotane）、美替拉酮（metyrapone，甲吡酮）均为皮质激素抑制药。前者是农药滴滴涕（DDT）结构类似物，能选择性地使肾上腺皮质束状带及网状带细胞萎缩、坏死，但不影响醛固酮分泌。后者能抑制11β－羟化酶，干扰11－去氧皮质酮转化为皮质酮，干扰11－去氧氢化可的松转化为氢化可的松。临床主要用于治疗肾上腺皮质肿瘤所致的肾上腺皮质功能亢进症，可以代替外科的肾上腺皮质切除术。也用于不能手术的皮质癌及其术后辅助治疗、垂体功能测试等。可见眩晕、嗜睡、头痛、乏力等中枢抑制和厌食、恶心、腹泻等消化道反应。

任务实施

扫码“学一学”

按下面的任务实施流程单进行，详细内容可扫码阅读。

用药前	护理评估	①健康评估：患者的基本情况。②用药禁忌评估：骨折、重度高血压、活动性溃疡病等。③用药情况评估：是否用过糖皮质激素，应用的种类、剂量、时间、疗效、停药时间等
	调配药品	①主要剂型是片剂。常用剂量：醋酸泼尼松片剂为1mg和5mg；醋酸地塞米松片剂为0.5mg和0.75mg，注射剂为2mg/1ml，5mg/1ml，一般采用口服给药方法。②主要配伍禁忌：应避免与排钾利尿药、抗真菌药等合用
	提示建议	①注意给药剂量。②避免配伍禁忌。③建议对不合理用药、不安全剂量以及疗程的用药行为及时提出质疑
用药中	护理问题	①库欣综合征。②真菌感染。③胃溃疡。④高血压。⑤加大精神病和癫痫的危险
	护理措施	①注意饮食。②注意病情变化。③避免与其他损伤胃黏膜药合用。④必要时可配伍降压药。⑤用药之前仔细询问病史
	用药要点	①注意给药方法。②注意给药时间
用药后	健康教育	①做好用药心理护理。②做好停药护理措施。③做好生活护理
	评价效果	①水肿的症状是否缓解。②尿蛋白是否消失。③无药物不良反应及停药反应发生
	小结过程	①该患者为肾病综合征，应用激素治疗是合理的。②用药期间注意观察患儿病情的变化。③嘱家长不可随意停药

任务解析

1. 该患者为肾病综合征，肾病综合征是自身免疫性疾病，激素有抗免疫作用，应用激素治疗是合理的。

2. 用药期间应注意观察患儿病情变化，尤其体重和出入水量的测量、水肿减轻的程度。

3. 嘱家长不可随意停药。饮食要注意低盐、低糖、低脂和高蛋白，补充维生素D和钙剂。

目标检测

扫码“学一学”

一、用药护理案例分析

1. 患者，男，5岁，发热、打喷嚏、流鼻涕、咳嗽2天，在家吃了感冒药，不见好转。查体：T 39.5℃，咽部充血，扁桃体Ⅰ度肿大。血常规：白细胞4.0×10^9/L。诊断为上呼吸道感染。医嘱：给予输液、抗病毒治疗，肌内注射地塞米松5mg。

试分析：该患儿使用糖皮质激素治疗是否合理？请说明理由。

2. 患者，女，25岁，2年前因肾盂肾炎进行治疗，后未随访。1周前因旅游疲劳自感腰部酸胀，肾区坠痛，尿频且多泡沫，乏力、低热，下肢沉重，脚踝肿胀，两日前自测血压150/100mmHg就医。经检查蛋白尿（>35g/d）、低白蛋白血症（血浆白蛋白<30g/L）并伴有下肢水肿和高脂血症，结合病理，确诊为肾病综合征（微小病变型），治疗方案主要

为：①卧床休息，给予高蛋白、高热量、低盐等支持疗法；②泼尼松片（5mg），口服，8片/次，2次/日，连续两周后，逐渐在六周内减至20mg/d，其后采取隔日给药。③呋塞米片（20mg），口服，1次/片，2次/日，一周后换用噻嗪类+螺内酯。

请思考分析：

1. 此案例选用泼尼松和呋塞米的药理依据是什么？两类药物合用最可能增加哪一类不良反应的发生？如何避免或纠正。

2. 泼尼松为什么要不断调整剂量和用法？未来的隔日给药有什么好处？呋塞米一周后换为噻嗪类和螺内酯的原因是什么？

3. 根据该案例，请说出糖皮质激素合理用药的主要措施。（至少三项）

二、目标测试题

【A1/A2 型题】

1. 治疗特发性血小板减少性紫癜的首选治疗药物是

A. 糖皮质激素　B. 止血药　C. 输新鲜血小板

D. 雄激素　E. 脾切除手术

2. 患者长期应用糖皮质激素主要存在的护理问题是

A. 自我形象紊乱　B. 焦虑　C. 组织完整性受损

D. 有受伤的危险　E. 有皮肤完整性受损的危险

3. 库欣综合征是由下列哪种物质分泌增多引起的

A. 甲状腺激素　B. 促甲状腺激素　C. 生长激素

D. 皮质醇　E. 肾上腺素

4. 某患者因特发性血小板减少性紫癜而入院，且长期应用糖皮质激素治疗，当患者询问护士此药常见副作用时，回答不应包括下列哪一项

A. 高血压　B. 糖尿病　C. 感染

D. 多毛症　E. 末梢神经炎

5. 某原发性血小板减少性紫癜患者，突然寒战、高热，伴全身广泛出血，血小板明显减少。护理措施不正确的是

A. 密切观察出血征象　B. 用软毛牙刷刷牙　C. 应用糖皮质激素治疗

D. 尽量避免注射治疗　E. 服用阿司匹林

【A3/A4 型题】

刘小姐，26岁。因皮肤瘀点、瘀斑及月经过多疑为慢性特发性血小板减少性紫癜入院。

6. 导致其血小板减少的主要原因是

A. 脾肿大及功能亢进　B. 出血　C. 病毒感染

D. 雌激素抑制血小板生成　E. 自身免疫反应

7. 其治疗首选

A. 输血小板悬液　B. 环磷酰胺　C. 雄激素

D. 糖皮质激素　E. 脾切除

扫码"练一练"

（李　文　张　庆）

扫码“学一学”

任务二　影响甲状腺素药物与用药护理

学习目标

识记

1. 掌握硫脲类的作用、用途、不良反应和用药护理程序。
2. 熟悉碘剂、放射性碘与β受体阻断药的作用特点和用途。
3. 了解甲状腺激素的合成、分泌与调节、作用和用途。

应用

1. 关爱患者，认真实施用药护理程序，减缓病痛，提高护士职业素养。
2. 观察抗甲状腺药的疗效及不良反应，综合分析、判断及采用相应护理措施。
3. 学会介绍药物不规范使用的危害，指导患者正确合理用药。

任务导入

患者，男，24 岁，近一年来出现怕热、多汗、脾气暴躁易激动、多食易饥等，近三个月来症状加重，来院就诊，确诊为甲亢。医生给予丙硫氧嘧啶治疗，开始剂量为每日 300mg，每日 3 次，症状缓解后改维持量每日 150mg，每日 1 次。护士需要完成这项用药护理任务。

任务描述

需要护士完成的工作任务具体如下。

1. 说出使用丙硫氧嘧啶的目的是什么？
2. 患者用药后会有哪些预期表现？
3. 针对此患者，护士应如何完成用药护理程序？

知识平台

一、概述

甲状腺功能低下症是甲状腺素分泌缺乏或不足而出现的综合征，甲状腺实质性病变、甲状腺素合成障碍等是主要病因。一般根据发病年龄可分为克汀病及黏液性水肿。①甲状腺功能减退发生于胎儿期或新生儿，会严重影响大脑和身体生长发育，称为呆小病或“克汀病”；②甲状腺功能减退发生于成人，早期表现为怕冷、皮肤干燥、少汗、面部浮肿、目光呆滞、眼睑浮肿、心率缓慢、心音低弱、食欲减退、便秘、腹胀、记忆力减退、智力低下、反应迟钝、多瞌睡、精神抑郁等。后期患者皮下组织出现非凹陷性水肿，称为黏液性水肿，严重时可出现黏液性水肿昏迷。

甲状腺功能亢进症（hyperthyroidism），简称甲亢，是多种原因所致的以甲状腺素分泌过多引发代谢紊乱为特征的一种综合征。目前治疗措施有手术治疗、药物治疗和放射性碘治疗。抗甲状腺药物治疗是甲亢治疗的首选，药物主要有硫脲类、碘化物、放射性碘、β受体阻断剂等四类。糖皮质激素和免疫调节剂等也可用于甲亢治疗。

二、常用药物

（一）治疗甲状腺功能低下药

知识链接

甲状腺功能低下症是甲状腺素分泌缺乏或不足而出现的综合征，甲状腺实质性病变、甲状腺素合成障碍等是主要病因。一般根据发病年龄分为克汀病及黏液性水肿。①甲状腺功能减退发生于胎儿期或新生儿，会严重影响大脑和身体生长发育，称为呆小病或"克汀病"；②甲状腺功能减退发生于成人，早期表现为怕冷、皮肤干燥、少汗、面部浮肿、目光呆滞、眼睑浮肿、心率缓慢、心音低弱、食欲减退、便秘、腹胀、记忆力减退、智力低下、反应迟钝、多瞌睡、精神抑郁等。后期患者皮下组织出现非凹陷性水肿，称为黏液性水肿，严重时可出现黏液性水肿昏迷。

甲状腺激素（thyroid hormones）包括甲状腺素（T_4）和三碘甲状腺原氨酸（T_3），T_3有很高的生物活性，T_4需转变为T_3后活性增强。

【药理作用】

1. 维持正常生长发育 甲状腺激素能够促进蛋白质的合成，促进骨骼和神经系统的生长发育，是人体正常生长发育所必需的物质，其分泌不足或过量都可引起疾病。婴幼儿甲状腺功能不全时，躯体与智力发育均受影响，如呆小病（cretinism，克汀病）；成人分泌不足可引起黏液性水肿。

2. 促进新陈代谢 甲状腺激素能够促进蛋白质、糖、脂肪的正常代谢，促进物质氧化，提高基础代谢率，使产热增多。

3. 提高机体对交感神经递质的敏感性 甲状腺激素能提高机体对儿茶酚胺的敏感性，并使肾上腺素受体上调，甲亢时可出现易激动、失眠、多虑、震颤、心率加快、心输出量增加等症状。

【临床用途】

1. 呆小病 若尽早诊治，则发育仍可正常；若治疗过晚，则智力仍然低下，应终身治疗。

> **考点提示**
> 甲状腺激素的临床应用。

2. 黏液性水肿 一般服用甲状腺片，从小剂量开始，逐渐增大至足量。剂量不宜过大，以免增加心脏负担而加重心脏疾病。垂体功能低下的患者宜先用皮质激素再给予甲状腺激素，因易发生急性肾上腺皮质功能不全。

3. 单纯性甲状腺肿 其治疗取决于病因。由于缺碘所致者应补碘。临床上无明显原因，发现症状可给予适量甲状腺激素，补充内源性激素的不足，并可抑制促甲状腺激素过多分泌，缓解甲状腺组织代偿性增生肥大。

【不良反应】过量可出现甲状腺功能亢进的临床症状。在老人和心脏病患者中，可发生心绞痛、心肌梗死，宜停用甲状腺激素，并用β受体阻断药对抗。

拓展提升

甲状腺功能低下引起的水肿应注意与肾性水肿、贫血、充血性心力衰竭等相鉴别。根据病情选择适合的治疗方案。

1. 甲状腺制剂终生替代治疗　早期轻型病例以口服甲状腺片或左甲状腺素为主。检测甲状腺功能，维持TSH在正常值范围。

2. 对症治疗　中晚期重型病例除口服甲状腺片或左甲状腺素外，需对症治疗，如给氧、输液、控制感染、控制心力衰竭等。

（二）治疗甲状腺功能亢进药

知识链接

甲状腺功能亢进

甲状腺功能亢进症，简称甲亢，由多种原因引起的甲状腺激素合成、分泌增多，使神经、循环、消化等各系统的兴奋性增高和代谢亢进为主要表现的疾病的总称。主要表现：①怕热、多汗、皮肤潮湿，易饿，多食，消瘦，肠蠕动增快，大便次数增多，腹泻；②心率增快，收缩压升高，舒张压正常或者偏低，严重者出现心律失常，甚至心力衰竭；③容易激动、兴奋、多语、好动、疲乏、失眠、舌及手伸出可有细微颤动，多有肌肉萎缩；④甲状腺弥漫性肿大，并可在肿大的甲状腺上听到血管杂音或者扪及震颤；⑤大部分患者有眼部异常或突眼。

硫脲类

硫脲类是最常用的抗甲状腺药，分为两类。①硫氧嘧啶类：甲硫氧嘧啶（methylthiouracil）和丙硫氧嘧啶[基]（propylthiouracil），硫氧嘧啶类药物口服后吸收迅速，主要在肝内代谢，$t_{1/2}$为2h。②咪唑类：甲巯咪唑[基]（thiamazole，他巴唑）和卡比马唑（carbimazole，甲亢平）等，卡比马唑为甲巯咪唑的衍生物，在体内转化成甲巯咪唑而发挥作用。甲巯咪唑的血浆$t_{1/2}$约为4.7h。

【药理作用】硫脲类通过抑制甲状腺过氧化物酶而抑制甲状腺激素的生物合成，但不影响甲状腺激素的释放，也不能直接拮抗其作用，对已合成的甲状腺激素没有影响，故须待贮存的甲状腺激素消耗到一定程度才能出现疗效。长期应用可使血清甲状腺激素水平显著下降。丙硫氧嘧啶能抑制外周组织的T_4转化为T_3，迅速控制血清中生物活性较强的T_3水平。此外，硫脲类药物尚有免疫抑制作用，能抑制免疫球蛋白的生成，使血循环中甲状腺刺激性免疫球蛋白（TSI）下降，对甲亢有病因性治疗作用。

【临床用途】

1. 甲亢内科治疗　多用于轻症和不宜手术或 ^{131}I 治疗者，起效较慢，一般 2～3 周起效，1～3 个月基础代谢率恢复正常，疗程 1～2 年，不可随意停药。

2. 甲亢的手术前准备　甲状腺次全切除手术患者常会因腺体切除导致甲状腺素大量释放，引发甲状腺危象，术前应先服用硫脲类药物，使甲状腺功能恢复或接近正常，一般需在术前两周服用大剂量碘剂，以利手术进行及减少出血。

> **考点提示**
> 硫脲类的临床用途。

3. 甲状腺危象的治疗　抢救时应以大剂量碘剂为主，同时辅以大剂量硫脲类药物和其他综合措施，硫脲类中首选丙硫氧嘧啶。

扫码"看一看"

【不良反应】本类药物用药时间较长，不良反应较多。

1. 过敏反应　是最常见的不良反应，多为瘙痒、皮疹等，少数伴有发热，应密切观察，大多数不需停药也可消失，必要时用抗过敏药或激素治疗。

2. 粒细胞缺乏症　为最严重的不良反应，发生率约 0.3%～0.6%，一般在用药后的 2～3 个月内发生，表现为咽痛、乏力、低热、感染等，故用药期间定期检查血常规。

3. 胃肠道反应　表现为恶心、呕吐、腹痛、腹泻等。餐时服用可减轻反应。

4. 其他　有关节痛、头痛、红斑狼疮样综合征。罕见的有肝炎、间质性肺炎、肾炎和脉管炎等。结节性甲状腺肿合并甲亢及甲状腺癌患者、哺乳期妇女禁用。孕妇慎用。

课堂活动

> 请同学们思考一下，硫脲类长期应用后患者出现发热、抵抗力下降是何原因？

碘与碘化物

碘化钾（potassium iodide）和复方碘溶液是主要应用药物。

【药理作用】碘化物对甲状腺的作用与剂量密切相关。小剂量碘剂是合成甲状腺素的原料，主要用于治疗单纯性甲状腺肿。大剂量碘剂通过抑制蛋白水解酶，减少 T_3、T_4的释放，产生抗甲状腺作用，大剂量碘剂还可抑制甲状腺激素的合成。上述作用快而强，一般用药 1～2 天起效，10～15 天达最大效应，随后作用逐渐降低，这是大剂量碘剂不能单独用于甲亢内科治疗的原因。

【临床用途】

1. 甲亢的手术前准备　术前两周内口服大剂量碘剂，可使甲状腺组织退化、减少，腺体血管减少，腺体变韧，有利于手术切除和减少出血。

> **考点提示**
> 碘和碘化物的临床用途。

2. 甲状腺危象的治疗　主要抢救药物之一，需采用静脉滴注，可迅速缓解症状，危象一旦消除，应及时停药，换用硫脲类药物维持治疗。

课堂活动

请同学们思考一下，碘剂能否单独用于甲亢的治疗？为什么？

【不良反应】

1. 过敏反应 少数对碘过敏者于用药后立即或几小时后发生过敏反应，表现为发热、皮疹等，严重者喉头水肿引起窒息。一般停药后好转，必要时可采取抗过敏治疗。对碘过敏者禁用。

2. 慢性碘中毒 表现为口腔及咽喉烧灼感、唾液分泌增多，眼刺激症状等。

3. 其他 连续服用碘化物超过两周可诱发甲亢。碘还可进入乳汁和透过胎盘引起新生儿和婴儿甲状腺肿，故孕妇和哺乳期妇女慎用。

放射性碘

考点提示

放射性碘的临床用途。

放射性碘（radioiodine）为^{131}I，^{131}I被甲状腺摄取，释放出β射线（占99%）和γ射线（占1%）。两种射线辐射范围不同，用途不同。①β射线射程短（<2mm），辐射作用只限于甲状腺内，破坏甲状腺实质，使腺泡上皮坏死、萎缩，减少甲状腺激素的分泌。同时可降低腺泡内淋巴细胞，从而减少抗体产生。用于不宜手术或手术后复发及硫脲类无效或过敏的甲亢患者。②γ射线射程较长，可在体表测到，主要用于甲状腺摄碘功能的测定。放射性碘半衰期为8天，剂量过大，可导致甲状腺功能低下，可适当补充甲状腺激素。20岁以下患者、孕妇、哺乳期妇女、活动性肺结核、肾功能不全、甲状腺危象、重症浸润性突眼症及甲状腺不能摄碘者禁用。

β受体阻断药

本类药物中最常用的是普萘洛尔，通过阻断β受体，发挥抗交感神经作用，改善甲亢所致的心动过速、心肌收缩力加强、多汗、震颤等交感神经兴奋症状，还能抑制T_4在外周组织中脱碘转化为T_3。单用时其控制症状的作用较弱。临床主要用于：①与硫脲类配伍用于各类甲亢的内科治疗；②甲状腺危象的辅助治疗；③甲状腺术前准备，减少甲状腺充血，防止手术刺激引起儿茶酚胺分泌过多带来的不良后果。

知识拓展

甲状腺危象

甲状腺危象（thyroid crisis）又称甲亢危象，是甲状腺毒症急性加重的一个综合征，发生原因可能与循环中的甲状腺激素水平增高有关。多发生于较重甲亢未予治疗或治疗不充分的患者。常见诱因有感染、手术、精神刺激等，临床表现为高热、大汗、心动过速、烦躁、焦虑不安、谵妄、恶心、呕吐、腹泻，严重患者可有心衰、休克和昏迷等。消除诱因，对症治疗：吸氧、使用镇静剂、积极物理降温、纠正水和电解质紊乱、快速抑制T3或T4合成、阻止甲状腺激素的释放、降低组织对甲状腺素反应等。

任务实施

按下面的任务实施流程单进行，详细内容扫码阅读。

扫码“学一学”

用药前	护理评估	①健康评估：患者的基本情况。②用药禁忌评估：有无结节性甲状腺肿合并甲亢等。③用药情况评估：是否用过硫脲类药物，应用的种类、剂量、时间、疗效、停药时间等
	调配药品	①主要剂型是片剂和溶液剂，常用剂量：丙硫氧嘧啶片剂为50mg和100mg；甲巯咪唑片剂为5mg和10mg；卡比马唑片剂为5mg，复方碘口服溶液为含碘5%和碘化钾10%。一般采用口服给药。②主要配伍禁忌：硫脲类药物之间存在交叉过敏反应。与抗凝药合用可增强抗凝作用等
	提示建议	①应注意给药剂量。②应避免配伍禁忌。③建议对不合理用药、不安全剂量以及疗程的用药行为及时提出质疑
用药中	护理问题	①瘙痒、皮疹。②发热、感染。③恶心、呕吐
	护理措施	①用药期间密切观察。②注意病情变化。③餐时服用可减轻反应
	用药要点	①注意给药方法。②注意给药时间
用药后	健康教育	①做好用药心理护理。②做好长期用药护理措施。③做好生活护理
	评价效果	①甲亢的症状是否缓解。②有无药物不良反应及停药反应发生
	小结过程	①该患者为甲亢患者，应用硫脲类药物治疗是合理的。②用药期间注意观察患者病情的变化，尤其是服药2~3个月时，注意观察是否出现乏力、咽痛、发热等症状，若有及时报告医生。③用药期间定期检查血常规，避免摄取高碘食物或药物

任务解析

1. 该患者为甲亢患者，应用硫脲类药物治疗是合理的。

2. 用药期间注意观察患者病情的变化，尤其是服药2~3个月时，注意观察是否出现乏力、咽痛、发热等症状，若有及时报告医生。

3. 用药期间定期检查血常规，避免摄取高碘食物或药物。

目标检测

扫码“学一学”

一、用药护理案例分析

患者，女，25岁，患甲亢二年，经治疗好转。近二周来脾气大，伴有失眠、心慌、怕热、多汗、体重下降。查体：P 106次/分，体重46kg（发病前体重50kg），双眼球突出，甲状腺Ⅱ度对称性弥漫性肿大，有震颤，可闻及血管杂音。诊断为甲状腺功能亢进症。医生给予口服丙硫氧嘧啶和普萘洛尔治疗。

试分析：该患者合用丙硫氧嘧啶和普萘洛尔是否合理？请分析用药的依据。

二、目标测试题

【A1/A2型题】

1. 治疗呆小病可选用

A. 甲状腺激素　　B. 丙硫氧嘧啶　　C. 甲巯咪唑

D. 球蛋白　　E. 大剂量碘

2. 成人甲状腺素缺乏可导致
A. 呆小病　B. 先天愚型　C. 猫叫综合征
D. 侏儒症　E. 黏液性水肿

3. 甲状腺功能亢进症患者服用抗甲状腺药物不能立即见效的原因是
A. 药物是缓释型
B. 药物尚未分布到全身各器官
C. 血液中的药物浓度需达到一定程度方能发挥作用
D. 对已合成的甲状腺激素无作用
E. 治疗本病不宜过快

4. 陈某，女，37 岁，甲状腺功能减退病史 1 年，近期有所加重，治疗首选
A. 甲硫氧咪唑　B. 丙硫氧咪唑　C. 甲巯咪唑
D. 甲状腺素片　E. 普萘洛尔

5. 患者使用甲状腺素片治疗甲状腺功能减退症时，评估药物治疗效果的主要检测指标是
A. 心率　B. 血压　C. 基础代谢率
D. 体重　E. 尿量

6. 尹某，女，27 岁，甲状腺功能亢进症病史 1 年，妊娠 4 个月后甲状腺功能亢进症加重，治疗首选
A. 甲状腺素片　B. 丙硫氧咪唑　C. 碘化钾
D. ^{131}I　E. 普萘洛尔

【A3/A4 型题】

杨女士，33 岁。自述全身乏力，心慌，怕热，每日大便 3～4 次，某医院诊为甲亢，经治疗病情好转后自行停药，半年后心率增快，上述症状又复出现，且体重下降 5kg。护理体检发现患者情绪激动，目光炯炯有神，甲状腺Ⅱ度肿大，质软，局部可闻及杂音，心率每分钟 120 次。

7. 患者最可能发生的问题是
A. 伴发糖尿病　B. 甲亢复发　C. 伴发心脏病
D. 出现甲减　E. 发生亚急性甲状腺炎

8. 不正确的护理措施是
A. 嘱患者不能随便中断治疗或自行变更药物剂量
B. 应用普萘洛尔
C. 嘱用药维持时间 1.5～2 年
D. 嘱患者多吃含碘丰富的食物
E. 不宜紧张和劳累

9. 甲状腺功能亢进患者为何甲状腺肿大
A. 促甲状腺素所致　B. 内分泌过多而扩张　C. 受甲状软骨影响
D. 气管前突所带连　E. 遗传

扫码“练一练”

（李　文）

任务三 抗糖尿病药与用药护理

扫码“学一学”

学习目标

识记

掌握胰岛素及口服降糖药的作用、用途、不良反应和用药护理程序。

应用

1. 能观察胰岛素的疗效及不良反应，综合分析、判断及采用相应护理措施。
2. 会介绍药物不规范使用的危害，指导患者正确合理用药。

任务导入

患者，女，18岁。近一年来尿量明显增多，容易饥饿、口渴，体重下降明显，入院检查，空腹血糖16.4mmol/L，诊断为1型糖尿病。医生给予胰岛素，皮下注射。护士需要完成这项用药护理任务。

任务描述

需要护士完成的工作任务具体如下。

1. 说出使用胰岛素的目的是什么？
2. 患者用药后会有哪些预期表现？
3. 针对此患者，护士应如何完成用药护理程序？

知识平台

一、概述

扫码“看一看”

糖尿病是由胰岛素分泌不足或胰岛素作用缺陷（胰岛素抵抗）所引起的以慢性血葡萄糖（简称血糖）水平增高为特征的代谢疾病群。主要表现为“三多一少”的症状，即多尿、多饮、多食、消瘦。根据患者胰腺的功能状态，将糖尿病分为以下两型：1型，又称胰岛素依赖型糖尿病（IDDM），约占5%～15%；2型，又称非胰岛素依赖型糖尿病（NIDDM），约占85%～95%。

1型糖尿病多发生在儿童和青少年。目前认为与自身免疫反应造成的B细胞破坏有关。发病年龄小，起病比较急剧，症状较重，口渴、多尿、多饮、多食以及乏力消瘦、体重急剧下降等症状十分明显，体内胰岛素绝对不足，容易发生酮症酸中毒以及严重的并发症。必须用胰岛素治疗才能获得满意疗效，否则将危及生命。

2型糖尿病多在35～40岁后发病，占糖尿病患者90%以上。与遗传、环境、肥胖等关系密切，随着年龄增加发病率增高。2型糖尿病患者体内产生胰岛素的能力并非完全丧失，有的患者体内胰岛素甚至产生过多，但胰岛素的作用效果较差，因此患者体内胰岛素是相对缺乏的，轻症可通过饮食或口服降血糖药物控制，后期患者需要使用胰岛素治疗。

二、常用药物

（一）胰岛素及制剂

胰岛素

胰岛素[基]（regular insulin）是由胰岛B细胞分泌的一种蛋白质激素。药用胰岛素由猪、牛等动物胰腺中提取，也可通过DNA重组技术用大肠杆菌合成胰岛素，或制得单组分人胰岛素。口服无效，易被消化酶破坏，必须注射给药，皮下注射吸收快。主要在肝、肾灭活，也可被肾胰岛素酶直接水解，严重肝肾功能不良者能影响其灭活。为延长胰岛素的作用时间，在普通胰岛素中加入碱性蛋白质和锌，制成中长效胰岛素制剂。常用胰岛素制剂特点和用法见表9－2。

表9－2　常用胰岛素制剂特点和用法

类型	药物	给药途径	给药时间	起效/作用维持时间（h）
短效	胰岛素	静滴	急救	即刻/2
		皮下注射	餐前0.5h，每日3～4次	0.5～1/6～8
	单组分人胰岛素	皮下、肌内、静脉注射	餐前20min，每日3次	0.5/8
中效	低精蛋白锌胰岛素	皮下注射	早、晚餐前1h，每日1～2次	2～4/18～24
	珠蛋白锌胰岛素	皮下注射		2～4/12～18
长效	精蛋白锌胰岛素	皮下注射	早、晚餐前1h，每日1次	3～6/24～36

知识链接

单组分人胰岛素与普通胰岛素作用类似，但变态反应发生率低，很少产生脂肪萎缩，几乎不产生胰岛素抗体。临床用途同普通胰岛素，尤其适用于对其他胰岛素过敏、脂肪萎缩、产生胰岛素抵抗的糖尿病患者。主要不良反应是过量引起低血糖反应。

【药理作用】

1. 糖代谢　增加葡萄糖的转运，加速葡萄糖的氧化和酵解，促进糖原的合成和贮存，抑制糖原分解和异生，从而降低血糖。

2. 脂肪代谢　增加脂肪酸的转运，促进脂肪合成并抑制其分解，减少游离脂肪酸和酮体的生成。

3. 蛋白质代谢　增加氨基酸的转运和蛋白质的合成，抑制蛋白质的分解。

4. 促进 K^+ 内流　激活 Na^+，K^+－ATP酶，促进 K^+ 进入细胞内，纠正细胞内缺钾。

【临床用途】

1. 糖尿病　胰岛素是目前治疗1型糖尿病的唯一药物，对胰岛素缺乏的各型糖尿病也有效。主要用于：①1型糖尿病；②经控制饮食及用口服降血糖药未能控制或因严重肝、肾功能损害不适合用口服降糖药的2型糖尿病。

2. 糖尿病发生严重并发症　①糖尿病酮症酸中毒；②非酮症高血糖高渗性昏迷；③乳酸酸中毒伴高血糖。

3. 糖尿病伴有合并症　糖尿病合并重度感染、消耗性疾病、高热、妊娠、创伤以及手术等。

> **考点提示**
> 胰岛素的临床用途。

4. 纠正细胞内低钾　将葡萄糖、胰岛素、氯化钾组成极化液（GIK溶液），促进 K^+ 内流，可减少缺血心肌中的游离脂肪酸，用于防治心肌梗死时的心律失常。

5. 其他　小剂量胰岛素（5～10 U）用于辅助治疗营养不良、消瘦、顽固性妊娠呕吐的治疗；胰岛素配合高渗葡萄糖溶液用于急性酒精中毒的治疗。

【不良反应】

1. 低血糖反应　为胰岛素过量所致，血糖过低，出现饥饿感、出汗、心率加快、焦虑、震颤等症状，严重者会引起昏迷、惊厥及休克，甚至导致脑损伤及死亡。

为防止低血糖症发生，应教会患者熟知不良反应，以便及早发现，及时摄食或饮用糖水；严重者应立即静脉注射50%葡萄糖注射液，但必须与酮症酸中毒性昏迷、非酮症高血糖高渗性昏迷鉴别。

2. 过敏反应　一般反应轻微而短暂，如瘙痒、红斑、血管神经性水肿等，偶可引起过敏性休克。多数为使用牛胰岛素所致，可用人胰岛素或猪胰岛素代替。必要时可用 H_1 受体阻断药或糖皮质激素治疗。

课堂活动

请同学们思考一下，一位1型糖尿病患者，长期使用胰岛素治疗，今日上午，使用胰岛素后，患者感觉头晕、乏力、出冷汗、心慌、饥饿、肌肉震颤等，他怎么了？如何处理？

3. 局部反应　可见注射部位皮肤发红、皮下硬结甚至脂肪萎缩，女性多于男性。应注意更换注射部位，应用高纯度胰岛素制剂后已较少见。

> **考点提示**
> 胰岛素的不良反应及防治措施。

4. 胰岛素抵抗　机体对胰岛素的敏感性下降称为胰岛素抵抗，分以下两型。①急性抵抗：常由并发感染、创伤、手术、情绪激动等应激状态所致。此时血中抗胰岛素物质增多，或因酮症酸中毒时，血中大量游离脂肪酸和酮体的存在妨碍了葡萄糖的摄取和利用。出现急性耐受时，需短时间内增加胰岛素剂量，使其达数千单位。②慢性抵抗：慢性抵抗原因较为复杂（系指每日需用200U以上的胰岛素并且无并发症者）。可能是体内产生了抗胰岛素受体抗体（AIRA）。此时更换其他动物胰岛素制剂或改用高纯度胰岛素，并适当调整剂量。

知识链接

胰岛素给药新"武器"

1. 胰岛素笔　它具有注射剂量准确、操作简单、携带保管方便等优点，可免去患者用注射器在胰岛素药瓶中抽取胰岛素的烦琐过程，特别适用于糖尿病患者在家中自我注射。正确使用胰岛素笔应注意：①包括笔芯匹配、检查与安装、排气、注射等操作。②注射前用乙醇对皮肤进行常规消毒。③消瘦的患者注射时应将皮肤捏起。④注射完毕后应停顿15秒后再将胰岛素笔拔出。⑤严格按照医嘱进行注射，并注意注射时间及注射剂量。⑥及时报告医生血糖情况，以便及时调整注射剂量，保证治疗效果。

2. 胰岛素泵　它的形状、大小如同BP机，通过一条与人体相连的软管向体内持续输注胰岛素的装置。它模拟人体健康胰腺分泌胰岛素的生理模式，俗称"人工胰腺"。内装有一个放短效或速效胰岛素的储药器，外有显示屏及按钮，用于设置泵的程序，灵敏地驱动马达，按照人体需要的剂量缓慢地推动胰岛素从储药器经输注导管进入皮下，保持全天血糖稳定，以达到控制血糖的目的。

（二）口服降糖药

目前临床上使用的口服降血糖药主要有磺酰脲类、双胍类、α－葡萄糖苷酶抑制剂、餐时血糖调节剂、胰岛素增敏药等。

磺酰脲类

目前常用的磺酰脲类降糖药有三代：第一代有甲苯磺丁脲（tolbutamide，D_{860}，甲苯磺丁脲）、氯磺丙脲（chlorpropamide）；第二代有格列本脲[基]（glibenclamide，优降糖）、格列吡嗪[基]（glipizide，吡磺环己脲）；第三代主要有格列齐特[基]（gliclazide，达美康）等。甲苯磺丁脲作用最弱、维持时间最短，而氯磺丙脲 $t_{1/2}$ 最长，且排泄慢，每日只需给药一次。第二代、第三代磺酰脲类作用较强，可维持24h，每日只需给药1～2次。

【作用与用途】

1. 降血糖作用　该类药物可通过促进已合成的胰岛素释放入血而发挥降血糖作用，也称"促胰岛素分泌剂"。用于胰岛功能尚存30%以上的2型糖尿病且单用饮食控制无效者。对胰岛素产生耐受的患者，可减少胰岛素的用量，但对1型糖尿病患者无效。

2. 抗利尿作用　格列本脲、氯磺丙脲有抗利尿作用，但不降低肾小球滤过率，与促进抗利尿激素（ADH）分泌及增强其作用有关。可改善尿崩症患者症状。

3. 对凝血功能的影响　格列齐特能降低血小板黏附力，刺激纤溶酶原的合成，改善微循环。对预防和减轻糖尿病患者微血管并发症有一定作用。

【不良反应】

1. 多为胃肠不适、恶心、腹痛、腹泻。大剂量氯磺丙脲还可引起中枢神经系统症状，如精神错乱、嗜睡、眩晕、共济失调。

2. 药物过量可致低血糖，严重者可出现持久性的低血糖，尤以氯磺丙脲为甚，老人及肝、肾功能不良者较易发生。

3. 可引起粒细胞减少和胆汁淤积性黄疸及肝损害，一般在服药后1～2个月内发生。因此需定期检查肝功能和血常规。

瑞格列奈

瑞格列奈（repaglinide）是非磺酰脲药短效促胰岛素分泌素，其特点是餐前15～30min给药可促进胰岛素生理性分泌曲线的恢复，又称“餐时血糖调节药”，较磺酰脲类相比不易发生低血糖反应。主要用于2型糖尿病患者。

双胍类

常用的有二甲双胍[基]（metformin，甲福明）、苯乙双胍（phenformin，苯乙福明）。可明显降低糖尿病患者血糖，对正常人的血糖无影响。当胰岛功能完全丧失时，仍有降血糖作用。是目前最常用的口服降糖药，尤其适用于肥胖和单用饮食控制无效者。也可与其他降糖药合用治疗不同情况的糖尿病。

> **考点提示**
> 双胍类的临床用途。

本类药物不良反应主要有：①乳酸性酸血症。因促进糖无氧酵解，产生乳酸。尤其是肝、肾功能不全者以及心力衰竭等缺氧情况下更易诱发乳酸性酸血症，重者可危及生命。苯乙双胍发生率高，约为二甲双胍的10倍，故该药临床已经少用。②消化道反应。发生率较磺酰脲类高，主要有食欲下降、恶心、腹部不适、腹泻等；饭后服用可减轻，减量或停药后即消失。③慢性心功能不全、重症贫血、尿酮体阳性、急性感染及肝、肾功能不全者禁用。孕妇慎用。

α－葡萄糖苷酶抑制药

常用的有阿卡波糖[基]（acarbose）、伏格列波糖（voglibose）等。本类药物可在小肠竞争性抑制α－葡萄糖苷酶，从而减慢多糖及蔗糖分解成葡萄糖的速度，减少和延缓葡萄糖的吸收，故可降低饭后血糖高峰。用于1型或2型糖尿病。主要不良反应有腹胀、腹痛、腹泻等消化道症状，偶有低血糖。孕妇、哺乳期妇女、肠炎、肠梗阻及肝、肾功能不全、有腹部手术史的患者禁用。

胰岛素增敏药

> **考点提示**
> 常用口服降糖药的适应证和注意事项。

本类药物属于噻唑烷二酮类化合物，包括罗格列酮（rosiglitazone）、吡格列酮[基]（pioglitazone）、曲格列酮（troglitazone）、环格列酮（ciglitazone）、恩格列酮（englitazone）等。通过改善胰岛B细胞功能，显著改善胰岛素抵抗及相关代谢紊乱；可降低骨骼肌、脂肪组织和肝脏的胰岛素抵抗。对2型糖尿病及其心血管并发症有明显疗效。临床主要使用罗格列酮和吡格列酮治疗胰岛素抵抗和2型糖尿病。不良反应少，可见嗜睡、肌肉和骨骼痛、头痛、消化道症状等。曲格列酮对极少数高敏人群具有明显的肝脏毒性。

（三）其他新型非胰岛素类降糖药

随着人们对糖尿病及新型降血糖药研究的不断深入，目前已取得重要进展。某些作用于新靶分子的降血糖药（即新型降血糖药）已经上市，为糖尿病患者的治疗提供了更新的用药选择。

GLP－1 受体激动剂

胰高血糖素样肽－1（glucagons like peptide 1，GLP－1）是一种肠促胰素，由肠道 L 细胞分泌。GLP－1 的主要药理作用：①以葡萄糖依赖的方式作用于胰岛 B 细胞，使胰岛素的合成和分泌增加；②刺激 B 细胞的增殖和分化，抑制凋亡，增加胰岛 B 细胞数量；③强烈抑制胰岛 A 细胞的胰高血糖素分泌；④促进胰岛 C 细胞生长抑素分泌，而生长抑素又作为旁分泌激素参与抑制胰高血糖素的分泌；⑤抑制食欲与摄食；⑥延缓胃内容物排空等。

GLP－1 受体激动剂激动 GLP－1 受体发挥肠促胰岛素的作用而具有降糖效果。目前国内上市的制剂有艾塞那肽（exenaide）和利拉鲁肽（iragluide），需皮下注射。可单独或与其他降糖药物合用治疗 2 型糖尿病，尤其是肥胖、胰岛素抵抗明显者。不良反应：常见胃肠道不良反应，如恶心，呕吐等，多为轻到中度，主要见于初始治疗时，多随治疗时间延长逐渐减轻。此类药物的长期安全性有待进一步观察。

DPP－4 抑制剂

GLP－1 在体内可迅速被二肽基肽酶 IV（dipeptidy1 peptidase IV，DPP－IV）降解而失去生物活性。DPP－4 抑制剂通过抑制二肽基肽酶 IV（DPP－4）的活性，有效减少肠促胰岛素 GLP－1（胰高血糖素样多肽－1）的失活，在生理范围内增加有活性的 GLP－1 水平，促进胰岛 B 细胞分泌胰岛素。

DPP－4 抑制剂有西格列汀（sitagliptin）、维格列汀（vildagliptin）等。单独使用不增加低血糖发生的风险，也不增加体重。可单药使用，或与二甲双胍联合应用治疗 2 型糖尿病。不良反应：可能出现头痛、超敏反应、肝酶升高、上呼吸道感染、胰腺炎等不良反应，长期安全性未知。

SGLT－2 抑制剂

人体的钠－葡萄糖协同转运蛋白－2（sodium－dependent glucose transporters 2，SGLT－2）承担了肾脏 90% 的葡萄糖重吸收，SGLT－2 抑制剂主要作用于肾脏近曲小管的 SGLT－2，抑制其对葡萄糖的重吸收，增加尿糖排泄而降低血糖水平。

国内已申报进口上市的分别为达格列净（dapagliflozin）以及恩格列净（empagliflozin）。作为单药治疗用于 2 型糖尿病成人患者改善血糖控制。常见的不良反应有低血糖、多尿、背部疼痛、生殖器感染、尿路感染、血脂异常等。

知识拓展

糖尿病治疗的“五驾马车”

1. 教育和心理治疗　教育是让糖尿病患者增加有关糖尿病方面的知识；心理治疗是让患者能正确对待糖尿病，糖尿病目前尚不能根治，要有长期作战的准备；糖尿病的合并症危害很大，但只要重视，血糖是可以控制的，合并症是可以避免的。

2. 饮食疗法　包括控制总热量，合理配餐，少量多餐，高纤维饮食，清淡饮食，不动烟酒等六项原则。

3. 运动疗法　要持之以恒，每周 5 次以上，每次半小时以上；要量力而行，避免强烈、竞争性运动；如有条件最好做有氧运动，时间较长，但强度要适中。

4. 药物治疗　如果经过饮食、运动治疗，患者血糖仍不能达标，要及时加用药物治疗。目前口服降糖药物品种很多，只要坚持治疗，大多数患者的血糖是能被控制的。胰岛素是治疗糖尿病最有效、不良反应最小的治疗方法，有利于预防糖尿病的合并症，所以该用胰岛素治疗的要及早使用。

5. 糖尿病监测　糖尿病患者不是把降糖药物吃了就完事大吉，必须使血糖达标（包括空腹血糖和餐后血糖都得达标），定期对血糖进行监测。体重、血压、血脂和血黏稠度也要同时达标。

任务实施

按下面的任务实施流程单进行，详细内容扫码阅读。

扫码“学一学”

用药前	护理评估	①健康评估：患者的基本情况；②用药禁忌评估：同时使用口服避孕药、皮质类固醇等；③用药情况评估：是否用过胰岛素，应用的种类、剂量、时间、疗效、停药时间等
	调配药品	①主要剂型是为注射剂，常用的普通胰岛素为400U/ml，餐前30min皮下注射；低精蛋白锌人胰岛素（中效）制品为诺和灵N 400U/10ml和诺和灵N笔芯100U/ml；精蛋白锌胰岛素（长效）为400U/ml，一般采用皮下注射给药方法；②主要配伍禁忌是：应避免与阿米卡星、氯丙嗪、氨茶碱等配伍应用
	提示建议	①应注意给药剂量；②应避免配伍禁忌；③建议对不合理用药、不安全剂量以及疗程的用药行为及时提出质疑
用药中	护理问题	①低血糖反应；②过敏反应；③皮下硬肿；④胰岛素抵抗
	护理措施	①用药期间应准确计算胰岛素的用量；②可用人胰岛素或猪胰岛素代替；③用药期间注意更换注射部位；④更换其他动物胰岛素制剂或改用高纯度胰岛素
	用药要点	①注意给药方法；②注意给药时间
用药后	健康教育	①做好用药心理护理；②做好用药护理措施；③做好生活护理
	评价效果	①血糖控制是否满意；②糖尿病症状是否缓解；③是否出现糖尿病并发症
	小结过程	①该患者为1型糖尿病，空腹血糖16.4mmol/L，必须使用胰岛素治疗；②胰岛素是治疗1型糖尿病的唯一药物；③糖尿病不可根治，应合理控制血糖

任务解析

1. 该患者为1型糖尿病，空腹血糖16.4mmol/L，必须使用胰岛素治疗。

2. 胰岛素是治疗1型糖尿病的唯一药物，但使用过程中要注意观察不良反应，如低血糖反应、过敏反应等，一旦发生应及时处理。

3. 糖尿病目前不可根治，应合理控制血糖，平时要合理饮食并适当运动，有效控制体重；学会自测血糖和尿糖方法；观察低血糖反应的表现及处理方法等。

扫码“学一学”

目标检测

一、用药护理案例分析

1. 患者，女，10岁。2年前诊断为1型糖尿病，一直采用常规胰岛素治疗，一周前擅自停用胰岛素，并且不控制饮食，自感症状加重，疲乏无力、口渴、多饮，多尿，伴有恶心呕吐、腹痛等，2h 前烦躁不安，头痛，嗜睡、呼吸急促，呼气有烂苹果味。经查确诊为糖尿病酮症酸中毒。

试分析：该患者发生糖尿病酮症酸中毒的原因是什么？如何指导患者正确使用胰岛素？

2. 患者，男，55 岁，肥胖，不爱运动，偏爱油炸高脂食品，有糖尿病家族史，五年前确诊为 2 型糖尿病，遵医嘱口服二甲双胍和阿卡波糖，两年前因血糖控制不理想，增加口服格列齐特，自述格列齐特控制血糖作用要比前两个药明显，但剂量逐渐由开始的 40mg/d 增加到现在的 240mg/d，血糖控制在空腹 7.9mmol/L，餐后 2 小时 13.5mmol/L。一周前房屋装修过度劳累并有多次饮酒，昨日自测空腹血糖 15.7mmol/L，头晕乏力、多饮多尿明显，增加格列齐特剂量后 1 小时血糖并未明显降低，但乏力、出虚汗、心悸等症状明显，遂就医。

请思考分析：

1. 该患者都使用过哪些种类的抗糖尿病药，这些药物主要用于什么情况的糖尿病患者？该患者还可以选用哪些治疗糖尿病的药物（至少说出三种）？

2. 该患者使用格列齐特出现的剂量增加现象和单次增加剂量出现的乏力、心悸等现象的最可能的原因是什么？是否可以配伍或调换哪些药物加以改善？

3. 医生决定增加使用注射胰岛素治疗，其最主要依据是什么？请护士结合患者实际情况，说出使用胰岛素的注意事项或合理用药措施（至少三条）。

二、目标测试题

【A1/A2 型题】

1. 糖尿病最基本的治疗措施是

A. 饮食治疗　B. 运动治疗　C. 口服降糖药

D. 注射胰岛素　E. 糖尿病健康教育

2. 糖尿病的基本病理生理变化是

A. 糖皮质激素分泌过多　B. 生长激素分泌过多

C. 胰高血糖素分泌过多　D. 胰岛素分泌过多

E. 胰岛素绝对或相对不足

3. 1 型糖尿病的发生主要是由于

A. 服含糖食品过多，短期内无法排出　B. 胰岛素分泌绝对不足

C. 胰岛素分泌相对不足　D. 糖原的合成减少

E. 糖原的分解增多

4. 某人患 1 型糖尿病，查餐后 2h 血糖为 15mmol/L（270mg/dl）。静脉滴注胰岛素，静脉滴注时患者自觉多汗、手抖、饥饿，应考虑其原因是

A. 低血压　B. 低血糖　C. 滴速过快

D. 药物过敏　E. 精神紧张

5. 患者，男性，60 岁，糖尿病病史 15 年。胰岛素治疗期间突然出现心悸、饥饿、出汗，随即意识不清。首要的措施为

A. 加大胰岛素剂量　B. 加用格列本脲

C. 静脉注射 50% 葡萄糖注射液　D. 静脉滴注碳酸氢钠溶液

E. 应用呼吸兴奋剂

6. 某2型糖尿病患者，体态肥胖，“三多一少”症状不太明显，血糖偏高，长期采用饮食控制、休息、口服降血糖药，但血糖仍高，下列哪项处理最恰当

A. 改用胰岛素治疗　　B. 增加运动疗法

C. 加大降糖药剂量　　D. 用抗生素控制感染

E. 住院进一步待查

【A3/A4 型题】

曹女士，18岁。诊断1型糖尿病2年，经口服降血糖药治疗无效，现改用胰岛素替代疗法。餐前尿糖定性 + + +，皮下注射普通胰岛素0.5ml（每瓶10ml含普通胰岛素400单位），10min后患者出虚汗，心慌，全身无力，感饥饿。

7. 该患者出现了什么情况

A. 酮症酸中毒　　B. 低血糖反应

C. 胃肠道反应　　D. 过敏反应

E. 反应性高血糖

8. 发生这种情况最可能的原因是

A. 用药前患者未进食　　B. 用药后未及时进餐

C. 注射剂量过大　　D. 抽吸剂量不足

E. 未查空腹血糖

9. 需立即采取的护理措施是

A. 报告值班医生　　B. 静脉滴注生理盐水

C. 静脉滴注胰岛素　　D. 静脉注射50%葡萄糖注射液

E. 抽血查血糖

扫码“练一练”

（李　文　张　庆）

任务四　抗痛风药、抗骨质疏松药与用药护理

扫码“学一学”

学习目标

识记

1. 掌握秋水仙碱的作用、用途、不良反应及用药护理程序。
2. 熟悉常用痛风、骨质疏松治疗药物的种类和特点。
3. 了解丙磺舒、苯溴马隆、磺吡酮、别嘌醇等药物的特点。

应用

1. 能对抗痛风药、抗骨质疏松药进行规范合理的用药护理。
2. 会妥善处理药物导致的不良反应。

任务导入

患者，男，48岁，1天前因大量饮啤酒出现右足第一跖趾关节疼痛，逐渐扩展到左踝关节。查体：左足第一跖趾关节、左踝及膝关节局部红肿灼热，左耳轮处可见痛风结节，血尿酸及血沉明显升高。经检查诊断为：痛风。医生医嘱：给予口服秋水仙碱片治疗。护士需要完成这项用药护理任务。

任务描述

需要护士完成的工作任务具体如下。

1. 说出使用秋水仙碱片的目的是什么？
2. 患者用药后会有哪些预期表现？
3. 针对此患者，护士应如何完成用药护理程序？

知识平台

一、抗痛风药

（一）概述

痛风是由于体内嘌呤代谢紊乱所引起的疾病。临床主要表现为高尿酸血症及痛风性关节炎。应用抗痛风药物治疗的目的在于控制急性发作；纠正高尿酸血症、防止关节炎复发；预防尿酸盐沉积造成的关节破坏、肾功能损害和痛风石的形成。

知识链接

痛风

痛风的急性发作是尿酸盐以结晶形式沉积在关节及关节周围组织引起的急性炎症反应，表现为关节液和关节滑膜的中性白细胞趋化、聚集并吞噬尿酸盐，同时释放一些炎症介质引起关节炎。如未及时治疗可发展为慢性痛风性关节炎或肾病变。

扫码“看一看”

（二）常用药物

考点提示

痛风治疗药的原则。

抗痛风药分为五类：①抑制粒细胞浸润药，如秋水仙碱[基]。②促进尿酸排泄药，如苯溴马隆[基]、丙磺舒、磺吡酮、非布司他等。③抑制尿酸生成药，如别嘌醇[基]等。④解热镇痛抗炎药，如布洛芬[基]、双氯芬酸[基]、萘普生、舒林酸、吲哚美辛[基]等。⑤糖皮质激素类，如泼尼松[基]等。常用抗痛风药见表9－3。

表 9－3　常用抗痛风药

分类	常用药物	作用及临床用途	主要不良反应
抑制粒细胞浸润药	秋水仙碱	对急性痛风性关节炎有选择性抗炎作用，用于治疗急性痛风性关节炎	较多，常见胃肠道反应，周围神经病变，对骨髓及肾脏也有损害
促进尿酸排泄药	丙磺舒 磺吡酮 苯溴马隆 非布司他	促进尿酸盐排泄，减少关节的损伤，用于治疗慢性痛风	胃肠道反应，骨髓抑制及肝坏死
抑制尿酸生成药	别嘌醇	使尿酸的生成减少，用于治疗慢性痛风、痛风性肾病	不良反应少，出现皮疹、腹泻腹痛、暂时性氨基转移酶升高或粒细胞减少
解热镇痛抗炎药	吲哚美辛	发挥抗炎镇痛的作用，适用于急性痛风性关节炎	不良反应多，胃肠道反应、中枢反应，造血系统反应
糖皮质激素类	泼尼松	强大的抗炎作用，仅用于秋水仙碱和解热镇痛抗炎药治疗无效、不能耐受或有禁忌证时	不良反应多，诱发或加重感染、库欣综合征、失眠、欣快、骨质疏松等

拓展提升

正确选择抗痛风药

1. 急性痛风性关节炎期　首选秋水仙碱治疗，可以配伍解热镇痛抗炎药，必要时增加糖皮质激素以加强对炎症症状的缓解和控制。

2. 痛风的间歇期和慢性期　在严格控制饮食的同时，主要选用促进尿酸排泄药盒抑制尿酸生成药为主，如丙磺舒、磺吡酮、苯溴马隆、别嘌醇、非布司他等。如果单独使用效果不理想，或者血中尿酸超过 535μmmol/L 时，以及痛风石大量形成的患者可以选择两类药物合用，但要密切注意不良反应。

二、抗骨质疏松药

（一）概述

骨质疏松症现已成为中老年群体中的一种多发病和常见病，它所导致的骨痛、骨折等严重影响患者的生活质量。通过本项目学习，大家可以了解骨质疏松症的发病原因、发病类型，通过学习各类药物更好地为患者进行用药咨询和指导，提高服务质量。

扫码“看一看”

骨质疏松症是多种病因单独或综合引起的一种全身代谢性疾病，以骨量减少、骨组织微观结构退化和骨的力学性能下降为特征，伴随着骨脆性和骨折风险的增加。骨质疏松症可分为原发性、继发性及特发性 3 种类型。其中原发性骨质疏松症发病率最高，是随着年龄增长必然发生的一种生理性退行性骨骼病变。原发性骨质疏松症又可分为两型：Ⅰ型为绝经后骨质疏松症，呈高转换型，即骨吸收和形成均加速，但骨吸收大于骨形成，主要与绝经后雌激素水平降低有关；Ⅱ型为老年性骨质疏松症，呈低转换型，为高龄所致的骨形成低下，一般发生在 65 岁以上的老年人。治疗骨质疏松症的药物主要有骨吸收抑制药、骨形成促进药和骨矿化促进药等。

知识链接

骨质疏松症的发病原因

1. 激素和代谢的改变　①性激素的降低，如自然绝经、大量使用孕激素、化疗等。②代谢改变：如甲状旁腺激素分泌增多、维生素 D 代谢的改变、甲状腺功能亢进、皮质类固醇激素增多、1 型糖尿病等。

2. 营养因素　包括钙、维生素 D 等缺乏；各种疾病引起的营养不良；高磷饮食、咖啡因、乙醇摄入过多等。

3. 药物　包括糖皮质激素、甲状腺素、抗惊厥药、细胞毒药物等。

4. 疾病　营养缺乏性疾病、骨发育不良、肥大细胞增多症、肾上腺萎缩等。

5. 外伤性继发因素　外伤引起的骨关节炎、脊髓损伤、周围神经损伤等均会引起骨量减少继而增加骨折的危险性。

6. 制动　制动是骨量丧失的重要原因，骨量丧失的部位主要是负重部位，且骨质疏松明显多于骨皮质。

（二）常用药物

1. 骨吸收抑制药

双膦酸盐

常用药物有第一代产品依替膦酸二钠（etidronate disodium），第二代产品氯曲膦酸二钠（clodronate disodium）、帕米膦酸钠（pamidronate sodium），第三代产品阿仑膦酸钠[基]（alendronate sodium）等。其主要作用是抑制破骨细胞的活性，促进破骨细胞的凋亡，进而抑制骨吸收，是骨吸收的强抑制剂。第二、三代产品对骨和软骨胶原的合成有同化作用，同时有可能增加骨密度。临床主要用于：①治疗和预防骨质疏松症，作为绝经后对雌激素治疗有禁忌证患者的首选；②儿童期发病的特发性骨质疏松症；③多发性骨髓瘤、各种恶性肿瘤骨转移引起的骨痛和高钙血症。可选用依替膦酸二钠，一日 400mg，每 3 个月中连服 14 天，间歇期服用钙剂。

不良反应可引起恶心、呕吐、腹泻、腹痛、便秘等消化道症状及皮肤瘙痒、皮疹等过敏反应；严重者可出现肾功能损害；也可发生淋巴细胞、血小板减少及低钙血症。肾功能不良、孕妇、哺乳期妇女慎用；出现过敏症状时应停药。

雌激素

目前临床常用雌激素制剂主要有：尼尔雌醇[基]、甲羟孕酮[基]、炔雌醇、替勃龙等。

雌激素对骨代谢的影响：①降低甲状旁腺激素对骨的作用，抑制骨吸收；②促进降钙素的分泌，抑制破骨细胞的功能；③促进维生素 D 的活化，促进骨形成；④直接作用于骨细胞，增加骨的新生。雌激素是防治绝经后骨质疏松症的首选药。

雌激素的不良反应有气胀、乳房触痛、阴道出血和子宫出血，长期替代治疗的潜在危险是患子宫内膜癌和乳腺癌危险性增加，需注意应用适量的剂量和疗程。此作用已限制了雌激素治疗骨质疏松的长期应用。

降钙素

降钙素（calcitonin，CT）由甲状腺滤泡旁细胞分泌，主要药理作用：①促进血液中的钙进入骨骼，降低血钙；②抑制破骨细胞，降低骨转换，保护骨骼；③小剂量抑制肠道对钙的吸收，大剂量增加肠道对钙的吸收；④抑制肾小管对钙、磷的重吸收，降低血钙、血磷；⑤具有较强的中枢镇痛作用和独特的外周及中枢镇静作用，对与骨骼相关的疼痛有止痛作用。临床主要用于预防和治疗骨质疏松症，尤其适用于绝经后骨质疏松症妇女，亦用于治疗各种痛性骨病和高钙血症。

目前常用的是合成降钙素及其衍生物，有注射剂和鼻喷剂两种，抗骨质疏松作用相近。如猪降钙素及合成的人、鲑和鳗鱼降钙素，皮下或肌内注射，也有鼻腔给药途径，在治疗高钙血症时可静脉注射。

不良反应有面部潮红、消化道反应等，非人来源的降钙素可引起过敏反应，用药前需做皮试。

2. 骨形成促进药

氟制剂

常用氟制剂有氟化钠（sodium fluoride）、一氟磷酸二钠（sodium monofluorophosphate）、一氟磷酸谷氨酰胺（glutamine monofluorophosphate）等。氟是维持人体正常生理功能，保证骨骼、牙齿正常所必需的微量元素。有维持骨、牙的正常结构、促进骨形成、抑制破骨细胞的活动、阻碍骨钙的动员、移出等作用。适用于各种类型骨质疏松的治疗，尤其适用于骨矿密度低于骨折阈值、中轴骨骨矿密度丢失明显的患者。可引起消化道不适、肢体疼痛等不良反应，肾功能不全者慎用，并根据血氟浓度调整剂量。应用时需补充钙剂，必要时合用维生素 D_3。

甲状旁腺激素

甲状旁腺激素（parathyroid hormone，PTH）由甲状旁腺主细胞分泌，能增加成骨细胞的数量，促进骨形成；也能增加破骨细胞的活性，促进骨吸收。与骨吸收抑制药合用，可使已破坏的骨重建，改善骨质量。临床用于原发性骨质疏松，还可用于治疗皮质激素诱导的骨质疏松。大剂量可引起骨溶解，增加骨质疏松性骨折的危险。用药期间应测定血钙浓度。

苯丙酸诺龙

苯丙酸诺龙[基]（nandrolone phenylpropionate）为同化激素，能促进蛋白质和骨胶原的合成，刺激骨形成，可用于治疗骨质疏松症，尤适用于原发性Ⅱ型骨质疏松症。

3. 骨矿化促进药

包括钙剂（calcium）和维生素 D[基]（vitamin D）。钙是构成人体矿物质的重要元素，对骨质疏松症患者补充钙剂，可促进骨矿化，增加骨强度，有利于骨的形成。维生素 D 经转化后生成有活性的 1，25 -（OH）D_3（骨化三醇），能增加小肠对钙、磷的吸收，维持钙磷平衡；可增加成骨细胞活性，促进骨形成。钙剂和维生素 D 常合用于预防骨质疏松症。补充维生素 D 时应当注意剂量范围，当 25 - 羟维生素 D > 150μg/L 时可能会出现维生素 D 中毒，引起血钙过高，出现便秘、头痛、呕吐等症状，重者可有心律失常、肾衰竭等。

任务解析

1. 该患者痛风急性发作，选用秋水仙碱片治疗可抑制粒细胞活动和吞噬作用，控制关节局部的炎症反应，具有止痛作用。

2. 用药后患者关节红、肿、热、痛症状缓解，患者主观感觉好转。但是患者可能会出现腹痛、腹泻、呕吐及食欲不振、肢体麻木、刺痛和无力、中性粒细胞减少、血小板减少等不良反应，应采取相应的护理措施。

3. 指导患者饭后服药以避免或减轻胃肠道反应，护士应注意监测患者血常规，出现白细胞减少，应立即报告医生，遵医嘱进行治疗。注意为患者进行神经功能检查，一旦出现肢体麻木、刺痛、无力等症状应立即停药。注意定期检查患者的肝肾功能，必要时遵医嘱减小用量或改换他药。告知患者痛风属于终身性疾病，尽早在医生指导下服药治疗，经过积极有效的药物治疗，患者可维持正常的工作和生活。护士应给予患者精神上的安慰和鼓励，使之能够配合治疗。指导患者严格控制饮食，避免进食高蛋白和高嘌呤的食物，禁饮酒，每天至少饮水2000ml。

任务实施

扫码“学一学”

按下面的任务实施流程单进行，详细内容扫码阅读。

用药前	护理评估	①健康评估：患者基本情况，关节、肢体情况，伴随症状，相关检查结果，既往病史。②用药禁忌评估：各种药物禁用人群。③用药情况评估：用药史，相关知识宣讲，用量、给药途径
	调配药品	①秋水仙碱主要剂型是片剂，每片0.5mg。急性期治疗：每次0.5～1mg，1次/1～2h，达到治疗量一般为3～5mg，24h内不宜超过6mg，停服72h后每次0.5mg，2～3次/日，共7日。阿仑膦酸盐主要剂型是片剂，每片10mg，每次10mg（1片），1次/日。或1次70mg（1片），1次/周。②主要配伍禁忌：秋水仙碱避免与维生素 B_{12} 合用，磺吡酮不可与阿司匹林及其他水杨酸盐同服。阿仑膦酸盐不宜与补钙剂、抗酸剂合用。雌激素不宜与噻嗪类利尿剂和强心苷类药物合用
	提示建议	①应用秋水仙碱、丙磺舒或别嘌醇期间，注意监测患者血常规，出现白细胞减少，应立即停药。②应避免别嘌醇与氯化钙、维生素C及磷酸钾同服，防止肾脏中形成黄嘌呤结石。③建议在服用双膦酸盐1h后再服用抗酸药、钙剂等，以免降低本药的生物利用度
用药中	护理问题	①腹痛、感染、感知觉紊乱与抗痛风药有关。②胃肠道反应，与降钙素和促进骨形成药有关。③体重增加、多毛、水肿等、阴道出血与雌激素有关
	护理措施	①抗痛风药应饭后服药，以减轻胃肠道反应。进行神经功能检查，肢体麻木、刺痛、无力等症状应立即停药。②服用双膦酸盐时，应至少服用本品半小时后再服用其他药物，以免妨碍药物的吸收。应用雌激素时，应定期补充孕激素。用降钙素时应补足钙量。口服钙剂后鼓励患者多饮水，以防尿路结石
	用药要点	①秋水仙碱尽量避免静脉注射和长期口服给药，禁止静脉和口服途径并用。②口服钙剂后鼓励患者多饮水，以防尿路结石。③服用双膦酸盐时前后30min内不宜饮用牛奶、奶制品和含较高钙的饮料，服药时不应咀嚼或吮吸药片

用药后	健康教育	①做好用药心理护理。痛风、骨质疏松症应尽早在医生指导下服药治疗，护士应给予患者精神上的安慰和鼓励，使之能够配合治疗。护士注意定期监测药物的疗效和避免不良反应的发生。用药期间应测定尿酸、血钙浓度。②配合非药物治疗措施。指导患者严格控制饮食，限制饮酒。痛风患者避免进食高蛋白和高嘌呤的食物，每天至少饮水2000ml，特别在服用促进尿酸排泄药物时更应多饮水，有助于尿酸排出。骨质疏松患者均衡饮食，多摄入含钙及蛋白质的食物。适当的参加户外活动，服用钙剂、维生素D或复方钙剂等
	评价效果	①对于痛风的患者：用药后痛风症状是否缓解，是否掌握正确用药方法及剂量。②对于骨质疏松的患者：骨质疏松是否得到缓解，是否合理使用各类药物。③患者能够坚持正确使用药物，知晓治疗药物的有关知识
	小结过程	①对患者病情的评估、药物调配、药物使用过程中出现的问题探讨。②实施护理措施。③开展健康教育等环节，最终评价护理效果

扫码“学一学”

目标检测

一、用药护理案例分析

患者，男性，52岁，2年前因大量饮啤酒以后，于凌晨突然出现左足第一跖趾关节剧痛，难以忍受，以后症状反复发作。2天前再次饮啤酒，足背及踝关节出现红肿疼痛，到医院就诊。检查发现：血尿酸升高，诊断为痛风。

试分析：可选用什么药物治疗？应采取哪些用药护理措施？

二、目标测试题

【A1/A2型题】

1. 治疗慢性痛风的药物是

A. 苯溴马隆　　B. 双氯芬酸
C. 泼尼松　　D. 吡罗昔康
E. 秋水仙碱

2. 防治绝经后骨质疏松症的首选药是

A. 雄激素　　B. 孕激素
C. 雌激素　　D. 甲状腺激素
E. 甲状旁腺激素

3. 双膦酸盐的主要作用是

A. 对抗雌激素　　B. 抑制骨吸收
C. 抑制骨矿化　　D. 促进骨脱钙
E. 促进钙、磷吸收

4. 男性，42岁，身高168cm，体重87kg，因多发关节疼痛就诊。初始为左足第一跖趾关节疼痛，然后是足弓、踝、跟、膝、指、肘关节疼痛。诊断为痛风。发作期最重要的护理措施是

A. 安置患者卧床休息　　B. 遵医嘱给予秋水仙碱
C. 限制动物内脏、海鲜摄入　　D. 戒酒、少盐、多饮水
E. 减少热量摄入，降低体重

5. 男性，50 岁，平日嗜好饮酒，2 年前出现手指、足趾关节肿痛，尤以夜间痛甚，疼痛反复发作，今来医院就诊。查体：右手食指和中指肿胀变形，“痛风石”形成，血尿酸升高。诊断为痛风慢性期。此时应选用何药治疗？

A. 苯溴马隆
B. 双氯芬酸
C. 泼尼松
D. 吡罗昔康
E. 秋水仙碱

【A3/A4 型题】

男性，56 岁，既往有高血压病史，服用吲达帕胺片至今已有 4 年。1 年前患者出现踝、膝关节红肿、疼痛，服用布洛芬或者双氯芬酸缓解，但症状发作逐渐频繁，近日再次发作，到医院就诊。检查发现血尿酸明显升高，诊断为痛风。

6. 试分析，该患者痛风发作与何种因素有关？

A. 与服用布洛芬有关
B. 与服用吲达帕胺有关
C. 与服用双氯芬酸有关
D. 与年龄有关
E. 与高血压病有关

7. 可选择的治疗药物是

A. 苯溴马隆
B. 磺吡酮
C. 别嘌醇
D. 丙磺舒
E. 秋水仙碱

8. 以下用药护理措施表述错误的是

A. 告知患者多卧床休息
B. 指导患者秋水仙碱应饭前服用
C. 多饮水
D. 避免进食高蛋白和高嘌呤的食物，如动物内脏、海鲜等
E. 禁酒

【X 型题】

9. 阿仑膦酸钠临床用于

A. 治疗变形性骨病
B. 防治妇女绝经后骨质疏松症
C. 治疗恶性肿瘤并发的高钙血症
D. 治疗恶性肿瘤
E. 儿童期发病的特发性骨质疏松症

10. 氟制剂描述正确的是

A. 可与钙剂合用
B. 促进骨形成
C. 用于骨质疏松症
D. 属于骨形成促进药
E. 抑制骨形成

扫码“练一练”

（刘鸿业）

任务五　性激素类药物、避孕药与用药护理

扫码“学一学”

学习目标

识记

1. 掌握雌激素的作用、用途、不良反应和用药护理程序。
2. 熟悉孕激素、雄激素以及其他性激素类药的用途和不良反应。
3. 了解短效口服避孕药的用途、不良反应。

应用

1. 能对性激素类药物、避孕药进行规范合理的用药护理。
2. 会妥善处理药物导致的不良反应。

任务导入

患者，女，50 岁，近半年烦躁易怒，头痛头晕，烦热，汗多，心悸失眠，腰膝酸软，月经紊乱，经期延后，经量少，难以坚持正常工作。诊断为更年期综合征。医嘱给予雌激素己烯雌酚治疗。护士需要完成这项用药护理任务。

任务描述

需要护士完成的工作任务具体如下。

1. 说出使用雌激素治疗的目的是什么？
2. 患者用药后会有哪些预期表现？
3. 针对此患者，护士应如何完成用药护理程序？

知识平台

性激素是由性腺分泌的甾体类激素，具有促进性器官成熟、副性征发育及维持性功能等作用。包括雄激素（androgens）、雌激素（estrogens）、孕激素（progestogens）。临床应用的多为人工合成品及其衍生物。

知识链接

性激素的来源和作用

性激素的分泌由下丘脑－腺垂体调节。下丘脑分泌促性腺激素释放激素（GnRH），促进腺垂体分泌促卵泡素（FSH）和黄体生成素（LH）。FSH 促进卵泡发育成熟，促使成熟卵泡分泌雌激素；在男性则促进精子的生成。LH 促进卵巢黄体的生成及促使分泌孕激素；对男性则促使雄激素分泌。性激素对下丘脑和腺垂体起负反馈调节作用。

一、雌激素及相关药物

（一）雌激素类药

由卵巢分泌的雌激素主要有雌二醇、雌三醇和雌酮，其中雌二醇活性最强，但口服后在肝内易破坏，生物利用度小，需注射给药。药用雌激素多是以雌二醇为骨架合成的衍生物，如炔雌醇（ethinylestradiol）、己烯雌酚[基]（diethylstilbestrol）等作用时间延长，炔雌醚（quinestrol）、尼尔雌醇[基]（nilestriol）、氯烯雌醚（chloritrianisene）等口服均有效。

【作用与用途】雌激素的主要作用包括：①促进女性第二性征和性器官的发育、成熟，促进子宫内膜增生，参与月经周期的形成，并促使阴道上皮增生和浅表层细胞角化，提高子宫平滑肌对缩宫素的敏感性，并促进乳腺导管发育；②大剂量能反馈性抑制促性腺激素释放，减少排卵和抑制乳汁分泌；③对抗雄激素的作用；④降低血中胆固醇含量，增加骨质钙的沉着。

临床用于卵巢功能不全和闭经、青春期或绝经期功能性子宫出血、更年期综合征、老年性阴道炎、回乳及停止授乳后乳房肿痛、前列腺癌、严重痤疮、老年性骨质疏松症及避孕等。

> **考点提示**
> 雌激素的临床应用。

【不良反应】常见为恶心、食欲不振、乳房胀痛，长期用药可引起子宫内膜过度增生及子宫出血；妊娠期、糖尿病患者及接受大量雌激素治疗者，易于发生念珠菌阴道炎；水钠潴留导致水肿、胆汁淤积性黄疸及精神抑郁等。有子宫出血倾向、子宫内膜炎、肝肾功能不全者慎用。

（二）抗雌激素类药

氯米芬

氯米芬（clomiphene）具有较弱的雌激素活性，能与雌激素受体结合，竞争性拮抗雌激素的作用。它能促进腺垂体分泌促性腺激素，从而诱发排卵。临床用于不孕症和闭经，乳房纤维囊性疾病和晚期乳腺癌等。长期大剂量使用易引发卵巢肥大，故卵巢囊肿患者禁用。

二、孕激素及相关药物

由卵巢分泌的孕激素主要是黄体酮[基]（progesterone，孕酮）。口服后在肝内易破坏，生物利用度小，需注射给药。药用多为人工合成品及衍生物，主要分为以下两类：①17α-羟孕酮类，如甲羟孕酮[基]（medroxyprogesterone）、甲地孕酮（megestrol）等。②19-去甲睾酮类，如炔诺酮（norethisterone）、炔诺孕酮（norgestrel）等。

【作用与用途】孕激素主要作用包括：①使月经后期子宫充血，黏膜腺体生长，内膜增厚，利于受精卵植入和胚胎发育；②促使胎盘形成，降低妊娠子宫对缩宫素的敏感性，松弛子宫平滑肌，具有保胎作用；③与雌激素协同，促使乳腺腺泡的生长发育，为泌乳作准备；④使子宫口闭合，分泌少而稠黏的液体，使精子不易穿透；⑤大剂量孕激素可反馈性抑制垂体促性腺激素的分泌，抑制排卵，有避孕作用。

临床用于先兆流产和习惯性流产、功能性子宫出血、痛经、子宫内膜异位症、避孕等；大剂量可用于黄体酮不足所致的经前综合征、子宫内膜癌、前列腺肥大和前

> **考点提示**
> 孕激素的临床应用。

列腺癌等。

【不良反应】不良反应较少，主要有类早孕反应，如恶心、呕吐、头晕、头痛、抑郁、乳房胀痛等。长期应用可引起子宫内膜萎缩、月经减少，并发阴道真菌感染。大剂量应用炔诺酮可致女性胎儿男性化及肝功能损害，黄体酮可致生殖器畸形。肝病患者不宜口服，可阴道给药代替。

三、雄激素及相关药物

（一）雄激素类药

天然雄激素（testosterone，睾酮）主要由睾丸间质细胞分泌，肾上腺皮质、卵巢和胎盘也少量分泌。药用雄激素多为人工合成及睾酮衍生物，主要有甲睾酮（methyltestosterone，甲基睾丸素）、丙酸睾酮[基]（testosterone propionate，丙酸睾丸素）、十一酸睾酮[基]（testosterone undecanoate）等。

【作用与用途】雄激素主要作用包括：①促进男性性器官和男性性征的发育成熟；②大剂量雄激素抑制腺垂体促性腺激素的分泌，卵巢分泌雌激素减少，对抗雌激素作用，抑制子宫内膜生长及卵巢、垂体功能；③促进蛋白质合成，抑制其分解；④刺激骨髓造血功能，促进肾脏分泌促红细胞生成素，使红细胞和血红蛋白增加；⑤促进肾小管对钙、磷的吸收，促进骨质形成。

临床用于治疗男性性腺功能减退症、无睾症、隐睾症；也用于治疗妇科疾病如功能性子宫出血、乳腺癌、卵巢癌等；对再生障碍性贫血、绝经期及老年骨质疏松症等也有效。

> **考点提示**
> 雄激素的临床应用。

【不良反应】主要是肝脏损害，引起胆汁淤积性黄疸，应及时停药。可引起男性性早熟和性功能亢进、男性性腺萎缩、痤疮及女性男性化等。有一定水钠潴留作用，重度高血压患者慎用，前列腺癌患者、孕妇及哺乳期妇女禁用。

（二）同化激素类药

一些睾酮衍生物经结构改造后，减弱了雄激素活性，保留或加强了蛋白质同化作用，被称为同化激素（anabolic hormone）。药物有苯丙酸诺龙（nandrolone phenylpropionate）、去氢甲睾酮（megestrol，大力补）、羟甲烯龙（oxymetholone，康复龙）、司坦唑醇（stanozolol，康力龙）等。

苯丙酸诺龙

苯丙酸诺龙（nandrolone phenylpropionate）蛋白质同化作用强，雄激素活性弱，还能促使钙磷沉积，促进骨组织生长。其作用时间较久，肌内注射可维持1～2周。临床主要用于蛋白质同化或吸收不足、分解亢进和损失过多等情况，如慢性消耗性疾病、手术后恢复期、骨折不易愈合和骨质疏松症、严重烧伤、儿童发育不良、再生障碍性贫血等。长期使用可引起肝脏损害，出现黄疸。女性用药后有轻度的男性化现象及月经紊乱，儿童可出现性早熟，应及时停药。肝功能不全者慎用，高血压、前列腺癌患者及孕妇禁用。

拓展提升

性激素类药物的注意事项

1. 性激素对其他器官的影响　性激素对其他脏器及疾病有一定影响，如肝脏、肾脏，故肝肾功能不全者慎用，以免引起不良反应。

2. 勿间断治疗　不可骤然停药，需逐渐减量，以免引起激素水平波动而影响疗效，甚至引发撤药性子宫出血。

3. 治疗期限　人工周期疗法以连用 3 个周期为宜，然后停药观察，待卵巢功能自行调整恢复，必要时经一定时期的停药后，再酌情使用。

扫码“看一看”

四、避孕药

受孕是一个复杂的生理过程，其基本要素是精子的生成与卵子的成熟，通过排卵、受精、着床以及胚胎发育等多个环节完成。抑制或中断其中任何一个环节都可以达到避孕或终止妊娠的目的。避孕药（contraceptive）是一种安全、方便及行之有效的避孕方式，目前常用的药物大多是女用避孕药，有内用、外用之分；也可分为短效、长效、事后紧急避孕药等。现在多根据药物作用环节的不同分为以下 4 类。

（一）主要抑制排卵的药物

本类药物多为雌激素和孕激素配伍组成的复方制剂，主要通过抑制排卵而发挥避孕作用，是临床上最常用的避孕药。根据其维持时间和给药方法可分为 3 类：①短效口服避孕药，如复方炔诺酮片。②长效口服避孕药，如复方氯地孕酮片。③长效注射避孕药，如复方己酸孕酮注射剂（避孕针 I 号）。目前还有缓释避孕药，如皮下植入剂，微球微囊缓释避孕针，缓释的阴道避孕环等。

主要不良反应有：①类早孕反应，如食欲不振、恶心、呕吐、乏力、头晕、偏食、乳房胀痛等；②子宫不规则出血及闭经，如连续闭经 2 个月，则应停止用药；③其他，乳汁减少，凝血功能亢进等。肝炎、肾炎、肿瘤、糖尿病、血栓栓塞性疾病、心脏病或严重高血压患者禁用，哺乳期或 45 岁以上妇女不宜服用。

（二）主要阻碍受精的药物

常用药物有壬苯醇醚（nonoxynol）、孟苯醇醚（menfegol）和烷苯醇醚（alfenoxynol）等，为外用避孕药，系非离子型表面活性剂，制成半透明薄膜，从阴道给药，能迅速杀灭精子或导致精子不能游动，难于穿透宫颈口，无法受精，从而起到避孕作用，对机体的影响较小，适用于随时需要恢复生育的妇女。

（三）主要干扰孕卵着床的药物

常用药物如甲地孕酮片（探亲避孕片 1 号）、炔诺酮片（探亲避孕片）、复方双炔失碳酯片（53 号探亲避孕片）等。主要作用是大剂量的孕激素能增加宫颈黏液稠度，阻止精子的穿透；影响子宫内膜发育和正常结构功能，干扰孕卵的着床，从而达到避孕目的。优点是避孕效果不受月经周期的限制，故适于探亲时使用，又称探亲避孕药。不良反应有恶心、呕吐、乏力等。停药后偶可发生阴道出血，一般无需处理。

（四）主要影响子宫和胎盘功能的药物

这是一类新型的抗生育药物，主要有黄体酮、糖皮质激素受体拮抗剂如米非司酮、前列腺素类药物如米索前列醇[基]、卡前列素、吉美前列素和硫前列酮等。前列腺素与天花粉、芫花萜等并用时，适用于中期引产，抗早孕也有效。

拓展提升

合理使用女性避孕药

1. 用药前应进行妇科检查及宫颈细胞学检查，肝功能不全、乳房肿块、子宫肌瘤和宫颈癌患者禁用；严格按剂量和时间服药，宜进餐时或睡前服，减少胃肠道反应。

2. 用药初期，观察有无水肿、黄疸、阴道不规则出血。可出现类早孕反应，2～3个月后减轻或消失，同服维生素 B_6、维生素C、山莨菪碱等可缓解症状。长期服用时，不可骤然停药，需逐渐减量，避免出现撤药性子宫出血。

3. 如果发生漏服，在48h内可采用事后避孕药或抗早孕药物等补救，待形成人工周期后，重新按周期用药；准备恢复生育应停药1年以上方可怀孕。

4. 探亲避孕药不可长期应用，否则会引起闭经、溢乳，少数人出现肝功能异常，探亲期超过半月者，宜选用口服避孕片或避孕针。

任务实施

按下面的任务实施流程单进行，详细内容扫码阅读。

扫码“学一学”

扫码“看一看”

用药前	护理评估	①健康评估：血压、体重、肝肾功能、激素水平是否正常；②用药禁忌评估：孕妇、肝功能不全、乳房肿块、子宫肌瘤和宫颈癌患者禁用；③用药情况评估：是否采用过性激素类药物治疗，应用的种类、剂量、时间、疗效等，有无药物过敏史
	调配药品	①主要剂型是片剂、注射剂和栓剂等，常用剂量为口服每次0.25～1mg，0.25～6mg/d，肌内注射每次0.5～1mg，阴道给药每晚塞入1～2粒，共用7天
	提示建议	①应注意患者是否处于月经期、妊娠期和绝经期；②应避免用药禁忌；③建议了解用药史和过敏史
用药中	护理问题	①用药后子宫内膜过度增生导致阴道出血；②光过敏；③肝脏损伤
	护理措施	①宜从小剂量开始，逐渐增加剂量。服药期间若阴道突然出血或间断出血，可在增加用量后停止，持续出血者应做进一步检查。绝经期妇女有引起子宫内膜癌的危险；②避免紫外线或长时间日光照射
	用药要点	①注意药物的正确给药方法和用药时间；②宜进餐时或睡前服，减少对胃肠道刺激
用药后	健康教育	①做好用药心理护理：用药后可能有性欲或性特征的改变，但停药后可恢复；②坚持适度的锻炼，提供饮食指导，家人关爱患者；③定期检查血压、血脂、血糖、体重；每年需做乳腺和盆腔检查，每2～3年需做子宫内膜活检一次
	评价效果	①观察患者的症状和体征有无明显改善；②各项检查指标是否恢复正常，所用药物有无不良反应
	小结过程	①同服维生素 B_6 可防治不良反应；②合理选用剂型，推广长效注射剂

任务解析

1. 该患者由于雌激素分泌减少、卵巢功能减退导致更年期综合征，采用已烯雌酚治疗可以补充雌激素，调节内分泌平衡，维持女性的各项生理功能。

2. 患者用药后，潮热、出汗、易激动、头晕等症状减轻。口服可能出现恶心、食欲不振、头晕等不良反应。应提示医生调整剂量。

3. 用药前评估患者健康状况、用药禁忌及用药情况，遵医嘱调配药品；用药时逐渐增加剂量，做好用药心理护理，减轻患者疑虑；做好健康教育和效果评价。还需家人配合，给予更多的关爱。

扫码"学一学"

目标检测

一、用药护理案例分析

患者，女，18 岁，学生，参加高考前的 4 个月开始停经，伴头晕耳鸣，记忆力下降，心烦失眠。体态偏胖，妇科检查无异常。医生给予雌激素和孕激素序贯疗法。

试分析是否合理？应采取哪些用药护理措施。

二、目标测试题

【A1/A2 型题】

1. 大量雄激素有拮抗下列哪种激素的作用

A. 绒毛膜促性腺激素　B. 雌激素　C. 泌乳素

D. 孕激素　E. 同化激素

2. 用口服避孕药的妇女，出现以下哪种情况需停药

A. 闭经　B. 类早孕反应　C. 体重增加

D. 突破性出血　E. 月经量减少

3. 患者，女性，48 岁，体检时发现子宫肌瘤，非常焦虑，询问子宫肌瘤的原因，护士回答，可能的相关因素是

A. 早婚、早孕　B. 高血压、肥胖　C. 雌激素持续性刺激

D. 不良饮食习惯　E. 性生活紊乱

4. 患者，女性，60 岁，患老年性阴道炎，该患者询问护士发生原因，护士告知直接影响阴道自净作用的激素下降，这个激素是

A. 绒毛膜促性腺激素　B. 雌激素　C. 促卵泡素

D. 孕激素　E. 促腺激素释放激素

【A3/A4 型题】

赵女士，27 岁，阴道上皮增生、角化，糖原增多，阴道酸度增强。宫腔镜下见子宫内膜腺体增多，血管增生并弯曲，间质逐渐增生，内膜变厚。

5. 上述变化受哪种激素影响

A. 绒毛膜促性腺激素　B. 雌激素　C. 泌乳素

D. 孕激素　　E. 雄激素

6. 可用哪种激素治疗

A. 绒毛膜促性腺激素　　B. 雌激素　　C. 泌乳素

D. 孕激素　　E. 雄激素

【X 型题】

7. 孕激素的生理功能叙述哪些是错误的

A. 促进阴道上皮增生角化　　B. 使子宫内膜由增生期转化为分泌期

C. 促进乳腺腺泡生长发育　　D. 促进子宫发育

E. 促进体内水钠潴留

扫码“练一练”

（刘　佳）

任务六　生殖系统药物与用药护理

扫码“学一学”

学习目标

识记

1. 掌握缩宫素的作用、用途、不良反应和用药护理程序。
2. 熟悉麦角新碱的用途及不良反应。
3. 了解治疗前列腺良性增生药物的不良反应。

应用

1. 能对生殖系统药物进行规范合理的用药护理。
2. 会妥善处理药物导致的不良反应。

任务导入

患者，女，24 岁，首次妊娠，孕 26 周。近日出现无明显诱因的干咳，且伴有午后低热和夜间盗汗现象，入院检查，结核菌素实验阳性，痰培养阳性，诊断为肺结核，需终止妊娠。经产科检查，胎位正常，无产道异常，拟进行药物引产。医生医嘱如下：①缩宫素注射液 3U；②5% 葡萄糖注射液 500ml 混合后静脉滴注，每分钟 10 滴左右。护士需要完成这项用药护理任务。

任务描述

需要护士完成的工作任务具体如下。

1. 说出使用缩宫素的目的是什么？
2. 患者用药后会有哪些预期表现？

3. 针对此患者，护士应如何完成用药护理程序？

知识平台

子宫是产生月经和孕育胎儿的器官，可利用子宫兴奋药和抑制药终止妊娠和保胎。前列腺是男性的性分泌腺，其腺体中间有尿道穿过，若前列腺增生，表现出排尿困难、尿频、尿急等症状。因此，合理应用生殖系统药物具有重要意义。本任务主要介绍子宫兴奋药与抑制药和治疗前列腺良性增生药的用药护理。

一、子宫兴奋药与抑制药

（一）子宫兴奋药

子宫平滑肌兴奋药（oxytocics）又称子宫平滑肌收缩药，通过选择性地兴奋子宫平滑肌，使子宫收缩，用于催产、引产、产后止血等。常用药物包括缩宫素、麦角生物碱和前列腺素等。

缩宫素

缩宫素[基]（oxytocin，催产素）为垂体后叶分泌的多肽类激素，药用的多为人工合成品。性质不稳定，口服易被消化酶破坏而失效，必须注射给药，肌内注射3～5min起效，作用持续20～30min。静脉注射起效更快，维持时间更短，可采用静脉滴注维持疗效。其效价用U表示。

【药理作用】

1. 兴奋子宫平滑肌 缩宫素能直接兴奋子宫平滑肌，加强收缩力。其作用与如下因素有关：①药物剂量，小剂量加强子宫的节律性收缩；而大剂量则引起子宫强直性收缩。②子宫部位：对子宫体及子宫底平滑肌的兴奋作用强，而对子宫颈的兴奋作用弱，有利于胎儿娩出。③女性激素水平：雌激素可增强子宫对缩宫素的敏感性，而孕激素则降低其敏感性。

2. 其他作用 缩宫素能兴奋乳腺腺泡周围的平滑肌，使乳腺导管收缩，促进排乳（但不能增加乳汁的分泌量）。大剂量能直接扩张血管，引起血压下降。

扫码“看一看”

【临床用途】

1. 催产或引产 当宫口开全、胎位正常、产道无异常而宫缩无力致胎儿分娩困难时，可用小剂量（2～5U，以5%葡萄糖注射液500ml稀释）缩宫素缓慢静脉滴注，以增强子宫收缩力而催产。死胎、过期妊娠或因疾病必须终止妊娠的患者，可用小剂量静脉滴注引产。

> **考点提示**
>
> 缩宫素剂量不同，临床用途不同。

2. 产后止血 较大剂量（5～10U）肌内注射可使子宫平滑肌强直性收缩，压迫子宫肌层内血管而止血。但其作用时间短，可用麦角新碱口服维持。

【不良反应】较少，偶见恶心、呕吐；静脉注射过快或过量，有胎儿窒息或子宫破裂的危险。同时引起血压下降、心率加快，故催产或引产时应严格控制剂量。

麦角生物碱

麦角新碱[基]（ergometrine）能选择性地兴奋子宫平滑肌，对妊娠末期兴奋作用强，临产及新产后最强。与缩宫素比较，其特点是兴奋子宫平滑肌作用强而持久，剂量稍大即引起强直性收缩；对子宫颈和子宫体均有强大兴奋作用，无明显差别。故禁用于催产和引产，临床主要用于治疗产后出血、月经过多或其他原因引发的子宫出血及产后子宫复原不全。

麦角新碱的不良反应相对较少，给药过快可引起恶心、呕吐、面色苍白、冷汗等反应，静脉注射时可发生心悸、胸闷、血压骤升、惊厥甚至死亡，必须稀释后缓慢静脉滴注，伴有妊娠高血压综合征的患者慎用。

前列腺素类药物

前列腺素（prostaglandin，PG）是一类存在于机体各组织器官中的自体活性物质，临床用于妇产科的有地诺前列酮（dinoprostone，PGE_2）、地诺前列腺素（dinoprost，$PGF_{2\alpha}$）、卡波前列腺素（carboprost，15 - Me - $PGF_{2\alpha}$）、吉美前列腺素（gemeprost）、米索前列醇（misoprostol）等。本类药物能兴奋妊娠子宫平滑肌，对妊娠早期和中期的兴奋作用强于缩宫素，并且在增强子宫体平滑肌收缩时，使子宫颈松弛。PG 相对比较安全，效果可靠，临床主要用于足月妊娠催产和引产、中期妊娠引产，还可用于药物流产和抗早孕等。

不良反应主要是胃肠反应如恶心、呕吐、腹痛、腹泻等，合用止呕、止泻药可缓解。部分患者可有药热，皮肤发红等过敏症状，停药后可消失。PG 可兴奋支气管平滑肌而诱发哮喘，并能升高眼内压，不宜用于支气管哮喘及青光眼患者。引产时的用药监护事项和禁忌证与缩宫素相同。

米非司酮

米非司酮[基]（mifepristone）是为黄体酮受体阻断剂，能拮抗黄体酮维持妊娠的作用。能刺激子宫内膜细胞释放前列腺素 $F_{2\alpha}$，并抑制前列腺素代谢酶的作用，增加子宫平滑肌对前列腺素的敏感性，使子宫收缩而终止妊娠。临床主要用于抗早孕、催产止孕，与前列腺素合用可提高完全流产率。如米非司酮配合小剂量米索前列醇，能协同抗早孕和中孕引产，终止早孕的完全流产率达 90% 以上。因本药的抗孕激素作用可阻断排卵或延缓子宫内膜的发育，故可做事后紧急避孕、中期引产及治疗子宫肌瘤、子宫内膜异位症等。

本品主要有恶心、呕吐、头晕、腹痛等，如果流产后阴道持续出血或突然大出血，应检查是否流产完全。

（二）子宫抑制药

子宫平滑肌抑制药是一类松弛子宫平滑肌，用于预防早产和治疗痛经的药物，俗称“保胎药”。常用的药物有 β 受体激动药以及硫酸镁。

利托君

利托君（ritodrine，羟苄羟麻黄碱）能选择性兴奋子宫平滑肌 β 受体，降低子宫收缩强度及收缩频率，减少子宫活动而延长妊娠期。主要用于防止早产，一般先采用静脉滴注，起效后改用口服维持。

口服用药不良反应少，静脉给药不良反应较重，可有心悸、低血压、胸闷、水肿、高血糖等 β 受体兴奋症状。凡妊娠不足 20 周、分娩进行期者和有严重心血管疾病史禁用。

同类药物还有沙丁胺醇、特布他林等，其作用、临床应用及不良反应类型均与利托君相似。

硫酸镁

硫酸镁[基]（magnesium sulfate）的 Mg^{2+} 能直接抑制子宫平滑肌，使子宫收缩强度减弱和收缩频率降低。临床多采取静脉滴注给药，用于预防早产，对禁用 β 受体激动药的早产患者和伴有妊娠高血压综合征、子痫的患者尤为适用。

二、治疗前列腺良性增生的药物

前列腺良性增生（BPH）是老年男性的常见疾病，一般在 40 岁后开始发生增生的病理改变，50 岁后出现相关症状。前列腺增生药物治疗主要包括 α_1受体阻断药、抗雄激素药物和其他药。

（一）α_1受体阻断药

前列腺体、包膜及膀胱颈部均含有丰富的 α_1受体。α_1 受体阻断药能阻断这些部位的受体，使前列腺平滑肌松弛及尿道闭合压下降，改善梗阻症状，缓解排尿困难。这类药物包括特拉唑嗪、阿夫唑嗪、坦洛新等，酚苄明作为为非选择性 α 受体阻断药也可使用。

阿夫唑嗪

阿夫唑嗪（alfuzosin）能高选择性的竞争性地拮抗位于前列腺、前列腺包膜、近端尿道及膀胱底部平滑肌的 α_1受体，降低生殖泌尿道平滑肌张力，适用于轻、中度前列腺肥大症，对排尿梗阻症状明显的患者尤为适用。

不良反应主要有恶心、胃痛、腹泻、头晕、头痛等症状，也可见口干、心动过速、胸痛、乏力、嗜睡及过敏症状等。剂量大或有高血压的患者，服药后数小时可出现直立性低血压，应避免与钙离子拮抗剂及其他 α_1受体阻断剂合用。

特拉唑嗪

特拉唑嗪[基]（terazosin）为选择性 α_1受体阻断剂，能降低膀胱出口部位的平滑肌张力，解除前列腺增生时的排尿困难，使尿流动力学得到改善。主要用于治疗轻、中度良性前列腺增生的对症治疗。本药可降低外周血管的张力，使血压下降，同时维持正常的心输出量，也可用于治疗高血压病。

坦洛新

坦洛新[基]（tamsulosin，坦索罗辛）是肾上腺素 α_1受体阻断药，是受体亚型 α_{1A}的特异性拮抗剂。对尿道、膀胱颈及前列腺平滑肌具有选择性阻断作用，不仅作用强、效果明显且直立性低血压较少发生。用于治疗前列腺增生所致的排尿异常症状。

不良反应较少，主要有头晕、恶心、呕吐、胃部不适、血压下降、心跳加快，偶尔也出现皮疹、血清氨基转移酶、LDH 升高及鼻塞、浮肿、吞咽困难、倦怠感等。过量使用可致血压下降，尤其与降压药合用时，应注意血压变化。患有直立性低血压者慎用。

对本药过敏者、肾功能不全者禁用。高龄患者由于其对血压影响较大，应慎用。

（二）抗雄激素药物

前列腺增生依赖于雄激素，雌激素也有协同作用。抗雄激素的治疗可以使增生的前列腺缩小，本类药物包括以下两类：①5α-还原酶抑制剂，如非那雄胺[基]、依立雄胺等，可以阻止睾酮转化为双氢睾酮。②雄激素受体阻断剂，如舍尼通等，可以阻止双氢睾酮与受体结合。另外，某些花粉制剂如前列通等，也具有抗雄激素作用。

非那雄胺

非那雄胺[基]（finasteride）是 4－氮甾体激素化合物，为 5α－还原酶特异抑制剂。5α－还原酶能将睾酮代谢成更强效的雄激素双氢睾酮，双氢睾酮是前列腺生长所依赖的物质。本药抑制双氢睾酮的合成而使前列腺消肿且对性激素受体无亲和力。本药用于治疗良性前列腺增生，使增大的前列腺缩小，其逆转过程需 3 个月以上。

不良反应主要是雌激素作用，如乳房增大和压痛。偶见性功能障碍及皮疹、口唇肿胀等变态反应。

任务实施

按下面的任务实施流程单进行，详细内容扫码阅读。

扫码“学一学”

扫码“看一看”

用药前	护理评估	①健康评估：妊娠妇女的呼吸、心率、血压，询问妊娠周数和次数等，检查胎位、宫缩、胎心等；②用药禁忌评估：产道异常、胎位不正、头盆不称、前置胎盘、多次妊娠或有剖宫产史者禁用缩宫素；③用药情况评估：是否使用过子宫兴奋药
	调配药品	①主要剂型是注射剂和片剂，常用剂量：缩宫素，肌内注射，每次 5～10U，用于子宫出血，缩宫素每次 2.5～5U，加入 5% 葡萄糖注射液 500ml 中静脉滴注，用于催产和引产；②主要配伍禁忌：缩宫素禁与麦角新碱混合注射
	提示建议	①应注意患者是否有心脏病、高血压等合并症；②应避免配伍禁忌；③建议了解患者有无习惯性流产及药物流产史
用药中	护理问题	①胎儿窒息；②子宫破裂
	护理措施	①缩宫素使用从小剂量开始，逐步递增剂量，先按 8～10 滴/分钟速度滴入，然后根据宫缩和胎心音等情况调整滴注速度，最快不超过 40 滴/分钟，若宫缩过强或胎心音异常（>160 次/分钟或<120 次/分钟），应暂时停药
	用药要点	①严格掌握剂量、给药速度；②严格掌握禁忌证
用药后	健康教育	①做好用药心理护理；②重视体检
	评价效果	①是否达到催产、引产目的；②各项检查指标是否恢复正常，所用药物有无不良反应
	小结过程	①用药前及用药时注意检查孕妇生命体征及胎儿心率；②严格掌握剂量、给药速度

任务解析

1. 该患者因患肺结核而终止妊娠，小剂量缩宫素静脉滴注可直接兴奋子宫平滑肌，使子宫产生节律性收缩，而子宫颈平滑肌松弛，有利于胎儿娩出。

2. 患者用药后，子宫节律性收缩而引产。在该过程中可能因用药过量、滴注速度过快导致子宫破裂或胎儿窒息，应控制好滴注速度。

3. 用药前评估患者健康状况、用药禁忌及用药情况，遵医嘱调配药品；用药期间加强用药监护，严格掌握剂量、给药速度；做好健康教育和效果评价。

扫码“学一学”

目标检测

一、用药护理案例分析

患者，女，28 岁，患高血压 4 个月。妊娠足月后，自然分娩，产后 4 小时，突然阴道大出血。

试分析：该患者应选用什么药物进行抢救？护士该如何护理？

二、目标测试题

【A1/A2 型题】

1. 胎位正常、无头盆不称的协调性子宫收缩乏力妊娠足月产妇，拟静脉滴注缩宫素增强宫缩，在 5% 葡萄糖注射液 500ml 中应加入缩宫素

A. 2. 5U　　B. 10U　　C. 15U
D. 20U　　E. 25U

2. 静脉滴注缩宫素加强宫缩，一般每分钟不超过

A. 10 滴　　B. 20 滴　　C. 30 滴
D. 40 滴　　E. 50 滴

3. 男性，60 岁。4 年来进行性排尿困难，无尿痛、无血尿，诊断为良性前列腺增生。宜选用的药物是

A. 前列腺素　　B. 雄激素　　C. 硫酸镁
D. 同化激素　　E. 特拉唑嗪

【A3/A4 型题】

产妇，28 岁，宫口已开全，无产道障碍。

4. 宫缩乏力，可选用以下哪项措施

A. 行人工破膜　　B. 肌内注射大剂量哌替啶　　C. 小剂量缩宫素静脉滴注
D. 静脉补充能量　　E. 注射麦角新碱

5. 分娩结束后，为促进子宫复旧，可给予的药物是

A. 米索前列醇　　B. 利托君　　C. 小剂量缩宫素
D. 硫酸镁　　E. 麦角新碱

【X 型题】

6. 缩宫素的禁忌证是

A. 产道异常　　B. 胎位不正　　C. 头盆不称
D. 前置胎盘　　E. 产道正常

7. 关于麦角新碱不宜用于催产和引产的原因，以下说法错误的是

A. 抑制呼吸　　B. 易导致血压下降　　C. 易致子宫强直性收缩
D. 对宫体的兴奋作用大于宫颈　　E. 对子宫平滑肌无作用

扫码“练一练”

（刘　佳）

项目十

抗变态反应药、免疫调节药与用药护理

项目简介

同学们，本项目主要介绍了免疫系统疾病药物与用药护理。“免疫”是人体极其重要的自卫功能。人体依靠自身的免疫力，能抵御种类庞大的各种疾病。免疫调节失去平衡影响机体的免疫应答则会引起免疫性疾病。免疫系统疾病药物种类较多，常用的药物包括激素、非甾体抗炎药、抗组胺药、免疫功能调节药等。激素、非甾体抗炎药已分别在前面有关项目中介绍，这里主要介绍抗变态反应药和免疫调节药。

学习本项目有助于护士未来在护理岗位上更好地开展专科用药护理。

任务一　抗变态反应药与用药护理

扫码“学一学”

学习目标

识记

1. 熟悉 H_1 受体阻断药的抗变态反应作用、临床应用、不良反应和用药护理程序
2. 了解其他抗变态反应药的药理作用、作用机制、临床用途和不良反应及用药护理。

应用

1. 能对抗变态反应药进行规范合理的用药护理。
2. 会妥善处理本类药物的不良反应并能开展合理用药指导。

任务导入

患者，男，36岁，建筑工人。患者在进行高空作业时，局部皮肤突然出现片状红色突起，瘙痒难忍，去医院就诊。初步诊断：荨麻疹。医生给予口服氯苯那敏片4mg，每日1次。护士需要完成这项用药护理任务。

任务描述

需要护士完成的工作任务具体如下。

1. 说出使用氯苯那敏的目的是什么？
2. 患者用药后会有哪些预期表现？
3. 针对此患者，护士应如何完成用药护理程序？

知识平台

一、概述

常见的变态反应性疾病（又称为过敏性疾病）均与组胺（histamine）有着密切关系。组胺是广泛分布于人体各组织的自体活性物质，其中以皮肤、肺、胃肠黏膜中含量较高。组胺在体内主要以无活性的结合型贮存在肥大细胞和嗜碱性粒细胞的颗粒中，当组织损伤、炎症、变态反应及神经刺激时，肥大细胞和嗜碱粒细胞则发生脱颗粒而释放组胺。组胺通过激动靶细胞上的受体产生生物学效应，组胺受体主要有 H_1、H_2 和 H_3 受体 3 个亚型。组胺是速发型变态反应及局部炎症反应的重要介质，对胃液分泌及心血管反应起着重要的调节作用。组胺也是中枢神经系统的神经递质之一，可能与调节醒觉、心血管、体温及神经内分泌功能有关。组胺本身无治疗用途，但稳定肥大细胞膜减少组胺释放或应用组胺拮抗剂可用于临床抗变态反应性疾病的治疗。本任务主要介绍抗变态反应药的用药护理。

知识链接

组胺受体的分布

目前发现组胺受体有 H_1、H_2和 H_3三种亚型。组胺激活 H_1受体，产生支气管及胃肠道平滑肌兴奋、毛细血管通透性增加和部分血管扩张作用。组胺激活 H_2受体，促进胃酸分泌、部分血管扩张和心脏的正性频率作用。近年研究发现，中枢及外周神经末梢存在 H_3受体，参与组胺合成与释放的负反馈调节。组胺可用于诊断真性胃酸缺乏症及麻风病的辅助诊断用药。

二、H_1受体阻断药的用药护理

本类药物分为第一代和第二代。常用的第一代 H_1 受体阻断药有：苯海拉明[基]（diphenhydramine）、异丙嗪[基]（promethazine，非那根）、曲吡那敏（tripelennamine，扑敏宁）、氯苯那敏[基]（chlorphenamine，扑尔敏）等，因对中枢作用强，阻断受体特异性差，故有明显的镇静和抗胆碱作用，表现出困倦、耐药、口鼻眼干等缺点。为了克服上述不足，开发出第二代 H_1 受体阻断药，如西替利嗪（cetirizine）、特非那定（terfenadine）、阿司咪唑（astemizole）、阿伐斯汀（acrivastine）、氯雷他定（loratadine）等，具有长效、无嗜睡、对喷嚏及清涕、鼻痒效果好等特点。常见 H_1 受体阻断药作用特点见表 10－1。

表 10－1　常见 H_1 受体阻断药作用特点比较

药物	抗过敏作用	中枢抑制	防晕止吐	抗胆碱
苯海拉明	＋＋	＋＋＋	＋＋	＋＋＋
异丙嗪（非那根）	＋＋＋	＋＋＋	＋＋	＋＋＋
氯苯那敏（扑尔敏）	＋＋＋	＋＋	－	＋＋
美克洛嗪（敏克静）	＋	＋	＋＋＋	＋
阿司咪唑（息斯敏）	＋＋＋	－	－	－
西替利嗪	＋＋＋	±	－	＋

注：＋＋＋：作用强；＋＋：作用中等；＋：作用弱；±：极弱；－：无作用。

【药理作用】

1. 抗 H_1 受体作用　可完全对抗组胺引起的支气管、胃肠道平滑肌的收缩作用；对组胺引起的毛细血管扩张和通透性增加（局部水肿）有很强的抑制作用；仅能部分对抗血管扩张、血压下降作用；对组胺所致的胃酸分泌增多无效。

2. 中枢抑制作用　此类药物多数可通过血－脑屏障，有不同程度的中枢抑制作用，表现为镇静、嗜睡，尤其以第一代药物苯海拉明和异丙嗪抑制作用最强。第二代药物不易透过血－脑屏障，故无中枢抑制作用。

3. 其他　部分第一代 H_1 受体阻断药具有中枢抗胆碱作用，可产生防晕止吐的作用，外周抗胆碱作用呈阿托品样作用。

【临床用途】

1. 皮肤黏膜变态反应性疾病　对荨麻疹、花粉症、过敏性鼻炎等疗效较好，H_1 受体阻断药可作为首选药物。对昆虫咬伤所致的皮肤瘙痒和水肿亦有良效；对血清病、药疹和接触性皮炎也有一定疗效。但对变态反应性支气管哮喘效果很差，对过敏性休克无效。

2. 晕动病及呕吐　苯海拉明、异丙嗪等对晕动病、妊娠呕吐以及放射病呕吐有镇吐作用。预防晕动病应在乘车、船前 15～30 分钟服用。

3. 其他　苯海拉明和异丙嗪还可用于失眠，尤其适用于过敏性疾病引起的失眠；异丙嗪也可与氯丙嗪和哌替啶组成冬眠合剂，用于人工冬眠；还可与氨茶碱合用治疗支气管哮喘，既可以缓解氨茶碱的中枢兴奋作用，又对呼吸道炎症有一定的治疗效果。

课堂活动

请同学们思考一下：大部分的抗感冒药为复方成分，含有马来酸氯苯那敏、苯海拉明等，为什么要含有此类抗组胺药？含有此类药物成分的抗感冒药在使用时应注意什么？

【不良反应】最常见的是中枢抑制现象，表现为困倦、嗜睡、乏力等，以苯海拉明和异丙嗪较为明显。因此用药期间应避免驾车和高空作业，以防发生意外。其次是消化道反应，如食欲减退、恶心、呕吐等。青光眼

考点提示

抗组胺药的临床应用及不良反应。

患者禁用。阿司咪唑和特非那定高浓度时可引起致死性的尖端扭转型心动过速，应予以注意。

三、其他药物

色甘酸钠

色甘酸钠（sodium cromoglicate，咽泰）为过敏反应物质释放抑制剂，可稳定肥大细胞的细胞膜，阻止其释放组胺、5－羟色胺等过敏介质，降低支气管哮喘患者气道的反应性，可作为平喘药，对外源性哮喘特别是季节性哮喘有效。起效较慢，需连用数天甚至数周后才起作用，故主要用于预防支气管哮喘的发生，但对正在发作的哮喘无效，不适用于减轻急性哮喘的症状。此外，在接触抗原前用药，还可用于胃肠道变态反应、溃疡性结肠炎、过敏性结膜炎、过敏性鼻炎、过敏性皮炎、季节性花粉症、感冒等过敏性疾病的治疗。不良反应较少，少数患者气雾吸入时因粉尘刺激，可出现咽痛、呛咳等气管刺激症状。

考点提示

色甘酸钠的临床应用及特点。

酮替芬

酮替芬（ketotifen，噻喘酮）具有较强的组胺 H_1 受体阻断作用和抑制过敏反应介质释放的作用。能抑制支气管周围黏膜下肥大细胞、血液中嗜酸粒细胞释放组胺等过敏介质，从而产生抗过敏作用，其抗组胺作用较氯苯那敏强约10倍。用药后显效较慢，一般于6～12周疗效最佳，主要用于预防各型支气管哮喘发作，对正在发作的哮喘无效。此外，可用于过敏性鼻炎、过敏性结膜炎、荨麻疹等。不良反应少，偶有疲倦、嗜睡、头晕等。

考点提示

酮替芬的临床应用及特点。

扫码“看一看”

拓展提升

变态反应性疾病简介

变态反应性疾病亦称为过敏性疾病，它是由于致敏原进入机体后引起异常反应所致的一种疾病。该病的发生与患者遗传基因所决定的体质有很大关系。由于过敏体质这一内在因素的作用，在过敏原这种外在因素的诱发下，可引起体内具有该致敏原靶细胞的不同器官发病，如致敏原的靶细胞在皮肤，致敏原进入机体后与皮内靶细胞结合，引起一系列生物反应，导致临床上出现荨麻疹、湿疹等各种不同的过敏性皮肤疾病；如致敏原靶细胞在呼吸道，则产生呼吸道的过敏反应，临床上常见的疾病为过敏性鼻炎、支气管哮喘等；如致敏原靶细胞在眼结膜，则发生过敏性眼结膜炎等。

任务实施

按下面的任务实施流程单进行，详细内容扫码阅读。

扫码“学一学”

用药前	护理评估	①健康评估：患者的基本情况；②用药禁忌评估：机器操作者、驾驶员、高空作业者、运动员等工作时不宜使用。肝、肾功能不良、孕妇、哺乳期妇女慎用；③用药情况评估：是否用过此类药物，患者及家属对药物是否了解
	调配药品	①本类药物主要有片剂、注射剂。盐酸异丙嗪片剂：12.5mg、25mg，注射剂：25mg/ml和50mg/2ml；马来酸氯苯那敏片：4mg；特非那定片：60mg；盐酸西替利嗪片：10mg；氯雷他定片：10mg；②主要配伍禁忌：异丙嗪与氨茶碱不宜在同一瓶中输注；氯苯那敏与苯妥英钠应避免合用；特非那定不宜与大环内酯类抗生素、酮康唑及咪康唑等肝药酶抑制剂合用；苯海拉明可增强中枢抑制药作用，可干扰口服抗凝血药（如华法林）的活性，降低其疗效
	提示建议	①应注意药物的剂量，给药途径，药物配伍禁忌；②应避免不合理用药；③建议不安全的用药行为及时提出质疑
用药中	护理问题	①镇静、嗜睡；②恶心、胃部不适
	护理措施	①用药期间不宜从事高空作业、驾驶等，以免发生意外；②饭后服用，以减轻胃肠道发应
	用药要点	①注意药物的正确给药方法和用药时间；②多采用口服，重症采用肌内注射和静脉滴注
用药后	健康教育	①做好用药心理护理；②做好用药护理措施；③做好生活护理
	评价效果	①过敏的症状是否缓解；②皮疹是否消失；③有无药物不良反应发生
	小结过程	①用药前进行护理评估，正确调配药品及给药；②用药中注意药物不良反应，并实施用药护理；③用药后需提供健康教育，评价护理效果

任务解析

1. 该患者诊断为荨麻疹，俗称风团，是一种常见的过敏性皮肤病，在接触过敏源的时候，会在身体不特定的部位，冒出一块块形状、大小不一的红色斑块，这些产生斑块的部位，会发生发痒的症状，如果没有停止接触过敏源并加以治疗，出疹发痒的症状会加剧。可选用H_1受体阻断剂对抗组胺的H_1受体效应。

2. 在选择H_1受体阻断剂时，针对该患者的职业特性，最好选择无明显中枢抑制作用的药物，如特非那定等，防止在高空作业时发生意外危险。

扫码“学一学”

目标检测

一、用药护理案例分析

患者，女，45岁，出租车司机，因食用海鲜过敏，浑身瘙痒，急于开车，医生开写了处方，请分析是否合理，为什么？

医生制定用药方案：氯苯那敏注射剂 10mg×2，用法：一次10mg，肌内注射，每日1次。

二、目标测试题

【A1/A2 型题】

1. 常用于晕车晕船的药物是

A. 苯海拉明　　B. 氯苯那敏　　C. 阿司咪唑

D. 赛庚啶　　E. 特非那定

2. H_1 受体阻断药治疗荨麻疹，主要影响哪种组织

A. 皮肤黏膜　　B. 胃肠平滑肌　　C. 中枢神经

D. 支气管平滑肌　　E. 骨骼肌

3. 驾驶员、高空作业者在工作时间不宜使用

A. 阿司咪唑　　B. 氯化钙　　C. 赛庚啶

D. 特非那定　　E. 异丙嗪

【A3/A4 型题】

患儿，男，10 岁。因去植物园赏花后眼睛红肿，流眼泪，皮肤瘙痒，皮疹就诊。经检查确诊为过敏性反应性疾病。

4. 患儿治疗过敏反应性疾病可选药物为

A. 肾上腺素　　B. 多巴胺　　C. 阿司匹林

D. 西咪替丁　　E. 氯雷他定

5. 组胺 H_1 受体阻断药对下列哪种与变态反应有关的疾病最有效

A. 过敏性结肠炎　　B. 过敏性休克　　C. 支气管哮喘

D. 过敏性皮疹　　E. 风湿热

6. 常用的 H_1 受体阻断剂不包括

A. 异丙嗪　　B. 氯苯那敏　　C. 苯海拉明

D. 苯茚胺　　E. 西咪替丁

【X 型题】

5. 对晕动症呕吐有良好疗效的药物是

A. 氯丙嗪　　B. 异丙嗪　　C. 山莨菪碱

D. 东莨菪碱　　E. 苯海拉明

（阚　晶）

扫码“练一练”

任务二　免疫调节药与用药护理

扫码“学一学”

学习目标

识记

1. 熟悉免疫调节药的分类，环孢类等代表药的作用、临床用途及不良反应及用药护理。
2. 了解其他免疫调节药的药理作用、作用机制、临床用途和不良反应及用药护理。

应用

1. 能对免疫调节药进行规范合理的用药护理。
2. 会妥善处理药物导致的不良反应，并进行健康教育。

任务导入

患者，男，39岁。6年前患者先后出现颧部红斑、口腔溃疡、光过敏、脱发，查多种自身抗体阳性，诊断为系统性红斑狼疮。给予泼尼松、羟氯喹，治疗后好转，泼尼松规律减量为10mg/d维持至今。1年前出现高血压、蛋白尿，肾穿刺明确为狼疮性肾炎。医生给予环孢素口服液。护士需要完成这项用药护理任务。

任务描述

需要护士完成的工作任务具体如下。

1. 说出使用环孢素的目的是什么？
2. 患者用药后会有哪些预期表现？
3. 针对此患者，护士应如何完成用药护理程序？

知识平台

作用于免疫系统并影响其功能的药物统称免疫调节药（immunomodulators），包括免疫抑制药（immunosuppressant）及免疫增强药（immunostimulants）。本任务主要介绍免疫抑制药和免疫增强药的用药护理。

知识链接

免疫系统与淋巴细胞简介

免疫系统由免疫器官、免疫细胞、免疫活性物质组成。免疫系统分为固有免疫（又称非特异性免疫）和适应免疫（又称特异性免疫），其中适应免疫又分为体液免疫和细胞免疫。免疫器官产生免疫细胞，免疫细胞通过产生、分泌抗体、溶菌酶、补体、免疫球蛋白、干扰素、白细胞介素、肿瘤坏死因子等细胞因子发挥免疫作用。

淋巴细胞是主要的免疫细胞，主要包括B细胞、T细胞。B细胞主要是产生抗体，介导体液免疫应答和提供可溶性抗原。T细胞包括不同亚群，如辅助性T细胞（Th）、杀伤性T细胞（NK）和调节性T细胞等，主要介导细胞免疫，并具有细胞毒作用和免疫调节作用，参与迟发型超敏反应和诱发器官特异性自身免疫性疾病。

一、免疫抑制药

扫码“看一看”

常用的免疫抑制剂主要有5类：肾上腺皮质激素类；微生物代谢产物；抗代谢药；多克隆和单克隆抗淋巴细胞抗体；烷化剂类。

根据发展状况，免疫抑制剂大致可分为：

第一代　以肾上腺皮质激素、雷公藤多苷、硫唑嘌呤、抗淋巴细胞免疫球蛋白为代表，主要作用为溶解免疫活性细胞，阻断细胞的分化，其特点为非特异性，为广泛的免疫抑制剂。

第二代　以环孢素和他克莫司为代表，为细胞因子合成抑制剂，主要作用是阻断免疫活性细胞的白细胞介素 2 的效应环节，干扰细胞活化，其以淋巴细胞为主而具有相对特异性。

第三代　以西罗莫司、霉酚酸酯为代表，对 PI3K 相关相关信号通路进行抑制，从而抑制免疫细胞增殖和扩增，与第二代制剂有协同作用。

第四代　以抗 IL－2 受体单克隆抗体等为代表，主要作用包括抑制 TH_1 功能、增强 TH_2 功能。

环孢素 A

环孢素 A[基]（ciclosporin A，CsA）属钙调磷酸激酶抑制药。主要是选择性地作用于 T 淋巴细胞活化初期，抑制辅助性 T 细胞生成具有增殖因子样作用的白细胞介素－2，（interleukin－2，IL－2），但不影响抑制性 T 细胞。抑制淋巴细胞生成干扰素，但对网状内皮系统吞噬细胞无影响。

【临床用途】主要用于防治同种异体器官或骨髓移植时的排异反应，常与糖皮质激素合用以提高疗效；也可用于自身免疫性疾病，如眼色素层炎、重型再生障碍性贫血及难治性自身免疫性血小板减少性紫癜、银屑病、难治性狼疮肾炎等。

【不良反应】不良反应主要是对肾和肝，在应用过程中宜监测肾、肝功能。继发感染也较常见，此外还有消化道反应、嗜睡、多毛症、牙龈增生等。

课堂活动

请同学们思考一下：环孢素可引起牙龈增生，服药期间应如何采取措施以减轻症状呢?

抗淋巴细胞球蛋白

抗淋巴细胞球蛋白（antilymphocyte globulin，ALG）是直接抗淋巴细胞的抗体。与淋巴细胞结合，在补体的共同作用下，使淋巴细胞裂解。对 T、B 细胞均有破坏作用。

【作用与用途】

1. 适用于器官移植时的抗免疫排异治疗　有一定局限性，主要是对急性排异期有效，对体液免疫所致的超急性排异无效。与硫唑嘌呤、泼尼松合用可提高脏器移植的成功率。骨髓移植时，供者与受者双方在术前均给以抗淋巴细胞球蛋白，有防止移植物抗宿主反应的作用。

2. 自身免疫性疾病　对肾小球肾炎、红斑狼疮、类风湿性关节炎、重症肌无力等自身免疫性疾病有良好疗效，对顽固性皮炎、脉管炎、原发性肝炎、交感性眼炎等也有一定疗效

【不良反应】常见不良反应有发热、荨麻疹、血小板减少、关节痛、血栓性静脉炎等，静脉注射可引起血清病、过敏性休克。注射前需作皮试。过敏体质者禁用，有急性感染者慎用。

他克莫司

他克莫司（tacrolimus，FK506）是从土壤真菌中提取的一种大环内酯类抗生素，具有

较强的免疫抑制特性。主要作用机制与环孢素相同，抑制白细胞介素－2的合成，作用于T细胞，抑制T细胞活化基因的产生，同时还抑制白细胞介素－2受体的表达，但不影响抑制型T细胞的活化。临床是肝脏、心脏、肾脏及骨髓移植患者的首选免疫抑制药物，也可用于特应性皮炎、红斑狼疮等自身免疫性疾病。不良反应较环孢素少，最常见的不良反应有震颤、思维紊乱、低磷血症、失眠、视力障碍和呕吐等。

霉酚酸酯

霉酚酸酯（mycophenolate mofetil，MMF）是由青霉素属真菌产生的具有抗代谢的霉酚酸半合成物，具有较强的免疫抑制作用。特异性抑制T和B淋巴细胞增殖，抑制抗体形成和细胞毒T细胞的分化。临床可用于器官移植如肾脏、肝脏及心脏移植，也可用于自身免疫性疾病如银屑病和类风湿性关节炎等，由于MMF能抑制卡氏肺囊虫生长，因此MMF有预防卡氏肺囊虫感染的作用。主要不良反应为胃炎、腹痛、腹泻和消化道出血，还可见中性白细胞减少症、血小板减少症和贫血。

雷公藤多苷

雷公藤多苷[基]（tripterygium glycosides）是从卫矛科植物雷公藤根提取精制而成的一种脂溶性混合物，其有效成分中以二萜和三萜类居多，如雷公藤内酯醇、雷公藤内酯酮、雷公藤红素等。我国目前已应用于临床的主要是雷公藤多苷，它是效果较好的中药类免疫抑制剂，能明显抑制细胞免疫和体液免疫功能，可用于治疗类风湿性关节炎、原发性肾小球肾病、肾病综合征、狼疮性肾炎、红斑狼疮等自身免疫性疾病。

环磷酰胺

环磷酰胺（cyclophosphamide）是进入人体内被肝脏或肿瘤内存在的过量磷酰胺酶或磷酸酶水解，变为活化作用型的磷酰胺氮芥而起作用的氮芥类衍生物。用于各种自身免疫性疾病，如严重类风湿性关节炎、全身性红斑狼疮、儿童肾病综合征、多发性肉芽肿等。也用于器官移植时抗排斥反应，通常与泼尼松、抗淋巴细胞球蛋白合用。

肾上腺皮质激素

常用的有泼尼松、泼尼松龙、地塞米松等，用于器官移植的抗排斥反应和自身免疫性疾病。

硫唑嘌呤

硫唑嘌呤（azathioprine，AZA）主要抑制DNA、RNA和蛋白质合成。能抑制两类母细胞，兼有抑制细胞免疫（明显抑制T细胞）和体液免疫反应，但不抑制巨噬细胞的吞噬功能。用于肾移植的排异反应和自体免疫性疾病如类风湿性关节炎和全身性红斑狼疮等。

CD_3 单克隆抗体

CD_3 单克隆抗体（anti－CD_3 monoclonal antibodies）能特异地与人T淋巴细胞表面 CD_3 抗原结合，阻断T细胞的增殖及其功能。用于防治器官移植的急性排异反应。常出现以高热、寒战、头痛、恶心、呕吐、腹痛及腹泻为特征的“细胞因子释放综合征”，多发生于首次用药后30min；临用前，给予肾上腺皮质激素可预防之。

> **考点提示**
>
> 临床常见免疫抑制药的种类和应用。

二、免疫增强药

免疫增强药是指单独或同时与抗原使用时能增强机体免疫应答的物质。临床主要用于免疫缺陷性疾病、慢性感染和作为肿瘤的辅助治疗。免疫增强剂种类繁多，主要包括：左旋咪唑、卡介苗、白细胞介素、干扰素、转移因子、胸腺素、依他西脱、异丙肌苷等。

卡介苗

卡介苗（Bacillus Calmette - Guerin vaccine，BCG）除用于预防结核病外，还是一种非特异性免疫增强剂。它可刺激多种免疫细胞（巨噬细胞、T、B 和 NK 细胞）活性；增强与其合用的抗原物质的免疫原性，加速诱导免疫应答，提高细胞和体液免疫的功能，增强非特异性免疫水平。

【临床用途】除用于预防结核病外，主要用于肿瘤的辅助治疗，如黑色素瘤、白血病及肺癌等，也用于乳腺癌、消化道肿瘤，可延长患者的生命。

【不良反应】注射局部可见红斑、硬结和溃疡，也可出现寒战、高热、全身不适等。反复瘤内注射可发生过敏性休克。严重免疫功能低下的患者，可能导致 BCG 播散感染，甚至促进肿瘤生长。

白细胞介素 -2

白细胞介素 -2（interleukin 2，IL - 2）主要用于治疗黑色素瘤、肾细胞癌等。不良反应较常见，可出现发热、寒战、胃肠反应、皮肤反应、心肺反应、肾脏反应、血液系统反应、神经系统症状等。

左旋咪唑

左旋咪唑（levamisole，LMS）对正常人体不影响抗体产生，对免疫功能低下者，促进抗体生成。主要用于免疫功能低下者，恢复免疫功能，增强机体的抵抗能力。常用于肺癌手术后的恢复（化疗 + 左旋咪唑），尤其对鳞癌较好，可减少转移。对多种自身免疫性疾病（类风湿性关节炎、红斑狼疮）也可得到改善。不良反应可有胃肠道症状、头痛、出汗、全身不适等。少数患者有白细胞、血小板减少，剥脱性皮炎及肝功能损伤。

胸腺素

胸腺素（thymosin）可促进 T 细胞分化成熟，还可调节成熟 T 细胞的多种功能。临床主要用于细胞免疫缺陷疾病、某些自身免疫和晚期肿瘤。少数有过敏反应，一般无严重不良反应。

> **考点提示**
>
> 临床常见免疫增强药的种类和应用。

三、计划免疫用药

卡介苗

卡介苗（BCG）接种对象为出生 3 个月以内的婴儿或用 5IU PPD 试验阴性的儿童（PPD 试验后 48 ~ 72h 局部硬结在 5mm 以下者为阴性）。接种本疫苗后，可使机体产生细胞免疫应答，用于预防结核病。接种后 2 周左右，局部可出现红肿浸润，若随后化脓，形成小溃疡，可用 1% 甲紫涂抹，以防感染。一般 8 ~ 12 周后结痂，如遇局部淋巴结软化形成脓疱，应及时诊治。早产儿、低出生体重儿、难产儿、发热、腹泻、严重皮肤病者暂禁接种。

重组乙型肝炎疫苗

重组乙型肝炎疫苗（HepB）适用于乙型肝炎易感者，尤其下列人员：①新生儿，特别是母亲为 HBsAg/HBeAg 阳性者；②从事医疗工作的医护人员及接触血液的实验人员。全年均适宜接种。接种本疫苗后，可刺激机体产生抗乙型肝炎病毒免疫力，用于预防性乙型肝炎。个别人可有注射局部疼痛、红肿或中、低度发热，一般不需要特殊处理，可自行缓解，必要时可对症治疗。

口服脊髓灰质炎减毒活疫苗

口服脊髓灰质炎减毒活疫苗（OPV）接种对象主要为 2 个月龄以上的儿童。全年均适宜接种。本疫苗服用后，可刺激机体产生抗脊髓灰质炎病毒免疫力，用于预防脊髓灰质炎。口服后个别人有发热、恶心、呕吐、腹泻、皮疹。一般不需要特殊处理，必要时可对症治疗。对牛乳及牛乳制品过敏者禁服糖丸剂型疫苗，可服液体疫苗。

百日咳、白喉和破伤风联合疫苗

百日咳、白喉和破伤风联合疫苗（DPT）分为吸附百白破混合制剂（DTwP）和吸附无细胞百白破混合制剂（DTaP）。我国纳入免疫规划的是 DTwP。DTaP 的免疫效果与 DTwP 相当，免疫不良反应较 DTwP 低。接种对象为 3 月龄 ~6 周岁儿童。接种本疫苗后，可使机体产生免疫应答，用于预防百日咳、白喉、破伤风。注射本品局部可有红肿、疼痛、发痒，或有低热、疲倦、头痛等，一般不需特殊处理即行消退，如有严重反应及时诊治。DTP 属儿童免疫制剂，成人禁用。成人可接种白喉破伤风二联疫苗。

麻腮风联合减毒活疫苗

麻腮风联合减毒活疫苗（MMR）接种对象为 8 个月龄以上的麻疹、腮腺炎和风疹易感者。全年均适宜接种。接种本疫苗后，可刺激机体产生抗麻疹病毒、腮腺炎病毒和风疹病毒的免疫力。用于预防麻疹、流行性腮腺炎和风疹。注射后一般无局部反应。在 6 ~ 10 天内，个别人可能出现一过性反应以及散在皮疹，一般不超过 2 天可自行缓解，成人接种后 2 ~ 4 周个别人可能出现一过性头痛反应，通常不需特殊处理，必要时可对症治疗。

知识拓展

自身免疫性疾病是指机体对自身抗原发生免疫反应而导致自身组织损害引起的疾病。临床上可分为器官特异性自身免疫病和系统性自身免疫病。器官特异性自身免疫病主要有慢性淋巴细胞性甲状腺炎、甲状腺功能亢进、胰岛素依赖型糖尿病、重症肌无力等。系统性自身免疫病有系统性红斑狼疮、类风湿性关节炎、系统性血管炎、硬皮病、自身免疫性溶血性贫血、甲状腺自身免疫病等。一般以对症治疗及控制病情进展为主，治疗方案和药物剂量应注意个体化的原则，并注意观察药物的不良反应。

任务实施

按下面的任务实施流程单进行，详细内容扫码阅读。

扫码“学一学”

用药前	护理评估	①健康评估：患者的基本情况；②用药禁忌评估：对药物过敏者、病毒感染者禁用；③用药情况评估：是否用过此类药物，患者及家属对药物是否了解
	调配药品	①主要剂型是口服液、注射剂，常用剂量为口服药物10～15mg/kg，静脉滴注药物为口服药物剂量的1/3，一般采用口服给药方法；②主要配伍禁忌：本药与雌激素、雄激素、西咪替丁、红霉素、酮康唑等合用时，可增加药物的血浆浓度，使药物的肝肾功能损害加重；与非甾体抗炎镇痛药合用时，肾功能衰竭的危险性增加；与免疫抑制剂合用，感染性和淋巴增生性疾病的危险性增加
	提示建议	①应注意药物的剂量，给药途径，药物配伍禁忌；②应避免不合理用药；③建议不安全的用药行为及时提出质疑
用药中	护理问题	①牙龈增生；②肾毒性
	护理措施	①定期清洁牙齿，保持口腔卫生，必要时需手术切除增生牙龈；②停药6个月后可消失；③过程中宜监测肾功能
	用药要点	①注意药物的正确给药方法和用药时间；②多采用口服，重症采用静脉滴注
用药后	健康教育	①做好用药心理护理；②做好用药护理措施；③做好生活护理
	评价效果	①狼疮性肾炎的症状是否缓解；②口腔溃疡、脱发的症状是否消失；③有无其他药物不良反应发生
	小结过程	①用药前进行护理评估，正确调配药品及给药；②用药中注意药物不良反应，并实施用药护理；③用药后需提供健康教育，评价护理效果

任务解析

1. 该患者诊断为狼疮性肾炎，是系统性红斑狼疮合并双肾不同病理类型的免疫性损害，同时伴有明显肾脏损害临床表现的一种疾病。其发病与免疫复合物形成、免疫细胞和细胞因子等免疫异常有关。除SLE全身表现外，临床主要表现为血尿、蛋白尿、肾功能不全等。治疗的主要目的在于控制LN的活动，保护肾脏功能，延缓肾组织纤维化的进程，靶器官功能正常或稳定者，酌情用非甾体抗炎药，必要时加用免疫抑制剂。

2. 在使用免疫抑制剂时，应注意药物的不良反应，如牙龈增生、厌食呕吐、肝肾功能损害等，做好相应的护理措施。

扫码“学一学”

目标检测

一、用药护理案例分析

患者男，45岁。肺癌切除术后，医生给予白细胞介素2治疗。

试分析：①该患者用白细胞介素2的目的是什么？②该患者用药的护理要点？

二、目标测试题

【A1/A2 型题】

1. 环磷酰胺的不良反应不包括
   A. 血压升高　　B. 恶心呕吐　　C. 脱发
   D. 骨髓抑制　　E. 出血性膀胱炎

2. 环孢素 A 是
   A. 免疫抑制药　　B. 免疫增强药　　C. 消毒防腐药
   D. 抗肿瘤药　　E. 抗肠虫药

3. 临床常用的免疫抑制药不包括
   A. 环孢素 A　　B. 泼尼松　　C. 胸腺素
   D. 地塞米松　　E. 他克莫司

【A3/A4 型题】

系统性红斑狼疮患者，女，病史 5 年。近日体温升高，关节红肿有压痛、出现面部红斑、蛋白尿而入院治疗。

4. 系统性红斑狼疮属于
   A. 自身免疫性疾病　　B. 组织炎症性疾病　　C. 感染性疾病
   D. 地理环境性疾病　　E. 药物诱导产生的疾病

5. 急性病期患者对疾病缺乏思想准备易产生哪种情绪
   A. 恐惧　　B. 焦虑　　C. 沮丧
   D. 消极　　E. 悲观

6. 系统性红斑狼疮患者应用糖皮质激素时，下列哪项不正确
   A. 维持用药时间较长　　B. 通常采用泼尼松
   C. 病情好转后缓慢逐渐减量　　D. 每日或隔日顿服
   E. 用药剂量应逐渐加大

【X 型题】

7. 干扰素具有的作用是
   A. 抗真菌　　B. 抗病毒　　C. 抗肿瘤
   D. 调节免疫　　E. 抑制细胞增殖

扫码“练一练”

（阚　晶　张　庆）

项目十一

抗微生物药与用药护理

项目简介

同学们，病原微生物感染是危害人类健康的常见病、多发病，其中尤以细菌性感染最为常见。本项目将为大家介绍治疗常见感染的抗微生物药，主要包括抗生素和化学合成抗微生物药、抗真菌药和抗病毒药等，共分成七个任务进行具体介绍。本项目的药物种类非常多，也十分常用，学好这些药物将有助于提高同学们今后护理工作的服务水平，指导患者合理用药，减少耐药微生物的产生。

扫码“学一学”

任务一　认识抗微生物药

学习目标

识记

1. 掌握化学治疗、抗微生物药的基本概念及抗微生物药常用术语。
2. 熟悉抗微生物药的作用机制、耐药性机制和合理应用原则。
3. 了解药物－病原体－机体三者之间的关系。

应用

1. 能熟练运用抗微生物药的概念原理开展用药护理工作。
2. 会解释抗微生物药物的相关概念、作用机制及预防药物滥用。
3. 具有关爱感染患者，开展用药护理，对患者及家属进行用药护理宣教的职业素养。

任务导入

王大伯，55 岁，技术工人，天热工作忙，吃了一些隔夜未加热的凉菜后开始拉肚子，一晚上五六次，脸色苍白，头昏眼花，疲乏无力，自行服用盐酸小檗碱未见明显改善，并出现低热、虚脱等现象。医生检查后，拟诊为肠道感染，给予左氧氟沙星静脉滴注、口服庆大霉素以及补液治疗，并要求留察。王大伯自恃身体素来强壮，认为医生小题大做，治疗方案太麻烦。

任务描述

针对上述情况，护士应完成的工作任务如下。

1. 确定医生治疗方案的合理性，并向患者做好解释。
2. 正确指导患者配合治疗，进行正确的用药宣教，制订用药护理措施。

知识平台

临床上将抗微生物药、抗寄生虫药和抗恶性肿瘤药统称为化学治疗药，其治疗方法称为化学治疗（简称化疗）。其中抗微生物药是一类能够抑制或杀灭病原微生物，用于防治病原微生物感染性疾病的药物，包括抗生素、人工合成的抗菌药物、抗真菌药和抗病毒药等。

> **考点提示**
> 化学治疗和化疗药物的概念和种类。

在应用抗微生物药及其他化学治疗药物时，需注意药物、机体和病原体三者之间的相互关系（图 11－1），即药物能抑制或杀灭病原体，同时对机体产生不良反应，用药不当时，病原体可产生耐药性。因此，临床用药时，应充分调动机体的抗病或防御能力，提高药物对病原体作用的有效性和选择性，发挥药物的防治作用，避免或减少药物的不良反应和病原体耐药性的产生。

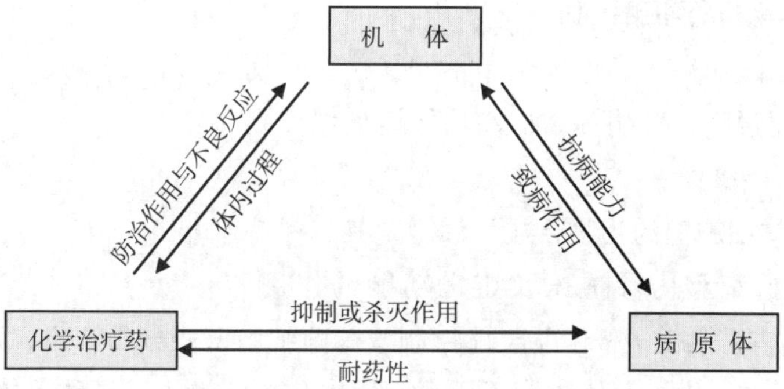

图 11－1　化学治疗药物、病原体和机体三者之间的关系

一、基本概念

1. 抗生素（antibiotics）　是指某些微生物（细菌、真菌、放线菌等）在代谢过程中产生的，具有抑制或杀灭其他病原微生物的化学物质。药用的除了从微生物培养液中提取的天然抗生素外，还包括人工合成的抗生素。

> **考点提示**
> 抗生素的概念及常用基本术语。

2. 抗菌谱（antibacterial spectrum）　是指抗菌药物的抑菌或杀菌作用范围。药物对不同种类的细菌其作用的选择性不同，仅作用于单一菌种或局限于某一菌属的药物称为窄谱抗菌药，如异烟肼主要对结核分枝杆菌有作用，而对其他菌种或菌属无作用或作用很弱。能对多种不同的病原菌具有抗菌作用的药物称为广谱抗菌药。如大环内酯类抗生素、第三和四代喹诺酮类药物、四环素类等，不但对革兰阳性菌及阴性菌有效，对立克次体、支原体、衣原体等病原体也有效。抗菌谱是临床选择用药的重要依据，在保证抗菌作用前提下，尽量遵循"能窄谱不用广谱"的原则。

3. 抗菌活性（antibacterial activity） 指药物抑制或杀灭病原微生物的能力。临床常用最低抑菌浓度（MIC）和最低杀菌浓度（MBC）评价抗菌药物的抗菌活性。相应药物也分为抑菌药（bacteriostatic drugs）和杀菌药（bactericidal drugs）。

4. 化疗指数（chemotherapeutic index，CI） 是评价化学治疗药物有效性与安全性的指标，以 LD_{50} 与 ED_{50} 之比值表示。化疗指数愈大，临床应用的价值也就愈高。一般认为化疗指数大于3～5才有临床意义。化疗指数高者并不是绝对安全。如青霉素几乎无毒性，但仍有引起过敏性休克的可能。

5. 二重感染（superinfections） 正常人的口腔、鼻、咽、肠道等处有微生物寄生，菌群间维持平衡的共生状态。广谱抗生素长期、大剂量应用后，体内敏感菌受抑制，不敏感菌株趁机生长繁殖，形成了新的感染，称为"二重感染"或"菌群交替症"。老年人、幼儿及抵抗力差的患者，尤其在合用肾上腺皮质激素及抗肿瘤药造成免疫功能下降时，更易发生。

6. 抗菌后效应（post－antibiotic effects，PAE） 是指抗菌药物与细菌短暂接触，当血药浓度低于最低抑菌浓度或被消除之后，细菌生长仍受到持续抑制的效应。后效应长的药物可延长用药间隔时间，且疗效不减。

二、抗微生物药的作用机制

扫码"看一看"

（一）抗微生物药的作用机制

抗微生物药通过作用于病原体细胞不同部位，干扰病原体的生化代谢过程，影响其结构和功能而呈现抑制或杀灭作用（图11－2）。

> **考点提示**
>
> 常用抗微生物药的作用机制。

1. 抑制病原体细胞壁的生物合成 细胞壁具有保持细胞的形态、维持细胞内渗透压及正常功能的作用。β－内酰胺类、万古霉素类、杆菌肽类能抑制敏感菌细胞壁成分的合成，造成细胞壁缺损，使菌体失去屏障保护，由于菌体内渗透压高，使水分不断渗入，导致菌体膨胀、变形、破裂、溶解而死亡。

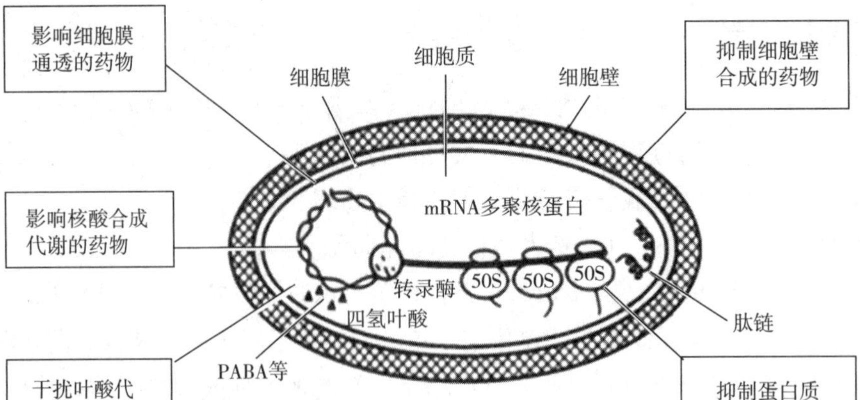

图11－2 抗微生物药物作用机制示意图

2. 影响病原体细胞膜（胞质膜）的通透性　细胞膜维持渗透屏障、运送物质、能选择性地吸收营养物质及配合细胞质合成细胞壁、菌体蛋白、酶等。如果细胞膜受损伤，则通透性增加，细胞内物质漏出细胞外。多黏菌素类、多烯类抗生素能与微生物细胞膜结合，使胞浆膜通透性增加，导致菌体蛋白质、核苷酸、氨基酸等重要成分外漏，发挥抗菌作用。

3. 影响病原体蛋白质合成　大环内酯类、四环素类、氨基糖苷类、氯霉素等抗生素能抑制病原体蛋白质合成的不同环节，从而影响病原体蛋白质的合成，达到抑制甚至杀灭效果。

4. 影响病原体核酸的合成　利福霉素类抗生素能特异性地与依赖 DNA 的 RNA 多聚酶结合形成稳定的复合物，抑制 RNA 的形成；喹诺酮类特异性地抑制细菌 DNA 回旋酶，因而影响 DNA 合成，导致细菌死亡。

5. 影响叶酸代谢　磺胺类与甲氧苄啶抑制细菌叶酸代谢的不同酶系，妨碍叶酸的代谢，导致细菌体内四氢叶酸缺乏，影响菌体核酸、蛋白质的合成，从而抑制细菌的生长繁殖。

（二）抗微生物药的耐药机制

病原体的耐药性（bacterial resistance）也称抗药性，是病原体对抗微生物药物及其他化疗药物敏感性降低，药物作用减弱或消失的现象。病原体对某种化学治疗药物产生耐药性后，对其他同类或不同类药物也同样耐药时，称为交叉耐药性或部分交叉耐药性。

> **考点提示**
> 细菌的耐药性。

病原体都有产生耐药性的可能，其中最常见出现耐药性细菌有金黄色葡萄球菌、大肠埃希菌、志贺菌属、铜绿假单胞菌和结核杆菌等。

病原体产生耐药性的机制如下。

1. 产生灭活酶　包括水解酶和合成酶两种。水解酶如 β－内酰胺酶能使青霉素和头孢菌素类的 β－内酰胺环水解裂开而灭活。合成酶（又称钝化酶）如乙酰化酶、磷酰化酶、腺苷酰化酶等可催化乙酰基、磷酸基或腺苷等基团结合到抗生素上，而使抗生素（如氨基糖苷类和氯霉素等）失去抗菌活性。

2. 改变药物作用的原始靶位结构　病原体通过改变药物作用的原始靶位结构，降低与抗菌药的亲和力，使抗菌药不能与其结合。如链霉素的抗药菌株因细菌核蛋白体 30S 亚基上 P10 蛋白质发生了构型变化，致使链霉素不能与之结合而产生抗药性。

3. 病原体细胞壁、胞浆膜通透性发生改变　病原体可通过多种方式阻止抗菌药透过胞浆膜进入其体内。革兰阴性杆菌的细胞外膜对青霉素 G 具有屏障作用，形成天然耐药性；铜绿假单胞菌细胞壁小孔或外膜非特异性通道功能发生改变，造成对某些广谱青霉素、头孢菌素包括第三代头孢菌素类抗生素耐药。

4. 病原体改变代谢途径　病原体通过改变自身代谢途径而改变对营养物质的需要。如对磺胺类药耐药的细菌，不再利用对氨苯甲酸及二氢蝶啶合成自身需要的叶酸，而是直接利用叶酸产生耐药。

5. 病原体对药物的泵出作用增强　药物主动排出系统活性增强，使药物从病原体内排出速度大于进入速度，在病原体内达不到有效浓度而耐药。

课堂活动

请同学们思考讨论：耐药性对抗微生物药的使用有哪些影响？如何在用药护理中判断某抗微生物药物发生了耐药性？

三、抗微生物药物合理应用原则

（一）重视病原学检查，尽早明确诊断

要合理选用抗微生物药，首先必须确定病原，然后进行微生物药物敏感度试验，必要时还需测定联合药敏试验，供临床选药参考。对不明原因的发热或病毒性感染，不要滥用抗微生物药。

考点提示

抗微生物药合应用原则。

知识链接

中性粒细胞缺乏伴发热患者的抗菌药物选择

中性粒细胞缺乏（外周血中性粒细胞绝对计数 $<0.5\times10^9/L$）伴发热（单次口腔温度测定≥38.3℃或≥38℃持续超过1h）患者症状和体征常不明显，发热可能是严重潜在感染的唯一征象。其感染的病原菌往往不明确，死亡率较高。临床常根据危险层级来选择相应经验性广谱抗菌药物来治疗。对于低危患者，其初始治疗可选择联合口服环丙沙星和阿莫西林－克拉维酸，也可以联合使用左氧氟沙星和头孢菌素类。高危患者推荐单一使用抗铜绿假单胞菌的β－内酰胺类药物如哌拉西林、头孢他啶、头孢吡肟等或碳青霉烯类等。

（二）熟悉所用药物的特性

要熟悉所选药物的作用、药动学、适应证、不良反应及药物价格，最大限度地确保患者对所用药物的依从性。

此外，护士在药物配置过程中，一定要注意查阅配伍禁忌表，避免将有配伍禁忌的药物（溶媒）混合在一起使用。如青霉素类（苯唑西林除外）、头孢菌素类、β－内酰胺酶抑制剂、磺胺类、红霉素、亚胺培南、阿昔洛韦等抗微生物药均不能与葡萄糖配伍使用；而红霉素、第三代氟喹诺酮（尤其是培氟沙星）、两性霉素B等则不宜与生理盐水配伍使用。

临床上一些抗微生物药具有时间依赖性的特点，其作用与病原微生物的接触时间密切相关。其用药时间越长，抗微生物作用越强。如β－内酰胺类、大环内酯类（红霉素）、碳青霉烯类、氨曲南、林可霉素类、糖肽类、四环素类等，这些抗微生物药宜分次给药以保证持续的作用。而其他一些抗微生物药则具有浓度依赖性的特点，其作用的强弱与浓度密切相关，浓度越大，抗微生物作用越强。如大环内酯类（阿奇霉素、克拉霉素）、氨基糖苷类、喹诺酮类、甲硝唑、两性霉素B等，这些抗微生物药宜单次大剂量（甲硝唑除外）给药以达到最大治疗浓度。

（三）根据患者机体状态和肝肾功能选药

在应用药物的过程中，应注意患者的年龄、性别、生理、病理、免疫及肝肾功能状态。新生儿由于肝脏酶系发育不全，血浆蛋白结合率和肾小球滤过率较低，不宜使用氯霉素、磺胺类和氨基糖苷类抗生素；老年患者应根据肾功能调整药物剂量；孕妇或哺乳期妇女应慎用能透过胎盘屏障或经乳汁分泌的药物；肝功能不良时，应避免选用主要经肝脏代谢和对其有损害的药物，如四环素、红霉素、氯霉素、两性霉素B，必须选用时酌情减量；肾功能不良时，应慎用氨基糖苷类、两性霉素B等；必须应用时应根据肾功能损害情况，调整给药间隔时间，减少药物用量，以免引起药物蓄积性中毒；对兼有衰竭性疾病、营养不良或免疫功能低下的患者应选用速效的杀菌药物。

（四）避免局部用药

皮肤、黏膜局部用药易致过敏反应，更易致耐药性产生。除供局部应用的新霉素、磺胺米隆、杆菌肽等药物外，其他药物，尤其是青霉素的局部用药应当避免。

（五）严格控制预防用药

临床上应用药物的预防感染比较常见，其价值难以评价。不合理地预防用药，不但造成浪费，还易致耐药性的产生，因此应严格控制，只在少数情况下有针对性地使用。

（六）联合用药

为了达到提高疗效，减少、减轻不良反应，防止或延缓抗药性产生，常将两种或两种以上抗感染药物同时或先后使用，称为联合用药。

要严格掌握适应证，必须联合使用时，要有明确的指征。繁殖期杀菌剂和静止期杀菌剂合用常获得增强作用；繁殖期杀菌剂和速效抑菌剂合用，可能出现对抗作用；静止期杀菌剂和速效抑菌剂合用，常可获得增强或相加作用；速效抑菌剂和慢效抑菌剂合用，产生无关作用。

适当的联合用药对治疗有利，但不合理的联合用药，不但达不到用药目的，还可促进抗药性产生，增加毒性和变态反应，并可造成经济浪费。

（七）制订适宜的用药方案

按药动学参数制订用药方案，使给药途径、剂量、疗程与病情相适应。剂量过小达不到有效浓度，不但影响疗效还易致耐药性的产生；剂量过大，会导致不良反应。疗程必须足够，过短达不到巩固疗效的目的。控制急性感染，一般持续到体温正常、症状消退后72～96h，在48～72h内疗效不显著者应考虑改用其他药物或调整方案。同时，根据前述时间依赖型和浓度依赖型抗生素制定合理的用药方案。

（八）注意感染菌群变化

应用抗微生物药物治疗，尤其是使用广谱抗生素时，患者消化道、呼吸道、泌尿生殖系统会发生菌群失衡，即二重感染，给治疗带来困难。为此，应采用对敏感菌最有选择性的药物，疗程应适宜。

（九）积极采取综合治疗措施

为增强抗微生物效应，必须进行提高机体防御功能的辅助治疗。对有脓性渗出液、坏死性组织、结石梗阻的患者采取必要的外科引流或手术等去除异物的措施。

拓展提升

多重耐药细菌

泛指临床上出现的多种耐药菌，如耐甲氧西林金黄色葡萄球菌（MRSA）、抗万古霉素肠球菌（VRE）、耐多药肺炎链球菌（MDRSP）、多重抗药性结核杆菌（MDR－TB）以及碳青霉烯酶肺炎克雷伯菌（KPC）等。这些病原微生物造成的感染使用常规药物。此类药物也叫作“产 NDM－1 耐药细菌”，即携带有 NDM－1 基因，能够编码 I 型新德里金属 β－内酰胺酶，对绝大多数抗生素（替加环素、多粘菌素除外）产生耐药性。基因突变和滥用抗生素则是产生此类细菌的内外因素。

任务解析

护士完成任务的要点如下。

1. 确定医生处置得当，患者自行使用药物有出现耐药的可能性，换用左氧氟沙星和庆大霉素对肠道感染有较好疗效。告知患者虽然平素身体素质较好，但是有明显脱水、电解质紊乱症状，不及时采取治疗措施会产生严重后果。

2. 用药前合理准备药械，指导患者正确使用庆大霉素口服制剂，用药中观察患者消化道反应和各项体征，用药后提醒患者按疗程用药，并注意饮食卫生等。

扫码“学一学”

目标检测

一、用药护理案例分析

患者，男，21 岁，一天前淋雨，主诉：咽痛，吞咽时更为明显，恶寒，头痛，经检查，体温 39.5°C，两侧扁桃体红肿，有脓点，且伴有呕吐及全身酸困等。拟诊断为急性扁桃体炎。

医生制订用药方案：

（1）青霉素 G 钠注射剂 80 万 U×6，用法：每次 80 万 U，每日 2 次，肌内注射。皮试。

（2）阿奇霉素片 0.5g×12，用法：每次 1.0g，每日 2 次，口服。

请分析：医生为该患者制订的用药方案是否合理？为什么？

二、目标测试题

【A1/A2 型题】

1. 化疗指数指

A. ED_{50}/LD_{50}　B. ED_{90}/LD_{10}　C. LD_{90}/ED_{10}

D. LD_{50}/ED_{50}　E. LD_{5}/ED_{95}

2. 影响细菌细胞壁合成的抗生素是

A. 头孢菌素类　B. 氨基糖苷类　C. 四环素类

D. 大环内酯类　　E. 多肽类

3. 评价抗菌药物抗菌活性的指标是

A. 抗菌谱　　B. 化疗指数　　C. 最低抑菌浓度

D. 药物剂量　　E. 耐药性

4. 化疗药物的 LD_{50}/ED_{50} 比值的意义为

A. 比值越大，临床疗效越好　　B. 比值越小，临床疗效越好

C. 反映抗菌活性大小　　D. 反映药物毒性大小

E. 指数越大，说明药物毒性低而疗效高

5. 耐药性是指

A. 由于病原体对药物敏感性降低，使药物的作用减弱或消失的现象

B. 连续用药机体对药物产生的不敏感现象

C. 连续用药细菌对药物产生的不敏感现象

D. 连续用药细菌对药物产生的依赖性

E. 连续用药机体对药物产生的依赖性

6. 某患者，长期使用抗生素治疗感染，后来用药剂量增大，但其抗菌作用减弱甚至消失，患者使用的抗生素可能产生了以下哪种现象

A. 耐受性　　B. 耐药性　　C. 成瘾性

D. 依赖性　　E. 抗菌后效应

【X 型题】

7. 抗菌后效应是

A. 抗菌药物对细菌特有的效应　　B. 几乎所有的抗菌药物都有

C. 后效应长的药物抗菌活性较强　　D. 是抗菌药物的后遗效应

E. 以上均不正确

8. 化疗指数正确的描述是

A. 衡量化学药物的安全度　　B. 衡量化学药物的重要性

C. 半数致死量与半数有效量的比值　　D. 以 LD_{50}/ED_{50} 表示

E. 以 ED_{50}/LD_{50} 表示

9. 通过抑制细菌细胞壁合成起抗菌作用的药物是

A. 红霉素　　B. 青霉素 G　　C. 头孢唑啉

D. 克林霉素　　E. 苯唑西林

10. 应用抗生素时，护理注意事项有

A. 注意药物的有效期限　　B. 注意正确配伍

C. 注意药物价格　　D. 监测药物不良反应

E. 尽量减轻用药引起的局部刺激

扫码“练一练”

（李高文）

扫码"学一学"

任务二　β-内酰胺类抗生素与用药护理

学习目标

识记

1. 掌握青霉素类和头孢菌素类抗生素的抗菌作用、临床应用、不良反应及用药护理。
2. 熟悉半合成青霉素类药物的主要特点。
3. 了解其他及新型β-内酰胺类抗生素的特点。

应用

1. 具有关爱感染患者，积极规范开展用药护理的职业素养。
2. β-内酰胺类抗生素用药护理和主要不良反应的急救护理。
3. 学会介绍其他β-内酰胺类抗生素的特点及用途。

任务导入

患者，女，12岁，因高热、咳嗽、咽喉肿痛，入院诊断为链球菌感染性扁桃体炎伴大叶性肺炎，给予青霉素G等药物。护士遵医嘱皮试为阴性，注射青霉素G，20min后，患者面色苍白，皮肤瘙痒，胸闷，呼吸困难，大汗如洗，测血压60/35 mmHg，诊断为青霉素过敏性休克。立即皮下注射0.1%盐酸肾上腺素注射液0.5ml，配合地塞米松注射液10mg，10%葡萄糖注射液500ml，静脉滴注处理。患者逐渐好转，留院观察，后改用阿奇霉素治疗，两天后体温下降，一周后病症完全消失，胸片复查，肺阴影消失。

任务描述

针对上述情况，护士应完成的工作任务如下。

1. 说出使用青霉素G治疗的依据。
2. 针对患者用青霉素G后出现的情况，护士应如何进行抢救及用药护理。
3. 患者改用阿奇霉素治疗的必要性是什么。

知识平台

β-内酰胺类抗生素是一类化学结构中含有抗菌活性基团β-内酰胺环的抗生素（图11-3），包括青霉素类、头孢菌素类和非典型β-内酰胺类等。因此类抗生素具有抗菌作用好、适应证多、不良反应相对较少等优点，是目前临床应用最广泛的抗微生物药之一。

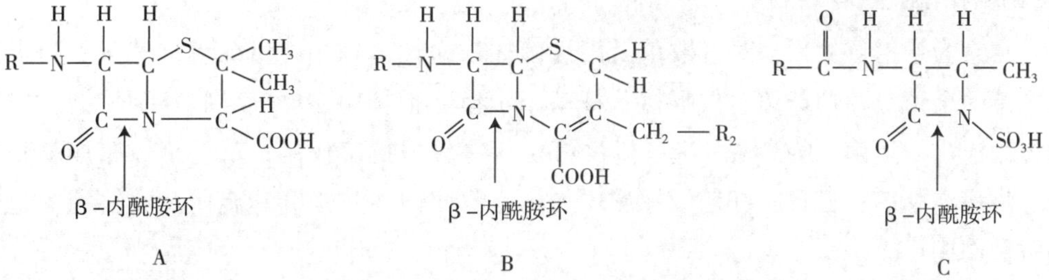

图 11－3　β－内酰胺类抗生素的基本结构

A. 青霉素类；B. 头孢菌素类单环；C. β－内酰胺类

一、青霉素类

本类药物按其来源不同，可分为天然青霉素和半合成青霉素两类。其基本化学结构是由 6－氨基青霉烷酸（6－APA）及侧链组成，其中的 β－内酰胺环对抗菌活性起重要作用，不同的侧链将影响其抗菌谱及某些药理特性。

（一）天然青霉素

青霉素 G

青霉素 G[基]（benzylpenicillin G），曾用名苄青霉素，常用其钠盐或钾盐，水溶液性质极不稳定，易被酸、碱、醇、氧化剂、重金属及青霉素酶（β－内酰胺酶）所破坏。不耐热，在室温 20℃下，其大部分降解为具有抗原性的青霉烯酸和青霉噻唑，易引起过敏反应，故必须临用现配，即时用完。

青霉素 G 剂量用国际单位 U 表示，效价为 1mg 青霉素 G 钠相当于 1670U，1mg 青霉素 G 钾相当于 1598U。

考点提示

青霉素 G 的配置及保存方法。

青霉素 G 口服易被破坏，采用肌内注射，吸收迅速完全，约 30min 血药浓度达峰值，血浆蛋白结合率约 65%。体内分布较广，但不易透过血－脑屏障、骨关节屏障，脑膜炎时使用大剂量青霉素可使脑脊液中达有效浓度。在体内不代谢，几乎完全以原型经肾排泄，约 90% 由肾小管主动分泌，$t_{1/2}$ 为 0.5～1h，但有效作用时间可维持 4～6h。

为延长青霉素作用时间，可采用长效制剂，如普鲁卡因青霉素（procaine benzyl－penicillin）和苄星青霉素[基]（benzathine benzylpenicillin，长效西林）。前者一次注射 30 万 U，可维持 24h；苄星青霉素一次注射 120 万 U，可维持 15 日，是目前治疗梅毒的首选药物。

课堂活动

请同学们思考讨论：青霉素 G 的 $t_{1/2}$ 为 0.5～1h，有效作用时间可维持 4～6h，常规一天给药几次？如何延长青霉素的作用时间？

扫码“看一看”

【药理作用】

青霉素为窄谱抗生素，对多数革兰阳性菌如溶血性链球菌、草绿色链球菌、肺炎链球菌、敏感的金黄色葡萄球菌、白喉棒状杆菌、炭疽芽孢杆菌、产气荚膜芽孢梭菌、破伤风芽孢梭菌、难辨梭菌、嗜乳酸杆菌、丙酸杆菌等有较强抗菌作用；革兰阴性菌如脑膜炎奈瑟菌、淋病奈瑟菌、百日咳杆菌；螺旋体如梅毒、回归热、钩端螺旋体及放线菌等也有强大的抗菌作用。

对青霉素敏感的细菌一般不易产生耐药性，但抗药金黄色葡萄球菌易产生青霉素酶，使青霉素的β－内酰胺环裂解，失去抗菌活性。

考点提示

青霉素 G 的抗菌谱。

【临床用途】

1. 革兰阳性球菌感染 如化脓性链球菌感染引起的咽炎、扁桃体炎、中耳炎、蜂窝织炎、心内膜炎、产褥热、猩红热等首选青霉素。也常用于肺炎链球菌引起的大叶性肺炎、脑膜炎、支气管炎及葡萄球菌的敏感菌株引起的疖、痈、骨髓炎、呼吸道感染、败血症等。

2. 革兰阳性杆菌感染 如白喉、破伤风、气性坏疽等，因青霉素 G 对这些细菌产生的外毒素无作用，必须及时使用相应的抗毒素。

考点提示

青霉素 G 的临床应用。

3. 革兰阴性菌感染 如敏感的淋病奈瑟菌引起的淋病，由脑膜炎奈瑟菌引起的脑膜炎，青霉素 G 和磺胺嘧啶为并列首选药。

4. 螺旋体感染 如钩端螺旋体病、梅毒、回归热等。

5. 放线菌感染 如放线菌引起的局部肉芽肿样炎症、脓肿、多发性瘘管及肺部感染、脑脓肿等需大剂量、长疗程用药。

此外，临床常选用长效青霉素制剂用于预防感染，如慢性风湿性心脏病患者注射苄星青霉素。

知识链接

革兰染色与青霉素的选择性

革兰染色是由丹麦医生汉斯·克里斯蒂安·革兰（Hans Christian Gram）于 1884 年所发明用来鉴别细菌的方法，这种染色法将细菌分成革兰阳性菌与革兰阴性菌。革兰染色的对象是细菌的细胞壁，阳性菌由于其细胞壁较厚、肽聚糖网层次较多且交联致密，不易被乙醇或丙酮脱色处理，故仍呈紫色；而革兰阴性菌因其细胞壁薄、外膜层类脂含量高、肽聚糖层薄且交联度差，遇脱色剂后仍呈无色，再经沙黄等红色染料复染呈红色。

青霉素等药物主要破坏细胞壁肽聚糖的合成，对革兰阳性菌杀灭作用更强大，故更敏感。

【不良反应】

1. 变态反应 青霉素毒性小，但过敏反应发生率高，可达 20%，因青霉素及其降解产物如青霉烯酸、青霉噻唑酸均为半抗原，可与蛋白质结合形成全抗原，诱发变态反应。轻者表现为荨麻疹、皮炎、药热、血管神经性水肿等，严重者可致过敏性休克，表现为呼吸困难、胸闷、面色苍白、发绀、出冷汗、脉搏细弱、血压下降、昏迷、惊厥等。如不及时抢救，可出现呼吸和循环衰竭而危及生命。

过敏性休克的防治措施：凡初次使用、用药间隔3天以上以及用药过程中更换不同批号产品者均需做皮肤过敏试验（皮试），皮试阳性者禁用。避免在饥饿状态和夜间注射青霉素；避免滥用和局部用药。每次用药后须观察30min，无反应者方可离开。皮试和用药前，应准备好抢救过敏性休克的药物和器材，以备急救用。一旦发生过敏性休克，立即皮下或肌内注射0.1%肾上腺素，心跳停止者可直接心室内注射。酌情加用糖皮质激素、抗组胺药等以增强疗效。呼吸困难者给予吸氧及人工呼吸，必要时做气管切开。

考点提示

β－内酰胺类抗生素发生过敏性休克的急救处理。

扫码“看一看”

2. 赫氏反应（Herxheimer reaction）　应用本药治疗梅毒、钩端螺旋体病和炭疽病时，可有症状加剧的现象，表现为全身不适、寒战、发热、咽痛、肌痛、心跳加快等，并可危及生命。

3. 毒性反应　鞘内注射一次超过2万U或大剂量快速静脉给药时，可引起头痛、肌肉震颤、惊厥、昏迷等，类似癫痫发作，称为青霉素脑病。

4. 其他　肌内注射时可出现局部红肿、疼痛、硬结等，钾盐尤甚。青霉素钾盐每100万U含钾离子约65mg，若静脉给予大剂量时，可出现高钾血症，甚至心律失常，故钾盐不宜静脉注射。

考点提示

青霉素G的不良反应。

课堂活动

防治青霉素引起的过敏性休克有个口诀“一问、二试、三观察、四抢救”，请同学们根据任务实施的有关内容，加以解释。

（二）半合成青霉素

天然青霉素抗菌谱窄、不耐酸、不耐酶、易发生变态反应。人们合成了具有耐酸、耐酶、抗菌谱广、抗铜绿假单胞菌、抗革兰阴性菌等特点的半合成青霉素，其抗菌机制、不良反应与青霉素G相似。半合成青霉素分类和作用特点见表11－1。

考点提示

半合成青霉素的主要抗菌和应用特点。

表11－1　半合成青霉素的分类和作用特点

种　类	代表药	作用特点
耐酸青霉素	青霉素V	①耐酸，可口服给药，吸收好 ②抗菌作用与青霉素相同，但较弱 ③对产酶的金黄色葡萄球菌无效 ④用于轻度感染或预防感染
耐酸耐酶青霉素	甲氧西林 苯唑西林[基] 氯唑西林 氟氯西林	①耐酸耐酶，可口服给药 ②抗菌作用不及青霉素G，但对产酶金黄色葡萄球菌有效 ③主要用于耐药金黄色葡萄球菌感染

续表

种 类	代表药	作用特点
广谱青霉素	氨苄西林[基] 阿莫西林[基]	①耐酸，可口服给药 ②不耐酶，抗菌谱广，对革兰阳性和阴性菌均有杀灭作用 ③主要用于敏感菌所致的呼吸道、伤寒、副伤寒、泌尿道、胆道感染、软组织感染、脑膜炎、败血症、心内膜炎等 ④与青霉素有交叉过敏反应
抗铜绿假单胞菌青霉素	羧苄西林 磺苄西林 哌拉西林[基] 替卡西林	①不耐酸，均注射给药 ②抗菌谱广，对革兰阴性菌和铜绿假单胞菌的作用强大 ③不耐酶，对产酶金黄色葡萄球菌无效 ④主要用于治疗铜绿假单胞菌引起的系统感染
抗革兰阴性杆菌青霉素	美西林 替莫西林 匹美西林	①对革兰阴性菌作用强，对铜绿假单胞菌无效 ②主要用于革兰阴性菌所致的泌尿道、胆道、呼吸道和软组织感染

二、头孢菌素类

头孢菌素类（cephalosposporins）是由母核 7 - 氨基头孢烷酸（7 - ACA）连接不同侧链而制成的一系列半合成抗生素，与青霉素类结构相似，有相似的理化性质、抗菌活性、作用机制和临床应用。其特点是：①抗菌谱广，对革兰阳性和革兰阴性菌均有效。②杀菌力强。③对 β - 内酰胺酶较青霉素稳定。④某些产品可以口服，分布广，且半衰期较长。⑤变态反应发生率低，与青霉素有部分交叉过敏反应，是广谱、高效、低毒且广泛应用的抗生素。

> 考点提示
>
> 各代头孢菌素类抗生素的特点。

根据头孢菌素类抗菌作用特点、临床应用、对肾的毒性及研制时间先后顺序，可分为四代（表 11 - 2）。

扫码“看一看”

表 11 - 2 头孢菌素类作用特点及临床应用比较

分 类	名 称	特点及应用
第一代	头孢唑林[基] 头孢氨苄[基]（先锋霉素Ⅳ） 头孢拉定[基]（先锋霉素Ⅵ） 头孢羟氨苄（cefadroxil）	①对革兰阳性菌（包括耐青霉素的金葡菌作用较第二、三代强，但对革兰阴性菌多不敏感 ②对 β - 内酰胺酶较稳定，但不及第二、三代 ③肾毒性较第二、三代大，大剂量服用容易产生肾毒性 ④主要用于耐药金葡菌感染及敏感菌引起的呼吸道，泌尿道感染、皮肤及软组织感染等
第二代	头孢孟多（头孢羟唑） 头孢呋辛[基]（西力欣，头孢呋肟） 头孢克洛（头孢氯氨苄） 头孢替安	①对革兰阳性菌较第一代略差，对革兰阴性菌作用明显增强。部分对厌氧菌高效 ②对多种 β - 内酰胺酶比较稳定 ③对肾毒性较第一代小 ④主要用于敏感菌所致的呼吸道、胆道、泌尿道感染、菌血症和其他组织器官感染等
第三代	头孢噻肟 头孢唑肟 头孢曲松[基]（菌必治） 头孢他定[基]（复达欣） 头孢哌酮（先锋必素） 头孢甲肟 头孢磺啶	①对厌氧菌及革兰阴性菌作用较强（包括铜绿假单胞菌），对革兰阳性菌作用不及第一、二代 ②对 β - 内酰胺酶更稳定 ③基本无肾毒性 ④主要用于敏感菌引起的严重感染如败血症、泌尿道感染、肺炎、脑膜炎、骨髓炎及铜绿假单胞菌感染等
第四代	头孢匹罗 头孢吡肟 头孢利定	①广谱、高效，对某些革兰阴性和革兰阳性菌均有强大的抗菌作用 ②对 β - 内酰胺酶稳定性最高 ③无肾毒性 ④主要用于对第三代头孢菌素耐药的难治性感染

头孢菌素类药物毒性较低，不良反应较少。

1. 变态反应　可见皮疹、荨麻疹、药热、哮喘、血管神经性水肿或血清病样反应，偶见过敏性休克。青霉素过敏者中5%～10%对头孢菌素类有过敏反应，故对青霉素过敏者慎用。

2. 肾损害　第一代头孢菌素部分品种大剂量应用时可损害近曲小管细胞而出现肾毒性，表现为间质性肾炎、肾小管坏死，使血中尿素氮和肌酐升高。第二代较之减轻，第三代对肾基本无毒，第四代则无肾毒性。

3. 胃肠反应　口服制剂如头孢氨苄、头孢羟氨苄、头孢拉定、头孢克洛可引起恶心、呕吐、食欲不振等。

4. 双硫仑（“戒酒硫”或“醉酒样”）样反应　患者表现为面部潮红、发热、头痛、恶心、呕吐、口中有大蒜样气味等，甚至休克，严重者可致呼吸抑制、心肌梗死、急性心力衰竭、惊厥及死亡，一般在用药与饮酒后15～30min发生。故应用本类药物治疗期间或停药后3天内，均应避免饮酒或进食含乙醇制品。

5. 其他　长期应用第三、四代头孢菌素偶见二重感染，如肠球菌、铜绿假单胞菌和念珠菌的增殖现象。长期大量应用头孢哌酮、头孢孟多，可致低凝血酶原血症，可补充维生素K防治，若与抗凝血药合用时，可致出血倾向，应予注意。大剂量使用可能发生头晕、头痛、可逆性中毒性精神病等中枢神经系统反应。肌内注射局部有疼痛、硬结等，宜采用深部肌内注射，静脉注射时可见静脉炎。

三、其他β-内酰胺类抗生素

1. 碳青霉烯类　碳青霉烯类是迄今为止开发的抗菌药中抗菌谱最广、作用最强、毒性最低、对β-内酰胺酶高度稳定且本身又能抑制β-内酰胺酶活性的抗生素。

亚胺培南

> **考点提示**
>
> 亚胺培南的抗菌特点及西司他汀的作用。

亚胺培南（imipenem，亚胺硫霉素），本药可由特殊的外膜通道快速进入靶位，故有强大的杀菌作用，作用机制与青霉素相似，抑制细菌细胞壁的合成，导致细菌溶解而死亡。但其在体内可被肾脱氢肽酶灭活而失效，故需与肾脱氢肽酶抑制剂西司他汀（cilastatin）等量混合成注射剂泰能（tienam）才能发挥作用。复方制剂可用于各种需氧或厌氧菌所致的尿路、皮肤软组织、呼吸道感染，以及妇科感染、骨髓炎和腹腔感染等。本药不耐酸，不能口服，需静脉给药。常见的不良反应有轻微的胃肠反应、药疹、静脉炎等；大剂量应用可有肾损害，以及惊厥、头痛或引起癫痫发作等中枢神经系统不良反应。

美洛培南

美洛培南（meropenem）抗菌作用与亚胺培南相似，但对肾脱氢肽酶稳定，无需与肾脱氢肽酶抑制剂联合应用，中枢神经毒性反应较轻。

同类药还有帕尼培南（panipenem）、厄他培南（ertapenem）、法罗培南（fanopenem）、多利培南（doripenem）等。

2. 头孢霉素类　头孢霉素类自链霉菌获得，抗菌谱广，对革兰阴性菌作用较强，对

β－内酰胺酶稳定。常用药物有头孢西丁（cefoxitin）、头孢美唑（cefmetazole）、头孢替坦（cefotetan）、头孢拉宗（cefbuperazone）、头孢米诺（cefminox）等。其抗菌谱和抗菌活性与第二代头孢菌素相似，用于敏感菌所致的呼吸道、泌尿道、胆道、腹腔、妇科盆腔、软组织等需氧菌与厌氧菌的混合感染。不良反应有皮疹、静脉炎、蛋白尿、嗜酸性粒细胞增多等。

3. 氧头孢烯类 常用有拉氧头孢（latamoxef，羟羧氧酰胺菌素）、氟氧头孢（flomoxef），具有与第三代头孢菌素相似的抗菌谱广和抗菌活性强的特点。对β－内酰胺酶极稳定。脑脊液、痰液中浓度高，血药浓度维持较久。临床主要用于敏感菌所致的呼吸和泌尿系统感染、胸膜炎、腹膜炎、胆道感染、脑膜炎、子宫附件炎及败血症等。不良反应以皮疹最多见，偶见凝血酶原减少或血小板功能障碍而致出血等。

4. 单环β－内酰胺类

氨曲南

氨曲南（aztreonam）是人工合成的第一个应用于临床的单环β－内酰胺类抗生素。其抗菌谱窄，主要对需氧的革兰阴性菌包括铜绿假单胞菌有强大的抗菌作用，并具有耐酶、低毒、体内分布广，肾、肺、胆囊、骨骼肌、脑脊液、皮肤等组织中浓度较高，前列腺、痰、支气管分泌物中均含有一定的药量，与青霉素无交叉过敏的特点。临床可用于青霉素过敏的患者，或作为氨基糖苷类抗菌药的替代品。常用于大肠埃希菌、沙雷菌、克氏杆菌及铜绿假单胞菌等所致的下呼吸道、尿路感染、软组织感染及脑膜炎、败血症等的治疗。不良反应少而轻，偶见皮疹或血清转氨酶升高、胃肠不适等。

同类药物还有卡芦莫南（carumonam）。

5. β－内酰胺酶抑制剂及其复方制剂 β－内酰胺酶抑制剂主要是抑制某些细菌产生的β－内酰胺酶而间接发挥作用，可作为自杀性底物与β－内酰胺酶不可逆结合形成稳定复合物，抑制酶的活性，从而保护β－内酰胺类抗生素产生作用，目前临床常用的有克拉维酸、舒巴坦、他唑巴坦3种。

> **考点提示**
>
> β－内酰胺酶抑制剂的种类及作用。

克拉维酸（clavulanic acid，棒酸）是由链霉菌培养液中获得的，为广谱β－内酰胺酶抑制剂。抗菌谱广，抗菌活性低，口服吸收好，且不受食物、牛奶和氢氧化铝等影响，与多种β－内酰胺类抗生素合用以增强抗菌作用。制剂有口服克拉维酸/阿莫西林（augmentin），与替卡西林合用的注射剂有替门汀（timentin），临床主要用于耐药金黄色葡萄球菌引起的感染。

舒巴坦（sulbactam，青霉烷砜）为半合成的β－内酰胺酶抑制剂，化学稳定性优于克拉维酸。制剂有舒巴坦/氨苄西林（unasyn）、舒巴坦/头孢哌酮（sulperazone）和舒巴坦/头孢噻肟（newcefotoxin），用于治疗耐药金黄色葡萄球菌引起的混合性腹内和盆腔感染。

他唑巴坦（tazobactam，三唑巴坦）为舒巴坦衍生物，抑酶作用强于克拉维酸和舒巴坦，制剂有他唑巴坦/哌拉西林[基]（他唑星，tazocin）。

知识拓展

β－内酰胺类抗生素的作用机制

本类药物是与敏感菌胞浆膜上的青霉素结合蛋白 PBPS 结合，抑制细菌细胞壁黏肽的生物合成，导致细胞壁缺损，菌体失去渗透屏障，大量水分内渗、膨胀、破裂。同时使细菌的自溶酶活化，从而使细菌发生裂解。特点是：①对繁殖期细菌作用强，属于杀菌药，对已合成的细胞壁无影响，对静止期细菌无作用；②哺乳动物细胞无细胞壁，所以对人和动物细胞无损伤作用；③对革兰阳性菌作用强，对革兰阴性菌作用弱，因革兰阴性菌多数的细胞壁主要由磷脂蛋白和脂多糖组成，且菌体内渗透压很低，故对其作用很弱。

任务实施

按下面的任务实施流程单进行，详细内容扫码阅读。

扫码“学一学”

用药前	护理评估	①健康评估：感染性质与程度，患者全身状况，肝肾功能、血清电解质及凝血时间，是否处于孕期或婴幼儿期，有无过敏及变态疾病史，是否有嗜酒习惯；②用药禁忌评估：青霉素过敏者禁用，钾盐不宜静脉注射，有中枢神经系统疾病、精神病、癫痫患者禁用，肾功能不全者可致蓄积；③用药情况评估：使用此类药物情况，对药物知识的了解程度，明确合理的给药方法
	调配药品	①注射液临用前配制，青霉素宜用0.9%氯化钠注射液配制，氨苄西林先以注射用水溶解，再加入0.9%氯化钠注射液，口服青霉素制剂置冰箱内保存，室温下放置超过7天者不宜再用；②青霉素避免与酸、碱、醇、重金属离子及氧化剂等配伍，第一代头孢菌素避免与氨基糖苷类和强效利尿剂合用，以免增加肾毒性。头孢菌素类不宜与抗凝血药久用，以免引起出血
	提示建议	①应注意β－内酰胺类抗生素的贮存及配置方法：现配现用，隔夜弃用；②应避直接用5%葡萄糖注射液溶解以免降低效价
用药中	护理问题	①每次用药前再次询问过敏史，用前作皮试；如应用普鲁卡因青霉素，应对普鲁卡因及青霉素分开皮试；②青霉素G盐宜深部肌内注射以减少刺激性；口服制剂饭前1h或饭后2h服用；③不宜长期使用广谱抗生素如头孢哌酮，以防耐药菌繁殖引起继发感染
	护理措施	①静脉注射含钠、钾的制剂监测血清电解质；使用第一代头孢菌素类注意监测肾功能；②鞘内注射或大剂量静脉滴注青霉素观察有否青霉素脑病症状，可给予高渗葡萄糖和糖皮质激素以防治脑水肿；③头孢菌素久用观察患者有无出血倾向，必要时酌情补给维生素K；④密切观察有无过敏反应
	用药要点	青霉素钠盐或钾盐注射剂：40万U、80万U、100万U。临用前配成溶液，一般一次40万~80万U，一日2次，肌内注射；小儿一日2.5万~5万U/kg，分2~4次，肌内注射。严重感染一日4次，肌内注射或静脉给药。静脉滴注时，一日160万~400万U；小儿一日5万~20万U/kg。②及时更换注射部位，以减少疼痛及静脉炎的发生；③剩余药液隔夜弃用
用药后	健康教育	①心理教育：正确对待药物可能引起的不良反应及其高价格，提高用药依从性；②用药教育：按时按量服药保证有效血药浓度；服用头孢哌酮、头孢孟多期间或停药后的3天内，不宜饮酒，以防发生“双硫仑”样不良反应
	评价效果	感染是否得到控制、血常规是否恢复正常、临床症状是否减轻、消除。有无不良反应及耐药现象发生。
	小结过程	用药前按照配伍禁忌表正确配置和贮存药液，严格按皮试要求进行，注意禁忌证；用药中密切关注药效及不良反应，尤其是过敏性休克；用药后对患者进行健康教育

任务解析

1. 患者属于肺炎链球菌感染，首选青霉素，采用给药方法和剂量都是正确的。
2. 患者发生过敏性休克，其皮试是假阴性，应立刻采取抢救，药物和方法也是合理的。
3. 对于青霉素过敏的革兰阳性菌感染的替代药物是大环内酯类抗生素，选用阿奇霉素是理想的，应注意阿奇霉素会有明显的胃肠道反应，在用药护理时应加以注意。

扫码“学一学”

目标检测

一、用药护理案例分析

1. 某肺部感染患者，发热数日，并出现代谢性酸中毒，医生开了下列药物：

（1）青霉素钠注射剂，800 万 U。

（2）5% 碳酸氢钠注射液，100ml。

用法：加入 10% 葡萄糖注射液 250ml 中静脉滴注，一日 1 次。

请分析此方案是否合理，为什么？

2. 患者，男，17 岁，一周前因受凉感冒自行服用药物未见明显疗效，昨日出现发热，体温 38℃、咽部剧痛、吞咽困难等到社区门诊就医，咽部检查可见扁桃体充血肿大，可见白色脓点，血常规检查 WBC：17.0×10^{9}/L，拟诊为化脓性扁桃体炎，自述无青霉素过敏史，医生处方为：①复方阿莫西林克拉维酸片（500/125mg），1 片/次，3 次/日；②阿奇霉素分散片（500mg），1 片/次，3 次/日。

请思考分析：

1. 本案例中患者使用了哪些类别的抗生素，请举出该类别抗微生物药的代表药物名称。

2. 本案例中存在着哪些合理或不合理的药物配伍，请简单分析之。

3. 结合本案例和《抗生素临床应用指导原则》等要求，简单说出抗微生物药联合用药的指证有哪些？（至少说出三个）

二、目标测试题

【A1/A2 型题】

1. 青霉素 G 对下列哪种病原体无效

A. 脑膜炎奈瑟菌　B. 螺旋体　C. 白喉杆菌
D. 炭疽杆菌　E. 流感嗜血杆菌

2. 下列关于氨苄西林的特点错误的是

A. 耐酸口服可吸收　B. 脑膜炎时脑脊液中的浓度较高
C. 对革兰阴性菌有较强抗菌作用　D. 对耐药金葡菌有效
E. 不耐 β – 内酰胺酶

3. 青霉素类共同具有的特点是

A. 耐酸口服有效　B. 耐 β – 内酰胺酶
C. 主要用于革兰阳性菌感染　D. 大多用于革兰阴性菌感染
E. 可能发生过敏性休克，并有交叉过敏反应

4. 大剂量服用具有一定肾毒性的 β – 内酰胺类抗生素是

A. 青霉素　B. 耐酶青霉素类
C. 半合成广谱青霉素类　D. 第一代头孢菌素
E. 第三代头孢菌素

5. 抗铜绿假单胞菌作用最强的头孢菌素是

A. 头孢哌酮　　B. 头孢他定　　C. 头孢孟多

D. 头孢噻吩　　E. 头孢氨苄

6. 李某，因患扁桃体炎而采用青霉素治疗，给药后约1分钟，患者面色苍白、烦躁不安、脉搏细弱、血压下降10kPa/8kPa，并伴有呼吸困难，诊断为过敏性休克，应首选下列何药治疗

A. 肾上腺素　　B. 麻黄碱　　C. 阿托品

D. 间羟胺　　E. 去甲肾上腺素

7. 王某，突发寒战、咳嗽及血痰，诊断为大叶性肺炎，应首选下列何种抗菌药治疗

A. 链霉素　　B. 红霉素　　C. 四环素

D. 氯霉素　　E. 青霉素G

8. 钱某，男，34岁，因患支气管炎，医生给予青霉素G1200万U溶于250ml生理盐水中快速静滴，在即将滴完时，患者出现头痛、呕吐、肌肉震颤，继而出现惊厥，这是因为

A. 药物引起的过敏反应　　B. 剂量过大，滴速过快引起的青霉素脑病

C. 制剂不纯，刺激中枢神经所致　　D. 个体差异的原因

E. 该患者不适合用青霉素

【A4型题】

患者林某，因破伤风入院，意识清醒，全身肌肉阵发性痉挛、抽搐。医生给予青霉素+抗破伤风毒素治疗。

9. 用此药物目的是

A. 局部作用　　B. 对因治疗　　C. 对症治疗

D. 预防作用　　E. 以上均不是

10. 此患者用青霉素前必须要

A. 测血压　　B. 做皮肤过敏试验　　C. 记录尿量

D. 安慰患者　　E. 制定护理计划

11. 患者用青霉素前采取此措施是避免

A. 发生后遗效应　　B. 产生依赖性　　C. 发生变态反应

D. 毒性反应　　E. 副作用

患者，男，56岁。2日前受凉后出现寒战高热，查体，T 39℃，以下午和晚上为重。咳嗽、咳痰并伴有胸痛，右肺下野叩诊浊音，胸片X线显示致密状阴影；血常规检查WBC 12.0×10^{9}/L。诊断为社区获得性肺炎。医生调配了羧苄西林给予患者治疗。患者回家当晚有应酬，与朋友一起饮酒，2h后出现呼吸困难，脸色发红，全身发热。

12. 患者出现的上述症状的原因是

A. 药物过量服用　　B. 药物使用不但　　C. 服药后饮酒

D. 病情未控制　　E. 药物过敏

13. 病人出现上述症状为

A. 过敏性休克　　B. 双硫仑样反应　　C. 赫氏反应

D. 肾毒性　　E. 肝毒性

X 型题

14. 青霉素 G 的主要不良反应包括

A. 变态反应　　B. 赫氏反应　　C. 双硫仑样反应

D. 肾毒性　　E. 肝毒性

15. β－内酰胺酶抑制剂包括

A. 克拉维酸　　B. 氨曲南　　C. 亚胺培南

D. 他唑巴坦　　E. 舒巴坦

扫码“练一练”

（李高文）

任务三　其他常用抗生素与用药护理

扫码“学一学”

学习目标

识记

1. 掌握氨基糖苷类、大环内酯类抗生素的共性。
2. 熟悉链霉素、庆大霉素、红霉素、阿奇霉素、林可霉素等的作用特点、用途、主要不良反应。
3. 了解四环素类、氯霉素、万古霉素等的特点。

应用

1. 能关爱感染患者，正确开展抗生素用药护理的职业素养。
2. 会正确进行氨基糖苷类、大环内酯类抗生素的用药护理。
3. 会运用抗生素知识开展合理用药指导的技能。

任务导入

患者，男，30 岁，一周前感冒，咳嗽，痰多，自行服用感冒药，同时把儿子上次治疗支气管炎剩下的“消炎药”阿莫西林给吃了，但是一直不见好转，两天前高热、寒战，继而出现胸痛、咳嗽、呼吸困难入院。经血常规及胸片检查，确诊为支原体肺炎。医生制订用药方案为：阿奇霉素注射剂 0.5g×3，用法：每次 0.5，每日 1 次，静脉滴注，3 天后改为：阿奇霉素片 0.25×10，每次 0.25g，每日 2 次，共 5 天。

任务描述

护士应开展的工作任务如下。

1. 分析患者前期用药的不当之处，说出医生治疗方案的依据。
2. 针对该患者应如何做好用药护理。

知识平台

一、大环内酯类抗生素

（一）概述

大环内酯类抗生素是一类具有 14 ~ 16 元大内酯环结构的抗生素。天然品主要有红霉素、麦迪霉素、麦白霉素和螺旋霉素等，半合成品主要有醋酸麦迪霉素、乙酰螺旋霉素、罗红霉素、克拉霉素和阿奇霉素等。本类药物有以下共同特点。

1. 理化性质　本类药物均是难溶于水的碱性药物。对胃酸极不稳定，pH <4 时几乎无抗菌活性，碱性环境中作用增强。半合成品对胃酸稳定，口服不需制成肠溶制剂。

课堂活动

请同学们思考讨论：

碱化体液可增强哪些抗生素的抗菌活性？如何具体实施？

2. 体内过程　本类药物在体内分布较广，如肺、痰、皮下、胆汁、前列腺等组织中浓度相对较高于血液，但不易通过血－脑屏障，主要经胆汁排泄。半合成品血药浓度提高，组织渗透性好，半衰期延长。

3. 抗菌作用　本类药物抗菌谱窄，但较青霉素略广，主要作用于革兰阳性菌、某些厌氧菌及军团菌、衣原体和支原体等感染，对耐青霉素的金葡菌有较强作用。半合成品的抗菌谱增加，对革兰阴性菌和某些细胞内衣原体等感染有效，抗菌作用增强，对金葡菌、化脓性链球菌具有良好的抗生素后效应。本类药物作用于细菌核糖体亚基，抑制菌体蛋白质合成，属快速抑菌剂，不宜与繁殖期杀菌剂青霉素等合用。

4. 不良反应　本类药物的毒性较低，主要有胃肠道反应，可以刺激胃肠平滑肌蠕动，与给药方法无关，但口服会有增加局部刺激作用。本类药物容易发生耐药性，而且有不完全交叉耐药性。

考点提示

大环内酯类抗生素的共性。

（二）常用药物

红霉素

红霉素[基]（erythromycin）是大环内酯类抗生素的代表药。在酸性条件下易被破坏，碱性条件下抗菌作用增强，常制成肠溶片或与碳酸氢钠同服，也可制成酯类制剂如琥乙红霉素、依托红霉素和可供静脉滴注的乳糖酸红霉素等。口服易吸收，2 ~ 4h 血药浓度达峰值，半衰期约 2h，体内分布广，主要经胆汁排出，胆汁浓度为血药浓度的 30 倍，有肝肠循环，约有 5% 以原型药物由尿排出，作用可维持 6 ~ 12h。

【抗菌作用】红霉素对革兰阳性菌包括金葡菌、肺炎链球菌、白喉棒状杆菌、梭状芽孢杆菌等具有强大抗菌作用；对革兰阴性菌如脑膜炎球菌、淋球菌、百日咳杆菌、流感嗜血杆菌等有效；对弯曲菌、军团菌、支原体、衣原体、立克次体、厌氧菌等也有抑制作用。

细菌（包括金葡菌）对红霉素易产生耐药性，连用不宜超过一周，停药数月后可逐渐恢复敏感性。与其他大环内酯类抗生素之间有不完全交叉耐药性。

【临床用途】主要用于对β-内酰胺类耐药的革兰阳性球菌尤其是金黄色葡萄球菌感染及对青霉素过敏者；本药是军团菌、肺炎、百日咳、白喉带菌者、支原体肺炎、弯曲菌所致的肠炎或败血症、沙眼衣原体所致的新生儿结膜炎或婴儿肺炎等的首选药；还可替代青霉素治疗炭疽、气性坏疽、放线菌病、梅毒等。

【不良反应】

1. 局部刺激 口服红霉素，由于局部刺激及胃肠蠕动加强，可引起恶心、呕吐、腹痛、腹泻等胃肠反应；肌内注射疼痛剧烈，不宜使用；静脉滴注浓度不应超过0.1%，滴注速度应缓慢，否则易发生血栓性静脉炎，应予注意。

2. 肝损害 大剂量或长期应用尤其是在应用酯化红霉素时，可致胆汁淤积、肝肿大和转氨酶升高等。孕妇及肝脏疾病患者容易发生，不宜应用；婴幼儿慎用。

3. 耳毒性 每日剂量大于4g易发生，常发生在用药后1~2周。损害以耳蜗为主，症状以耳鸣、听力减退及耳聋多见，前庭功能亦可受损，与其他损害听力的药物合用如阿司匹林、氨基糖苷类抗生素等可加重损伤。

4. 其他 主要包括心脏损害，表现是心电图复极异常、Q-T间期延长、恶性心律失常及尖端扭转型室性心动过速，可出现晕厥或猝死，静脉滴注速度过快时易发生。也可见假膜性肠炎和药热、皮疹等过敏反应。

阿奇霉素

阿奇霉素[基]（azithromycin）抗菌谱较红霉素广泛，对革兰阳性菌作用明显强于红霉素。对肺炎支原体、流感杆菌、淋球菌和弯曲菌作用较强，对厌氧菌作用与红霉素相似，对金葡菌、肺炎球菌、链球菌的作用比红霉素弱。口服吸收好，分布广，组织细胞内浓度高，$t_{1/2}$长达35~48小时，每日仅给药一次。主要用于敏感菌所致的上、下呼吸道感染、皮肤和软组织感染、泌尿道感染。其中成人肺炎因病原体的耐药性已不作为首选药。不良反应发生率低，有胃肠道反应，偶见假膜性肠炎、肝功能异常及白细胞减少等。

其他常用的大环内酯类抗生素还有克拉霉素[基]（clarithromycin）对革兰阳性菌、流感杆菌、军团菌和肺炎支原体作用是大环内酯类中最强的，主要用于呼吸道、泌尿生殖系统及皮肤软组织感染。不良反应少，发生率低。罗红霉素（roxithromycin）的空腹吸收较好，生物利用度高，分布较广，肺、扁桃体中浓度较高，用于敏感菌所致的上、下呼吸道、耳鼻喉、生殖器和皮肤软组织感染等。不良反应轻，以胃肠道反应为主。

> **考点提示**
>
> 大环内酯类抗生素的品种及特点。

扫码“看一看”

二、氨基糖苷类抗生素

氨基糖苷类抗生素种类很多，包括天然的链霉素、新霉素、卡那霉素、妥布霉素、巴龙霉素、庆大霉素、西索米星、小诺米星等和人工半合成的阿米卡星、奈替米星等。大观霉素属于结构类似的氨基环醇类抗生素，特点与本类药物相似。

（一）氨基糖苷类抗生素的共性

1. 理化性质与体内过程 口服很难吸收，临床仅用作肠道感染，全身感染需注射给药。常用制剂为其硫酸盐，除链霉素水溶液不稳定外，其他药物水溶液性质均稳定。主要分布在细胞外液，肾皮质及内耳淋巴液中分布浓度高于血药浓度，与其肾毒性及耳毒性直接相关。不易通过血-脑脊液屏障，但可透过胎盘，妊娠期妇女慎用。

2. 抗菌作用　氨基糖苷类对革兰阴性菌和阳性菌均有较强作用，但对厌氧菌无效。庆大霉素、阿米卡星、妥布霉素还对铜绿假单胞菌敏感。结核分枝杆菌对链霉素较为敏感，阿米卡星、庆大霉素也有一定敏感度。

3. 不良反应

（1）耳毒性　连续使用对第八对脑神经有损害，其中前庭神经损害出现较早，表现为眩晕、恶心、呕吐、眼球震颤、共济失调等，耳蜗神经损害较迟，表现为耳鸣、听力减退，严重者可致耳聋。

（2）肾毒性　连续使用可致蛋白尿、血尿、肾小球滤过减少，严重者可致氮质血症及无尿等。用药期间应定期检查肾功能，一旦出现肾功能损害，应调整用量或停药，并避免与磺胺药等有肾毒性的药物合用。

（3）神经-肌肉麻痹　大剂量静滴或腹腔给药，可出现四肢软弱无力、呼吸困难甚至停止的危险，可用葡萄糖酸钙和新斯的明抢救。

考点提示

氨基糖苷类抗生素的共性。

（4）变态反应　可引起嗜酸性粒细胞增多、皮疹、发热等症状，甚至发生过敏性休克，以链霉素多见。

知识链接

氨基糖苷类药物的毒性比较

1. 前庭神经毒性发生率　新霉素>卡那霉素>链霉素>西索米星>阿米卡星>庆大霉素>妥布霉素>奈替米星>依替米星。

2. 耳蜗神经毒性发生率　新霉素>卡那霉素>阿米卡星>西索米星>庆大霉素>妥布霉素>奈替米星>链霉素>依替米星。

3. 肾毒性发生率　新霉素>卡那霉素>庆大霉素>妥布霉素>阿米卡星>奈替米星>链霉素>依替米星。

（二）常用药物

庆大霉素

庆大霉素[基]（gentamycin）为目前临床较常用的氨基糖苷类抗生素，其水溶液稳定，常采用肌内、静脉给药，主要以原形经肾排泄。$t_{1/2}$为2～3h。

考点提示

氨基糖苷类抗生素的品种及特点。

【抗菌作用】抗菌谱广，抗菌活性强。其特点是：①对多数革兰阴性杆菌如大肠埃希菌、奇异变形菌、肺炎克雷伯菌、流感嗜血杆菌、布鲁菌属、沙雷菌属等有杀灭作用；②对铜绿假单胞菌作用强大；③对革兰阳性菌如耐青霉素的金葡菌、炭疽芽孢杆菌及肺炎支原体也有较强的抗菌活性。

细菌对庆大霉素耐药性产生较慢且不稳定，停药后敏感性也可逐渐恢复。

【临床用途】是治疗各种革兰阴性杆菌感染的主要抗菌药，其适应证有：①革兰阴性杆菌严重感染首选；②与羧苄西林或头孢菌素等联合应用治疗铜绿假单胞菌感染；③与青霉素、羧苄西林或头孢菌素等联合应用治疗心内膜炎；④口服用于菌痢、伤寒及婴儿致病性大肠埃希菌肠炎等肠道感染或结肠手术前准备；⑤与克林霉素、甲硝唑合用可减少结肠手术后的感染率。

【不良反应】易造成前庭功能损害，偶有听力损害，有时也出现不可逆耳聋；也可发生多见的可逆性肾损害，偶见过敏反应，甚至休克。

链霉素

链霉素（streptomycin）为最早应用的氨基糖苷类抗生素。

链霉素对结核分枝杆菌有较强的杀灭作用，对多数革兰阴性菌也有强大的抗菌作用，但由于耐药性易产生，且毒性较大，目前临床主要用于：①结核病，是治疗结核病的一线药物，常与利福平、异烟肼等同用，以增强疗效、并延缓耐药性的产生。②作为鼠疫和兔热病的首选药。③与青霉素或氨苄西林合用于治疗草绿色链球菌感染引起的心内膜炎。④与四环素、氯霉素联用治疗布鲁氏杆菌病等。

阿米卡星

阿米卡星[基]（amikacin，丁胺卡那霉素）是氨基糖苷类抗生素中抗菌谱最广的药物，适用于耐药性铜绿假单胞菌等革兰阴性杆菌及葡萄球菌所致感染等。也可作为二线抗结核药使用，对麻风杆菌等非典型分枝杆菌的感染也有效。

不良反应发生率低，但听力损害较常见，可致二重感染，偶见过敏反应。

其他氨基糖苷抗生素还有妥布霉素（tobramycin）抗菌谱与庆大霉素相似，主要用于治疗铜绿假单胞菌引起的心内膜炎、烧伤、败血症、骨髓炎等。西索米星（sisomicin）、奈替米星（netilmicin）属新的氨基糖苷类抗生素。因耐酶性能较强，用于耐其他氨基糖苷类的革兰阴性杆菌及耐青霉素的金葡菌感染。

大观霉素（spectinomycin，壮观霉素）属氨基环醇类抗生素，仅对淋病奈瑟菌有高度抗菌活性，用于对青霉素、四环素耐药或对青霉素过敏的淋病患者。

三、四环素等其他抗生素

（一）四环素类

本类药物均具有四并环结构，天然品有四环素、土霉素和金霉素等，半合成品有多西环素、美他环素和米诺环素等。本类药物在酸性环境中性质稳定，抗菌作用好，临床多用盐酸盐。

四环素、土霉素

> 考点提示
>
> 四环素类的抗菌特点。

四环素（tetracycline）和土霉素（oxytetracycline）二者理化性质基本相似。口服易吸收，易受内容物影响，可与多价阳离子如 Mg^{2+}、Ca^{2+}、Fe^{2+}、Al^{3+} 等形成络合物，使吸收减少。分布于各组织中，可沉积于骨及牙组织内，但不易透过血－脑屏障，易渗入胎儿循环及乳汁中，胆汁中浓度高于血药浓度，主要以原型（约60%）由肾排泄，土霉素作用时间长于四环素。

【作用与用途】本类药物抗菌谱广，对革兰阳性菌、革兰阴性菌，肺炎支原体、立克次体、衣原体、螺旋体、放线菌及阿米巴原虫等均有作用。抗菌机制是药物特异地与敏感菌核糖体30S亚基结合，阻止肽链延伸，抑制蛋白质合成，属快速抑菌剂。容易发生耐药性且不宜恢复敏感。

本类药物一般不用于常规感染的治疗，主要用于：①流行性斑疹伤寒、地方性斑疹伤寒、恙虫病、支原体肺炎、衣原体所致鹦鹉热、性病淋巴肉芽肿、回归热、霍乱等，作为首选药物。②沙眼、非特异性尿道炎等衣原体感染及多种螺旋体感染，特别是青霉素过敏的驱梅治疗效果较好。③土霉素对急性阿米巴痢疾效果较佳，对肠外阿米巴病无效。

【不良反应】

1. 局部刺激症状　口服后引起恶心、呕吐、上腹不适、腹胀、腹泻等胃肠刺激症状，饭后或与食物同服可减轻。

> **考点提示**
>
> 四环素类药物的主要不良反应。

2. 二重感染（菌群交替症）　以白色念珠菌引起的鹅口疮、肠炎多见，可用抗真菌药治疗。严重者可致假膜性肠炎，对免疫功能低下的老年患者及幼儿尤易发生，此与肠道难辨梭菌所产生的毒素有关，表现为肠壁坏死、体液渗出、剧烈腹泻甚至脱水或休克等。

3. 影响骨、牙生长　本类抗生素可与新形成的骨和牙中所沉积的钙相结合，因此可抑制骨的发育，造成牙齿黄染及釉质发育不全。

4. 其他反应　大剂量长期应用可引起肝、肾损害，损害多发生在孕妇。偶见皮疹、发热、血管神经性水肿等过敏反应。

多西环素、米诺环素

多西环素[基]（doxycycline，甲烯四环素）与米诺环素[基]（minocycline，二甲胺四环素）是半合成的长效四环素类。脂溶性高，口服吸收快而完全，受食物影响小，与血浆蛋白结合率高，分布更广，脑脊液中浓度高，主在由胆汁排泄，形成肝肠循环，少量由肾排泄，$t_{1/2}$长达20h以上，一般感染每日一次即可，有效血药浓度可维持24h以上。

多西环素适应证同四环素，作用更强，为立克次体感染的首选药，多用于呼吸道感染。对耐天然四环素类和耐青霉素类的金葡菌、化脓性链球菌、大肠埃希菌等仍有作用。耐药菌株少，与天然品间无明显交叉耐药。因无明显肾毒性，可用于四环素适应证而合并肾功能不全的感染患者，尚可对产生内毒素的大肠埃希菌所致腹泻有效，但应慎用。

米诺环素的抗菌活性在本类中最强，用于敏感菌引起的泌尿道、呼吸道、胆道、乳腺及皮肤软组织感染，对痤疮也有一定疗效。不良反应常见胃肠刺激症状、皮疹，但二重感染少见。米诺环素易引起光感性皮炎，也可引起可逆性前庭反应，容易出现头晕等症状。

（二）氯霉素

氯霉素

氯霉素（chloramphenicol）现已人工合成。在酸性和中性溶液中稳定，遇碱易分解失效。本药穿透力强，一般采用口服给药，吸收快而完全，广泛分布于全身各组织和体液中，脑脊液中浓度较其他抗生素高。主要在肝与葡萄糖醛酸结合后经肾排泄。

> **考点提示**
>
> 氯霉素的临床应用。

【作用与用途】本药为广谱抗菌药，对革兰阴性菌作用强，尤其对伤寒沙门菌和流感嗜血杆菌作用强，对革兰阳性球菌作用不如青霉素和四环素，对立克次体、支原体、衣原体也有较好作用，对螺旋体无作用。抗菌机制是与细菌核蛋白体50s亚基结合，阻止肽链延伸，使菌体蛋白质合成受阻而呈现抗菌作用，属快效抑菌药，高浓度时有杀菌作用。各种细菌均可产生耐药性，与其他抗生素无交叉耐药性。

临床主要用于：①伤寒、副伤寒，作为首选药，一般在服药后6日内退热，病情减轻，病程缩短。②细菌性脑膜炎，对耐氨苄西林流感嗜血杆菌、肺炎链球菌及脑膜炎奈瑟菌所致的脑膜炎患者或青霉素过敏的患者疗效较佳。③立克次体和其他敏感菌，包括厌氧菌引起的败血症、肺部感染等严重病症。④局部应用治疗大肠埃希菌、流感嗜血杆菌、金葡菌、溶血性链球菌，以及沙眼衣原体等敏感菌所致的眼、耳部等浅表感染。

【不良反应】

1. 抑制骨髓造血功能 为氯霉素最严重的毒性反应，有两种表现形式：一是与剂量和疗程有关的可逆性白细胞和血小板减少，并可伴有贫血。一旦发生如及时停药可逆渐恢复；二是与剂量和疗程无关的再生障碍性贫血，表现有瘀点、瘀斑、鼻出血等出血倾向及高热、咽痛等感染症状，一旦发生常难逆转，妇女、儿童及肝肾功能不全者发生率较高，可能是药物变态反应所致或药物抑制骨髓细胞线粒体中70s核蛋白体的合成所致，病死率高。

> 考点提示
> 氯霉素的主要不良反应。

2. 灰婴综合征 主要发生在新生儿和早产儿，日用量超过25mg/kg时。表现为腹胀、吐奶、呼吸不规则、面色灰紫、循环衰竭等。原因是肝葡萄糖醛酸转移酶活性不足及肾排泄能力低下造成蓄积中毒。类似表现亦可发生在成人，尤其是老人使用大剂量（每日超过100mg/kg）时。

3. 其他反应 长期或大量用药者可致二重感染、视神经炎、周围神经炎和中毒性精神病等，老年及妇女发生率较高；胃肠反应有舌炎、口腔炎及恶心、呕吐等；少数人可见皮疹和血管神经性水肿等过敏反应，停药后多可消失；葡萄糖－6－磷酸脱氢酶缺乏患者可发生溶血性贫血。

课堂活动

请同学们思考讨论，四环素和氯霉素又被称为“广谱抗生素”，但其用途并不广泛，特别是常规感染并不选用，这是为什么?

林可霉素、克林霉素

林可霉素（lincomycin，洁霉素）口服吸收率仅20%～35%，克林霉素[基]（clindamycin，氯洁霉素）吸收迅速而完全，吸收率大于90%，且不受进食影响。两药均分布广泛，可浓集于骨组织、骨髓中。胆汁和乳汁中浓度也较高，可透过胎盘但不易透过血－脑脊液屏障。主要在肝代谢，经胆汁和粪便排泄，小部分由肾排泄。

> 考点提示
> 林可霉素类的抗菌特点及主要临床应用。

【作用与用途】本类药物为窄谱抑菌药，对多数革兰阳性菌如耐青霉素G的金葡菌、各型链球菌、肺炎链球菌等有较强的抗菌作用；对大多数厌氧菌包括脆弱拟杆菌有良好的抗菌作用，对支原体、沙眼衣原体作用较强，对恶性疟原虫和弓形体亦有一定作用。对多数革兰阴性菌作用弱或无效。两药均作用于敏感菌核糖体的50S亚基，使菌体蛋白质合成受阻，呈现抑菌作用。克林霉素抗菌活性较林可霉素强。细菌对两药间存在完全交叉耐药，与红霉素间有部分交叉耐药。

本类药物主要用于对β-内酰胺类无效或对青霉素过敏的金葡菌感染，特别是由金葡菌所致的急、慢性骨髓炎及关节感染，也可用于厌氧菌和需氧菌引起的混合感染如腹膜炎、盆腔感染等，常与氨基糖苷类合用。

【不良反应】最常发生胃肠反应，表现为恶心、呕吐、腹痛、腹泻，但较轻微，也可发生严重的假膜性肠炎，可用万古霉素类与甲硝唑治疗。大剂量静注或静滴过快可引起血压下降，甚至心跳、呼吸暂停，故不宜大量快速静脉给药。

禁用于对本类药过敏者、有肠炎尤其有溃疡性结肠炎病史者、哺乳期妇女及1岁以下婴儿。慎用于妊娠期妇女、肝功能不全的老年人。

（四）万古霉素类、多黏菌素类等其他抗生素

万古霉素、去甲万古霉素

万古霉素（vancomycin）属于糖肽类抗生素，去甲万古霉素（norvancomycin）是其国产品种，作用略强。本类药物口服不吸收，肌内注射可引起剧烈疼痛及组织坏死，故全身用药只宜静脉给药。在体内广泛分布，可进入各组织、体液，能透过胎盘进入胎儿体内，但不易透过血-脑脊液屏障，也不易进入眼房水，很少代谢，主要由肾排泄，$t_{1/2}$为6h，有效血浓度可维持12h。

> **考点提示**
> 万古霉素的抗菌特点。

本类药物抗菌谱窄，主要通过阻碍细菌细胞壁合成，对革兰阳性菌呈现强大杀菌作用，尤其对耐青霉素的金葡菌作用显著，对厌氧的难辨梭状芽孢杆菌亦有较好抗菌作用。一般不易产生耐药性，与其他抗生素无交叉耐药。临床主要用于耐药金黄色葡萄球菌引起的严重感染，如败血症、肺炎、心内膜炎、结肠炎及某些抗生素如克林霉素引起的假膜性肠炎。不良反应主要是耳、肾毒性，偶可致过敏反应。滴注药液浓度过高、速度过快，可致静脉炎。

多黏菌素类

本类药物属于多肽类抗生素，种类较多，主要有多黏菌素E（polymyxin E，抗敌素）和多黏菌素B（polymyxin B）。主要通过增加革兰阴性菌细胞膜通透性，使胞内营养物外漏而呈现杀菌作用。对多数革兰阴性杆菌如铜绿假单胞菌、大肠埃希菌、流感嗜血杆菌、沙门菌属等有强大的杀灭作用，对革兰阴性球菌、革兰阳性菌和真菌无作用。其中多粘菌素B的抗菌作用较E略高。因毒性较大，口服用于治疗肠炎和肠道术前准备，局部用于敏感菌引起的眼、耳、皮肤、黏膜感染及烧伤后铜绿假单胞菌感染。不良反应要为肾损害及神经系统毒性，肾损害表现为蛋白尿、血尿等，故肾功能不全者应减量或禁用。神经系统的毒性为眩晕、手足麻木、共济失调等，但停药后可消失。

杆菌肽

杆菌肽（bacitracin）也属于多肽抗生素。口服不吸收，肌内注射疼痛剧烈，主要经肾排泄。对革兰阳性菌尤其对金黄色葡萄球菌和链球菌属具有强大抗菌作用，对产青霉素酶的金萄菌亦具抗菌活性。抗菌机制是抑制细菌细胞壁合成中的脱磷酸化过程，而阻碍细胞壁的合成，同时对细胞膜有损伤作用，导致细菌死亡，属慢效杀菌药。细菌对其耐药性产生缓慢，故耐药菌株少见。仅限于局部应用，常用于革兰阳性菌引起的皮肤感染如疖、痈、溃疡等和五官感染的局部治疗。全身用药可出现严重的肾损害，表现为蛋白尿、血尿、氮质潴留等。

磷霉素

磷霉素（fosfomycin）通过阻碍细菌合成细胞壁发挥杀菌作用。对葡萄球菌、肺炎链球菌、大肠杆菌、淋球菌、奇异变形杆菌、伤寒杆菌、沙雷杆菌、大多数的绿脓杆菌、化脓性链球菌、粪链球菌、部分吲哚阳性变形杆菌和某些克雷白杆菌、肠杆菌属细菌等有抗菌作用。主要用于敏感的革兰阴性菌引起的尿路、皮肤及软组织、肠道等部位感染。对肺部、脑膜感染和败血症也可考虑应用。与其他抗生素间不存在交叉耐药性。不良反应以胃肠道反应为主，毒性较小。

拓展提升

抗生素合用的利弊

1. β－内酰胺类与氨基糖苷类合用具有协同作用，从机制上看两类药物分别是繁殖期杀菌剂和静止期杀菌剂，发挥全程双重杀菌作用，且前者破坏细胞壁结构有利于后者进入菌体，后者可以抑制耐药菌β－内酰胺酶的蛋白质合成。从抗菌谱上看两类药物具有互补性，而且各自不良反应没有重叠，因此是合理的。

2. β－内酰胺类与快速抑菌剂如大环内酯类、四环素类、氯霉素类合用会出现药理学拮抗，后者抑制细胞繁殖影响前者作用，且各自抗菌谱重叠，无实际应用价值。氨基糖苷类也不与上述快速抑菌剂合用，其抗菌作用位点均在核糖体，无明显协同作用且增加毒性发生率。

3. 同类抗生素内一般不合用，会加重不良反应。由于β－内酰胺类种类多，毒性低，有时可见到抗革兰阳性菌、抗革兰阴性菌、抗铜绿假单胞菌的不同品种β－内酰胺类的合用。

任务实施

按下面的任务实施流程单进行，详细内容可扫码阅读。

扫码“学一学”

用药前	护理评估	①健康评估：机体听力、肝、肾功能等，是否处于妊娠或哺乳期者，是否有过敏史等；②用药禁忌评估：过敏者、肝肾功能及第8对脑神经损伤和重症肌无力、妊娠或哺乳期妇女、婴幼儿儿童等禁用；③用药情况评估：使用同类抗生素情况；患者及家属对药物知识的了解程度；明确合理的给药方法。
	调配药品	①庆大霉素有注射剂和口服散剂，链霉素粉针剂须以生理盐水溶解；注射液久置成微黄，但不影响药效；乳糖酸红霉素粉针宜用注射用水溶解再用葡萄糖稀释；四环素类水溶液稳定性差，临用前配制；氯霉素注射液可在室温中存放，如在冰箱内存放当出现结晶时，应摇匀至澄明后方可使用，一般在手心中搓转温热即可，但不宜加热；②主要配伍禁忌：氨基糖苷类与损害肾脏的药物如强利尿剂、损伤听力的药物如呋塞米、强效中枢抑制药、麻醉剂、肌松剂及 $MgSO_4$ 等不宜合用。大环内酯类不宜与青霉素合用以防拮抗，不宜与四环素类合用，防止加重肝损害。红霉素不宜与氯化铵等酸性药配伍。四环素类不与含金属离子的抗酸药物等同服，不宜与β－内酰胺类合用，以降低药效；氯霉素不与具骨髓抑制的药物合用。
	提示建议	应注意患者是否有过敏史，是否有肝、肾或听力不良，是否属于禁忌人群；应避免与能增强此类药物不良反应的其他药物合用；建议用药时密切观察机体情况。

用药中	护理问题	①大环内酯类：定期检查肝功能，注意消化系统功能紊乱。②氨基糖苷类：观察有无出现无尿、管型尿、蛋白尿、尿比重下降、血液尿素氮、肌肝升高、血尿等，并记录尿量；询问患者有无耳鸣、眩晕、前庭功能失调、听觉障碍等早期耳毒性反应；③林可霉素类：查血象，注射时应常查血压，防止低血压、晕厥。④四环素类：注意禁忌人群，14 岁以下青少年、哺乳期妇女慎用或禁用
	护理措施	①大环内酯类：注意有无皮肤及巩膜黄染和全身不适、恶心、厌食、腹胀、腹痛乃至黄疸等症状，如出现应立即停药；注意有无腹泻出现；②氨基糖苷类：对平衡失调的患者注意搀扶，防止摔倒；患者口唇周围、面部及肢瑞麻木应静注钙剂；如出现过敏休克，除按抢救青霉素过敏休克法外，尚需静注钙剂；新生儿、早产儿和老年人静注时应放慢速度，以防呼吸抑制，可用葡糖酸钙及新斯的明抢救；③四环素类：告知患者服药时不宜与富含 Ca^{2+}、Fe^{3+}、Al^{3+} 等金属离子的食物同服，以免降低口服生物利用度
	用药要点	①大环内酯类：宜进餐前后 1h 服用，空腹服肠溶片时，应加服碳酸氢钠；红霉素注射剂刺激性强，不宜肌注或皮下注射，静滴时须采用单独的静脉通道，浓度不应超过 0.1%，以减少血栓性静脉炎发生。②氨基糖苷类：避免反复应用（严重感染及结核病除外），一般用药疗程以 7～10d；宜深部肌注以减少刺激性，并经常轮换部位；③林可霉素类：空腹或饭后 2h 服，并多饮水，以防药物黏附食管壁上引起食管炎；不应直接静注，输液速度过快，可使脉搏增快，甚至心跳停止
用药后	健康教育	①大环内酯类：肠溶片应整片吞服，服药时不宜饮用酸性饮料；老人、妇女及肝肾功能不全者使用易损伤听力，大剂量使用应叮嘱患者当出现眩晕、耳鸣等症状时，立即汇报，停药；定时服药维持有效血药浓度，防止漏服；②氨基糖苷类：用药期间多饮水，观察有无体重增加、尿少、尿中带血等；出现如头晕、耳鸣、听力减退、恶心、呕吐、视觉模糊、步态不稳等不良反应时及早就医。③其他药物：给药前应使患者及家属了解氯霉素的毒性反应，当出现疲劳、发热、喉痛、黄疸、出血等症状应及时通知医护人员；应用四环素类尤其米诺环素时，避免直晒
	评价效果	观察感染有无得到控制，临床症状减轻、消除。有无消化系统功能紊乱、耳、肾毒性、骨髓毒性等不良反应产生
	小结过程	用药前按照配伍禁忌表正确配置和贮存药液，严格按皮试要求进行，注意禁忌证；用药中密切关注药效及不良反应，尤其是对肝肾等重要器官的损害；用药后对患者进行健康教育

任务解析

1. 正确使用抗生素要以病原学诊断为基础，患者自行服用阿莫西林不能用于支原体感染，改用阿奇霉素则符合这一原则，同时，支原体肺炎容易延迟不愈，故在静脉给药控制感染后，应口服 5 日以彻底清除病原体。

2. 阿奇霉素有明显的胃肠道反应，应做好相应护理措施，且与给药方法无关，要提醒患者注意疗程和方法，并进行预防感染合理使用抗生素的教育。

目标检测

一、用药护理案例分析

扫码“学一学”

1. 某心内膜炎（草绿色链球菌引起）患者，医生开写了下列药物：

①青霉素钠注射剂 80 万 U×25　用法：1000 万 U，一日 1 次，静脉滴注。

②硫酸庆大霉素注射液 8 万 U×6　用法：一次 8 万 U，一日 2 次，肌内注射。

请分析此方案是否合理，为什么？

2. 某患者患有严重支原体肺炎，对青霉素过敏，医生给开了下列处方，请分析是否合理，为什么？

处方：

红霉素乳糖酸盐注射剂　1.2g

0.9%氯化钠注射液　500ml

用法：静脉滴注，一日1次。

3. 患者，女，65岁，体质虚弱，因严重感染而长期大量用广谱抗生素，合用糖皮质激素，感染得到了控制。但出现了新的问题，白色念珠菌引起鹅口疮、肠炎，肠道难辨梭菌引起剧烈腹痛、腹泻甚至脱水等症状。

①分析出现口腔、肠道疾病症状的原因是什么？

②应对该患者采取哪些用药及护理措施？

二、目标测试题

【A1/A2型题】

1. 下列哪项不是氨基糖苷类共同的特点
   A. 由氨基糖分子和非糖部分的苷元结合而成
   B. 水溶性好、性质稳定
   C. 对革兰阳性菌具有高度抗菌活性
   D. 对革兰阴性需氧杆菌具有高度抗菌活性
   E. 碱性下抗菌活性增强
2. 链霉素目前临床应用较少是由于
   A. 口服不易吸收　　B. 对肾毒性大
   C. 抗菌作用较弱　　D. 耐药菌株较多，毒性较大
   E. 过敏反应发生率高
3. 常用于对青霉素产生耐药性的淋病患者的抗生素是
   A. 庆大霉素　　B. 氨苄西林　　C. 大观霉素
   D. 红霉素　　E. 羧苄西林
4. 庆大霉素
   A. 是目前临床最为常用的广谱氨基糖苷类
   B. 可作肌内或静脉滴注给药，但不能口服
   C. 对铜绿假单胞菌感染常与羧苄西林合用
   D. 病因未明的革兰阴性杆菌混合感染，与羧苄西林合用可提高疗效
   E. 可局部用于皮肤、眼、耳、鼻部感染
5. 金葡菌引起的急慢性骨髓炎最佳选用
   A. 阿莫西林　　B. 红霉素　　C. 头孢曲松
   D. 林可霉素　　E. 克林霉素
6. 红霉素对下列哪种细菌无效
   A. 百日咳鲍特菌　　B. 流感嗜血杆菌　　C. 支原体
   D. 铜绿假单胞菌　　E. 白喉棒状杆菌
7. 革兰阳性菌感染对青霉素过敏者可选用
   A. 苯唑西林　　B. 红霉素　　C. 氨苄西林
   D. 羧苄西林　　E. 头孢氨苄

8. 四环素的抗菌谱不包括

A. 肺炎球菌　　B. 霍乱弧菌　　C. 真菌

D. 立克次体　　E. 衣原体

9. 四环素的主要不良反应是

A. 二重感染　　B. 过敏反应　　C. 周围神经炎

D. 灰婴综合征　　E. 胃肠反应

10. 氯霉素仅用于伤寒等敏感菌所致的严重感染是由于

A. 抗菌谱窄　　B. 严重损害骨髓造血功能

C. 易引起二重感染　　D. 抗菌作用弱

E. 性质不稳定

11. 某女，因近日出现尿急、尿痛、尿频而就诊，医生诊断为尿路感染，给予庆大霉素＋碳酸氢钠静脉滴注。两药伍用目的是

A. 产生拮抗作用　　B. 减少不良反应　　C. 减轻肾毒性

D. 抗菌作用增强　　E. 延缓耐药性产生

12. 梁某，近一段时间咳嗽，初为干咳，以后有少量黏液脓性痰，有时痰中带血，并伴有乏力、头痛、咽痛等症状，X 线片检查，诊断为支原体肺炎，选用下列哪种药物控制感染为好

A. 青霉素　　B. 四环素　　C. 氯霉素

D. 庆大霉素　　E. 阿奇霉素

13. 肖某，近几日出现发热，呈稽留热型，并伴有全身不适、乏力、食欲减退和咳嗽等症状，细菌学检查后诊断为伤寒，应首选下列何种抗菌药治疗

A. 四环素　　B. SMZ　　C. 氯霉素

D. 红霉素　　E. 庆大霉素

【X 型题】

14. 下列有关红霉素的描述正确的是

A. 对革兰阳性菌有强大抗菌作用，对革兰阴性菌不敏感

B. 与 50S 亚基结合，抑制蛋白质合成

C. 依托红霉素耐酸、无味，适于儿童服用

D. 主要用于耐青霉素的金黄色葡萄球菌感染和青霉素过敏者

E. 口服大剂量也不出现胃肠反应

15. 支原体肺炎患者可选用下列哪种药物

A. 氯霉素　　B. 红霉素　　C. 四环素

D. 青霉素　　E. 磺胺嘧啶

扫码“练一练”

（李高文）

扫码“学一学”

任务四　化学合成抗微生物药与用药护理

学习目标

识记

1. 掌握喹诺酮类药物的共性，磺胺类的种类特点和甲硝唑的用途。
2. 熟悉常用氟喹诺酮类药物的作用特点、用途，磺胺和甲氧苄啶的作用机制。
3. 了解硝基呋喃类和硝基呋喃类药的种类和特点。

应用

1. 能对喹诺酮类药、磺胺类药、硝基咪唑类与硝基呋喃类药进行规范合理的用药护理。
2. 会妥善处理药物导致的不良反应。

任务导入

患者，女，50 岁，因尿频、尿急、排尿时尿道有烧灼痛 2 天来就诊。经血常规、尿常规检查后，拟确诊为急性尿道炎。医生制订用药方案如下。

左氧氟沙星片，0.2g×9 片，用法：每次 0.2g，每日 3 次，口服。

任务描述

针对这位患者，护士需要完成的工作任务如下。

1. 说出使用左氧氟沙星治疗的依据。
2. 分析说明医生为该患者制订的用药方案是否合理。
3. 实施氟喹诺酮类药物的用药护理措施。

知识平台

化学合成抗微生物药用于治疗细菌感染性疾病。医务人员在预防、治疗疾病的过程中，针对具体患者可选用适宜的化学合成抗菌药，采取适当地剂量与疗程，在适当的时间，通过适宜的给药途径用于人体，达到有效预防和治疗疾病的目的，同时减少细菌耐药、保护患者不受或少受不良反应的损害。药物的选择应依据抗菌谱，以及药物在人体内吸收、分布、代谢和排泄等特点，还应结合患者的生理、病理情况选择用药。

本任务主要介绍化学合成抗微生物药与用药护理。

知识链接

化学合成抗微生物药简史

1935～1950年发明的磺胺类药物开创了化学治疗的新纪元。磺胺类药物是20世纪30年代发现的能有效防治全身性细菌感染的首批化学合成抗微生物药，使原本死亡率很高的细菌性传染疾病得到控制。1944年之后，随着青霉素等抗生素发现，大部分磺胺类药被取代。但由于磺胺类药有对某些感染性疾病（如流脑、鼠疫）使用方便、性质稳定、价格低廉等优点，在抗感染药物中仍占一定地位。1963～1991年，喹诺酮及其氟代衍生物的发现，由于其有抗菌谱广、抗菌作用强、口服吸收好、组织浓度高、与其他抗菌药物无交叉耐药、不良反应少等优点，已成为治疗各种感染的常用药物。而硝基呋喃类、硝基咪唑类药物因杀菌作用强，抗菌谱广、不易产生耐药性、价格低廉、疗效好，在临床上也有广泛应用。其中硝基呋喃类主要用于治疗泌尿系统感染、肠道细菌感染、皮肤创伤感染以及作为食品添加剂预防家禽肠道感染。硝基咪唑类对厌氧菌和原虫有独特的杀灭作用，与其他抗生素联合应用于临床各领域，但硝基杂环类化合物具有细胞诱变性、动物致癌毒性，限制了其使用。

一、喹诺酮类药物

扫码“看一看”

喹诺酮类是一类含有4－喹酮母核的合成抗菌药，可分为四代。第一代萘啶酸现已不用，第二代吡哌酸主要用于敏感菌引起的急慢性消化道和泌尿道感染。第三代统称为氟喹诺酮类，包括诺氟沙星、培氟沙星、环丙沙星、氧氟沙星、依诺沙星、洛美沙星、氟罗沙星等。第四代为克林沙星、加替沙星、莫西沙星、吉米沙星、加雷沙星等。现临床应用广泛的是第三代氟喹诺酮类，具有抗菌谱广、抗菌活性强、口服吸收好、毒性低、与其他类别的抗菌药之间较少交叉耐药等特点。

1. 喹诺酮类的共性

（1）体内过程　除诺氟沙星外，氟喹诺酮类口服吸收良好，生物利用度均可达80%～100%。药物血浆蛋白结合率低，体内分布广，在肺、扁桃体、肝、肾、胆汁、前列腺、骨组织、子宫、唾液、皮肤软组织、齿和齿龈、牙髓中均可达有效浓度。穿透性好，各组织和体液中药物浓度等于或高于血药浓度，有利于杀灭感染部位或体液中的病原菌。大多数药物主要以原型经肾排泄，尿中浓度高，少数药物可在肝代谢经胆汁、肠道排泄。氧氟沙星和环丙沙星在胆汁中的浓度超过血药浓度。

> 考点提示
>
> 氟喹诺酮类药物的抗菌作用与机制。

（2）抗菌作用与作用机制　氟喹诺酮类与第一、第二代相比，抗菌谱广。抗菌谱包括：①革兰阴性杆菌如大肠埃希菌、痢疾志贺菌、铜绿假单胞菌、流感嗜血杆菌、伤寒沙门菌、奇异变形杆菌、军团杆菌属及霍乱弧菌等；②革兰阴性球菌如肠球菌；③革兰阳性球菌如金黄色葡萄球菌、肺炎链球菌、肠球菌及厌氧菌；④某些品种对结核分枝杆菌、支原体、衣原体也有作用。

本类药抗菌机制是抑制敏感菌的DNA回旋酶，阻止DNA的复制，导致细菌死亡。本类药物耐药性相对较少，与其他抗菌药之间无明显交叉耐药性。

（3）临床用途　氟喹诺酮类主要用于：①呼吸系统感染，如革兰阴性菌、支原体、衣原体、军团菌等所致的肺炎、支气管炎；②消化道系统感染，如革兰阴性杆菌如大肠埃希菌、痢疾志贺菌、伤寒沙门菌、奇异变形杆菌、军团杆菌属及霍乱弧菌等引起的腹泻、胃肠炎、细菌性痢疾、伤寒或副伤寒等疾病的治疗，替代氯霉素作为治疗伤寒的首选药；③泌尿生殖系统感染，如用于铜绿假单胞菌、肠球菌、淋病奈瑟菌等引起的单纯性或复杂性尿路感染、前列腺炎、尿道炎、宫颈炎等；④骨骼、神经、循环系统感染，由于药物穿透力强，渗入骨组织超过其他抗菌药，对急、慢性骨髓炎和化脓性关节炎可作为首选治疗药物，也可作为青霉素和头孢菌素替代药治疗化脓性脑膜炎、败血症；⑤五官科、皮肤软组织和外科伤口感染等耐药结核杆菌和麻风杆菌的感染。

（4）不良反应

> 考点提示
>
> 氟喹诺酮类药物的主要不良反应。

1）消化道反应　大多数轻微，常见有恶心、呕吐、食欲减退等，停药可消失。

2）软骨损害　动物实验证明，喹诺酮类对多种幼龄动物负重关节的软骨有损伤作用。临床偶见关节肿胀、疼痛和肌腱炎。并可经乳汁分泌，哺乳期妇女使用时应停止授乳，不宜用于14岁以下儿童及孕妇。

3）神经系统反应　少数出现中枢兴奋症状，表现为焦虑、烦躁、失眠、头痛、头晕、甚至惊厥等，是由于喹诺酮类药透过血－脑脊液屏障进入脑组织，阻断γ－氨基丁酸与受体结合，使中枢抑制性神经元功能减弱所致。尤其有中枢神经系统疾病及癫痫患者应避免应用。

4）变态反应　可出现药疹、皮肤瘙痒和血管神经性水肿，少数患者出现光敏性皮炎。用药期间应避免阳光和紫外线的直接或间接照射。

2. 常用药物

诺氟沙星

诺氟沙星[基]（norfloxacin，氟哌酸），为第一个氟喹诺酮药。抗菌谱广，对革兰阴性菌如铜绿假单胞菌、大肠埃希菌、肺炎克雷伯菌、奇异变形菌、沙门菌属、淋病奈瑟菌（包括耐青霉素和不耐青霉素的）等和革兰阳性菌如金葡菌均有较强的杀灭作用。主要用于泌尿道、胃肠道、呼吸道感染及淋病，也可外用治疗皮肤和眼部的感染。

环丙沙星

环丙沙星[基]（ciprofloxacin，环丙氟哌酸），为氟喹诺酮类中应用最广的药物。口服0.5～2小时血药浓度达峰值，生物利用度约70%。本药穿透性好，分布于全身各组织，肺、扁桃体、前列腺等组织中药物浓度均高于血药浓度，骨、子宫、唾液中可达有效浓度。抗菌谱广，体外抗菌活性在目前氟喹诺酮类中为最强。对生长期和静止期的细菌均有迅速杀灭作用。对革兰阳性和革兰阴性细菌均有作用，对产酶的金葡菌、铜绿假单胞菌、流感嗜血杆菌、淋病奈瑟菌等作用强，对肺炎军团菌、弯曲菌及支原体、衣原体也有效。主要用于全身感染，也可作为骨与关节系统的感染及防治免疫功能低下患者感染的有效用药。

氧氟沙星

氧氟沙星[基]（ofloxacin，氟嗪酸），为高效广谱抗菌药，口服吸收迅速而完全，生物利用度高达95%。体内分布广泛，在前列腺、肺、骨、耳鼻喉及痰液中均能达到有效治疗浓度，在胆汁中药物浓度为血药浓度的7倍。其突出特点是在脑脊液中浓度高，脑中无炎症时可达血药浓度的30%～50%，有炎症时能增至50%～70%；另外，本药在尿液浓度是氟喹诺酮类药物中最高的。临床上主要用于敏感菌引起的呼吸道、泌尿生殖道、胆道、耳鼻喉及皮肤软组织等感染。对伤寒、副伤寒包括多重耐药株的感染疗效肯定。此外，氧氟沙星对结核分枝杆菌有较好的抗菌活性，与其他抗结核药联合用于多重耐药结核病的治疗。

左氧氟沙星[基]（levofloxacin）抗菌活性是氧氟沙星的2倍，不良反应少，半衰期长，每日仅需服药1～2次。

氟罗沙星

氟罗沙星（fleroxacin）口服吸收好，生物利用度可达100%。体内抗菌活性强，口服同剂量血药浓度比环丙沙星高2～3倍，且不影响茶碱代谢。其$t_{1/2}$为10～12h，一日仅需服药1～2次。临床主要用于艾滋病患者的细菌感染；对杜克雷嗜血杆菌所致的软下疳疗效优于青霉素和复方新诺明。不良反应较为多见，发生率可高达20%，主要是胃肠反应和神经系统反应。

司氟沙星

司氟沙星（sparfloxacin，司帕沙星），为长效类药，$t_{1/2}$为16～20h，可每日给药一次。抗菌活性强，对革兰阴性菌抗菌活性与环丙沙星相似，而对葡萄球菌、肺炎链球菌、支原体、衣原体、分枝杆菌的作用是已有喹诺酮类中最强者。司氟沙星抗结核分枝杆菌活性优于氧氟沙星和左氧氟沙星。用于敏感菌引起的呼吸道、消化道、泌尿生殖道、耳鼻喉、皮肤软组织等感染。近年报道，可发生严重光敏反应，应慎用。

莫西沙星

莫西沙星[基]（moxifloxacin）是第四代喹诺酮类的代表药物，口服生物利用度约90%，$t_{1/2}$为12～15h。对大多数革兰阳性菌、厌氧菌、结核分枝杆菌、衣原体和支原体具有强大的抗菌活性，强于环丙沙星、氧氟沙星、左氧氟沙星和司帕沙星。对大多数革兰阴性菌的作用与诺氟沙星相近。临床用于敏感菌所致的慢性支气管炎急性发作、社区获得性肺炎、急性鼻窦炎，也可用于泌尿生殖系统和皮肤软组织感染。不良反应发生率相对较低，常见一过性轻度呕吐和腹泻。部分患者可致心电图Q－T间期延长，故心脏病患者慎用。

同类药物还有加替沙星、加雷沙星等。它们的生物利用度和抗菌活性相近或高于莫西沙星，临床应用同莫西沙星。不良反应发生率低，常见恶心、腹泻、头痛和眩晕，几乎没有光敏反应。

二、磺胺类药物和甲氧苄啶

（一）磺胺药

自1935年合成并应用于防治细菌感染性疾病，发挥了重要的作用，尤其是1969年抗菌增效剂甲氧苄啶（TMP）的合成，使磺胺药的抗菌作用增强，临床应用更加广泛。近年来，由于抗生素和氟喹诺酮药物的大量使用，加之磺胺药不良反应相对较多，应用受到限制。

【抗菌作用】

磺胺药为广谱抗菌药，对多数致病菌均有抑制作用，如对溶血性链球菌，脑膜炎奈瑟菌、肺炎球菌、痢疾志贺菌敏感，对金葡菌、鼠疫杆菌、变形杆菌、布氏杆菌、淋球菌、大肠埃希菌、流感嗜血杆菌、放线菌、弓形体、沙眼衣原体较敏感。此外，磺胺甲噁唑对伤寒沙门菌，磺胺米隆和磺胺嘧啶银对铜绿假单胞菌；磺胺多辛对疟原虫、麻风杆菌、结核杆菌等均较强抑制作用。

磺胺类药是通过抑制二氢叶酸合成酶，阻碍二氢叶酸的合成，进而影响核酸的生成，抑制细菌的生长繁殖（图 11－4）。

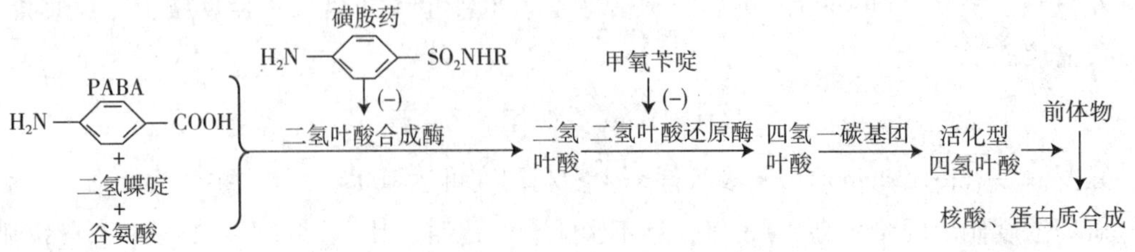

图 11－4　磺胺药和甲氧苄啶抗菌作用机制示意图

细菌对磺胺药易产生耐药性，尤其在用量不足时更易发生。磺胺药之间有交叉耐药性。

【磺胺药的分类、作用特点和临床用途】

1. 治疗全身感染的磺胺类药　口服易吸收，血药浓度 4 小时左右达峰值。血浆蛋白结合率约在 25%～95%。分布于全身组织及体液，易透过胎盘进入胎儿体内。某些药物如 SD 血浆蛋白结合率低（45%），较易通过血－脑屏障，脑脊液中浓度高达血药浓度的 70% 左右，主要在肝内乙酰化而失活，药物原形及其乙酰化代谢物经肾排出，尿药浓度高。

根据 $t_{1/2}$ 长短分为：①短效磺胺（$t_{1/2}$ < 10h），如磺胺异噁唑（sulfafurazole，SIZ）；②中效磺胺（$t_{1/2}$ 为 10～24h），如磺胺嘧啶[基]（sulfadiazine，SD）、磺胺甲噁唑（sulfamethoxazole，SMZ）；③长效磺胺（$t_{1/2}$ > 24h），如磺胺多辛（sulfadoxine，SDM，周效磺胺），因血药浓度低，抗菌作用弱，易出现过敏反应，已少用。

【临床用途】

（1）防治流行性脑脊髓膜炎，SD 与青霉素 G 合用常作为并列首选药。

（2）治疗敏感菌所致的急、慢性泌尿道感染、肠道感染、呼吸道感染等。泌尿道感染选用尿中浓度较高的 SIZ、SMZ 或含 TMP 的复方制剂；伤寒可选 SMZ＋TMP；鼠疫治疗选用 SD＋链霉素。

【不良反应】

> **考点提示**
> 磺胺类的不良反应及防治措施。

（1）肾损害　是由于磺胺及其乙酰化产物在尿液中浓度高、溶解度低，尤其在酸性尿液中易析出结晶，损伤肾小管，引起结晶尿、管型尿、血尿、尿痛、尿闭等。SIZ 较少发生，以 SD、SMZ 较常见。

（2）造血系统反应　可见粒细胞减少、血小板减少、再生障碍性贫血等，与骨髓抑制或变态反应有关；先天性葡萄糖－6－磷酸脱氢酶缺乏症患者，可致急性溶血性贫血。

（3）变态反应　可见皮疹、发热及剥脱性皮炎等，一旦发生应停药，严重者宜用抗组胺药和糖皮质激素治疗。磺胺类药之间有交叉过敏现象。

（4）其他反应　可引起恶心、呕吐、眩晕、头痛、精神不振及全身乏力等，服药期间应避免高空作业和驾驶。新生儿、早产儿可引起胆红素脑病，这是由于药物血浆蛋白结合率高，与胆红素竞争血浆蛋白，使胆红素游离进入中枢神经系统所致。

2. 治疗肠道感染的磺胺类药　主要有柳氮磺吡啶（sulfasalazine，SASP），口服吸收较少，在肠腔内水解出磺胺吡啶和5－氨基水杨酸而起抗菌、抗炎和免疫抑制作用。主要用于溃疡性和局限性结肠炎。

3. 局部外用的磺胺类药　主要有磺胺米隆（mafenide，SML），能迅速渗入创面及焦痂中，适用于烧伤和大面积创伤后铜绿假单胞菌感染等。磺胺嘧啶银（sulfadiazine silver，SD－Ag），抗菌谱广，对铜绿假单胞菌作用强大，且有收敛作用，可促进创面的愈合，适用于烧、烫伤感染。磺胺醋酰钠（sulfacetamide sodium，SA），局部应用可透入眼部晶状体及眼内组织，适用于沙眼、结膜炎和角膜炎等。

（二）甲氧苄啶

甲氧苄啶（trimethoprim，TMP）又名磺胺增效剂。抗菌谱与磺胺药相似，抗菌机制是抑制二氢叶酸还原酶，使二氢叶酸不能还原为四氢叶酸，从而阻止细菌核酸的合成。单用易产生耐药性，与磺胺药同用，如TMP与SMZ按1∶5、SD与TMP按8∶1组成复方制剂，分别称为复方新诺明[基]和复方磺胺嘧啶片；由SD与SMZ、TMP组成增效联磺剂，可使细菌叶酸代谢受到双重阻断，使磺胺药的抗菌作用增强数倍至数十倍，甚至呈现杀菌作用，且可延缓细菌耐药性的产生，还可减少减轻毒性。主要用于呼吸道、泌尿道、肠道感染、脑膜炎、败血症、伤寒、副伤寒等。此外，甲氧苄啶与其他抗生素如青霉素、庆大霉素、多黏菌素、利福平合用均能增效。

三、硝基咪唑类与硝基呋喃类

（一）硝基咪唑类

硝基咪唑类为咪唑衍生物，包括甲硝唑、替硝唑、奥硝唑、二甲硝咪唑、异丙硝唑、塞可硝唑等，药物中的硝基抑制敏感菌的DNA合成或使已合成的DNA变形、断裂，而使细菌死亡，属杀菌剂。

甲硝唑

甲硝唑[基]（metronidazole，灭滴灵），口服吸收迅速而完全，生物利用度几乎100%，2～3小时即达到有效浓度，$t_{1/2}$为8～10h，可维持12h，血浆蛋白结合率低，体内分布均匀，部分经肝转化，代谢产物和原型经肾排泄，可使尿液呈红棕色。

【作用与用途】

> **考点提示**
> 甲硝唑的作用与用途。

1. 抗厌氧菌　对大多数厌氧菌包括革兰阴性厌氧杆菌、革兰阳性厌氧芽孢梭菌和所有厌氧球菌均有杀灭作用，对脆弱类杆菌尤为敏感。可用于厌氧菌引起的败血症、菌血症、坏死性肺炎、盆腔炎、腹膜炎、腹腔感染、骨髓炎、中耳炎及口腔感染等。疗效高、毒性小、应用方便。长期应用不诱发二重感染。

2. 抗阿米巴原虫　对肠内、肠外阿米巴滋养体均有强大杀灭作用，是治疗肠内、肠外阿米巴病的首选药。

3. 抗滴虫　对阴道滴虫有强大杀灭作用，但不影响阴道内的正常菌群，是治疗阴道滴虫病的首选药。对反复发作的患者应夫妇同时服药，以求根治。

4. 抗贾第鞭毛虫　是目前治疗贾第鞭毛虫最有效的药物，治愈率可达90%。

【不良反应】

1. 消化道反应　可出现食欲不振、恶心、呕吐、腹痛、腹泻、舌炎、口有金属味等。

2. 神经系统反应 表现为头痛、头晕、肢体麻木、感觉异常、共济失调及惊厥等。

3. 变态反应 少数人可发生荨麻疹、潮红、白细胞轻度减少等。

4. 致癌、致畸 动物实验表明，长期大量口服有致癌、致畸作用。

孕妇、哺乳期妇女、器质性中枢神经系统疾病和血液病患者禁用，服药期间禁饮酒和含乙醇饮料，以防出现“双硫仑样不良反应”。

替硝唑

替硝唑[基]（tinidazole，甲硝磺酰咪唑）口服吸收良好，半衰期长，口服一次，有效血药浓度可维持72h。对厌氧菌有较强作用，对脆弱类拟杆菌及梭杆菌属的作用较甲硝唑强。可用于厌氧菌的系统感染和局部感染，如腹腔、妇科、手术创口、皮肤软组织、肺等部位的感染以及败血症、肠道或泌尿生殖道毛滴虫病、梨形鞭毛虫病以及肠道和肝阿米巴病。不良反应少而轻，偶有恶心、呕吐、食欲下降、皮疹等。

（二）硝基呋喃类

本类药物抗菌谱广，对革兰阳性和阴性菌均有效。主要不良反应有胃肠道反应，如恶心、呕吐、食欲不振；周围神经炎，表现为手足麻木、感觉异常等；偶见过敏反应。本类药物临床用途等见下表（表11－3）。

表11－3 硝基呋喃类药物比较表

药物名称	特点及应用	毒性	制剂和用法
呋喃妥因[基]（nitrofurantoin，呋喃咀啶）	口服吸收完全，血药浓度低，半衰期20分钟，40%原形经肾排出，尿中浓度高，故仅用于泌尿道感染，如急性肾炎、膀胱炎、前列腺炎、尿道炎等	较小	片剂：0.05g、0.1g，一次0.05～0.1g，一日3～4次
呋喃唑酮（furazolidone）	口服吸收少，肠腔浓度高，适用于肠炎、痢疾、伤寒、副伤寒及胃、十二指肠溃疡	小	片剂：0.1g，一次0.1g，一日3～4次
呋喃西林（furacilin）	因毒性大，仅作表面消毒剂，用于化脓性中耳炎、伤口感染等	大	溶液剂：0.02%～0.1%，外用

知识拓展

DNA回旋酶

本酶属拓扑异构酶Ⅱ，DNA回旋酶是一个4叠体，由两个A亚单位和两个B亚单位组成，此酶是1976年由Geller等人发现的。提纯的DNA回旋酶能催化DNA逆向超螺旋，使共价结合的环状DNA每一条链像链环样交锁或去交锁，以及DNA双螺旋分子内连接形成或去除连接。在DNA复制或转录过程中，DNA双股螺旋会出现正超螺旋，回旋酶使双股DNA断开，让一段双股DNA穿过断口，形成负超螺旋。喹诺酮类药物通过抑制回旋酶的断裂与再连接功能，使DNA复制受阻，导致DNA降解及细菌死亡。喹诺酮类药物还可诱导菌体DNA的SOS修复，出现DNA错误复制而致细菌死亡。

任务实施

按下面的任务实施流程单进行，详细内容可扫码阅读。

扫码“学一学”

用药前	护理评估	①健康评估：患者的基本情况；②用药禁忌评估：妊娠或哺乳期、14 岁以下未成年人禁用；有神经系统疾病癫痫等者禁用；葡萄糖 - 6 - 磷酸脱氢酶的遗传缺陷者禁用；③用药情况评估：是否用过此类药物，患者及家属对药物是否了解
	调配药品	①本类药物主要有片剂、注射剂；②主要配伍禁忌是：喹诺酮类与非甾体类抗炎镇痛药合用可增加中枢毒性；磺胺类与普鲁卡因、丁卡因等局麻药配伍降低磺胺药效力；磺胺药可增强口服抗凝药、甲氨蝶呤、磺酰脲类降血糖药及噻嗪类降血糖药的作用；甲硝唑能增强华法林钠和其他香豆素类的抗凝血作用；呋喃唑酮与单胺氧化酶抑制剂或富含酪胺食物合用可增强其作用；呋喃妥因与碳酸氢钠、乙酰唑胺合用，抗菌作用可减弱
	提示建议	①应注意药物的剂量，给药途径，药物配伍禁忌；②应避免不合理用药；③建议不安全的用药行为及时提出质疑
用药中	护理问题	①肝毒性；②肾毒性；③血液系统反应
	护理措施	①用氟喹诺酮类 4 周以上者，应注意有无出现关节病样症状，如关节肿胀，中指或双手急性疼痛等，一旦出现须报告医生予以处理；②嘱咐患者氟喹诺酮类可致光敏反应，服药期间应避免日光直射；③用磺胺类或甲氧苄啶期间，应交代患者注意有无喉痛、发热、全身乏力、苍白等造血系统反应，有反应须报告，停药予以处理
	用药要点	①注意药物的正确给药方法和用药时间；②注射用磺胺嘧啶钠刺激性强，宜深部肌注并远离神经
用药后	健康教育	①做好用药心理护理；②做好用药护理措施；③做好生活护理
	评价效果	①有无肾毒性发生；②有无肝毒性发生；③有无血液系统不良反应发生
	小结过程	①用药前进行护理评估，正确调配药品及给药；②用药中注意药物不良反应，并实施用药护理；③用药后需提供健康教育，评价护理效果

任务解析

1. 患者使用左氧氟沙星符合病原学诊断，且该药在尿液中浓度是喹诺酮类药物中最高的，有利于泌尿系统感染的治疗。

2. 根据患者病情和感染部位，采取口服的方案是合理的，一般 3 ~7 天治疗可以痊愈。

3. 用药护理的重点是观察患者感染症状的改善以及不良反应的预防。

目标检测

扫码“学一学”

一、用药护理案例分析

1. 患儿，5 岁，因慢性呼吸系统感染加重，来医院就诊，医生开了青霉素 G 钠，但皮肤过敏试验阳性，改换为环丙沙星注射液，一次 0.2g，溶于 5% 的葡萄糖注射液 250ml 中静脉滴注，一日 2 次，疗程 7 天。

分析说明医生给该患儿用药是否合理，为什么？

2. 患者，男，19 岁，因腹痛、腹泻、尿频、尿急、尿痛诊断为肠道及尿路感染入院，用下列处方治疗 3 天后患者白细胞从 $8.0\times10^9/L$ 下降到 $0.8\times10^9/L$，试分析其原因。

处方：

①氯霉素片，0.25g ×10 片，用法：0.25g，一日 1 次。

②呋喃妥因，0.1g×10 片，用法：0.1g，一日 1 次。

二、目标测试题

【A1/A2 型题】

1. 喹诺酮类药物抗菌机制是
   A. 抑制敏感菌二氢叶酸合成酶
   B. 抑制敏感菌二氢叶酸还原酶
   C. 抑制敏感菌 DNA 回旋酶
   D. 破坏细菌细胞壁
   E. 影响敏感菌蛋白质合成
2. 体外对革兰阴性菌抗菌活性最强的常用喹诺酮类药物是
   A. 诺氟沙星
   B. 依诺沙星
   C. 培氟沙星
   D. 环丙沙星
   E. 氧氟沙星

【A3/A4 型题】

患者李某，男，20 岁，因患流脑入院。医生先给予磺胺嘧啶治疗，但效果不佳。后更改医嘱给予磺胺嘧啶 + TMP 药物治疗，并嘱其服用磺胺嘧啶时首剂倍量。

3. TMP 的作用机制是
   A. DNA 螺旋酶抑制药
   B. 二氢叶酸合成酶抑制药
   C. 二氢叶酸还原酶抑制药
   D. 增加胞浆膜通透性
   E. 抑制细胞壁合成
4. 磺胺嘧啶 + TMP 联合用药的目的是
   A. 促进磺胺嘧啶代谢
   B. 增强疗效，防止耐药性
   C. 延长磺胺嘧啶半衰期
   D. 增加磺胺嘧啶的浓度
   E. 缩短磺胺嘧啶的作用时间
5. 磺胺嘧啶首剂加倍的目的是
   A. 在一个半衰期内即能达到坪值
   B. 减少副作用
   C. 防止变态反应
   D. 降低毒性反应
   E. 缩短半衰期

【X 型题】

6. 喹诺酮类不良反应包括
   A. 神经系统反应
   B. 胃肠道反应
   C. 肝损害
   D. 变态反应和光毒性反应
   E. 肌肉骨骼系统反应
7. 甲硝唑可以用于治疗下述哪些疾病
   A. 厌氧菌感染
   B. 肠内阿米巴病
   C. 肠外阿米巴病
   D. 阴道滴虫病
   E. 贾第鞭毛虫病

扫码“练一练”

（阚　晶　张　庆）

扫码“学一学”

任务五　抗结核病药与用药护理

学习目标

识记

1. 掌握一线抗结核药的作用、用途、不良反应。
2. 熟悉二线抗结核病药的特点及结核病的治疗原则。
3. 了解结核病药物应用原则。

应用

1. 能对抗结核病药进行规范合理的用药护理。
2. 会妥善处理药物导致的不良反应。

任务导入

患者，男，38 岁，近期感到周身无力，疲倦，发懒，不愿活动。手足发热，白天有低烧，夜间有盗汗且经常咳嗽，痰不多，有时痰中带有血丝。诊断为早期结核病。

医生制定用药方案：异烟肼 0.2g、一天 3 次，利福平 0.3g、一天 3 次，吡嗪酰胺 0.25g、一天 3 次，乙胺丁醇 0.25g、一天 3 次，用药后一周，患者发现尿液呈红色，皮肤红斑、胃部不适等。

任务描述

护士应当完成的工作任务如下。

1. 该患者用药是否合理？为什么？
2. 患者用药后，为什么会出现以上反应？
3. 针对此患者，护士应如何进行用药护理？

知识平台

扫码“看一看”

一、概述

> **考点提示**
> 一线抗结核药种类。

结核病是我国重点控制的重大疾病之一，是由结核分枝杆菌引起的慢性感染性疾病，其中肺结核病占各器官结核病总数的 80% ~90%，其中痰中排菌者称为传染性肺结核病。目前公认的一线抗结核药物有异烟肼、利福平、吡嗪酰胺、链霉素、乙胺丁醇，二线抗结核药物如对氨基水杨酸，新开发的喹诺酮类药物如氧氟沙星、左氧氟沙星等，氨基糖苷类药物如阿米卡星等，利福霉素类如利福喷丁、利福布汀等。本任务主要介绍抗结核病药的用药护理。

二、常用药物

异烟肼

异烟肼[基]（isoniazid，INH，H，雷米封）具有选择性高、杀菌力强、疗效高、毒性小、口服方便、价格低廉等优点。

【作用与用途】本药抗菌谱窄，对结核分枝杆菌有高度选择性，作用强大，具有杀菌作用，通过抑制结核分枝杆菌细胞壁合成脂质，使细胞壁的屏障作用降低，导致菌体死亡。

主要治疗各种类型结核病，单用治疗或预防早期轻症肺结核，为增强疗效、缩短疗程、延缓耐药性的产生，需要与其他一线抗结核病药联用。对急性粟粒性结核和结核性脑膜炎需大剂量，必要时采用静脉滴注，静脉点滴时应新鲜配制。

【不良反应】

1. 神经系统毒性 长期或大剂量应用可导致周围神经炎和中枢神经症状，表现为四肢麻木、刺痛、震颤以及头痛、头晕、兴奋甚至惊厥、神经错乱等，同服维生素 B_6 可以防治该不良反应的发生。

> **考点提示**
>
> 异烟肼、利福平的主要用途和不良反应。

2. 肝毒性 用药期间可出现转氨酶升高、黄疸、多发性肝小叶坏死，故用药期间应定期查肝功能，如出现发热、肝区不适等要及时报告医生。肝功能不良者慎用。

3. 其他 有变态反应，如药热、皮疹；偶尔可引起粒细胞缺乏、血小板减少、再生障碍性贫血等。因本药可抑制乙醇代谢，故用药期间不宜饮酒。因本药可干扰正常糖代谢，糖尿病患者要注意血糖的变化，防止糖尿病病情恶化。癫痫、精神病患者及孕妇慎用。

利福平

利福平[基]（rifampicin，R）是人工半合成的利福霉素类衍生物，遇湿不稳定，光照易发生氧化变色，具有高效、低毒、口服方便等优点，一般不与对氨基水杨酸联合配伍，因影响利福平的吸收。

【作用与用途】本药抗菌谱广，对结核分枝杆菌、麻风杆菌、革兰阳性菌尤其耐药性金葡菌有较强的抗菌作用；对革兰阴性菌、某些病毒和沙眼衣原体也有抑制作用。单用利福平易产生耐药性，但与其他抗结核病药无交叉耐药。与异烟肼、乙胺丁醇等合用有协同作用，并能延缓耐药性的产生。

本药是目前治疗结核病最有效的药物之一，常与其他抗结核病药合用以增强疗效，防止耐药性的产生，治疗各种结核病及重症患者。本药还可治疗麻风病及重症胆道感染，局部用药用于沙眼、病毒性角膜炎和急性结膜炎的治疗。

【不良反应】主要有胃肠道反应，包括：恶心、呕吐、腹痛等，严重者可有肝损伤，表现为黄疸、肝大，慢性肝病、酒精中毒或与异烟肼合用时较易发生。偶有皮疹、药热、血小板和白细胞减少等过敏反应。有致畸胎作用，妊娠早期的妇女禁用和肝功能不良者慎用。

因药物及其代谢物为橘红色，用药后患者的粪、尿、泪、汗、痰、唾液、乳汁等可染成橘红色。

乙胺丁醇

乙胺丁醇[基]（ethambutol，E）口服吸收良好，体内分布广，半衰期3～4小时。主要以原形经肾排泄，对肾脏有一定毒性，肾功能不全时可引起蓄积中毒，应禁用。

本药对大多数耐异烟肼和链霉素的结核分枝杆菌仍有效，单用可产生耐药性，降低疗效。主要用于经链霉素和异烟肼治疗无效的患者。与异烟肼和利福平合用治疗初治患者，与利福平和卷曲霉素合用治疗复治患者。

本药长期大量用药可致球后视神经炎，表现为弱视、视力下降、视野缩小、出现中央及周围盲点、红绿色盲。服药期间应做眼科检查，注意患者视力的变化及对红绿色的分辨力，出现异常应立即停药，数周至数月症状可自行消失。也可出现胃肠道反应，偶见过敏反应、肝功能损害，高尿酸血症等。本药对动物有致畸作用，怀孕早期妇女禁用，年幼或色觉不清者慎用。

吡嗪酰胺

吡嗪酰胺[基]（pyrazinamide，Z）口服迅速吸收，分布于各组织与体液，细胞内和脑脊液中浓度较高。本药对处于酸性环境中缓慢生长的吞噬细胞内的结核杆菌作用强大。主要用于一线抗结核药产生耐药性的患者。单用易产生耐药性，与其他抗结核药无交叉耐药性，应与其他抗结核药联合应用。

不良反应主要是胃肠症状和变态反应，长期大剂量应用时可发生中毒性肝炎，肝功能异常者禁用。其代谢物可抑制尿酸排泄，诱发痛风样关节炎。

链霉素

链霉素[基]（streptomycin，S）肌内注射吸收快而完全，主要分布于细胞外液，渗透性较好，可进入胸腔、腹腔、结核性空洞及干酪化脓腔，且可达有效药物浓度。本药为最早用于临床的抗结核病药，适用于各型活动结核病，如浸润性肺结核、粟粒性肺结核、肾结核等。单独使用易产生耐药性，多联合用药治疗重症结核病，如播散性结核、结核性脑膜炎等。

本药长期应用注意对第八对脑神经的耳毒性反应，并有肾毒性、神经肌肉接头阻滞和过敏反应等。

对氨基水杨酸

对氨基水杨酸（para－aminosalicylic acid，PAS）口服吸收快而完全，广泛分布于全身组织、体液及干酪样病灶中，但不易透入脑脊液及细胞内。对氨基水杨酸对结核分枝杆菌抑菌作用较弱，仅作为辅助抗结核治疗药物。与其他抗结核病药合用，可以延缓耐药性的发生并增强疗效。

本药口服对胃刺激性大，宜饭后服用或加服抗酸药可以减轻反应，胃、十二指肠溃疡者禁用。易在尿中析出结晶而损害肾脏，加服碳酸氢钠碱化尿液可防止结晶。剂量过大可抑制凝血酶原生成，与口服抗凝血药合用时应注意出血。因影响利福平的吸收，若需合用时不能同时服用。

三、结核病药物应用原则

结核病的化学治疗坚持“早期用药、联合用药、足量用药、规律用药、全程督导”的基本原则。

针对初治、复治、耐药肺结核以及肺外结核制定不同的化疗方案。

1. 早期用药 结核病早期结核菌正处于繁殖阶段，对药物敏感。加上结核病变的早期多为渗出性反应，病灶局部血液循环无障碍，有利于药物渗入病灶，血药浓度高。所以早期用药，疗效显著。

2. 联合用药 单用一种结核病药物，结核杆菌极易产生耐药性。临床常将两种或三种抗结核药物联合应用，以提高治愈率、降低复发率、降低毒性、防止耐药性发生。

课堂活动

请同学们思考讨论，结核病为什么要采用联合化疗，是否感染性疾病都需要联合用药？

3. 足量、规律用药 药物剂量不足，难以达到有效浓度，且易产生耐药性。目前一般采用两段治疗方案。①强化治疗阶段：使用异烟肼、利福平、吡嗪酰胺联合治疗，每日1次，共2个月，以期达到尽快杀灭各种菌群保证治疗成功的目的。②巩固治疗阶段：使用异烟肼、利福平隔日1次（即 H_3R_3 为隔日1次或每周3次，H代表异烟肼，R代表利福平），共4个月。其目的是巩固强化阶段取得的疗效，继续杀灭残余菌群。

4. 全程督导 结核病为慢性病，需长期治疗。在全程化疗期间，都应在医务人员督导之下，以保证患者得到科学、规范的治疗。

知识拓展

耐药结核病的药物治疗

耐多药结核病的治疗将抗结核药物分为A、B、C、D四组，其中A、B、C组为核心二线抗结核药物，D组为非核心的附加药物。A组：氟喹诺酮类，包括高剂量左氧氟沙星（≥750mg/d）、莫西沙星及加替沙星。这组药物为治疗方案的最重要组成部分，若非存在绝对禁忌证，必须纳入治疗方案。纳入顺序依次为：高剂量左氧氟沙星、莫西沙星和加替沙星。B组：包括阿米卡星、卷曲霉素、卡那霉素、链霉素。若非存在严重禁忌证，建议纳入治疗方案。C组：其他二线核心药物，包括乙硫异烟胺（或丙硫异烟胺）、环丝氨酸（或特立齐酮），利奈唑胺和氯法齐明。但在药物使用过程中应注意其不良反应。D组：对氨基水杨酸、美罗培南、异烟肼、乙胺丁醇等。

任务实施

按下面的任务实施流程单进行，详细内容可扫码阅读。

扫码“学一学”

用药前	护理评估	①健康评估：患者的基本情况；②用药禁忌评估：妊娠期妇女、哺乳期妇女、新生儿、婴儿、12岁以下儿童，肝功能严重减退、造血功能障碍患者，糖尿病已经发生眼底病变者以及对本类药物过敏者禁用，痛风、视神经炎者慎用；③用药情况评估：是否用过此类药物，患者及家属对药物是否了解
	调配药品	①本类药物主要有片剂、注射剂。异烟肼片剂 0.05g；0.1g；0.3g，注射液 0.1（2ml）。利福平片剂 0.15g；0.3g；0.45g；0.6g，口服混悬液 20mg/ml。乙胺丁醇片剂 0.25g。吡嗪酰胺肠溶片 0.25g；0.5g。注射用硫酸链霉素每瓶 0.75g；1g；2g；5g；②主要配伍禁忌是：异烟肼不可与香豆素类抗凝血药、某些抗癫痫药、降压药、抗胆碱药、三环抗抑郁药的联合用药；与利福平合用有增强肝毒性作用；利福平可使双香豆素类抗凝血药、口服降糖药、洋地黄类药、皮质激素、氨苯砜等药物加速代谢而降效；长期使用异烟肼可降低口服避孕药的作用
	提示建议	①应注意药物的剂量，给药途径，药物配伍禁忌；②应避免不合理用药；③建议不安全的用药行为及时提出质疑
用药中	护理问题	①视力改变；②听力改变；③尿色、泪液、唾液颜色改变
	护理措施	①结核病药物治疗期间要坚持治疗原则；②异烟肼宜餐后服用；③利福平宜空腹服用，与乙胺丁醇合用有加强视力损害的可能，二者合用，要定期检查视野、视力、红绿鉴别力
	用药要点	①注意药物的正确给药方法和用药时间；②链霉素要使用前做皮肤试验，过敏者禁用，用药期间定期检查听力和肾功能；③吡嗪酰胺肠溶片不能掰开服用或嚼服；④本类药物滴注时应该新鲜配制，对氨基水杨酸应该避光输液
用药后	健康教育	①做好用药心理护理；②做好用药护理措施；③做好生活护理
	评价效果	①全身症状低热、乏力、盗汗等是否减轻；②呼吸系统症状咳嗽咳痰、咯血、胸痛等是否缓解；③痰结核菌数量是否下降
	小结过程	①用药前进行护理评估，正确调配药品及给药；②用药中注意药物不良反应，并实施用药护理；③用药后需提供健康教育，评价护理效果

任务解析

1. 用药不合理，药物剂量不合理，同时没有注意配伍禁忌，如异烟肼与维生素 B_6 的合用。

2. 用药后出现尿液红色，皮肤红斑，胃部不适等，分别与利福平、乙胺丁醇、异烟肼等引起的不良反应有关。

3. 护士采用用药前 - 用药中 - 用药后的正确护理程序，最主要的问题是用药前未看出不合理用药的地方如剂量、联合用药，用药后未交代药物可能出现的不良反应及注意事项。

扫码“学一学”

目标检测

一、用药护理案例分析

患者，女，41 岁。被诊断为肺结核，并伴有哮喘。医生开具处方如下，分析该处方是否合理？患者服药期间可能出现什么反应？护士应如何进行用药护理？

RP：

利福平片　0.15g×100 片

Sig.　0.6g　qd　p.o.

氨茶碱片　0.1g×100 片

Sig.　0.1g　tid　p.o.

二、目标测试题

【A1/A2 型题】

1. 下列抗结核药物中抗菌谱最广的是

A. 链霉素　B. 异烟肼　C. 利福平　D. 乙胺丁醇　E. 吡嗪酰胺

2. 下列抗结核药物中属于抑菌剂的是

A. 异烟肼　B. 利福平　C. 链霉素　D. 吡嗪酰胺　E. 对氨基水杨酸

【A3/A4 型题】

谢女士，30 岁。2 个月来午后低热、盗汗、食欲不振、乏力、消瘦。近 1 周高热、咳嗽、咳痰、伴咯血。胸部 X 线检查示右肺上叶有片状模糊阴影，PPD 试验注射 2 个单位，硬结直径 1cm。

3. 该患者最可能的诊断是

A. 肺结核　B. 慢性支气管炎　C. 支气管扩张　D. 肺心病　E. 支气管哮喘

4. 最重要的治疗手段是

A. 加强营养　B. 退热治疗　C. 止血治疗　D. 合理化疗　E. 镇咳祛痰治疗

5. 治疗过程中患者出现口周麻木、头晕、应停用

A. 链霉素　B. 异烟肼　C. 利福平　D. 乙胺丁醇　E. 吡嗪酰胺

扫码“练一练”

【X 型题】

6. 抗结核病一线药包括

A. 左氧氟沙星　B. 卡那霉素　C. 异烟肼　D. 利福平　E. 乙胺丁醇

（阚　晶　张　庆）

扫码“学一学”

任务六 抗真菌药与用药护理

学习目标

识记

1. 掌握两性霉素 B、氟康唑的作用、用途、不良反应和用药护理程序。
2. 熟悉或了解克霉唑、酮康唑、伊曲康唑、制霉菌素、氟胞嘧啶、特比萘芬的特点。

应用

1. 能认真实施抗真菌药的用药护理程序，减缓病情，提高护士职业素养。
2. 观察抗真菌药物的疗效及不良反应，综合分析、判断及采用相应护理措施。
3. 会对真菌治疗药物开展健康宣教工作。

任务导入

患者，女性，43 岁，4 个月前因咳嗽、咳痰，呼吸困难，加重伴发热入院诊断为肺炎，给予头孢菌素类抗生素抗感染治疗，病情好转后出院。1 个月前再次出现咳嗽加重，咳出黄色黏痰，易咳出，伴有呼吸困难，自行抗感染治疗 3 天，病情稍有好转，再入院，诊断为“肺炎”，给予静脉点滴莫西沙星和口服伊曲康唑等治疗后好转，出院后一直服用伊曲康唑。1 天前再次出现咳嗽、咳痰、呼吸困难加重，体温高达 38℃。既往糖尿病 1 年，未系统监测血糖，使用胰岛素控制血糖。胃溃疡一直服抑制胃酸的药物。

任务描述

针对这位患者，护士需要完成的工作任务如下。

1. 说明患者反复出现上呼吸道感染原因。

2. 指出患者先后两次入院给予头孢菌素类药物、莫西沙星以及伊曲康唑抗感染治疗是否合理。

3. 说明患者既往史对患者用药的影响并进行用药护理。

知识平台

抗真菌药是指特异性抑制真菌生长、繁殖或杀灭的药物，对其他病原体如细菌、立克次体、病毒均没有作用。临床上将真菌感染一般分为浅表真菌感染和深部真菌感染。浅表真菌病通常是由各种癣菌引起，主要侵犯皮肤、毛发、指（趾）甲等，引起各种癣症，发病率高，易复发，但一般不危及生命。深部真菌感染主要由酵母菌、隐球菌、组织胞质菌等引起，主要侵犯内脏器官和深部组织，引起系统感染如鹅口疮，呼吸系统、消化系统、神经系统的真菌感染，甚至真菌性败血症，发病率低，但危险性大，常危及生命。有些真菌如白色伪丝酵母菌，既能引起浅部真菌病，也能引起深部真菌病。

常用的抗真菌药主要有唑类、其他类。也可以按照用途分为抗浅部真菌感染药和抗深部真菌感染药两类。

扫码“看一看”

知识链接

抗真菌药的发展历史

1957年，两性霉素B成为抗真菌药发展史上第一个疗效确切的药物，具有里程碑意义，该药静脉给药毒性虽然大，但至今仍然是治疗深部真菌感染的重要药物。

20世纪80年代，三唑类抗真菌药如氟康唑和伊曲康唑对表浅部真菌和深部真菌都有良好疗效。

20世纪90年代，丙烯胺类抗真菌药特比萘芬和布替萘芬，成为高效低毒的治疗表浅部真菌感染的药物。

2001年，研制出抑制真菌细胞壁合成的棘白菌素类抗真菌药如卡泊芬净等。

2002年，第二代三唑类抗真菌药伏立康唑等具有抗菌谱广，对耐药菌有效以及口服生物利用度高等特点，是抗真菌药的又一次重大发展。

一、唑类抗真菌药

咪康唑

咪康唑（miconazole）又名双氯苯咪唑，为人工合成的咪唑类抗真菌药。抗真菌作用与两性霉素B相似。口服吸收差，仅局部用于治疗浅表真菌病或皮肤黏膜的念珠菌感染，如体癣、手足癣及阴道炎等，不良反应以局部刺激等多见。

酮康唑

酮康唑（ketoconazole）属咪唑类广谱抗真菌药，吸收后可渗透至皮肤的角质层，对深部真菌有强大抗菌活性。常用于治疗多种浅表和深部真菌感染，效果相当于或优于两性霉素B。也可用于真菌性败血症、肺炎等。对免疫功能低下和真菌性脑膜炎患者效果不佳。

不良反应多见，主要胃肠道反应，肝损伤，性激素代谢紊乱，皮疹等。现本药主要供外用。

氟康唑

氟康唑[基]**（fluconazole）**属三唑类抗真菌药，具有广谱、高效、低毒的特点。对伪丝酵母菌、新型隐球菌、皮炎芽生菌、荚膜组织胞浆菌及多种皮肤癣菌抗菌作用均较明显。体内抗菌活性强度是酮康唑的10～20倍，口服和静脉给药均有效。主要用于治疗各种念珠菌、新型隐球菌引起的脑膜炎及艾滋病患者口腔、消化道酵母菌感染。还可用来治疗各种皮肤癣、

考点提示

氟康唑的抗菌谱与抗菌活性。

甲癣以及预防器官移植、白血病、白细胞减少等患者的真菌感染。本药毒性较低，常见有胃肠道反应，偶见脱发、一过性的尿素氮、肌酐及转氨酶升高。禁用于哺乳期妇女与儿童，妊娠期妇女慎用。

伊曲康唑

伊曲康唑[基]（itraconazole）属三唑类衍生物，广谱抗真菌药。主要应用于深部真菌感染，对孢子菌、芽生菌、组织胞质菌、曲霉菌、隐球菌感染均有明显疗效。也可用于浅表真菌感染，如体癣、股癣、手足癣、指甲（趾）癣等。不良反应较轻，主要表现为胃肠道反应、头痛、皮肤瘙痒等，偶见一过性转氨酶升高，有一定的心脏毒性。

伏立康唑

伏立康唑（voriconazole）为新型三唑类药物，具有广谱抗真菌作用，对曲霉菌具有杀菌作用。有口服及静脉用制剂，口服吸收完全，生物利用度为96%。可治疗侵袭性曲霉病，酵母菌感染，以及其他抗真菌药治疗无效或不能耐受的足放线病菌、镰孢菌属所致的严重感染。不良反应较两性霉素B明显少见，主要是视觉异常，血清转氨酶升高等。

二、其他抗真菌药

两性霉素B

两性霉素B[基]（amphotericin B）是多烯类抗真菌抗生素，具有嗜脂性和有嗜水性两种特性。口服、肌内注射均难吸收，需静脉给药。生物利用度仅为5%，不易透过血－脑屏障，主要在肝内代谢，药物在体内消除缓慢。

【作用与用途】

本药为广谱抗真菌药，对多种深部真菌如新型隐球菌、球孢子菌、隐球菌、曲霉菌、假丝酵母菌及荚膜组织胞质菌等有强大抑制作用，高浓度时有杀菌作用。抗真菌机制为选择性与真菌细胞膜上的麦角固醇结合，增加膜的通透性，导致胞内重要物质外漏，真菌死亡。细菌的细胞膜不含麦角固醇，故对细菌无效。

本药是治疗深部真菌感染的主要药物之一。用于各种真菌性肺炎、脑膜炎、心内膜炎等。治疗真菌性脑膜炎除静脉给药外，还需鞘内注射给药，疗效较好。口服仅用于肠道真菌感染。局部应用可治疗皮肤、指甲及黏膜等浅部真菌感染。

【不良反应】

> **考点提示**
>
> 两性霉素B的肝肾毒性。

本药毒性大，不良反应多。静脉滴注时可出现寒战、高热、头痛、恶心、呕吐，有时可有血压下降、眩晕等。肾毒性呈剂量依赖型，几乎见于所有患者，表现为尿中可见红细胞、白细胞、蛋白，血中尿素氮及肌酐升高。血液系统毒性反应可发生正常红细胞性贫血、血小板减少等。静脉滴注过快可引起心动过速、心室颤动或心脏骤停。鞘内注射可引起严重头痛、发热、颈项强直、下肢疼痛等。因大量钾离子排出，可致低血钾。用药期间应注意监测血钾、血常规、尿常规、心电图、肝肾功能等。

制霉菌素

制霉菌素（nystatin）为多烯类广谱抗真菌抗生素，对假丝酵母菌的抗菌活性最强。对皮肤癣菌无作用。口服不吸收，用于防治消化道酵母菌感染。局部用药对口腔、皮肤、阴道酵母菌病有效，静脉给药毒性过大，故不用于全身感染。较大剂量口服时，可有恶心、呕吐、腹泻等，局部用药刺激性小，阴道用药可见白带增多。

氟胞嘧啶

氟胞嘧啶（flucytosine）为嘧啶类抗真菌药，口服吸收良好，分布广泛，可透过血－脑屏障。对隐球菌、酵母菌和拟酵母菌等抗菌活性高，主要用于酵母菌和隐球菌感染，单用易产生耐药性，与两性霉素 B 合用可产生协同效应。不良反应较少，主要为胃肠道反应，表现为恶心、呕吐、腹泻等。有骨髓抑制作用，导致白细胞、血小板减少。孕妇禁用。

特比萘芬

特比萘芬（terbinafine）为合成的烯丙胺类抗真菌药，作为第二线药使用。具有选择性高、杀菌作用强、抗菌谱广、毒性低等特点。对各种浅表真菌如表皮癣菌属、小孢子菌属、毛癣菌属等作用强，对假丝酵母菌作用稍差。可应用于体癣、股癣、手足癣及甲癣的治疗。不良反应较少，有胃肠反应、头痛等，也可出现荨麻疹及一过性转氨酶升高。

卡泊芬净

卡泊芬净[基]（caspofungin）是首个全新类型的棘白菌素类抗真菌药物，其作用机制为阻止真菌细胞壁的形成。对组织胞质菌、粗球孢子菌、皮炎芽生菌等也有抑制作用。本药口服不吸收，不易透过血－脑屏障，需要静脉滴注给药，血浆蛋白结合率 96%，半衰期 10 小时。主要用于侵袭性酵母菌及不能耐受或其他抗真菌药疗效不佳的曲霉菌感染。在治疗念珠菌病时，疗效与两性霉素 B 相似，而毒性更低。

不良反应有发热、恶心、呕吐以及皮肤潮红。其他有头痛、腹痛、腹泻、皮疹和瘙痒等。可有肝功能异常以及低白蛋白、低钾、白细胞减少、血小板减少、中性粒细胞减少、嗜酸性粒细胞增多等。

米卡芬净、阿尼芬净

米卡芬净（micafungin）和阿尼芬净（anidulafungin）为半合成的新型棘白菌素类抗真菌药。抗菌作用同卡泊芬净，可用于侵袭性曲霉菌、念珠菌等引起的感染。不良反应少。

拓展提升

治疗真菌感染的策略

1. 采用抗真菌药的新剂型　如两性霉素 B 和制霉菌素的脂质体，通过改进药动学参数，抗菌作用时间延长，肾毒性明显降低，有较好疗效。

2. 联合用药　由于两性霉素 B 和卡泊芬净的代谢与细胞色素 P450 无关，对其他药物代谢影响不大，对于严重真菌感染可分别与唑类药物合用。而且上述药物耐药现象相对较少，对唑类药物耐药的真菌感染，特别是对氟康唑耐药的口腔黏膜假丝酵母菌感染，也可采取类似配伍。

任务实施

按下面的任务实施流程单进行，详细内容扫码阅读。

扫码“学一学”

用药前	护理评估	①健康评估：有无慢性消耗性疾病，血液病等；②用药禁忌评估：妊娠哺乳期、肝肾功能不全等慎用；③用药情况评估：是否使用过降糖药、糖皮质激素等
	调配药品	①主要剂型是片剂和注射液，一般采用口服或注射的给药方法；②主要配伍禁忌是：两性霉素 B 与氯化钠、葡萄糖酸钙等；氟康唑与地高辛、地西泮等不得配伍
	提示建议	①应注意伊曲康唑可减少地高辛和华法林的消除速度；酶诱导剂可明显降低伊曲康唑的血药浓度；②应避免伊曲康唑与降低胃酸分泌药，两性霉素与肾上腺皮质激素等同用
用药中	护理问题	①心率加快；②局部炎症；③低钾血症；④血糖偏高
	护理措施	①两性霉素静滴速度易缓慢；定期检查肝肾功能、电解质；远端静脉或深静脉穿刺留置导管；给药前给予解热镇痛药等以减少发热、寒战、头痛等全身反应；②卡泊芬净配制后应立即使用，18 岁以下患者不推荐使用
	用药要点	①两性霉素 B 静脉滴注成人推荐 5mg/kg，小儿 1mg/ml，还可鞘内注射、雾化吸入、口服等；②氟康唑静脉滴注速度 200mg/L
用药后	健康教育	①高危人群应减少空气中曲霉菌的吸入；②勤洗手、不吸烟、保持室内清洁、干燥；③不宜进入花园、建筑工地等曲霉菌高污染的区域
	评价效果	①感染症状是否缓解；②有无药物的不良反应发生
	小结过程	①做好抗真菌药品使用的清点和登记；②患者是否知晓抗真菌药物的有关知识

任务解析

1. 患者既往糖尿病史，机体免疫力低下容易继发真菌感染，导致反复出现上呼吸道感染症状。

2. 患者先后两次入院，使用抗感染药物进行治疗，都没有做痰病原菌的培养，完全凭经验治疗，属于抗感染药物不合理使用。

3. 既往糖尿病史，血糖未系统监测，就按 1 型糖尿病使用胰岛素进行治疗实有不妥。胃溃疡病史，抑制胃酸分泌的药物会降低抗真菌药物伊曲康唑的血药浓度，影响其治疗效果。在用药护理过程中要注意此问题。

扫码“学一学”

目标检测

一、用药护理案例分析

患者，女，11 岁。因手臂丘疹到医院就诊。述说瘙痒已经持续了几天，并且丘疹越来越大，家里其他成员没有此类情况。患者没有发热和其他症状，最近没有食用新的食物、服用新的药物或者使用新的洗手液或肥皂。检查皮肤可以看到右前臂有多个五分钱硬币大小的圆形斑疹，可见红色突起的边界，中心清楚，其他检查正常。诊断为：体癣。处方：克霉唑乳膏局部外用。请分析用药是否合理？

二、目标测试题

【A1/A2 型题】

1. 对浅部和深部真菌感染都有效的药物是

A. 制菌霉素　　B. 两性霉素 B　　C. 氟胞嘧啶
D. 氟康唑　　E. 特比萘芬

2. 哪一个属于新型抗真菌药物

A. 氟胞嘧啶　　B. 氟康唑　　C. 伊曲康唑
D. 特比萘芬　　E. 卡泊芬净

3. 以下在静脉滴注时常见寒战、高热、呕吐的抗真菌药物是

A. 氟胞嘧啶　　B. 氟康唑　　C. 伊曲康唑
D. 特比萘芬　　E. 两性霉素 B

【A3/A4 型题】

4. 患者，女性，75 岁，因“活动后胸闷、气促 15 年，加重 1 个月”入院。外院拟“慢性阻塞性肺病急性加重，肺部感染”予头孢哌酮舒巴坦钠（舒普深）注射液抗感染及解痉、化痰等治疗，病情无好转。入院前痰培养检出“白色念珠菌，烟曲霉菌”，胸部 CT 示双肺多发病变，转本院进一步治疗。

根据患者痰培养结果和药物的安全性、性价比等因素，拟选用以下哪个抗真菌药物

A. 氟康唑　　B. 伊曲康唑　　C. 两性霉素 B
D. 卡泊芬净　　E. 伏立康唑

【X 型题】

5. 两性霉素 B 的特点是

A. 口服易吸收
B. 对细菌无效
C. 与真菌细胞膜的麦角固醇结合，增加膜通透性
D. 是治疗深部真菌感染的常用药物
E. 有严重肾损害

6. 对浅表和深部真菌感染均有效的药物是

A. 咪康唑　　B. 酮康唑　　C. 制霉菌素
D. 两性霉素 B　　E. 氟胞嘧啶

（田　园）

扫码“练一练”

扫码“学一学”

任务七　抗病毒药与用药护理

学习目标

识记

1. 掌握利巴韦林、阿昔洛韦、阿糖胞苷、干扰素、齐多夫定、拉米夫定的作用、用途、不良反应和用药护理程序。
2. 熟悉其他抗病毒药的特点及病毒性肝炎、艾滋病的化学治疗原则。

应用

1. 能关爱患者，消除对肝炎、艾滋病患者的歧视，减缓患者痛苦，提高护士职业素养。
2. 能观察抗病毒药物的疗效、不良反应，进行综合分析、判断，并认真实施用药护理程序。
3. 会就抗病毒药物的治疗开展健康宣教工作。

任务导入

患者，女性，28 岁，其哥哥是慢性乙型肝炎的患者，最近因感不适就诊，已婚，没有孩子，企业员工，偶尔吸烟、饮酒，诊断慢性乙型肝炎，母亲死于肝细胞癌，ALT：680 IU/L，HBV DNA：6.6×10^{8} copies/ml，HBeAg（－）。无抗病毒治疗史，HBV 基因型 C，初始药物选择拉米夫定 100mg，药物的选择是基于经济状况，建议每 3 个月检测病毒载量。感觉良好，ALT 38IU/mL，HBeAg（－）病毒载量持续下降，1 年时 HBV DNA：6.3×10^{3}copies/ml，继续拉米夫定治疗，每 3 个月接受随访。ALT 130IU/L，HBeAg（－）HBV DNA：7.8×10^{5} copies/ml 耐药检测发现 rtm204V 突变，基于耐药性，建议合并拉米夫定与阿德福韦治疗，每 3 个月检测病毒载量 HBV DNA：2.3×10^{3}copies/ml。

任务描述

针对此患者，护士应该完成的任务是：

1. 说明患者感染慢性乙型肝炎病毒最可能的原因。
2. 指出给患者使用的药物是否合理。
3. 进行合理的用药护理。

知识平台

病毒性感染种类很多，如流感、疱疹性角膜炎、肝炎、麻疹、传染性腮腺炎、小儿麻痹症及艾滋病等。

病毒包括DNA及RNA病毒，病毒吸附至宿主细胞并穿入后，利用宿主细胞代谢系统进行增殖代谢，按照自身基因提供的遗传信息合成核酸和蛋白质，病毒颗粒装配成熟后从细胞内释放出来。

理想的抗病毒药能深入宿主细胞，抑制病毒复制的同时又不损害宿主细胞的功能。由于病毒严格的胞内寄生特性及复制时依赖宿主细胞的许多功能，给设计开发新药带来很多困难，且病毒容易发生突变而产生耐药性，所以目前抗病毒药大多疗效欠佳，抗病毒药物依据其作用机制，一般分为以下几类：①阻断病毒与宿主细胞受体的结合，如免疫球蛋白等；②阻止病毒穿入细胞或脱壳，如盐酸金刚烷胺、金刚乙胺等；③抑制病毒的生物合成，如齐多夫定、利巴韦林、阿昔洛韦、阿糖腺苷等；④产生增强宿主抗病能力的效应蛋白，如干扰素等。

一、治疗常见病毒感染的药物

利巴韦林

> **考点提示**
> 利巴韦林的抗病毒作用。

利巴韦林[基]（ribavirin，三唑核苷，病毒唑）为广谱抗病毒药。对多种病毒包括DNA病毒和RNA病毒均有抑制作用。抗RNA病毒作用较强，对甲型、乙型流感病毒最敏感，对呼吸道合胞病毒、副流感病毒、麻疹病毒、拉萨热病毒、甲型肝炎病毒（HAV）和丙型肝炎病毒（HCV）等均有抑制作用。本药气雾吸入用于幼儿呼吸道合胞病毒性肺炎和支气管炎，也可用于流感，其他病毒感染则通过静脉给药进行治疗。对甲型及丙型肝炎有一定疗效，治疗丙肝时常与干扰素α合用。不良反应主要有胃肠道反应，血清胆红素升高，大剂量长期应用可引起贫血、白细胞减少。有致畸作用，孕妇禁用。

金刚烷胺

> **考点提示**
> 金刚烷胺的主要临床应用。

金刚烷胺（amantadine）本药能特异性抑制甲型流感病毒，但对乙型流感病毒无效。临床上主要用于甲型流感的预防，通常作为复方制剂的组成成分，在流行期用药可使发病率减少50%～90%。金刚烷胺还可用于治疗帕金森病。不良反应有恶心、头痛、焦虑、眩晕、失眠及注意力分散等。

同类药物还有金刚乙胺（rimantadine）。

阿昔洛韦

> **考点提示**
> 阿昔洛韦的临床应用。

阿昔洛韦[基]（aciclovir，ACV，无环鸟苷）本药具有广谱抗疱疹病毒作用，对单纯疱疹病毒、水痘带状疱疹病毒和EB病毒有强大抑制作用，是治疗单纯疱疹病毒感染首选药。临床上局部用于治疗疱疹性角膜炎、单纯疱疹和带状疱疹，静脉给药可用于治疗疱疹性脑膜炎、生殖器疱疹，在免疫缺陷或免疫抑制患者，可预防单纯疱疹病毒、水痘和带状疱疹病毒感染的发生。与免疫调节剂（干扰素α）合用应用于乙型肝炎。

常见不良反应有胃肠道反应，偶有皮疹和头痛，长期或大量使用易损害肾脏，静脉给药偶有局部刺激症状、静脉炎。孕妇禁用。

更昔洛韦

更昔洛韦[基]（ganciclovir）对巨细胞病毒抑制作用强，对单纯疱疹病毒和带状疱疹病毒抑制作用与阿昔洛韦相近。因对骨髓抑制作用较强，发生率高，临床上只用于严重巨细胞病毒感染的治疗和预防。用药期间注意监测血常规。

阿糖腺苷

阿糖腺苷（vidarabine）为嘌呤类衍生物，具有广谱抗病毒作用。对疱疹病毒、水痘病毒有明显抑制作用。本药可用于单纯疱疹病毒脑炎、新生儿单纯疱疹病毒感染及免疫缺陷患者的水痘和带状疱疹病毒感染，局部用药可治疗单纯疱疹病毒角膜炎。

不良反应常见消化道反应，静脉注射时可出现震颤、共济失调、眩晕等神经系统反应。动物实验有致畸和致突变作用，孕妇、婴儿禁用。

碘苷

碘苷（idoxuridine，疱疹净）为抗DNA病毒药物，通过竞争性抑制DNA合成酶，从而抑制病毒的繁殖。对RNA病毒无效。由于同时作用于病毒细胞和宿主细胞的DNA，全身作用时毒性大。临床仅限于局部外用，治疗单纯疱疹病毒引起的急性疱疹性角膜炎和其他疱疹性眼病。局部用药时可引起刺痛、痒、结膜炎、水肿等。

干扰素

干扰素α（interferon α，IFN）是宿主细胞在病毒感染或受到其他刺激后，体内产生的具有抗病毒效应的蛋白质，称之为“抗病毒蛋白”，阻止细胞内病毒的复制。干扰素具有广谱抗DNA和RNA病毒作用，对多种病毒有非特异性抑制作用，还有免疫调节和抗恶性肿瘤作用。干扰素治疗乙型和丙型慢性活动性肝炎，还可用于治疗带状疱疹病毒感染、小儿病毒性肺炎、流行性腮腺炎、病毒性脑膜炎、巨细胞病毒感染等。也可用于免疫缺乏合并其他病毒感染引起的感冒等。不良反应少，少数患者可出现发热、寒战、乏力、肌痛等。也可致白细胞减少、血小板减少、氨基转移酶增高等，肝硬化失代偿期患者禁用。

拉米夫定

拉米夫定（lamivudine）可选择性地抑制乙型肝炎病毒（HBV）复制，口服迅速吸收，口服24h后，约90%以原形经肾排泄，用于乙型肝炎病毒所致的慢性乙型肝炎，与其他抗反转录病毒药联合用于治疗人类免疫缺陷病毒感染。对拉米夫定过敏者及妊娠期妇女禁用，严重肝大、乳酸性酸中毒患者慎用，肌酐清除率<30ml/min的患者不宜使用。

阿德福韦

阿德福韦（adefovir，阿德福韦酯）是单磷酸腺苷的无环磷酸化核苷类似物，在细胞激酶磷酸化作用下形成具有抗病毒活性的阿德福韦的二磷酸盐。本品生物利用度为12%，其前体药物阿德福韦酯口服生物利用度为59%。口服阿德福韦酯，24h后45%以阿德福原形药物经尿排出，静脉注射阿德福韦3mg/kg，24h后98%的原型药物随尿液排出。同样剂量经皮下给药，24h后100%以原型药物经尿中排出。用于治疗乙型肝炎病毒感染，人类免疫缺陷病毒感染。主要不良反应为血红蛋白升高，疲乏、无力、头痛、胃肠不适如恶心、腹胀、腹泻等消化不良等。对本药过敏者禁用，妊娠期、哺乳期妇女慎用。

二、治疗 HIV 感染的药物

抗 HIV 药及 HIV 机会性感染用药均为国家免费治疗药物。合理应用本类药物可以延缓疾病进程，减少传播。

（一）反转录酶抑制药

本类药物是目前最常用的抗 HIV 药，分为核苷类反转录酶抑制剂（NRTIs）和非核苷类反转录酶抑制剂（NNRTIs）。

扫码“看一看”

齐多夫定

齐多夫定（zidovudine，AZT） 属于 NRTIs。本药为脱氧胸苷衍生物，竞争性抑制 RNA 逆转录酶，抑制 HIV 的转录过程，并能插入到病毒 DNA 链中而抑制 DNA 链的延长，发挥抑制病毒复制的作用。通过抑制病毒的反转录酶，可降低 HIV 感染者发病率，可延长其生命，也可减少母婴垂直感染。

> 考点提示
>
> 齐多夫定的临床用途及主要不良反应。

本药为治疗 HIV 感染者和艾滋病常用药物之一，与其他核苷类和非核苷类 HIV 逆转录酶抑制剂合用可获较好疗效。对于已怀孕的感染者，需从怀孕第 14 周给药至第 34 周。此外，齐多夫定也能治疗 HIV 诱发的痴呆、血小板减少症等。

最常见的不良反应是骨髓抑制，可出现贫血、中性粒细胞减少和血小板减少等，也可有胃肠道反应、头痛等。剂量过大可出现焦虑、精神错乱、震颤。肝功能不良者更易发生不良反应。

去羟肌苷

去羟肌苷（didanosine，ddI） 为脱氧腺苷衍生物，是治疗 HIV 感染的一线药物，空腹口服吸收良好，可应用于不能耐受齐多夫定或齐多夫定治疗无效的 AIDS 患者。不良反应发生率较高，儿童高于成人，主要有外周神经炎、胰腺炎等。

司他夫定

司他夫定（stavudine，d4T，司坦夫定） 为脱氧胸苷衍生物，抗 HIV 作用较强，主要应用于不能耐受齐多夫定或齐多夫定治疗无效的患者。与去羟肌苷或拉米夫定合用有协同作用。不良反应主要是外周神经炎，偶见胰腺炎、关节痛等。

核苷类逆转录酶抑制剂还有拉米夫定、扎西他滨（zalcitabine，双脱氧胞苷 dideoxycytidine，ddC）等。

替诺福韦

替诺福韦（tenofovir） 是新型 NRTI，可抗 HIV－1 和乙肝病毒活性，该药几乎不经胃肠道吸收，因此进行酯化、成盐，制成前药替诺福韦酯富马酸盐用于临床。替诺福韦酯具有水溶性，可被迅速吸收并降解成活性物质替诺福韦，替诺福韦被转化为活性代谢产物替诺福韦双磷酸盐。该盐可通过竞争性地与天然脱氧核糖底物相结合而抑制病毒聚合酶，导致 DNA 链合成中断。本药临床可单用治疗未使用过任何药物的 HIV－1 患者（首次治疗），也可和其他反转录酶抑制剂合用于 HIV－1 感染、乙肝。

常见不良反应有乏力、头痛、恶心、呕吐、胃肠胀气，其他可见骨质疏松、骨密度下降、严重肾功能不良事件、范可尼（Fanconi）综合征。HBV 合并 HIV 感染者停用后有可能出现肝炎的急性加重。

奈韦拉平

奈韦拉平（nevirapine，NVP）是1996 年上市的第一个抗 HIV－1 的 NNRTI。本药可直接抑制 HIV－1 的反转录酶，但对 HIV－2 的 DNA 聚合酶无作用，对核苷类反转录酶抑制药齐多夫定等耐药的病毒仍有效。

不良反应较轻，患者易于长期服用，但单独使用易出现耐药性，一般作为联合化疗的组成药物使用。不良反应主要包括皮疹、腹泻、头痛、转氨酶升高等。

依非韦伦

依非韦伦（efavirenz，EFV）药理作用同奈韦拉平。本品与其他 NNRTI 之间存在交叉耐药，适用于 HIV－1 感染者的抗病毒联合治疗。耐受性一般良好，最常见的不良反应为皮疹、恶心、眩晕、腹泻、头痛、失眠、乏力和注意力降低。

依曲韦林

依曲韦林（etravirine，ETV）是2008 年1 月上市的高活性 NNRTI 新药，对 NNRTI 耐药的 HIV－1 病毒还有抗病毒活性。本药通过结合反转录酶阻断 RNA 依赖性和 DNA 依赖性 DNA 多聚酶活性，抑制 HIV－1 复制而发挥作用。依曲韦林可与其他抗反转录病毒药物联合应用于经抗反转录病毒药物治疗后出现耐药的成年 HIV－1 感染患者。

常见的不良反应为皮疹，程度多为轻中度。其他不良反应包括腹泻、恶心、腹痛、呕吐、疲劳、手、足感觉异常、头痛、尿量改变或黑尿、眼睛或皮肤黄染、精神或情绪改变（如神经质或意识错乱）、癫痫发作和高血压等。

利匹韦林

利匹韦林（rilpivirine，RPV）为第二代 NNRTI，于 2011 年5 月由美国 FDA 批准上市。本药可以阻止 HIV 病毒复制，从而降低血液中 HIV 病毒载量，可与其他抗逆转录病毒药物联用治疗 HIV－1 感染，适用于之前未曾接受过药物治疗的成人 HIV 感染者。不良反应有皮疹、头痛、抑郁类失眠、肝脏毒性等。

（二）HIV 蛋白酶抑制剂（PIs）

HIV 蛋白酶抑制剂第一代药物包括沙奎那韦（saquinavir）、茚地那韦（indinavir，IDV）、利托那韦（ritonavir，RTV）、奈非那韦（nelfinavir，NFV）等，第二代药物包括洛匹那韦（lopinavir）、阿扎那韦（atazanavir）、替拉那韦（tipranavir）和达芦那韦（darunavir）等，是目前联合用药治疗艾滋病的主要药物。HIV 蛋白前体在蛋白酶的催化下裂解为有感染性的成熟蛋白，HIV 蛋白酶抑制剂阻止前体蛋白的裂解，导致无感染性蛋白前体的堆积，而产生抗病毒作用。因本类药物生物利用度低（其中沙奎那韦最低，仅4%），不良反应多，易产生耐药性，较少单用。与逆转录酶抑制剂合用产生协同抗病毒作用。

（三）其他新型抗 HIV 药

恩夫韦地

恩夫韦地（enfuvirtide）是 HIV 膜融合抑制药代表药，属于新型抗 HIV 药，为 HIV－1

跨膜融合蛋白 gp41 内高度保守序列衍生而来的一种合成肽类物质，可防止 HIV 病毒融合及进入细胞内。本药可与病毒包膜糖蛋白的 gp41 亚单位上的第一个七次重复序列（HRl）相结合，以阻止病毒与细胞膜融合所必需的构象改变。体外实验表明，可抑制 HIV－1 的活性，血药浓度 80ng/ml 即可抑制其传染性，使 HIV－1 复制降低。可配伍用于人类免疫缺陷病毒（HIV）感染，推荐用于艾滋病后期的抢救治疗。不良反应较多。

（四）艾滋病的治疗原则

联合药物疗法，又称“鸡尾酒疗法”，是目前治疗艾滋病的最有效方法。鸡尾酒疗法即“高效抗逆转录病毒治疗”（HAART），是通过三种或三种以上的抗病毒药物联合使用来治疗艾滋病，主要是把蛋白酶抑制剂与多种抗反转录酶药物混合使用，可以减少单一用药产生的抗药性，最大限度地抑制病毒的复制，使被破坏的机体免疫功能部分甚至全部恢复，延缓病程进展，延长患者生命，提高生活质量，使艾滋病得到有效的控制。

我国对确诊的艾滋病患者实行免费治疗政策。成人及青少年初治患者推荐方案为 2 种 NRTIs＋1 种 NNRTIs 或 2 种 NRTIs＋1 种加强型 PIs（含利托纳韦），基于我国的药物情况，推荐的一线治疗方案为替诺福韦（阿巴卡韦）＋拉米夫定（恩曲他滨）＋NNRTI（依非韦伦）或 PI（洛匹那韦/利托纳韦/阿扎那韦）或整合酶抑制剂（拉替拉韦），其替代方案为齐多夫定＋拉米夫定＋依非韦伦/奈韦拉平/利匹韦林。其中替诺福韦＋拉米夫定＋依非韦伦是应用最广泛的免费治疗方案。他们用于职业暴露可预防用药，可视情况换用恩曲他滨、利巴韦林、拉替拉韦等。

> **考点提示**
>
> 病毒性肝炎、艾滋病治疗药物方面的健康指导方案。

拓展提升

病毒性肝炎的治疗原则

一、急性肝炎

1. 一般治疗　注意休息、营养，避免饮酒及损害肝脏的药物。

2. 对症支持治疗。

二、慢性肝炎

1. 一般治疗　适当休息，合理饮食。

2. 药物治疗

（1）改善和恢复肝功能：护肝药、降酶药、退黄药。

（2）免疫调节：如胸腺肽、转移因子等。

（3）抗肝纤维化治疗：主要有丹参，冬虫夏草，干扰素 γ 等。

（4）抗病毒治疗：主要药物有 IFN－α、拉米夫定等。

三、重型肝炎

1. 一般和支持疗法　绝对卧床休息，重症监护，预防感染，尽量减少蛋白质供应，维持水、电解质、酸碱平衡，禁用对肝、肾有损害的药物。

2. 促进肝细胞再生　如肝细胞生长因子。

3. 防治并发症。

4. 肝移植。

任务实施

按下面的任务实施流程单进行，详细内容扫码阅读。

用药前	护理评估	①健康评估：患者有无乏力、不适、食欲不振等；②用药禁忌评估：干扰素禁用妊娠、精神病史等；慎用于甲状腺疾病、视网膜疾病等；③用药情况评估：是否用过抗病毒药物，剂量、疗效、不良反应等
	调配药品	①主要剂型是胶囊剂、注射剂、膏剂等，一般采用口服、注射或外用的给药方法；②主要配伍禁忌是：利巴韦林不宜与二羟丙茶碱；阿昔洛韦不宜与氨曲南；司夫他定禁止与齐多夫定等联合用药；③干扰素慎与安眠药及镇静药同用等
	提示建议	①对不合理用药，不安全剂量以及可能违反治疗原则的行为及时提出质疑
用药中	护理问题	①有无出血症状；②异常疲劳衰弱；③肝功能异常
	护理措施	①医疗器械、用具严格消毒，频繁对患者进行监测；②拉米夫定用药期间要定期做肝、肾功能检查以及全血细胞计数；③阿德福韦用药期间，定期检查肌酐清除率；④阿昔洛韦只能缓慢滴注；⑤阿糖腺苷配得的输液不可冷藏；⑥服用齐多夫定期间，注意有无牙龈出血、口腔溃疡；⑦奈韦拉平用药期间密切监测有无皮疹；⑧司他夫定用药期间出现手足麻木立即停药
	用药要点	①干扰素可皮下、局部、腔内或膀胱内注射，冰箱内保存；②恩地卡韦皮下注射；去羟肌苷饭前30min服用
用药后	健康教育	①要按时服药、延期生育；②艾滋病患者及其家属注意个人卫生、不共用
	评价效果	①乏力、不适的症状是否缓解；②$CD4^+$ T淋巴细胞数量是否增加；③病毒复制数量是否减少。
	小结过程	①做好常见病毒感染患者药品使用的清点和登记；②患者是否知晓抗病毒感染药物的有关知识

扫码“学一学”

任务解析

1. 患者患慢性乙肝最可能的原因是家族性遗传。

2. 结合患者家庭经济状况，以及后期药物耐药性的产生，用药比较合理。

3. 服用抗病毒药物，要规律用药、定期检查肝、肾功能；对患者的各种医疗器械和用具进行严格消毒，提倡使用一次性注射器、检查和治疗用具；做好乙型肝炎病毒传播途径的健康宣教如母婴传播、经皮肤黏膜、血液及性传播等。在日常生活中修足、文身、扎耳孔、共用剃须刀和牙刷都可导致交叉感染。

目标检测

扫码“学一学”

一、用药护理案例分析

患者，男，42岁，10年前到国外工作2年，期间有多次不安全性行为，回国后发现感染了HIV，近一个月来出现发热，慢性腹泻，体重明显下降。住院使用齐多夫定进行治疗。请分析用药是否合理？应采取哪些用药护理措施？

二、目标测试题

【A1/A2型题】

1. 对甲型流感病毒有特异性抑制作用的药物是

A. 拉米夫定　　B. 金刚烷胺　　C. 阿昔洛韦
D. 阿糖胞苷　　E. 碘苷

2. 单纯疱疹病毒感染可首选

A. 拉米夫定　　B. 金刚烷胺　　C. 阿昔洛韦

D. 齐多夫定　　E. 阿糖腺苷

3. 对利巴韦林的说法，下述错误的是

A. 又名病毒唑　　B. 是广谱抗病毒药　　C. 对流感病毒有效

D. 对病毒性肝炎无效　　E. 对 DNA 和 RNA 病毒均有抑制作用

【A3/A4 型题】

4. 患者，男性，33 岁，1 年前诊断为乙型肝炎，1 年来多次查肝功能，ALT 反复升高，入院时肝功能：ALT 200U/L，白蛋白 40g/L，球蛋白 32g/L，胆红素 12μmol/L，HBsAg 阳性，HBeAg 阳性，抗 HBc 阳性。

（1）抗病毒治疗首选的药物是

A. 阿昔洛韦　　B. 转移因子　　C. 干扰素

D. 猪苓多糖　　E. 聚肌胞

（2）如果选择了干扰素治疗，治疗过程中症状加重出现了明显黄疸，血清胆红素为 82.5μmol/L，进一步的治疗措施是

A. 坚持原有治疗方案

B. 减少干扰素用量并加强“保肝”治疗

C. 停止干扰素治疗并加强“保肝”治疗

D. 继续坚持原有干扰素治疗方案同时加强“保肝”治疗

E. 在坚持干扰素治疗的同时加用拉米呋啶治疗

扫码“练一练”

【X 型题】

5. 抗病毒药物可能是通过下列哪些环节产生作用的

A. 阻止病毒的吸附、穿入　　B. 阻止病毒的 DNA 合成

C. 阻止病毒的 DNA 合成　　D. 增强机体抗病毒能力

E. 阻止病毒的释放

（田　园）

项目十二

抗寄生虫药、抗恶性肿瘤药与用药护理

项目简介

同学们，本项目主要介绍了抗寄生虫药和抗恶性肿瘤药的用药护理。

其中抗寄生虫药主要用于寄生虫病，主要包括原虫病（疟疾、阿米巴病、滴虫病等）、肠蠕虫病（钩虫病、蛔虫病和丝虫病等）、吸虫病（血吸虫病、肝吸虫病）等。寄生虫病属于传染病范畴，在部分地区具有一定的流行性，但是只要诊断明确，合理使用药物，绝大多数寄生虫病患者均可治愈。而抗恶性肿瘤药用于恶性肿瘤，亦称癌症。由于受环境污染等因素的影响，近年来，恶性肿瘤发病率不断升高。该病的治疗包括手术治疗、放射治疗、化学药物治疗等方法。早期发现，综合治疗可以大大延缓疾病进程，部分癌症还可以治愈。

学习上述知识对今后护理岗位上更好地开展卫生保健、疾病防控和重症疾病护理有着重要意义。

任务一　抗寄生虫药与用药护理

扫码“学一学”

学习目标

识记

1. 掌握氯喹、奎宁、青蒿素、伯氨喹、乙胺嘧啶、甲硝唑、二氯尼特、阿苯达唑、甲苯达唑、左旋咪唑、噻嘧啶的作用、用途、不良反应和用药护理程序。
2. 熟悉抗疟药在疟原虫不同发育阶段的应用。
3. 了解疟原虫的生活史以及流行特点。

应用

1. 能认真实施各类寄生虫病用药护理程序。
2. 会观察抗疟药、肠蠕虫药的疗效及不良反应。
3. 会正确使用抗寄生虫病药。

任务导入

患者，女，40 岁，半个月前到东南亚旅游，归来后出现寒战、高热，寒战持续 30min 到 2h，而后体温迅速上升，可达 41℃，持续 4 ~ 6h 后，全身大汗后症状缓解。经过 1 天的间歇期后，又开始上述发作过程。

医生诊断为间日疟，制定给药方案：磷酸氯喹，首剂口服 1g，6h 后再服 0.5g，第 2、3 天每天 0.5g，共计 2.5g。

任务描述

1. 指出该患者用药是否合理并说明原因。
2. 进行合理的用药护理。

知识平台

> **考点提示**
>
> 常用抗疟药分类及代表药物名称。

疟疾是世界上流行最广、发病率和死亡率最高的寄生虫传染性疾病。引起疟疾的疟原虫包括间日疟、三日疟、恶性疟和卵形疟 4 种，我国常见的为间日疟和恶性疟。临床以间歇性寒战、高热继之大汗后缓解为特点，疟疾的生活史见图 12 – 1。常用抗疟药分为三类：①控制疟疾症状的抗疟药，此类药物主要杀灭红细胞内期疟原虫，常用药物有氯喹、奎宁、青蒿素、蒿甲醚等；②控制疟疾复发和传播的抗疟药，主要杀灭肝内裂殖体和红细胞内配子体，如伯氨喹；③用于疟疾预防的抗疟药，抑制恶性疟在肝细胞内的早期发育和蚊体内的孢子增殖，如乙胺嘧啶、磺胺类。

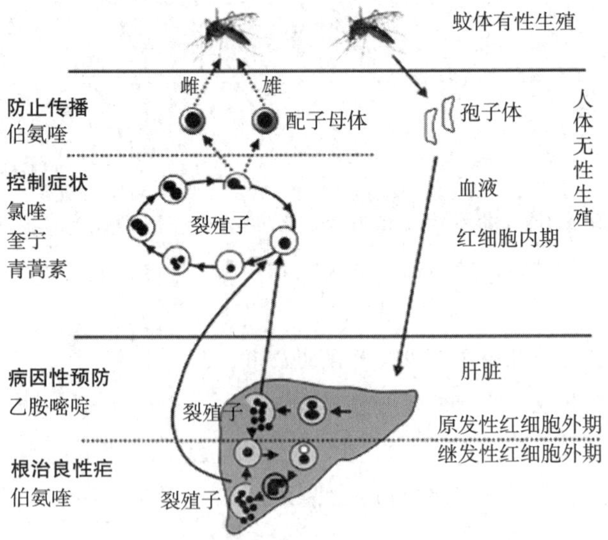

图 12 – 1　疟原虫的生活史及抗疟药的作用环节

阿米巴病由溶组织内阿米巴原虫感染引发。阿米巴有包囊和滋养体两个不同时期，其中包囊是传染根源，而滋养体可侵入肠壁及肠外组织，引起阿米巴痢疾和肠外阿米巴病，如阿米巴肝脓肿、肺脓肿等。目前应用的抗阿米巴病药主要通过杀灭滋养体来发挥作用，可分为抗肠内、外阿米巴病药（如甲硝唑、依米丁等）、抗肠外阿米巴药（如氯喹，见抗疟药），以及抗肠内阿米巴病药（如二氯尼特、巴龙霉素）。

> **考点提示**
> 常用抗阿米巴病药的分类及代表药物名称。

滴虫病主要是由阴道毛滴虫所致的滴虫阴道炎、尿道炎和前列腺炎，多数通过性接触传播。抗滴虫的药物主要有甲硝唑、替硝唑。

> **考点提示**
> 抗滴虫病的代表药物名称。

肠道蠕虫包括肠道线虫、绦虫、吸虫，我国肠蠕虫病以线虫感染最多，包括蛔虫、钩虫、蛲虫和鞭虫等。常以持续性腹痛为主要表现。抗肠蠕虫药主要通过干扰蠕虫生理活动，驱除或杀灭蠕虫。目前常用的有阿苯达唑、甲苯达唑、左旋咪唑等。

其他类寄生虫主要介绍丝虫、血吸虫。目前常用药物分别为乙胺嗪、吡喹酮。

一、抗疟药

（一）主要用于控制症状的抗疟药

氯喹

氯喹（chloroquine）是20世纪40年代合成的重要抗疟药，60年代开始出现耐药性并不断蔓延，且由单一耐药性向多药耐药性发展。

扫码“看一看”

【作用与用途】

1. 抗疟疾作用 影响疟原虫裂殖体DNA、RNA的合成，是有效的红细胞内期裂殖体杀灭剂，对红细胞外期和配子体无直接作用；主要用于间日疟、三日疟以及敏感的恶性疟，是控制症状的首选药物之一。

2. 抗肠外阿米巴病作用 肝内药物浓度高，可用于甲硝唑治疗无效的阿米巴肝脓肿或阿米巴肝炎。肠壁内药物浓度低，对阿米巴痢疾无效。

> **考点提示**
> 氯喹是用于间日疟、三日疟、敏感的恶性疟控制症状的首选药物之一。

3. 免疫抑制作用 大剂量可用于治疗自身免疫性疾病如类风湿性关节炎、红斑狼疮等，但由于用量大，易引起毒性反应。

【不良反应】治疗剂量不良反应少，常见的不良反应为轻度头晕、头痛、胃肠不适、皮疹等，停药后消失。长期应用有角膜浸润，引起视力障碍；偶有心肌损害，长期大剂量使用可引起蓄积中毒，出现心血管反应、耳毒性、肝肾损害等。肝、肾功能不全，心脏疾病患者禁用。本药有致畸作用，孕妇禁用。

奎宁

奎宁（quinine）是金鸡纳树皮提取的生物碱，对疟原虫的作用与氯喹相似，但较其作用弱，维持时间短，毒性大，不作为首选抗疟药。临床主要用于耐氯喹或耐多药的恶性疟，尤其是脑型恶性疟。长期、大量应用不良反应较多。主要有金鸡纳反应，表现为头痛、耳鸣、视听力减退，严重者可致暂时性耳聋。另外还可引起血压下降、心律失常、视网膜病变、急性溶血等。对奎宁过敏者、心脏病患者、孕妇禁用。

青蒿素

青蒿素（artemisinin）是我国学者从黄花蒿中提取的新型抗疟药。对多种疟原虫红细胞内期的滋养体有杀灭作用，对耐氯喹的虫株仍有作用，对红细胞外期无效。临床用于控制间日疟和恶性疟的症状以及耐氯喹虫株的治疗，特别是对脑型疟有较好的疗效。本药在治疗剂量下安全性较高，偶有心动过速、四肢麻木、腹痛、腹泻，大剂量可致动物骨髓抑制和致畸作用。孕妇禁用。

对青蒿素化学结构改造后形成蒿甲醚、蒿乙醚、青蒿琥酯、双氢青蒿素等，均用于抗疟治疗，其疗效、不良反应等均与青蒿素相似。

知识链接

黄花蒿药用价值的记载

1. 340 年，葛洪用黄花蒿制备药用茶治疗发热；
2. 1596 年，李时珍确认其可缓解疟疾症状；
3. 1972 年，我国科学家提取并结晶出青蒿素，随后合成三个衍生物：双氢青蒿素、蒿甲醚和青蒿琥酯；
4. 1979 年，我国报道了青蒿素能够迅速、有效、安全治疗间日疟和恶性疟患者。
5. 2006 年初，WHO 为防止疟原虫抗药性的产生，不应单独使用青蒿素类，而应将复方青蒿素制剂如青蒿素哌喹片，双氢青蒿素哌喹片列为一线抗疟疾药物。

（二）主要用于控制复发和传播的抗疟药

伯氨喹

伯氨喹[基]（primaquine）口服在肠内吸收快而完全，肝脏浓度最高。对各种疟原虫的配子体和间日疟的休眠体有较强的杀灭作用，对恶性疟的红细胞外期亦有高效，但对红细胞内期的裂殖体无效，临床作为控制复发和阻止疟疾传播的首选药，和氯喹联合用于发作期的治疗，和乙胺嘧啶联用用于休止期的治疗。较少产生耐药性。本药毒性较大，治疗量即可引起恶心、呕吐、腹痛、头昏等，停药可恢复。特异质者，可发生急性溶血和高铁血红蛋白症。葡萄糖－6－磷酸脱氢酶缺乏、类风湿性关节炎、系统性红斑狼疮患者禁用。

考点提示

伯氨喹是控制复发和阻止疟疾传播的首选药。

（三）主要用于病因性预防的抗疟药

乙胺嘧啶

乙胺嘧啶[基]（pyrimethamine）为二氢还原酶抑制药，阻碍核酸合成而抑制疟原虫的繁殖。对各型疟原虫红细胞外期的裂殖体有较强的杀灭作用，亦可抑制蚊体内的疟原虫的增殖，起控制传播作用。临床用于疟疾病

考点提示

乙胺嘧啶是用于疟疾病因性预防的首选药。

因性预防的首选药，也可用于阻止疟疾的传播。常用剂量基本无不良反应。偶有皮疹。长期大剂量应用，干扰人体叶酸代谢，甲酰四氢叶酸治疗可恢复。过量可引起急性中毒，表现为恶心、呕吐、发热、发绀、惊厥甚至死亡。

其它抗疟药

磺胺与砜类药物均属二氢叶酸合成酶抑制剂，能抑制疟原虫的叶酸代谢过程，但单独应用效果较差。可与二氢叶酸还原酶抑制剂如乙胺嘧啶、甲氧苄啶（TMP）联合应用，不仅双重阻断叶酸代谢，还可以避免耐药性的产生。磺胺中以磺胺林（SMPZ）和磺胺5，6－二甲氧嘧啶（SDM，磺胺多辛）较为常用，SMPZ与TMP联用于间日疟和恶性疟，磺胺多辛与乙胺嘧啶联用于恶性疟。砜类中以氨苯砜较常用。

二、抗阿米巴病药和抗滴虫病药

（一）抗阿米巴病药

甲硝唑

甲硝唑[基]（metronidazole，灭滴灵）对肠内外阿米巴滋养体有强大杀灭作用，是治疗急性阿米巴痢疾和肠外阿米巴病（如阿米巴肝脓肿胸膜阿米巴病等）的首选药。因在肠腔内浓度低，治疗阿米巴痢疾时，用甲硝唑控制症状后再用抗肠内阿米巴病继续治疗，可减少复发。

该药其他作用详见项目十一。

依米丁

依米丁（emetine，吐根碱）为茜草科吐根属植物提取的异喹啉生物碱，去氢依米丁（dehydroemetine）为其衍生物，药理作用相似，毒性略低。

【作用与用途】

依米丁对阿米巴滋养体有直接杀灭作用，目前所有抗阿米巴药中作用最强、效果最快者，但对其包囊则无效。其作用是通过抑制肽链的延长，而使寄生虫和哺乳动物细胞中的蛋白质合成受阻。依米丁只能杀死肠壁及组织中的滋养体，而不能消灭肠腔中的滋养体。不适用于症状轻微的慢性阿米巴痢疾及无症状的阿米巴携带者。

【不良反应】

1. 胃肠道不良反应：恶心、呕吐、腹痛、腹泻等。

2. 偶见周围神经炎：神经灼痛、感觉障碍。

3. 对心肌损害可表现为血压下降，心前区痛、脉细弱、心律失常、心力衰竭等。如有心电图变化，应立即停药，否则易致急性心肌炎而引起死亡。

4. 局部刺激，注射部位有肌痛、硬结、炎症或坏死。

二氯尼特

二氯尼特（diloxanide）口服吸收迅速，其主要影响阿米巴虫的囊前期，能直接杀死阿米巴原虫，对肠内外阿米巴均有效，可与依米丁或氯喹合用。单独应用二氯尼特治疗急性阿米巴痢疾，其疗效不满意，可在甲硝唑控制症状后，再用二氯尼特控制复发。本品为治疗无症状带阿米巴包囊者的首选药。

巴龙霉素

巴龙霉素（paromomycin）为氨基糖苷类广谱抗生素，抗菌谱与新霉素相似。其特点是对阿米巴滋养体有强大的杀灭作用，间接抑制肠内阿米巴共生菌，对革兰氏阴性杆菌、抗酸杆菌均有良好抑菌作用，此外，本品还对绦虫有效。临床主要用于治疗阿米巴痢疾。

（二）抗滴虫病药

滴虫病主要是由阴道毛滴虫所致的滴虫性阴道炎，阴道毛滴虫宜可寄生在男性泌尿道，多数通过性接触传播。甲硝唑是治疗滴虫病的最有效药物。遇到抗甲硝唑耐药的滴虫感染时，可改用乙酰胂胺。

乙酰胂胺（acetarsol）其为毒性较大的胂制剂，外用治疗阴道滴虫病。

三、抗肠蠕虫病药和其他抗寄生虫病药

（一）抗肠蠕虫病药

肠道蠕虫是最常见的寄生虫病。根据患者感染肠虫的种类、病情的轻重、药物疗效、药物毒性大小、个人或是集体治疗等情况，合理选择驱虫药物。蛔虫感染首选甲苯达唑、阿苯达唑；蛲虫感染首选甲苯达唑、阿苯达唑；钩虫感染首选甲苯达唑、阿苯达唑；鞭虫感染首选甲苯达唑；绦虫感染首选吡喹酮。

阿苯达唑

阿苯达唑[基]（albendazole）直接作用于虫体，通过抑制虫体的糖代谢来杀灭蛲虫、钩虫、蛔虫、鞭虫、绦虫和吸虫的成虫和虫卵。具有高效、低毒、广谱等特点，是抗线虫的首选药物之一，也用于棘球蚴病和各型猪囊尾蚴病的治疗。该药不良反应少，可出现食欲减退、恶心、乏力、头昏等一般不良反应，多于数小时后缓解。少数患者可出现粒细胞减少和血清转氨酶升高，停药后可恢复。孕妇、2 岁以下儿童、严重肝、肾、心功能不全患者以及对本药过敏者禁用。

甲苯达唑

甲苯达唑（mebendazole）是阿苯达唑的同类物，属广谱驱肠虫药，主要用于蛔虫、蛲虫、钩虫、鞭虫、华支睾吸虫、绦虫，及肠道粪圆线虫等寄生虫病。不良反应较少，有腹泻、腹痛等胃肠道反应，大剂量时偶见粒细胞减少和血清转氨酶升高。孕妇、2 岁以下儿童、严重肝、肾、心功能不全患者以及对本药过敏者禁用。

左旋咪唑

左旋咪唑（levamisole，驱钩蛔）对多种线虫有杀灭作用，其中对蛔虫作用较强。作用机制是抑制虫体琥珀酸脱氢酶活性，减少能量生成，麻痹虫体肌肉，使之失去附着力而排出体外。主要用于蛔虫、钩虫以及蛔钩混合感染，预防胆道蛔虫的发作。此外，本药还具有免疫增强作用。治疗剂量下，偶有胃肠道反应、头晕等。大剂量或多次服用时，少数患者可出现粒细胞减少、肝功能减退等。肝肾功能不全、妊娠早期妇女禁用。

噻嘧啶

噻嘧啶（pyrantel）为广谱抗蠕虫药。对钩虫、绦虫、蛲虫、蛔虫等均有抑制作用，用于蛔虫、钩虫、蛲虫单独感染或混合感染，噻嘧啶抑制虫体胆碱酯酶，使虫体肌肉出现痉

挛性麻痹，不能附壁而排出体外。

氯硝柳胺

氯硝柳胺（niclosamide，灭绦灵）口服不吸收，肠道内浓度高。对各种绦虫均有杀灭作用，尤其对牛肉绦虫最敏感。对绦虫的头节、近尾节段有杀灭作用，对虫卵无效。治疗猪绦虫病时，用药前加服镇吐药，第 2 次服本药 2 小时后加服硫酸镁导泻驱除节片，以防节片破裂后散发出的虫卵引起自体感染。不良反应轻较，偶有消化道症状和轻度乏力、头晕、发热、胸闷、瘙痒等症状。

（二）其他抗寄生虫病药

1. 抗丝虫病药　丝虫病是由丝虫寄生在人体淋巴系统引起的疾病，在我国流行的有班氏和马来丝虫两种，丝虫病急性表现为淋巴管炎、淋巴结炎和发热，慢性期会出现淋巴水肿和象皮肿。

乙胺嗪

乙胺嗪（diethylcarbamazine，海群生）口服易吸收，对丝虫成虫（除盘尾丝虫以外）、微丝蚴有杀灭作用，是抗丝虫病的首选药物。杀灭淋巴系统中的成虫，需较大剂量、长疗程。胃肠道反应较轻。丝虫的成虫和蚴虫残废释放出的大量异体蛋白可引起过敏反应，表现为皮疹、寒战、哮喘、高热、血管神经性水肿等。

2. 抗血吸虫病药　血吸虫的成虫寄生在人或其他哺乳动物的肠系膜静脉和门静脉的血液中，可严重危害人类健康。在我国流行的是日本血吸虫，主要分布于流域及其以南地区。

吡喹酮

吡喹酮（praziquantel，环吡异喹酮）为广谱抗血吸虫和绦虫药物，均为首选药物，具有疗效显著，不良反应少，疗程短和口服方便等特点，在治疗血吸虫病时，可使虫体失去吸附能力而死亡。

常见不良反应有头昏、头痛、恶心、腹痛、腹泻、乏力、四肢酸痛、肌肉颤动等，一般程度较轻，持续时间较短，不影响治疗，不需处理；少数病例出现心悸、胸闷等症状，心电图显示 T 波改变和期前收缩，偶见室上性心动过速、心房纤颤；少数病例可出现一过性转氨酶升高；偶可诱发精神失常或出现消化道出血。

考点提示

乙胺嗪和吡喹酮分别是治疗丝虫病和血吸虫病的首选药。

拓展提升

疟原虫的生活史

疟原虫的生活史包括有性和无性生殖两个阶段。

1. 有性生殖阶段　雌雄配子体在雌性按蚊的体内发育和繁殖，包括配子生殖和孢子增殖两个阶段。

2. 无性生殖阶段　包括红细胞外期和红细胞内期两个阶段。

（1）原发性红细胞外期（速发型红细胞外期）　受疟原虫感染的按蚊叮咬人体，子孢子体随其唾液注入人体血液，侵入肝实质细胞，经6～12日裂殖、成熟，形成大量裂殖子，逸出肝细胞并进入红细胞。此期发生在进入红细胞之前，并不发生临床症状，是疟疾的潜伏期，乙胺嘧啶等有预防作用。

（2）继发性红细胞外期　部分子孢子进入肝细胞后缓慢或暂不发育，称休眠子。休眠子经4～6个月后陆续增殖分裂，成为继发性红外期，是疟疾复发的根源。仅间日疟原虫有此期。氯喹、奎宁等治疗后不再复发。伯氨喹与氯喹联合应用，可以根治间日疟。

（3）红细胞内期　进入红细胞的裂殖子发育成滋养体，再变为裂殖体，最后裂殖体成熟释放出大量裂殖子而重新侵入其他红细胞，重复其裂殖增殖。大量裂殖子逸出红细胞时引起疟疾症状发作。氯喹、奎宁能杀灭裂殖体，可以控制疟疾症状。

红细胞内的裂殖增殖，经3～5代后，由于人体内情况对裂殖子增殖不利，于是部分红细胞内的裂殖子分化为雌雄配子体。当按蚊吸血时，它们即进入蚊体进行有性生殖，最后形成子孢子而引起传播与流行。

任务实施

扫码“学一学”

按下面的任务实施流程单进行，详细内容扫码阅读。

用药前	护理评估	①健康评估：了解患者家庭健康状况、疫区旅游史、生活史等；②用药禁忌评估：妊娠期妇女、哺乳期妇女、肝肾功能严重减退者禁用；③用药情况评估：是否用过抗寄生虫病药物等
	调配药品	①主要剂型是片剂和注射液；②主要配伍禁忌是：氯喹与氯丙嗪可增加肝脏负担；与链霉素使用可神经肌肉阻滞；与肝素合用可出血；与洋地黄类可传导阻滞等；③甲苯达唑不宜与甲硝唑合用等
	提示建议	①对不合理用药的行为及时提出质疑
用药中	护理问题	①视力损害；②听力改变；③血细胞减少；④局部疼痛、硬结；⑤尿色改变
	护理措施	①氯喹不宜肌肉注射，禁止静滴；②使用氯喹应注意循环系统的变化；③静滴奎宁时，应严格掌握浓度、滴速、剂量；④青蒿素排便后，需再补一次；⑤乙胺嘧啶不苦微香，儿童谨防中毒；⑥抗疟药一般需联合用药；⑦服用阿苯达唑前不空腹或清肠；⑧重度感染患需行脑脊液和眼底检查
	用药要点	①注意药物的正确给药方法和用药时间
用药后	健康教育	①密切观察用药后的疗效和不良反应；②告知患者寄生虫病的防治知识
	评价效果	①高热、寒战、腹痛是否缓解；②尿色、循环系统是否正常；③瘙痒是否缓解、白带性状是否正常
	小结过程	①按规定做好抗疟药品使用的清点和登记等；②患者是否知晓抗疟药的有关知识

任务解析

该处方合理。依据患者有疫区接触史，并有疟疾典型症状，可诊断为“间日疟”。磷酸氯喹是控制各型疟疾症状的首选药物。在用药护理中，针对发病不同阶段给予相应的护理。寒战期应注意保暖；发热期给予降温；大汗期后给予温水擦浴，及时更换衣服、床单。同时应保证足够的液体入量。此外按虫媒传染病做好隔离，患者所用注射器要洗净消毒。注意药物不良反应，应用氯喹时禁止静脉注射。

目标检测

扫码“学一学”

一、用药护理案例分析

患者，男，28 岁。近日来自觉上腹疼痛，大便中出现白色带状节片，诊断为肠绦虫病。医生给予阿苯达唑，每天 0.8g，连服 3 天。请问用药是否合理？为什么？

二、目标测试题

【A1/A2 型题】

1. 有关氯喹抗疟作用的叙述，下述不正确的是
   A. 作用强
   B. 红细胞中药物浓度高
   C. 是控制症状的常用药
   D. 直接杀灭配子体
   E. 可影响疟原虫裂殖体 DNA、RNA 的合成
2. 有关伯氨喹的叙述，下述错误的是
   A. 蚕豆病病史者禁用
   B. 主要用于控制传播和复发
   C. 对红内期疟原虫作用强
   D. 可杀灭配子体
   E. 和氯喹联合用于发作期的治疗，和乙胺嘧啶联合用于休止期的治疗
3. 甲硝唑的抗阿米巴作用，主要是杀灭
   A. 阿米巴包囊
   B. 包囊 + 小滋养体
   C. 阿米巴滋养体
   D. 阿米巴原虫
   E. 以上均不对

【A3/A4 型题】

4. 男性，30 岁，一个月前曾去南方出差，两周前突然寒战高热，体温最高达 39.5℃，4h 后大汗淋漓，热退，上述症状每隔两天出现一次，为诊治来医院就诊。
   针对该病有效的病原治疗是
   A. 阿苯达唑联合磺胺类药物
   B. 氯喹联合磷酸伯氨喹
   C. 氯喹联合奎宁
   D. 青霉素联合利巴韦林
   E. 喹诺酮类药物

扫码“练一练”

【X 型题】

5. 对肠道蛔虫有效的药物包括
   A. 甲苯达唑
   B. 阿苯达唑
   C. 哌嗪
   D. 左旋咪唑
   E. 噻嘧啶

（田　园）

任务二　抗恶性肿瘤药用药护理

扫码“学一学”

学习目标

1. 掌握常用抗恶性肿瘤药的不良反应。
2. 熟悉常用抗恶性肿瘤药的机制、分类及代表药物的作用和用途。
3. 了解常用放疗药物和肿瘤化疗辅助药物。

应用

1. 能关爱肿瘤患者，认真实施用药护理程序，缓解患者症状，提高护士职业素养。
2. 会观察抗恶性肿瘤药的疗效及不良反应，综合分析、判断及采用相应护理措施。
3. 会对患者、家属开展抗恶性肿瘤药相关护理宣教。

任务导入

患者，女，65 岁，体检发现左上肺占位，术前检查未见远道转移，术后病理提示左上叶小细胞肺癌，肿瘤 2cm×2cm，侵犯脏层胸膜，肺门淋巴结见癌转移。诊断为：左上叶小细胞肺癌。医生给予环磷酰胺、依托泊苷、顺铂静脉滴注治疗。护士需要完成这项用药护理任务。

任务描述

需要护士完成的工作任务具体如下。

1. 说出依托泊苷、顺铂在抗肿瘤药中的分类?
2. 患者用药后可能发生什么毒性反应?
3. 针对此患者，护士应如何完成用药护理程序?

知识平台

恶性肿瘤是危害人类健康的常见病，多发病。恶性肿瘤的治疗主要有手术治疗、放射治疗和化学治疗等方法，通过上述方法综合治疗可以显著提高治疗效果，延长生存时间，改善生活质量。其中化学治疗在综合治疗中占有重要的地位，对如急性淋巴细胞性白血病、淋巴肉瘤、绒毛膜上皮癌、乳腺癌、睾丸癌等已取得了较好的疗效。但由于大多数抗恶性肿瘤药对癌细胞和人体正常细胞的选择性较低，所以在临床应用时易引起不良反应。

一、抗恶性肿瘤药的分类与常见不良反应

（一）抗恶性肿瘤药的分类

1. 根据抗恶性肿瘤药的化学结构和来源分类

考点提示

抗恶性肿瘤药按作用机制的分类和代表药物。

（1）烷化剂　氮芥类、乙烯亚胺类、亚硝脲类、甲烷磺酸酯类等。

（2）抗代谢药　叶酸、嘧啶、嘌呤类似物等。

（3）抗癌抗生素　丝裂霉素、博来霉素、放线菌素 D 等。

（4）抗肿瘤植物药　长春碱类、喜树碱类、紫杉醇类、三尖杉生物碱类、鬼臼毒素衍生物类。

（5）激素类　肾上腺皮质激素、雌激素、雄激素等及激素拮抗药。

（6）其他类　铂类化合物、酶等。

2. 根据抗恶性肿瘤药的作用周期分类

细胞的增殖周期见图 12－6。

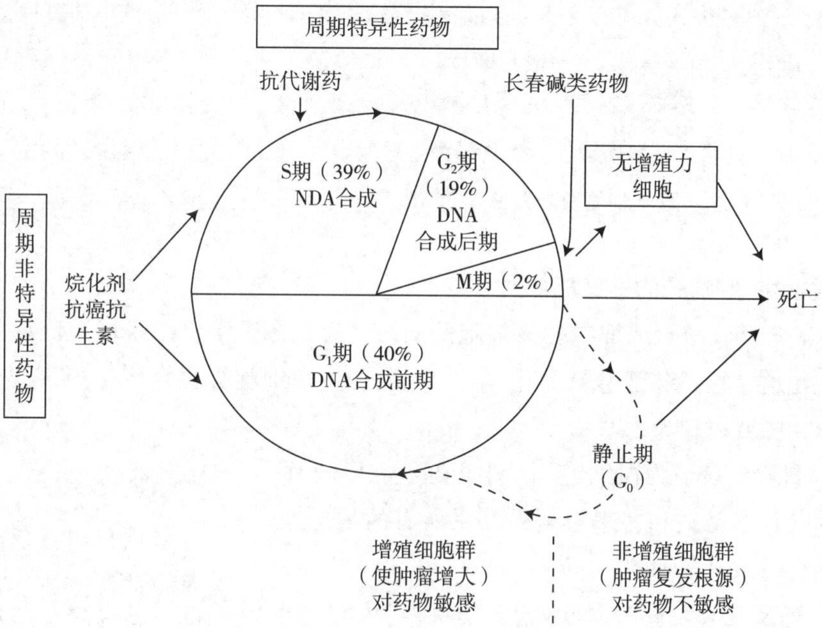

图 12－6　细胞增殖周期及药物作用部位

（1）细胞周期非特异性药物（cell cycle nonspecific agents，CCNSA）是指对细胞增殖周期中各阶段均有抑制作用的化疗药物，此类药物又可分为两类：一类对增殖期及 G_0 期细胞均有杀灭作用，如氮芥、丝裂霉素等；另一类对增殖期细胞有杀灭作用，但对 G_0 期细胞作用弱或几乎无作用，如环磷酰胺、噻替哌、白消安等。

（2）细胞周期特异性药物（cell cycle specific agents，CCSA）是指对细胞增殖周期中某一阶段有抑制作用的化疗药物，如作用于 S 期细胞的抗代谢药甲氨蝶呤、作用于 M 期细胞的长春新碱类药物。

3. 根据抗恶性肿瘤药的作用机制分类

（1）影响核酸合成的药物　甲氨蝶呤、氟尿嘧啶、巯嘌呤、羟基脲、阿糖胞苷等。

（2）直接破坏DNA结构与功能的药物　环磷酰胺、白消安、噻替哌、顺铂、丝裂霉素、博来霉素、喜树碱、鬼臼毒素类衍生物等。

（3）干扰转录过程和阻止RNA合成的药物　放线菌素D、多柔比星、柔红霉素等。

（4）干扰蛋白质合成的药物　长春碱类、紫杉醇类、三尖杉生物碱类、L－门冬酰胺酶等。

（5）调节体内激素平衡的药物　糖皮质激素、雌激素、雄激素、他莫昔芬等。

（6）分子靶向药物　利妥昔单抗、曲妥珠单抗、贝伐珠单抗、伊马替尼、吉非替尼等。

知识链接

肿瘤细胞增殖周期及分期

细胞增殖周期是指从上一次分裂结束到下一次细胞分裂完成所需要的时间。肿瘤组织主要由增殖期细胞群（G_1期、S期、G_2期和M期）和静止期细胞群（G_0期）组成。增殖细胞群不断按指数方式分裂增殖，是肿瘤发生、发展的根源，这部分细胞数与全部肿瘤细胞数之比称为生长比率（GF），GF越大，对抗恶性肿瘤药越敏感，同一肿瘤，早期的GF值较大，药物的疗效较好。静止期细胞（G_0期）细胞虽然具有增殖能力，但暂不进行分裂，当增殖期细胞群被药物杀灭后，G_0期细胞即可进入增殖状态，转化成为增殖期细胞。因G_0期细胞代谢极不活跃，对药物的敏感性非常低，所以它是肿瘤复发的主要根源。

（二）抗恶性肿瘤药的不良反应

扫码"看一看"

抗恶性肿瘤药在杀灭或抑制肿瘤细胞的同时，对机体正常组织中增殖旺盛的组织细胞如骨髓、消化道黏膜、淋巴组织、肝、肾、毛囊、生殖细胞等也会产生损害，有不同程度的毒性反应，主要表现为：

1. 抑制骨髓　表现为白细胞、血小板减少甚至全血细胞减少。除长春新碱和博来霉素外几乎所有的抗恶性肿瘤药，均会导致骨髓抑制。

考点提示

抗恶性肿瘤药最常见不良反应的类型。

2. 消化道反应　表现为食欲减退、恶心、呕吐、腹痛、腹泻、口腔溃疡等，甚至出现胃肠道出血。

3. 肝、肾损害　肝损害表现为肝大、黄疸、肝功能减退等；肾损害表现为蛋白尿、管型尿、血尿甚至肾功能不全。顺铂及大剂量甲氨蝶呤有急慢性肾损害，环磷酰胺可引起急性膀胱出血。

4. 抑制免疫功能　大剂量用药时，可抑制机体的免疫功能，导致机体抵抗力降低，易诱发感染。

5. 神经系统毒性　如长春碱类、紫杉醇、顺铂可致周围神经炎，甲氨蝶呤鞘内注射还可引起头痛及延迟性脑膜炎。

6. 其他　肺损害、心脏损害、脱发、不育症、致畸、致癌、致突变等。

二、常用的抗恶性肿瘤药

（一）影响核酸合成的药物

此类药物的化学结构大多数与核酸代谢物（如叶酸、嘌呤、嘧啶）相似，能与相应的代谢酶产生竞争，或以伪代谢物身份参与到代谢过程中，从而干扰细胞正常代谢过程，影响核酸的合成。本类药物又称抗代谢药。

甲氨蝶呤

甲氨蝶呤[基]（methotrexate，MTX）属于细胞周期特异性药物，主要作用于S期。

【作用与用途】本药化学结构与叶酸相似，竞争性抑制二氢叶酸还原酶，使四氢叶酸生成障碍，导致DNA和蛋白质合成障碍，而阻止肿瘤细胞的分裂增殖。本药治疗急性淋巴细胞白血病、急性粒细胞白血病均有良好疗效，对儿童急性淋巴细胞性白血病的疗效尤佳。也可用于绒毛膜上皮癌、恶性葡萄胎、骨肉瘤、软组织肉瘤、肺癌、乳腺癌、卵巢癌、头颈部肿瘤等。

【不良反应】

1. 消化道症状　最常见的为恶心、呕吐，严重者可发生口腔溃疡，若继续用药可发生消化道溃疡及出血，有生命危险。

2. 骨髓抑制　周围血中白细胞和血小板减少，可出现出血及贫血，合并感染时危及生命。

3. 其他　肝、肾功能损害，脱发、皮炎，妊娠前3个月可致畸胎、流产或死胎。

其他抗代谢药见表12－4。

表12－4　其他影响核酸合成药

药名	作用与用途	不良反应
氟尿嘧啶[基]（fluorouracil，5－FU）	嘧啶拮抗药。临床用于消化道肿瘤（胃癌、结肠癌、直肠癌、胰腺癌）、绒毛膜上皮癌、头颈部肿瘤、皮肤癌及乳腺癌、卵巢癌、宫颈癌	消化道反应、骨髓抑制、共济失调、脱发、静脉炎。孕妇可致畸胎
阿糖胞苷[基]（cytarabine，Ara－C）	抑制DNA多聚酶。临床用于急性粒细胞白血病、急性单核细胞白血病、急性淋巴细胞白血病、恶性淋巴肉瘤	骨髓抑制、消化道反应、肝损害、脱发、皮疹
巯嘌呤[基]（mercaptopurine，6－MP）	嘌呤拮抗药。临床用于儿童急性淋巴细胞白血病、绒毛膜上皮癌、恶性葡萄胎	消化道反应和骨髓抑制
羟基脲[基]（hydroxy carbamide，HU）	抑制核苷酸还原酶。临床用于慢性粒细胞白血病、黑色素瘤	骨髓抑制、轻度消化道反应及致畸

（二）破坏DNA结构及功能的药物

此类药物化学活性较强，易造成DNA结构及功能的破坏，阻止细胞分裂增殖。它是细胞增殖周期非特异性药物。

环磷酰胺

环磷酰胺[基]（cyclophosphamide，CTX）属于烷化剂的代表药物。

本药经肝药酶作用生成4－羟环磷酰胺，进一步在肿瘤组织内分解出环磷酰胺氮芥，与DNA发生烷化作用并形成交叉联结，影响DNA功能，抑制肿瘤细胞的生长繁殖。本药主要用于恶性淋巴瘤。亦用于急性淋巴细胞性白血病、神经母细胞瘤、乳腺癌、卵巢癌、肺癌、鼻咽癌及多发性骨髓瘤等。

本药不良反应主要有：①骨髓抑制，白细胞减少，血小板下降不明显，多于停药后2周恢复。②消化道反应，恶心、呕吐，但不严重。偶可发生胃肠黏膜溃疡。③泌尿道症状，膀胱刺激症状和血尿、蛋白尿等中毒性膀胱炎。④其他，脱发、头晕、不安，长期使用可抑制性腺。

知识链接

烷化剂

烷化剂是包括能与细胞的功能基团起烷化反应的一类化合物，其化学活性较强，能通过活泼的烷基如β-氯乙胺基、乙撑亚氨基、磺酸酯基等起烷化反应，与细胞中DNA的两条互补链上各一个核酸碱基产生共价结合，形成交叉联结，导致DNA链断裂，直接抑制DNA的复制，抑制细胞增殖。

顺铂、卡铂

顺铂[基]（cisplatin，DDP）、卡铂[基]（carboplatin）为含铂的无机络合物。

【作用与用途】

本药能与DNA结合，形成双链或单链间的交叉联结，破坏DNA的结构与功能。顺铂的抗癌谱较广，为目前联合化疗中常用的药物之一。多用于肺癌、胃癌、睾丸肿瘤、乳腺癌、头颈部肿瘤、淋巴瘤、软组织肉瘤等。卡铂主要用于肺癌及不能耐受顺铂的晚期卵巢癌、睾丸癌和头颈部肿瘤等。

【不良反应】

1. 消化道反应 恶心、呕吐发生率高达90%以上，一般止吐药难以奏效。

2. 骨髓抑制 主要是白细胞减少，但停药后恢复较快。

3. 耳毒性 耳鸣、耳聋、头晕，严重者可致听力丧失。

4. 肾毒性 血尿、蛋白尿、尿素清除率下降，甚至发生尿毒症。

5. 其他 偶见过敏反应、外周神经病变。

其他常用的影响DNA结构及功能的药物见表12－5。

表12－5 其他破坏DNA结构和功能的药物

药名	作用与用途	不良反应
白消安[基]（busulfan）	烷化剂。临床为慢性粒细胞白血病的首选药	消化道反应、骨髓抑制，长期应用可导致闭经、睾丸萎缩等。偶见肺纤维化、再生障碍性贫血
塞替派（thiotepa，TSPA）	烷化剂。临床主要用于乳腺癌、卵巢癌，亦用于膀胱癌、肝癌等	主要为骨髓抑制，消化道反应少见，局部刺激性小
卡莫司汀（carmustine，BCNU）、洛莫司汀（lomustine，CCNU）	脂溶性高，易透过血－脑屏障。多用于脑瘤、小细胞肺癌，对恶性淋巴瘤、多发性骨髓瘤也有效	骨髓抑制和胃肠道反应，偶见肝肾功能损害和神经炎

续表

药名	作用与用途	不良反应
博来霉素（bleomycin，BLM）	导致DNA单链断裂，阻止DNA复制。临床主要用于鳞状上皮癌、淋巴瘤、睾丸癌	发热、食欲不振、脱发，少而严重者为肺纤维化
丝裂霉素（mitomycin，MMC）	烷化剂。临床用于消化道癌（胃、肠、肝、胰）、肺癌、乳腺癌、绒毛膜上皮癌、恶性淋巴瘤等	骨髓抑制、消化道反应、肾毒性、间质性肺炎，偶见脱发及肝功能损害

（三）干扰转录过程和阻止RNA合成药

此类药物多属于抗肿瘤抗生素类（表2－6）。

表2－6　干扰转录过程和阻止RNA合成的药物

药名	作用与用途	不良反应
放线菌素D（dactinomycin D，DACT）	抑制RNA聚合酶，阻断mRNA合成。临床用于霍奇金病、神经母细胞瘤、绒毛膜上皮癌等	骨髓抑制和消化道反应常见，少数出现脱发、皮炎、肝损害
柔红霉素[基]（daunorubicin，DNR）	抑制DNA复制和RNA转录。临床主要用于急性非淋巴细胞白血病	骨髓抑制较严重，其次为消化道反应、心脏毒性
多柔比星[基]（doxorubicin，ADM）	抑制DNA依赖性RNA多聚酶，阻断mRNA合成。用于急性淋巴细胞白血病、粒细胞白血病、恶性淋巴瘤、肺癌、胃癌、肝癌、膀胱癌、乳腺癌等	骨髓抑制、消化道反应。心脏毒性是多柔比星最突出的毒性

（四）抑制蛋白质合成的药物

长春碱类

本类药物包括长春碱（vinblastine，VLB）、长春新碱[基]（vincristine，VCR）、长春瑞滨（vinorelbine）。

本类药物属植物来源的抗肿瘤药，能抑制细胞有丝分裂，妨碍纺锤丝的形成，使有丝分裂停止于中期。所以它主要作用于M期，属细胞周期特异性药物。长春碱、长春新碱较少应用，长春瑞滨主要用于急性淋巴细胞白血病、恶性淋巴瘤、绒毛膜上皮癌，对肾母细胞瘤、乳腺癌、宫颈癌等也有效。

长春新碱对神经系统毒性较大，多于用药后6～8周出现，引起四肢麻木、感觉异常、跟腱反射抑制、颅神经麻痹、麻痹性肠梗阻、眼睑下垂及声带麻痹。也有局部刺激、脱发、消化道反应及轻微骨髓抑制。

其他抑制蛋白质合成药见表12－7。

表12－7　其他抑制蛋白质合成药

药名	作用与用途	不良反应
紫杉醇[基]（paclitaxel）	抑制微管蛋白解聚而阻止瘤细胞的有丝分裂。主要用于卵巢癌和乳腺癌，也用于食管癌、肺癌、头颈部癌及脑肿瘤	骨髓抑制、周围神经毒性、心脏毒性及肌肉痛
三尖杉酯碱[基]（homoharringtonine）	抑制蛋白质合成起始，分解核蛋白体，阻止有丝分裂。临床主要用于急性粒细胞白血病、急性单核细胞白血病、恶性淋巴瘤	骨髓抑制和消化道反应，少数有心动过速、心肌缺血而致心肌损害
L－门冬酰胺酶[基]（asparaginase）	水解门冬酰胺，肿瘤细胞缺乏门冬酰胺，蛋白质合成受阻。临床用于急性淋巴细胞白血病	主要为过敏反应，消化道反应，骨髓抑制较少见
依托泊苷[基]（etoposide）	作用于DNA拓扑异构酶Ⅱ，形成复合物，阻碍DNA修复。主要用于治疗小细胞肺癌、恶性淋巴瘤、恶性生殖细胞瘤、白血病等	骨髓抑制、消化道反应、脱发较常见

（五）改变机体激素平衡的药物

激素及其拮抗药可改变激素失调状态，从而抑制甲状腺癌、前列腺癌、睾丸肿瘤、乳腺癌、卵巢癌、宫颈癌等与激素失调有关的肿瘤。本类药物属于细胞周期非特异性药物，其特点是对骨髓没有明显抑制作用（表12－8）。

表12－8　改变机体激素平衡的药物

药名	作用与用途	不良反应
泼尼松（prednisone，PDN）、地塞米松（dexamethasone，DEX）	糖皮质激素类药。临床主要用于淋巴细胞白血病	库欣综合征、诱发和加重感染、诱发和加重溃疡、高血压、高血糖等
己烯雌酚（diethylstilbestrol）	雌性激素类药。临床用于前列腺癌	内分泌紊乱
二甲基睾丸酮（methyltestosterone）、丙酸睾酮（testosterone）	雄性激素类药。用于晚期乳腺癌，尤其是乳腺癌骨转移的治疗	内分泌紊乱
他莫昔芬[基]（tamoxifen，TAM）、雷洛昔芬（raloxifene）	雌激素拮抗药。拮抗雌激素对乳腺癌的促进作用，抑制其生长。用于乳腺癌	内分泌紊乱

（六）分子靶向药物

分子靶向药物主要针对恶性肿瘤病理生理发生、发展的关键靶点进行治疗干预。尽管分子靶向药物对其所针对的某些肿瘤有较为突出的疗效，并且耐受性较好、毒性反应较轻，但一般认为在相当长的时间内还不能完全取代传统的细胞毒类抗肿瘤药。这些药物作用机制和不良反应类型与细胞毒类药物有所不同，与常规化疗、放疗合用可产生更好的疗效。对该类药物更强调个体化治疗。

1. 单克隆抗体类

利妥昔单抗

利妥昔单抗[基]（rituximab，rituxan）是针对B细胞分化抗原（CD20）的人鼠嵌合型单克隆抗体。CD20抗原位于前B和成熟B淋巴细胞的表面，但在造血干细胞、正常血细胞或其他正常组织中不存在。利妥昔单抗可与CD20特异性结合导致B细胞溶解，从而抑制B细胞增殖，诱导成熟B细胞凋亡。临床用于治疗非霍奇金淋巴瘤。主要不良反应为发热、畏寒和寒战等与输液相关的不良反应。

曲妥珠单抗

曲妥珠单抗[基]（trastuzumab）为重组人单克隆抗体，选择性的结合表皮生长因子受体HER－2（ErbB－C）的细胞外区域，阻断HER－2介导的PI3K和MAPK信号通路，抑制HER－2过度表达肿瘤细胞增殖。临床单用或者与紫杉类联合治疗HER－2高表达的转移性乳腺癌。主要不良反应为头痛，腹泻，恶心和寒战等。

贝伐珠单抗

贝伐珠单抗（bevacizumab）为重组人源化单克隆抗体，可选择性地与人血管内皮生长因子（VEGF）结合，阻碍VEGF与其位于肿瘤血管内皮细胞上的受体（KDR和FLt－1）结合，抑制肿瘤血管生成，从而抑制肿瘤生长。临床用于转移性结直肠癌，晚期非小细胞肺癌，转移性肾癌和恶性胶质瘤的治疗。不良反应主要为高血压，心肌梗死，蛋白尿，胃肠穿孔以及阻碍伤口愈合等。

西妥昔单抗、帕尼单抗和尼妥珠单抗

西妥昔单抗（cetuximab）和帕尼单抗（panitumumab）针对表皮生长因子受体 HER－1 的细胞外区域，前者属于人鼠嵌合型 IgG1 单克隆抗体，后者则是完全人源化的 IgG2 单克隆抗体。拮抗 HER－1 信号转导通路后，抑制由该受体介导的肿瘤增殖。主要用于治疗转移性结直肠癌，西妥昔单抗亦可用于治疗头颈部肿瘤。

2. 小分子化合物类

伊马替尼、达沙替尼和尼罗替尼

伊马替尼[基]（imatinib）、达沙替尼（dasatinib）和尼罗替尼（nilotinib）为蛋白酪氨酸激酶 BCR－ABL 抑制药。慢性粒细胞白血病（CML）患者存在 BCR－ABL 融合基因，其蛋白产物为持续激活的 BCR－ABL 酪氨酸激酶，引起细胞异常增殖。该类药物与 ABL 酪氨酸激酶 ATP 位点结合，抑制激酶活性，阻止 BCR－ABL 阳性细胞的增殖并诱导其凋亡。此外，伊马替尼对 c－Kit 受体酪氨酸激酶的抑制作用亦用于临床治疗胃肠道间质瘤。轻、中度不良反应多见，如消化道症状、液体潴留、肌肉骨骼疼痛及头痛乏力等；较为严重的不良反应主要为血液系统毒性和肝损伤。

吉非替尼和厄洛替尼

吉非替尼[基]（gefitinib）和厄洛替尼（erlotinib）为 ErbB1/EGFR 酪氨酸激酶抑制药，可与受体细胞内激酶结构域结合，竞争酶的底物 ATP，阻断 EGFR 的激酶活性及其下游信号通路。主要治疗晚期或转移的非小细胞肺癌。腹泻、恶心、呕吐等消化道症状以及丘疹、瘙痒等皮肤症状为其主要不良反应。类似药物还有埃克替尼[基]（icotinib），我国具有完全自主知识产权。

索拉非尼

索拉非尼（sorafenib）为血管内皮生长因子受体（VEGFR）1、2、3 阻断药，亦可抑制血小板衍生生长因子受体（PDGFR）、Raf、FLT3 和 c－KIT 介导的信号转导。一方面通过阻断 Raf－MEK－ERK 信号传导通路，直接抑制肿瘤生长；另－方面，又可通过阻断 VEGFR 和 PDGFR 途径，抑制肿瘤血管的形成，间接抑制肿瘤细胞的生长。临床用于治疗肝癌和肾癌。不良反应有疲乏、体重减轻、皮疹、脱发、腹泻恶心腹痛等。

舒尼替尼

舒尼替尼（sunitinib）为 VEGFR1、2、3 和 PDGFR 细胞内酪氨酸激酶结构域的 ATP 结合部位竞争性阻断药，为抗肿瘤血管生成药物。亦可抑制 c－KIT、RET、CSF－1R 等其他酪氨酸激酶。临床用于治疗晚期肾癌、胃肠道间质瘤和晚期胰腺癌。不良反应有疲乏、发热、腹泻、恶心、黏膜炎、高血压、皮疹等。

三、放射性治疗药物与肿瘤化疗辅助用药

（一）放射性治疗药物

放射性核素内照射治疗作为外科手术、化疗等手段的补充，在肿瘤治疗中的应用正逐渐受到重视。能直接用于人体诊断或治疗的放射性核素及其标记化合物统称为放射性药物。

放射性药物被病灶组织选择性摄取或被放置在局部，利用核素放出的 α 射线或 β 射线引起的电离辐射效应，抑制和破坏病变组织，以达到治疗目的。

知识链接

医学治疗用核素的特点

①一般发射 β 或 α 射线，且有较高的能量。有些核素有少量的 γ 射线，有利于定位。

②半衰期适中，在短时间内即可达到预定的辐射剂量，且可持续作用一段时间，以保证治疗效果。

③容易标记成适用的制剂，且在体内外均很稳定。

常用的肿瘤治疗放射性药物，包括一般化合物药物、放射性标记的胶体和微粒治疗剂及放射性导向治疗药物。

1. 化合物类肿瘤放射性治疗药物 $^{131}I-NaI$、^{131}I－碘化油、^{125}I－碘化油主要用于甲状腺癌、肝癌、恶性嗜铬细胞瘤、嗜铬细胞瘤转移灶、交感神经节神经细胞瘤及交感神经节神经母细胞瘤等。$^{153}Sm-EDTMP$、$^{89}SrCl_2$、$^{186}Re-HEDP$、$^{188}Re-HEDP$ 主要用于缓解肿瘤骨转移灶疼痛。^{131}I 标记的肿瘤治疗药物是目前放射性核素治疗中用得最多的核素。

2. 放射性标记的胶体和微球治疗剂 ^{32}P、^{90}Y、^{198}AU、^{177}LU、^{169}Er 标记的胶体或微球，主要用于白血病、淋巴瘤、胸腹腔癌性积液、卵巢癌等。

3. 放射性导向治疗剂 放射性核素标记的单克隆抗体和各种肿瘤受体的配体，由于其肿瘤积聚的特异性高而受到了广泛的关注。虽然目前这方面的工作大多处于研究阶段，但是受体介导的靶向治疗药物已引起广泛重视，可望在不久的将来取得突破性进展。

目前放疗仍以 ^{131}I 为主，其主要原因是它来源方便，容易标记，但作为治疗核素，其 β 射线能量相对较低而 γ 射线能量较高，并且在使用中必须考虑到碘标记 McAb 进入体内后容易脱碘的问题；其次是 ^{90}Y，由于其良好的核性质，应用日渐广泛；^{188}Re 的应用也在增加。

放射性治疗药物的不良反应主要如下。

1. 全身反应 厌食、恶心、呕吐、头痛、全身乏力等。

2. 骨髓抑制 骨髓和淋巴组织高度敏感，最明显是白细胞，其次是淋巴细胞和血小板，红细胞不敏感。

3. 皮肤反应 烧灼和刺痒感，出现红斑、脱屑、充血，水肿甚至形成溃疡或坏死。

4. 黏膜反应 出现口腔炎、食管炎、直肠炎、膀胱炎等。

5. 其他 肺纤维化、放射性脊髓炎等。

（二）肿瘤化疗辅助用药

抗恶性肿瘤药物毒性大，为了增强抗肿瘤药物的作用，减少其毒性反应，常在化疗时合用一些其他药物（表 12－9）。

表 12－9　常用化疗辅助用药

药名	作用与用途	不良反应
沙格司亭（sargramostin）	刺激骨髓，促进粒细胞、单核细胞成熟，提高机体抗肿瘤与抗感染的能力。用于化疗时白细胞减少等	发热、肌痛等
地菲林葡萄糖苷（cleistanthin－B）	促进骨髓增生，升高白细胞。用于化疗时白细胞减少	过量时可致肝、肾功能损害
亚叶酸钙（calcium folinate，CF）	用于高剂量甲氨蝶呤滴注时的解救和增强氟尿嘧啶的药理作用	不良反应轻
美司钠（mesna）	含巯基的保护剂。与环磷酰胺等合用，可防止膀胱炎	不良反应较少见
昂丹司琼[基]（ondansetron）	竞争脑内 5－HT 受体，用于化疗时的止吐	头痛、腹痛、腹泻或便秘
群司珠单抗（trastuzumab）	是细胞毒性介导的潜在介质，除直接抗肿瘤外，同时还能提高瘤细胞对药物的敏感性而增效。常与紫杉醇合用于晚期乳腺癌	过敏反应、贫血、心脏毒性等
干扰素（interferon）	有免疫调节和抗肿瘤作用。用于晚期粒细胞白血病、肾癌、黑色素瘤等	发热、肌肉酸痛、轻度骨髓抑制

四、恶性肿瘤化疗原则与注意事项

（一）恶性肿瘤化疗原则

1. 根据患者的病理诊断和分期，选择不同的药物和剂量；

2. 序贯疗法：根据细胞增殖动力学规律，对于生长比例较低的肿瘤，先用周期非特异性药物，大量杀灭癌细胞，待 G_0期细胞进入增殖周期后，再用周期特异性药物；

3. 联合用药：考虑到药物作用的靶部位和不同肿瘤细胞的动力学特征，选择作用于不同时期，机制不同，毒性不同的药物，对不同靶部位同时作用，以起到增效的效果，同时防止耐药性的形成。

4. 与肿瘤化疗辅助药物综合运用，预防化疗副作用。

（二）化疗中的注意事项

1. 注意用药顺序　联合化疗时，如：LV＋5－FU 方案中，宜 LV 先于 5－FU 给药；TXL＋ADR 方案中，ADR 先于 TXL 给药；

2. 注意给药方式　一般来说，周期非特异性药物宜静脉一次注射，以发挥最大作用。但各个药物有其配伍与稀释的具体要求，用药时应予注意。

3. 注意药物毒性反应　抗恶性肿瘤药毒性反应多，可根据不同情况，于化疗前、化疗中、化疗后给予止吐药、抗过敏药、利尿药等缓解毒性反应，减轻患者痛苦。

4. 注意药物外渗　某些化疗药物如蒽环类、长春碱类外渗入皮下，可引起化学性炎症，表现为局部红肿、严重疼痛，甚至坏死，需要立即处理：①立即停注药物，拔出针头；②用生理盐水作局部皮下注射，并用 2% 普鲁卡因局部封闭；③用氢化可的松琥珀酸钠外敷或用二甲基亚砜外敷；④冷敷。

5. 停药观察　如出现频繁呕吐、腹泻影响进食或电解质平衡；白细胞计数 $<3\times10^9$/L 或血小板计数 $<60\times10^9$/L；感染性发热，体温 >38℃；出现并发症如胃肠道出血、穿孔、心肌损害、中毒性肝炎、中毒性肾炎、化学性肺炎或肺纤维化等应及时停药，注意观察。

拓展提升

抗恶性肿瘤药的联合应用

为提高抗恶性肿瘤药的治疗效果，从抗肿瘤药物的作用机制考虑选取作用于不同生化环节、不同作用机制，或作用于同一个代谢过程前后两种不同原始靶位的抗肿瘤药物进行合用，能增强作用，提高疗效。

（1）采用两种以上的药物对同一代谢途径的不同阶段进行抑制。如选用阻断叶酸代谢而使DNA合成障碍的甲氨蝶呤，与通过干扰嘌呤代谢而阻断DNA合成的巯嘌呤合用。

（2）采用细胞周期特异性药物与细胞周期非特异性药物进行有机地组合，则作用的效果增强，能对不同周期时段的细胞起最大的杀伤效果。

（3）用抑制核酸合成的药物与直接损伤生物大分子的药物合用，阻止最终代谢产物DNA的合成。如选用破坏DNA结构和功能药环磷酰胺与干扰转录过程和阻止RNA合成药多柔比星合用治疗淋巴肉瘤。

任务实施

按下面的任务实施流程单进行，详细内容可扫码阅读。

扫码“学一学”

用药前	护理评估	①健康评估：评估患者的病史、症状体征等；②用药禁忌评估：药物过敏者、孕妇、哺乳期妇女、肝、肾功能不全者、心、肺功能失代偿者、水痘、带状疱疹病毒感染者禁用；③用药情况评估：既往用药史，尤其是化疗史和药物过敏史等
	调配药品	①主要剂型是注射剂；②主要配伍禁忌是：长春瑞滨不宜与苯妥英钠、伊曲康唑配伍使用等
	提示建议	①对不合理用药、不安全剂量的用药行为及时提出质疑
用药中	护理问题	①口腔炎、胃肠道反应；②骨髓抑制；③肾损害、膀胱出血；④心脏毒性；⑤脱发；⑥肺毒性；⑦神经毒性；⑧注射局部出现红肿、组织坏死；⑨静脉炎；⑩肝损害
	护理措施	①口腔炎停药后可消失；②化疗期间应每周查血常规1～2次；③化疗前检测肾功能；④注意观察心率、心律的变化；⑤避免用力梳头，不烫发，不染发；⑥应随时注意肺部纤维化；⑦神经毒性在停药后可自行恢复；⑧出现药物外渗，应冷敷以防吸收增加；⑨长期注射应有计划的使用静脉；⑩定期做肝功能检查
	用药要点	①注意药物的正确给药方法和用药时间
用药后	健康教育	①做好用药心理护理；②配合非药物治疗措施；③改变不良生活习惯
	评价效果	①化疗是否有效；②化疗药物的毒副反应是否缓解；③患者是否知道坚持化疗至疗程结束的重要性
	小结过程	①护理人员要有高度的责任心和熟练的业务技能

任务解析

1. 顺铂、环磷酰胺是破坏DNA结构及功能的药物，属于周期非特异性药物，依托泊苷属于抑制蛋白质合成的药物，属于周期特异性药物。

2. 患者可能出现胃肠道反应、骨髓抑制、肾毒性、神经毒性、脱发等毒副作用。

3. 本类药物多用静脉注射的给药途径。出现轻度的恶心、呕吐应给予清淡易消化的食物，可在化疗前半小时给予止吐药，如昂丹司琼等预防。呕吐剧烈时应注意补充液体及电解质。化疗期间应每周查血常规1~2次。血小板减少时应观察皮肤黏膜的出血倾向，必要时输血小板，警惕颅内出血的发生。白细胞降低时，应停止用药、减少外出、限制探视、应用药物升高白细胞。顺铂肾毒性强，应用前，要进行水化治疗，即静脉补液2500ml，鼓励患者多饮水。避免用力梳头，不烫发，不染发，在化疗时给患者带冰帽可减轻脱发。药物要现用现配，应用以上化疗药物时，中间要用引导液间隔10~30分钟。向患者讲明化疗的作用、效果，增强患者战胜疾病的信心。同时向患者说明化疗期间，可能会引起的不适，一般停药后症状可消失，让患者有充分的心理准备。鼓励患者适度锻炼，保持心情舒畅，指导患者改变不良生活习惯，积极配合治疗。

扫码“学一学”

目标检测

一、用药护理案例分析

一位患绒毛膜上皮癌的患者，医生开具了如下医嘱，请分析是否合理，为什么？应采取哪些用药护理措施？

医嘱：巯嘌呤，50mg，口服　每日3次。

　　氟尿嘧啶，500mg，静脉给药，每日1次。

二、目标测试题

【A1/A2型题】

1. 环磷酰胺的不良反应不包括

A. 骨髓抑制　B. 血尿、蛋白尿　C. 血压升高
D. 恶心、呕吐　E. 脱发

2. 甲氨蝶呤的作用机制是

A. 直接阻止DNA复制　B. 竞争二氢叶酸合成酶
C. 抑制二氢叶酸还原酶　D. 抑制核苷酸还原酶
E. 影响蛋白质合成

3. 根据细胞增殖动力学，肿瘤复发的根源是

A. M期细胞　B. S期细胞　C. G_2期细胞
D. G_0细胞　E. G_1细胞

【A3/A4型题】

男性患者，45岁，左下腹包块半年。近来低热，肝肋下1cm，巨脾，血红蛋白6.4g/dl，白细胞1.8×10^4/mm，可见中、晚幼粒细胞，诊断为慢性粒细胞白血病。

4. 应首选下列何药治疗

A. 环磷酰胺　B. 柔红霉素　C. 白消安
D. 长春新碱　E. 肾上腺皮质激素

5. 下列哪项是应用此药后最主要的不良反应

A. 胃肠道反应　B. 肝损害　C. 肾损害
D. 骨髓抑制　E. 免疫抑制

6. 护士在护理此病人的过程中，应着重注意的是

A. 预防感染
B. 缓解疼痛
C. 消除患者的忧虑
D. 鼓励患者摄入高蛋白饮食
E. 寻找病情缓解的体征

扫码“练一练”

【X 型题】

7. 抗恶性肿瘤药物的主要不良反应有

A. 消化道反应
B. 抑制骨髓的造血功能
C. 肝损害
D. 肾损害
E. 免疫抑制

（田　园）

项目十三

部分专科药物与用药护理

项目简介

同学们，本项目主要介绍了麻醉科、急诊急救科、五官科、皮肤科的常用药物和用药护理。其中麻醉科常用药物包括全身麻醉药和局部麻醉药。急诊急救科主要介绍了抗休克药和解毒药；五官科主要介绍了眼科和口腔科常用药物；皮肤科主要介绍了外用剂型和用法，以及治疗理疗的药物等。学习本项目有助于护士未来在护理岗位上更好地开展专科用药护理。

任务一　麻醉药与用药护理

扫码“学一学”

学习目标

识记

1. 掌握全身麻醉药、局部麻醉药的种类、名称。
2. 熟悉安氟醚、异氟醚、氯胺酮、丙泊酚、普鲁卡因、利多卡因的作用特点及应用。
3. 了解局麻方法和复合麻醉药的基本组成。

应用

1. 能对各类麻醉药进行规范合理的用药护理。
2. 会妥善处理药物导致的不良反应。

任务导入

患者，女，55岁，诊断为“左小脑占位”，拟在全麻下行“左小脑占位切除术”。查体、血常规及生化检查均正常。给予咪唑仑静脉注射，芬太尼、硫喷妥钠、丙泊酚诱导，给予泮库溴铵，经口插管给予异氟烷吸入麻醉。在麻醉过程中，患者血压突然迅速下降到50/25mmHg。

任务描述

针对这位患者，护士需要完成的工作任务如下。

1. 说明血压骤降原因。
2. 配合医生和麻醉师完成纠正措施和用药护理。

知识平台

麻醉是用药物或其他方法使患者整体或局部暂时失去感觉，以达到无痛的目的，多用于手术或某些疾病的治疗，包括全身麻醉和局部麻醉。能使整个机体或机体局部暂时、可逆性失去知觉及痛觉的药物称为麻醉药，根据其作用范围可分为全身麻醉药及局部麻醉药。

麻醉是手术成功重要的环节，遵照医嘱正确使用各类麻醉药，并进行合理的用药护理，是麻醉科护士的职责之一，本任务主要介绍全身麻醉和局部麻醉的用药护理。

一、全身麻醉药与用药护理

全身麻醉简称全麻。是指麻醉药经呼吸道吸入、静脉或肌肉注射进入体内，产生中枢神经系统的暂时抑制，临床表现为神志消失、全身痛觉消失、遗忘、反射抑制和骨骼肌松弛。当药物被代谢或从体内排出后，患者的神志及各种反射逐渐恢复。全身麻醉药用于大型手术或不能用局部麻醉药的患者。临床上常用的全身麻醉方法有吸入麻醉、静脉麻醉和复合麻醉。

用于全身麻醉的药简称全麻药，指能抑制中枢神经而导致暂时意识、感觉、反射消失，骨骼肌松弛的药物。全麻药可分吸入性麻醉药和静脉麻醉药二类。理想全麻药应具备的特点是：无刺激性或刺激性很小、诱导期短、镇痛肌松完全、安全范围大、对心、肝、肾等毒性小、苏醒快且无不良感觉等。

扫码“看一看”

（一）吸入性全麻药

吸入性麻醉药（inhalation anaesthetics）是挥发性液体或气体，气道吸入后药物经肺泡吸收进入血液循环，抑制中枢神经系统，使意识、感觉、反射暂时消失，骨骼肌松弛，引起全身麻醉。便于患者接受外科手术，停止给药后，被麻醉者逐渐苏醒。

理想的吸入麻醉药应具有如下特点：①理化性质稳定，不燃不爆，无刺激性，代谢率低，代谢产物无明显药理作用和毒性；②麻醉作用强，诱导苏醒迅速、平稳、舒适；③有良好的镇痛、肌松、安定、遗忘作用；④安全范围大，毒性低，不良反应少而轻；⑤设备简单，使用方便，药源丰富，价格低廉。

> **考点提示**
> 吸入性麻醉药的优缺点。

目前临床常用的吸入麻醉药有恩氟烷、地氟烷、异氟烷、七氟烷等。

知识链接

吸入性麻醉药鼻祖氧化亚氮的发现

氧化亚氮，绰号叫“笑气”。是由普利斯特利实验室的实验员戴维发现的。戴维有一种忠于职责的勇敢精神，凡是他制备的气体，都要亲自“嗅几下”，以了解它对人的生理作用。当戴维吸了几口这种奇怪的气体后，竟然不由自主地大声发笑，过了好久才安静下来。后来戴维有次拔牙后疼痛难忍，取来“笑气”吸了几口，觉得痛苦减轻，神情也欢快起来。这被认为是首次采用氧化亚氮治疗疼痛，也开启了吸入性麻醉药在临床手术中的应用。

恩氟烷

恩氟烷（enflurane，安氟醚）是目较为常用的吸入性麻醉药。无刺激性，性质稳定，不燃不爆，不分解。

【药理作用】

1. 神经系统　本药全麻效能高，强度中等。对中枢神经系统的抑制与剂量有关，浅麻醉时脑电图呈高幅慢波。麻醉时重要脏器灌注压保持不变，由于脑血管扩张，脑血流量增加，颅内压升高，但脑耗氧量减少。兼有中等镇痛作用。

2. 循环系统　对循环系统有抑制作用，抑制心肌，心率反射性加快，心排血量下降，血压下降，血压下降与麻醉深度呈平行关系，可作为麻醉深浅的标志。一般不增加心肌对儿茶酚胺的敏感性，很少出现心律失常。

3. 呼吸系统　对呼吸道无明显刺激，不增加气道分泌，可扩张支气管，较少引起咳嗽、痉挛。对呼吸有明显抑制作用，能降低肺的顺应性。

4. 其他　对子宫平滑肌有一定抑制作用，深麻醉时可增加分娩和剖宫产的出血。可降低眼压，故适用于眼科手术。

【临床用途】可用于各种年龄、各部位的大、小手术，对糖尿病、嗜铬细胞瘤、重症肌无力、眼科手术效果佳。一般用于复合全身麻醉，可与多种静脉全身麻醉药和全身麻醉辅助用药联用。

【不良反应】

1. 抑制呼吸、循环系统　尤其在剂量过大时有明显抑制作用，应密切监测呼吸和血压，是麻醉意外的主要因素。

2. 中枢兴奋　吸入浓度较高，尤其是低二氧化碳血症时易出现惊厥性棘波、肢体抽搐。故不宜使用高浓度，不宜过度通气。

3. 其他　反复应用偶见肝坏死、肾损害，癫痫、颅内压增高者一般不宜使用。

异氟烷

异氟烷（isoflurane，异氟醚）性质稳定，不燃不爆，麻醉诱导及苏醒快，无致吐作用，且肌松良好。本药心血管安全性大，扩张冠状动脉，有利于心肌缺血的患者；对颅内压无明显的升高作用，适合于神经外科手术的麻醉。但有刺激性气味，影响小儿的麻醉诱导；因增加子宫出血，不适于产科手术。

临床应用与恩氟烷相同，对老年人、冠心病患者更为适用，由于不引起惊厥抽搐，可用于癫痫患者。在临床麻醉深度对颅内压影响不大，也可用于颅内压增高患者。此外，低浓度的异氟烷吸入还适应于ICU患者的镇静。

地氟烷

地氟烷（desflurane，地氟醚）在血液、组织溶解度低，麻醉诱导及苏醒快，生物转化少，几乎无代谢产物，对心、肝、肾功能影响小；一般不影响循环功能，更适用于心血管手术麻醉；神经肌肉阻滞作用较其他氟化烷类吸入麻醉药强，肌松效果好。但本药沸点低，室温下蒸气压高，需用特殊蒸发器；因有刺激气味限制了应用。

主要用于心脏手术及严重肝肾功能障碍患者的麻醉，对婴儿和儿童只可作维持麻醉，不可作为诱导麻醉。

其他常用的氟烷类吸入性全麻药还有七氟烷[基]（sevoflurane），是目前安全性和麻醉效果最好的药物之一，临床评价较高。

知识链接

第二气体效应

在临床麻醉中，常把含氟的吸入性麻醉药与氧化亚氮合用以产生“第二气体效应”，增加全身麻醉效果。第二气体是指两种吸入性全麻药中吸入浓度较低的一种，如安氟烷、异氟烷、地氟烷等，第一气体是指高浓度吸入的全麻药，如氧化亚氮。两药同用时，第二气体的肺泡内和血内浓度，可较单独应用时有所提高，超过蒸发罐所提供的浓度，这就是第二气体效应。

利用此效应作吸入麻醉时，可用较低浓度（剂量）的第二气体获得较高的麻醉效应，而第一气体的血内及肺泡内浓度则不变。较为常见的配合是氧化亚氮和安氟醚（或异氟醚等麻醉性能较强的麻药），可以达到加快诱导、降低第二气体浓度降低对心血管呼吸抑制作用及减少不良反应的作用。

（二）静脉性全麻药

静脉麻醉药（intravenous anesthetics）是经静脉注射进入体内，通过血液循环作用于中枢神经系统而产生全身麻醉作用的药物。其优点为诱导快，对呼吸道无刺激，操作简便，无需麻醉机等设备。

丙泊酚

考点提示

静脉全麻药的主要优点。

丙泊酚[基]（propofol）具有麻醉诱导起效快，作用时间短，苏醒迅速且功能恢复完善，对呼吸道无刺激，术后恶心呕吐发生率低等优点。目前临床上普遍用于全麻诱导、麻醉维持、ICU危重患者镇静催眠辅助用药。主要不良反应为对心血管和呼吸系统有抑制作用，可降低脑代谢率和颅内压。注射过快可出现呼吸或心跳暂停，血压下降等。

硫喷妥钠

硫喷妥钠（thiopental sodium）是超短时作用的巴比妥类药物。脂溶性高，静脉注射后几秒钟即可进入脑组织，麻醉作用迅速，无兴奋期。但由于此药在体内迅速重新分布，从脑组织转运到肌肉和脂肪等组织，因而作用维持时间短，脑中 $t_{1/2}$ 仅5min。硫喷妥钠的镇痛效应差，肌肉松弛不完全。临床主要用于诱导麻醉、基础麻醉和脓肿的切开引流、骨折、脱臼的闭合复位等短小手术。硫喷妥钠对呼吸中枢有明显抑制作用，新生儿、婴幼儿易受抑制，故禁用。还易诱发喉头和支气管痉挛，故支气管哮喘者禁用。

氯胺酮

氯胺酮[基]（ketamine）是中枢兴奋性氨基酸递质 N－甲基－D－天冬氨酸受体（NMDA 受体）的特异性阻断药，能阻断痛觉冲动向丘脑和新皮层的传导，同时又能兴奋脑干及边缘系统，引起意识模糊，短暂性记忆缺失及满意的镇痛效应，但意识并未完全消失，常有梦幻，肌张力增加，血压上升。此状态又称分离麻醉（dissociative anesthesia）。氯胺酮麻醉时对体表镇痛作用明显，内脏镇痛作用差，但诱导迅速。对呼吸影响轻微，对心血管具有明显兴奋作用。用于短时的体表小手术，如烧伤清创、切痂、植皮等。由于本药是新型毒品“K 粉”的主要成分，属于第一类精神药品，应严格管控使用。

羟丁酸钠

羟丁酸钠（sodium hydroxybutyrate）本药为 4－羟基丁酸钠盐。对心血管影响小，适用于老人、儿童及神经外科手术、外伤、烧伤患者的麻醉。肌肉松弛效果不好，常需与肌松药、地西泮合用。另外还用于诱导麻醉。严重高血压、心脏房室传导阻滞及癫痫患者禁用。

依托咪酯

依托咪酯（etomidate）是咪唑类衍生物，具有镇静、催眠和遗忘作用，但无镇痛与肌松作用，是全身麻醉药物组合中一个重要的镇静药。其作用起效快，持续时间短，强度约为硫喷妥钠的 12 倍。对心血管影响小，安全性大，可用于诱导麻醉。大剂量快速静脉注射本品可使呼吸抑制，阵挛性肌收缩，恢复期出现恶心、呕吐症状。

（三）麻醉辅助用药

骨骼肌松弛药

骨骼肌松弛药简称肌松药，能选择性地作用于运动神经终板膜上的 N_2受体，阻断神经冲动向骨骼肌传递，导致肌肉松弛，又称为 N_2胆碱受体阻断药。按其作用机制不同，可分为去极化型和非去极化型两大类。

去极化型肌松药的代表药为琥珀胆碱（succinylcholine），与运动神经终板膜上的 N_2受体结合，使肌细胞膜产生持久去极化作用，对 ACh 的反应减弱或消失，导致骨骼肌松弛，用药后，由于不同部位的骨骼肌在药物作用下去极化出现的时间先后不同，首先出现不协调的肌束颤动，然后迅速转为肌松，以颈部、四肢和腹部肌松最明显，作用快而短暂。用于气管插管、气管镜、食管镜等短时的小手术，也可作全麻时的辅助药，使在较浅麻醉下骨骼肌完全松弛，从而减少全麻药的用量，以提高外科手术的安全性。

非去极化型肌松药，本身无内在活性，能与 ACh 竞争骨骼肌运动终板膜上的 N_2胆碱受体，阻断 ACh 与 N_2胆碱受体结合，使终板膜不能去极化，导致骨骼肌松弛。代表药有筒箭毒碱（tubocurarine）和泮库溴铵（pancuronium bromide）。可作全身麻醉辅助用药，也适用于胸腹部手术和气管插管等。抗胆碱酯酶药如新斯的明能拮抗其骨骼肌肌松作用，过量时可用适量新斯的明解救。

复合麻醉的用药

目前单独使用各种全麻药均有各种不足，为确保用药更安全、有效，临床上多采用联合用药或辅以其他药物的方法，以取得满意麻醉效果便于手术，称复合麻醉。复合麻醉和麻醉辅助常用药物包括麻醉前、诱导麻醉、基础麻醉等几个环节的用药，同时根据情况选择肌肉松弛药、降低体温药、降压药等辅助药物。复合麻醉和麻醉辅助常用药物见表 13－1。

知识链接

术后镇痛泵的应用

长期以来，术后疼痛对人体可以产生一系列的病理生理影响，例如自主神经系统的影响，使心率加快，呼吸急促，血压上升；精神心理方面的影响，导致烦躁不安、抑郁，进而影响到消化功能睡眠状况和术后恢复。近年来使用术后镇痛泵可以减轻患者痛苦。按照镇痛泵里所装的药物不同，分成硬膜外泵和静脉泵两种，硬膜外泵常使用局麻药、吗啡等，静脉泵常用芬太尼等。药物镇痛泵可使镇痛药物能保持持久稳定的血药浓度，维持长时间的镇痛效果并且可让患者自行按压给药以迅速增强效果，使治疗更加个体化。

表 13－1　复合麻醉和麻醉辅助常用药

方法	常用药物	用法及目的
麻醉前给药	地西泮	手术前夜应用，镇静催眠，消除患者紧张情绪，充分休息 术前再服，短暂记忆缺失，消除术中不良记忆
	哌替啶、芬太尼	术前应用，镇痛，增强麻醉效果
	阿托品、东莨菪碱	术前应用，保证呼吸通畅，防止吸入性肺炎，并且抑制迷走神经，防止反射性心律失常
诱导麻醉	硫喷妥钠、氧化亚氮	为速效静脉全麻药，缩短诱导期，迅速进入麻醉维持期，后改用其他麻醉药维持麻醉
基础麻醉	氯胺酮、地西泮	术前应用，控制不合作患者，尤其适用于小儿麻醉
松弛骨骼肌	琥珀胆碱、泮库溴铵	N_2胆碱受体阻断药，肌松完全便于手术
其他辅助方法	氯丙嗪	降温，降低心、脑等生命器官的耗氧量
	硝普钠	控制性降压，减少出血，常用于止血比较困难的颅脑手术

拓展提升

麻醉药与麻醉药品的区别

麻醉药与麻醉药品是两个不同的概念。麻醉药通过阻滞神经兴奋的发生与传导，抑制或暂时失去感觉、痛觉、知觉，主要用于手术等。麻醉药品是指对中枢神经系统有致依赖作用，连续使用、滥用或者不合理使用，易产生身体依赖性和精神依赖性，能成瘾癖的药品。常用的麻醉药品有阿片类（吗啡）、可卡因类（可卡因、古柯碱）、大麻类制剂等，麻醉药品使用和贮存应严格管理。

二、局部麻醉药与用药护理

局部麻醉也称部位麻醉，是指在患者神志清醒状态下，将药物作用于身体局部，使机体某一部分的感觉神经传导功能暂时被阻断，运动神经传导保持完好或同时有程度不等的被阻滞状态，引起局部组织痛觉消失，以便于外科手术的进行。局部麻醉的优点在于简便易行、安全、患者清醒、并发症少和对患者生理功能影响小。局部麻醉药简称“局麻药”，是一类能可逆性阻断用药局部神经冲动发生和传导的药物。常用局麻药按照化学结构的不同，分为酯类和酰胺类。酯类包括普鲁卡因、丁卡因，酰胺类包括利多卡因、丁哌卡因。

（一）概述

【药理作用】

1. 局麻作用 局麻药是通过阻滞钠通道，减少钠离子内流，产生膜的稳定作用，抑制动作电位的发生，从而阻滞神经冲动的发生和传导产生局部麻醉作用。局麻作用与药物浓度和神经结构有关。药物用量越大或浓度越高，局麻作用越强；神经纤维越细，对局麻药越敏感。故麻醉顺序为先细的神经纤维后粗的神经纤维，先麻醉痛觉后温觉、触觉，最后可麻醉自主神经。麻醉后恢复的顺序相反。

扫码“看一看”

2. 吸收作用 局麻药的剂量过大、浓度过高或误将药物注入血管时，都会直接吸收引起全身作用，是局麻药的毒性反应。主要表现为中枢神经和心血管系统的毒性。

（1）中枢作用 局麻药有时用药过量或误入血管后被吸收，可作用于中枢，出现中枢神经系统先兴奋后抑制，出现躁动不安、肌肉震颤、惊厥等，随后中枢过度兴奋转入抑制状态，出现昏迷、神志不清等，最终可因呼吸麻痹而死亡。

（2）抑制心脏 局麻药吸收后对心肌细胞膜具有膜稳定作用，可降低心肌兴奋性，使心肌收缩力减弱、不应期延长、传导减慢，甚至心脏停搏。

> 考点提示
>
> 局麻药的作用和临床意义。

（3）扩张血管 多数局麻药有血管扩张作用，不仅血压下降还可加速吸收中毒，严重时可致死，故局麻药使用时除指端、趾端、阴茎等手术外，常加入少量的肾上腺素以收缩血管，防止吸收中毒。

（4）变态反应 常见荨麻疹、支气管痉挛和血压下降等，多见于酯类局麻药。需要仔细询问患者是否有药物过敏史，用药前做皮试，准备好急救药物肾上腺素等。

【局麻方法】

1. 表面麻醉 将局麻药喷或涂于皮肤、黏膜表面，使其透过黏膜而麻醉位于黏膜下的神经末梢。这种用法要求药物脂溶性高，穿透性强，常选用丁卡因。用于眼、鼻、气管、咽喉、食管、尿道等部位的浅表手术。具有给药方法：有眼用滴入法、鼻用涂敷法、咽喉气管用喷雾法、尿道用灌入法等。

2. 浸润麻醉 将局麻药药液注射在皮内、皮下或手术视野附近的组织，使局部神经末梢麻醉。本方法要求药的毒性小，多选用利多卡因、普鲁卡因，用于浅表小手术。浸润麻醉的优点是麻醉效果好，对机体的正常功能无影响。但用量较大，麻醉区域较小，在做较大手术时，因所需药量较大而易产生全身毒性反应。常配伍肾上腺素使用，可减缓局麻药的吸收，延长作用时间。

3. 传导麻醉 将局麻药注射到外周神经干、神经丛周围，麻醉该神经分布或支配的区域。阻断神经干所需的局麻药浓度较麻醉神经末梢所需的浓度高，但用量较小，麻醉区域较大，可选用利多卡因、普鲁卡因和丁哌卡因。为延长麻醉时间，也可将丁哌卡因和利多卡因合用。常用于四肢、面部、口腔等部位的手术。

4. 蛛网膜下隙麻醉 俗称腰麻。将药液注射到低位腰椎蛛网膜下隙，阻滞该脊神经根的传导。它要求技术高、药液刺激性小，常用药物为利多卡因、丁卡因和普鲁卡因。常用于下腹部及下肢的手术。

5. 硬膜外麻醉 又称脊麻。是将药液注射到硬脊膜外腔，麻醉药沿着神经鞘扩散，穿过椎间孔阻断神经根。该方法作用范围广，用于胸部腹部手术。常用药物为利多卡因、丁哌卡因及罗哌卡因等。硬膜外腔终止于枕骨大孔，不与颅腔相通，药液不扩散至脑组织，无腰麻时头痛或脑脊膜刺激现象。但硬膜外麻醉用药量较腰麻大 5～10 倍，如误入蛛网膜下隙，可引起严重的毒性反应（图 13－1）。

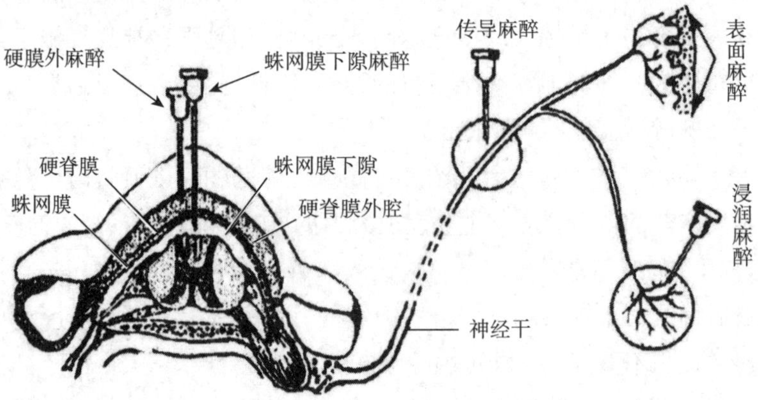

图 13－1　局麻药应用部位示意图

（二）常用的局麻药

普鲁卡因

普鲁卡因（procaine，奴佛卡因）为酯类药物，易于水解。是临床最常用的局麻药，脂溶性低，穿透性差，局部注射后 1～3 分钟起效，维持 30～60 分钟。

【作用与用途】

1. 局部麻醉 本药局麻作用弱，维持时间短，对皮肤黏膜穿透力较差，一般不用于表面麻醉。主要用于浸润麻醉、腰麻、传导麻醉和硬膜外麻醉。

> **考点提示**
>
> 普鲁卡因的局麻特点和用途。

2. 局部封闭 用 0.25%～0.5% 的溶液注射于病灶周围，可缓解局部炎症和损伤症状；也可用于去甲肾上腺素等静脉注射药液外漏时的局部封闭。

【不良反应】

1. 毒性反应 用量过大或误入血管时，有中枢神经系统和心血管系统毒性反应，前者表现为先兴奋后抑制现象；后者心脏抑制、血管扩张可致血压下降。

2. 变态反应 少数患者用药后可发生皮疹、喉头水肿、哮喘，甚至过敏性休克等变态反应，用药前应作皮试。

氯普鲁卡因

氯普鲁卡因（chloroprocaine）采用化学修饰方法将普鲁卡因分子中对氨基苯甲酸的2位上用氯原子取代形成氯普鲁卡因，形成新一代局麻药，是酯类短效局麻药，有较强的抗光照、热稳定性和湿稳定性，可持续给药而无快速耐药性。氯普鲁卡因毒性较低，且其代谢产物不是引起过敏的物质，不需要做皮试，临床应用方便易行。

丁卡因

丁卡因（tetracaine，的卡因，地卡因）与普鲁卡因相似，同为酯类药物。本药穿透性比普鲁卡因强，局麻作用也较普鲁卡因强而持久（约为普鲁卡因的16倍），主要用于表面麻醉，也可用于腰麻、传导麻醉、硬膜外麻醉。因毒性大，约为普鲁卡因的10倍，不可用于浸润麻醉。

利多卡因

利多卡因[基]（lidocaine，赛罗卡因），是目前应用最多的局麻药。相同浓度下与普鲁卡因相比，利多卡因具有起效快、作用强而持久、穿透力强及安全范围较大等特点，同时无扩张血管作用及对组织几乎没有刺激性。可用于多种形式的局部麻醉，有全能麻醉药之称，主要用于传导麻醉和硬膜外麻醉。本药也可用于心律失常的治疗，对普鲁卡因过敏者可选用此药。

考点提示

利多卡因的局麻用途和抗心律失常用途。

丁哌卡因

丁哌卡因[基]（bupivacaine，麻卡因，布比卡因）属酰胺类药物，化学结构与利多卡因相似，局麻作用强而持久，有安全长效之特点。但对皮肤黏膜穿透力弱，主要用于浸润麻醉、传导麻醉和硬膜外麻醉，不可用于表面麻醉。用药时注意心脏毒性反应。

罗哌卡因

罗哌卡因[基]（ropivacaine）化学结构类似丁哌卡因，其阻断痛觉的作用较强而对运动的作用较弱，作用时间短，对心肌的毒性比丁哌卡因小，有明显的收缩血管作用。适用于硬膜外、臂丛阻滞和局部浸润麻醉。它对子宫和胎盘血流几乎无影响，故适用于产科手术麻醉。

知识链接

局麻药的发现

在南美洲地区，广泛生长着一种常绿灌木植物古柯，当地印第安人有咀嚼古柯叶的习惯，用以增加力量，消除疲劳。1855～1858年，德国化学家斐德烈（G. Friedrich）和尼曼（Niemann）从古柯树叶中分离出了一种生物碱称为古柯碱，又名可卡因。后经研究，该物质具有中枢兴奋和局部麻醉作用。1884年维也纳眼科专家柯勒（CarlKoller）将其用于眼科手术，后广泛用于眼、鼻、喉等五官的外科手术中。但可卡因选择性差、毒性大、有成瘾性，使用受到限制。1904年根据可卡因的结构人工合成了更安全有效的普鲁卡因，1943年又合成了利多卡因，其作用更好，使局麻药的应用范围不断扩大。

拓展提升

一药多用的利多卡因

利多卡因是临床常用的局部麻药，近年来，随着人们对利多卡因的深入研究，发现它在治疗其他疾病的方面也显示出较好的效果。

（1）1963 年用于治疗心律失常，适用于因急性心肌梗死、外科手术、洋地黄中毒及心脏导管等所致急性室性心律失常，包括室性早搏、室性心动过速及室颤。

（2）利多卡因能阻滞血管的交感神经的兴奋性，使副交感神经兴奋性相对增强，达到改善血液微循环的目的，它能改善内耳前庭神经周围血管供血，消除内淋巴回流障碍，可用于治疗前庭神经炎。

（3）全麻患者的气管内插管，在手术即将结束时，需将吸入麻醉药剂量减至咽喉气管反射恢复时才能拔出，拔管时可出现类同于插管时的心血管反应，还可引起呛咳，对高血压、冠心病、高颅压患者极为不利，利多卡因可预防此反应。

（4）利多卡因也可用于癫痫持续状态用其他抗惊厥药无效者及局部或椎管内麻醉。还可以用于治疗新生儿严重惊厥、抗癫痫、呃逆、哮喘、胃镜插管检查前消除紧张等。

任务实施

按下面的任务实施流程单进行，详细内容扫码阅读。

扫码“学一学”

用药前	护理评估	①健康评估：患者基本情况，手术耐受力，伴随症状，相关检查结果，既往病史。②用药禁忌评估：各种药物禁用人群。③用药情况评估：用药史，相关知识宣讲，给药用量、途径
	调配药品	①盐酸利多卡因主要剂型是注射剂，常用剂量为 5ml：100mg；10ml：200mg；20ml：400mg。浸润麻醉：0.25%～0.5%水溶液，每小时不得过 1.5g；阻滞麻醉：1%～2%水溶液，每小时不得过 1.0g；硬膜外麻醉：2%水溶液，每小时不得过 0.75g。②主要配伍禁忌是：利多卡因与碳酸氢钠、巴比妥类、氨茶碱、硫酸镁、肝素钠、硝普钠、甘露醇、甲基硫酸新斯的明、氢化可的松、地塞米松等存在配伍禁忌。不宜与磺胺类药物同用。利多卡因可增强洋地黄类药物的作用
	提示建议	①应注意趾、耳部及阴茎处做浸润麻醉时，不加肾上腺素，避免缺血坏死。②应避免氯胺酮与巴比妥类药物合用时使用同一注射器。③建议恩氟烷与双香豆素等抗凝药同用时，做好出血护理的准备
用药中	护理问题	①并发症：血压下降、心律失常；呼吸道阻塞、肺炎及肺不张；恶心、呕吐。②全身的中毒：与局麻药入血有关
	护理措施	①异氟烷、恩氟烷吸入麻醉前补充一定的液体后进行麻醉，以避免血压和心率大幅度波动。与非去极化肌松药同用，肌松药剂量须减小 1/2 或 1/3。②腰麻发生低血压，应用肌内注射麻黄碱用以升压。③局麻药注射前须反复进行回抽试验，无气、无血、无脑脊液后方可注射，以避免药物入血引起全身毒性反应。若出现中毒，立即停药，保持患者呼吸道通畅，给氧
	用药要点	①恩氟烷、异氟烷、七氟烷、地氟烷常采用吸入麻醉。②丙泊酚，硫喷妥钠，氯胺酮，羟丁酸钠常采用静脉麻醉。③使用局麻药，注意使用各个药物的安全剂量，遵循最小有效剂量和最低有效浓度的原则，过量会引发中毒反应
用药后	健康教育	①麻醉后严密观察病情变化，保持呼吸道通畅，常规给予氧气吸入。局麻如出现中毒性反应或过敏反应等，应立即停药，积极治疗。②镇痛：根据患者病情及需要，做好术后镇痛。③对椎管内麻醉术后的患者，对穿刺部位出现疼痛、发热、下肢活动障碍等变化，应及时复诊
	评价效果	①患者焦虑或恐惧的心理是否缓解，心理状况改善的程度。②患者麻醉过程中是否顺利，是否发生麻醉意外情况，经处理后有否缓解
	小结过程	①通过对患者病情的评估、药物调配、药物使用过程中出现的问题探讨。②实施护理措施。③开展健康教育等环节，最终评价护理效果

任务解析

该患者左小脑占位性病变，在全身麻醉下做左小脑占位切除术，诱导麻醉中咪达唑仑为镇静药，解除精神紧张及术中不良记忆；芬太尼为强效镇痛药，减少麻醉药用量；硫喷妥钠、丙泊酚为诱导麻醉剂，泮库溴铵为肌肉松弛药，有利于插管进行；恩氟烷为常用的吸入麻醉药。当丙泊酚注射过快时，会出现低血压症状，老年患者应酌减剂量，并放慢给药速度，一旦出现术中低血压，可用麻黄素、间羟胺纠正血压。

扫码“学一学”

目标检测

一、用药护理案例分析

1. 患者，女，54 岁，因咳嗽、痰中带血丝 14 年，伴气紧 10 年，肺不张 2 年，胆囊炎伴胆结石一周入院，先入住呼吸内科，后转外科行胆囊切除术。既往史：两年前在椎管内麻醉下行阑尾切除术，此时发现了有“肺不张”。实验室检查：各项指标基本在正常范围内。心界向左扩大，心律齐，各瓣膜未闻及杂音。左肺扩张不完全，右肺呼吸音较清晰，肺通气储备功能处于中等。无药物过敏史和药物依赖史。

在手术前医生为患者注射咪达唑仑、芬太尼、泮库溴铵、依托咪酯进行诱导麻醉，并用异氟烷做吸入麻醉。请说明各类麻醉用药的作用，并说明如何做好患者的用药护理？

2. 患者，男，50 岁，一月前背部毛囊炎感染，自行涂抹红霉素软膏治疗后，背部出现红肿，后变为 3cm × 4cm 脓肿，并伴有灼热、疼痛，一日前入院，经诊断为皮肤软组织脓肿，需手术切开引流。请思考：该患者手术时，可用什么麻醉方法，选用什么麻醉药？

二、目标测试题

【A1/A2 型题】

1. 可引起呼吸抑制、喉痉挛和支气管痉挛的全麻药是

A. 麻醉乙醚　　B. 氧化亚氮　　C. 丙泊酚

D. 氯胺酮　　E. 硫喷妥钠

2. 预防局麻药中毒的措施是

A. 术前用药给苯巴比妥钠　　B. 注射局麻药前抽回血

C. 注意用药量　　D. 加少量肾上腺素

E. 术前做皮肤过敏试验

3. 李某，21 岁，右手中指针刺样痛，局部肿胀，确诊为脓性指头炎，拟在指神经阻滞麻醉下行切开引流术，护理中错误的是

A. 限制局麻药剂量　　B. 局麻药中加入适量肾上腺素

C. 防止局麻药注入血管　　D. 常规麻醉前用药

E. 局麻药浓度不能太高

4. 患者男，36 岁。诊断为鼻息肉。需手术治疗，鼻腔内行小手术施行麻醉，选用下列何药

A. 利多卡因　　B. 普鲁卡因　　C. 乙醚

D. 丁卡因　　E. 硫喷妥钠

5. 以下吸入全麻药中，可以用于第二气体的是

A. 氧化亚氮　　B. 恩氟烷　　C. 异氟烷

D. 地氟烷　　E. 七氟烷

6. 可用于浸润麻醉的局麻药是

A. 普鲁卡因　　B. 丁卡因　　C. 利多卡因

D. 丁哌卡因　　E. 罗哌卡因

7. 以下属于静脉性全麻药的是

A. 氯胺酮　　B. 羟丁酸钠　　C. 依托咪酯

D. 丙泊汾　　E. 硫喷妥钠

【A3/A4 型题】

患者，男，36 岁，在一次意外中，下肢严重受伤，并发多处骨折，需立即手术治疗。

8. 手术应用下列哪种方法进行麻醉

A. 表面麻醉　　B. 浸润麻醉　　C. 传导麻醉

D. 腰麻　　E. 硬脊膜外麻醉

9. 为了处理手术中麻醉中所致的血压下降，可选用

A. 麻黄碱　　B. 肾上腺素　　C. 去甲肾上腺素

D. 多巴胺　　E. 间羟胺

扫码“练一练”

（刘鸿业　张　庆）

任务二　抗休克药、解毒药与用药护理

扫码“学一学”

学习目标

识记

1. 掌握阿托品、纳洛酮、氟马西尼、亚硝酸钠和二巯丙醇的作用、用途、不良反应和用药护理程序。
2. 熟悉氯解磷定、依地酸钙钠、硫代硫酸钠、去铁胺、青霉胺的作用、用途。
3. 了解肾上腺素、去甲肾上腺素、间羟胺、多巴酚丁胺等药的抗休克作用及用药护理。

应用

1. 关爱休克、农药中毒的患者，认真实施用药护理程序，提高护士职业素养。
2. 会观察有机磷农药解救药的疗效及不良反应，采用相应护理措施。
3. 能够介绍药物的毒性作用，开展预防药物滥用的宣教工作。

任务导入

患者，女，25岁。上呼吸道感染，医嘱给予青霉素800万单位，静脉点滴，经皮试阴性后，护士进行静脉滴注，但青霉素滴入5分钟后患者突然出现呼吸急促，面色苍白，口唇发绀，四肢湿冷，神志不清，送急诊室抢救。查体：呼吸困难不规则，脉搏微弱，血压60/40mmHg，心音低钝，心律不齐。诊断：过敏性休克。护士需要完成这项用药护理任务。

任务描述

需要护士完成的工作任务具体如下。

1. 说出抢救过敏性休克首选哪种药？为什么？
2. 患者用药后会有哪些预期表现？
3. 针对此患者，护士应如何完成用药护理程序？

知识平台

一、概述

休克是由于各种原因导致的微循环障碍与重要脏器有效血液供应障碍而发生的急性综合征，应根据休克发生的不同原因和不同阶段采取相应的治疗措施，除了病因治疗、补充血容量、纠正酸中毒外，应用血管活性药物等改变血管功能，改善微循环，维持重要脏器有效灌注压也是治疗休克中的重要措施。

抗休克治疗最基本的措施是扩充血容量治疗，血管活性药物的使用可以辅助扩容治疗，改善微循环，升高血压。一般来说，初次测量中心静脉压超过12cmH_2O或补充血容量过程中有明显升高而患者仍处于休克状态，需要考虑使用血管活性药物。

> **考点提示**
> 血管活性药的种类和代表药物。

血管活性药物主要包括：血管收缩药和血管舒张药。血管收缩药主要用于小动脉扩张而低阻抗的休克。这类药有α受体激动药，如去甲肾上腺素、间羟胺、去氧肾上腺素、甲氧明等。血管扩张药有α受体阻断药，包括酚妥拉明、酚苄明、大剂量阿托品和山莨菪碱；β受体激动药，包括特布他林、吡丁醇；多巴胺受体激动药，多巴胺。此外，用于辅助抗休克治疗的药物还有正性肌力药和糖皮质激素等。本任务主要介绍抗休克药的用药护理。

（一）血管收缩药

血管收缩药物通过收缩血管而升高血压，增加重要脏器的血液供应（表13－2）。

表13－2　常用的抗休克血管收缩药

类别	代表药	作用及用途	注意事项
α、β受体激动药	肾上腺素[基]	兴奋心脏，升高血药；用于休克时的低血压	心律失常者慎用
α受体激动药	去甲肾上腺素[基]、间羟胺[基]	收缩血管，升高血药；用于休克时的低血压	避免与其他收缩血管升高血压的药物合用

（二）血管扩张药

血管扩张药物通过扩张血管而改善微循环，对于休克血液灌注不足时有利（表13－3）。

表13－3　常用的抗休克血管扩张药

类别	代表药	作用及用途	注意事项
α_1 受体阻断药	酚妥拉明[基]	血管扩张，微循环改善；用于感染性、失血性、心源性休克的治疗	避免与其他收缩血管升高血压的药物合用
β受体激动药	异丙肾上腺素[基]、多巴酚丁胺[基]	兴奋心脏，升高血药；用于心源性休克和感染性休克，对中心静脉压高、心输出量低者，应在补充血容量的基础上再用本药	过速型心律失常者慎用
多巴胺受体激动药	多巴胺[基]	心率增快，心输出量增加，肾脏、肠系膜、冠脉和脑血管血液供应增多；用于各种休克，包括中毒性休克、心源性休克及失血性休克	作用时间短，需静脉滴注，滴注速度每分钟为2～5μg/kg，可逐渐增加用量。应同时补充血容量，需纠正酸中毒
M受体阻断药	阿托品[基]	解除血管痉挛，扩张外周血管，改善微循环；用于感染性休克早期的治疗	必须大剂量，出现“阿托品化”指征

知识链接

各种休克共有的临床表现

休克是临床最常见的急危重症，护士应熟知以下具体表现：①可视黏膜如口唇、眼睑先苍白后发绀；②身体末梢如手脚趾头的皮温降低；③脉搏细弱，甚至测不到；④心率明显加快，血压迅速降低；⑤尿少甚至无尿；⑥或烦躁不安，或精神沉郁，反射迟钝，昏迷甚至抽搐、痉挛等

（三）其他常用的抗休克药

1. 正性肌力药

多巴酚丁胺

多巴酚丁胺[基]（dobutamine）主要作用于β_1受体，使心肌收缩力增强，对心率的作用强于多巴胺，小于异丙肾上腺素。较少引起心律失常。由于对α、β_2受体作用相对较小，对全身血管与外周阻力改变不大。

2. 糖皮质激素

糖皮质激素（glucocorticoid）主要可以增强心肌收缩力，增加心输出量；稳定溶酶体膜，减少心肌抑制因子（MDF）的形成和释放；降低血管对某些缩血管物质的敏感性，改善微循环。

扫码“学一学”

二、常见农药的中毒及解毒药与用药护理

（一）有机磷农药中毒和解毒药

有机磷酸酯类属难逆性抗胆碱酯酶药，毒性强，主要用作农业杀虫剂，常用的有对硫磷（parathion，1605）、内吸磷（systox，1059）、马拉硫磷（malathion，4049）、乐果

（rogor）、敌敌畏（DDVP）、美曲膦酯（敌百虫，dipterex）等，毒性更大的塔朋（tabun）、沙林（sarin）等还作神经毒剂用于战争。当使用和管理过程中防护不当时，可经消化道、呼吸道甚至透过皮肤吸收，引起人畜中毒。

有机磷进入血液后与胆碱酯酶（AChE）结合，形成磷酰化胆碱酯酶而失去活性，导致乙酰胆碱（ACh）不能水解，在体内蓄积过多，持久强烈的激动突触后膜的胆碱受体，导致机体功能失调而引起一系列中毒症状（图 13－2）。

扫码“看一看”

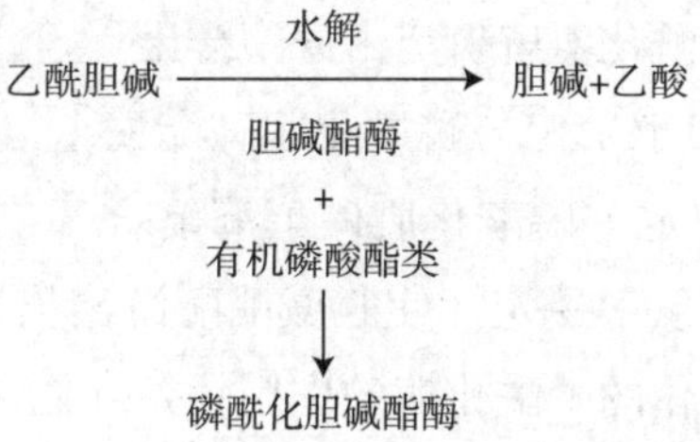

图 13－2　有机磷酸酯类中毒机制

1. M 样中毒症状　恶心、呕吐、腹痛、腹泻、大小便失禁、瞳孔缩小、视物模糊、心跳过缓、血压下降、流涎、出汗、呼吸道分泌物增多、呼吸困难、发绀、肺部湿啰音等。

2. N 样中毒症状　骨骼肌纤维震颤、抽搐，严重者导致呼吸肌麻痹、心跳过速、血压升高等。

3. 中枢中毒症状　先兴奋后抑制，表现为躁动不安、失眠、谵语、昏迷、可因血管运动中枢抑制而致血压下降，呼吸中枢麻痹而致呼吸停止。

轻度中毒以 M 样中毒症状为主；中度中毒出现明显的 M 样和 N 样中毒症状；重度中毒还有明显的中枢症状。

知识链接

神经毒气——沙林

1995 年 3 月 20 日早上 8 时 20 分，东京地铁车站出现异常气味，霞关站站长提着从车厢内清理出的一塑料袋走到办公室便倒下了，再也没有苏醒过来。接着，许多乘客相继从地铁站被抬出，其中的大多数人都大口喘气，有的还伴口吐白沫，有的已神志不清。此次事件共造成 5500 人中毒，其中 12 人死亡。造成这次中毒的罪魁祸首就是沙林。

沙林，学名为“甲氟磷酸异丙酯”，是一种无色（也有黄褐色的）、无形、无嗅、挥发性高的液体，也是毒性最强的有机磷酸酯之一，通过呼吸道、皮肤、黏膜侵入人体。中毒后主要表现为瞳孔缩小、呼吸困难、支气管痉挛和剧烈抽搐等，严重的数分钟内即可致死。

阿托品

阿托品[基]（aropine）是从颠茄等茄科植物提取出的一种有毒的白色结晶状生物碱。

本药是有机磷中毒的首选解救药物之一。M 胆碱受体阻断药，通过竞争性阻断 M 受体而迅速缓解 M 样症状，也能进入脑内而缓解部分中枢抑制症状，还可兴奋呼吸中枢而对抗有机磷中毒所引起的呼吸抑制。

可单独用于轻度中毒。因不能消除骨骼肌震颤，也不能恢复胆碱酯酶活性，对中度和重度中毒必须联合应用胆碱酯酶复活药。因有机磷中毒患者对阿托品的耐受性增大，用药量根据中毒程度确定，须达到阿托品化。

氯解磷定

氯解磷定[基]（pralidoxime chloride，氯磷定，氯化派姆）是胆碱酯酶复活药。

【药理作用】

1. 与有机磷结合　氯解磷定能直接与体内游离的有机磷酸酯结合，形成无毒的磷酰化氯解磷定由尿中排出。

考点提示

有机磷中毒患者的治疗原则和护理措施。

2. 恢复胆碱酯酶活性　氯解磷定与磷酰化胆碱酯酶中的磷酰基结合，形成氯解磷定-磷酰化胆碱酯酶复合物，再进一步裂解形成磷酰化氯解磷定，使胆碱酯酶游离出来，恢复其水解乙酰胆碱的活性。但对中毒数小时，已经老化的磷酰化酶的作用较差（图13-3）。

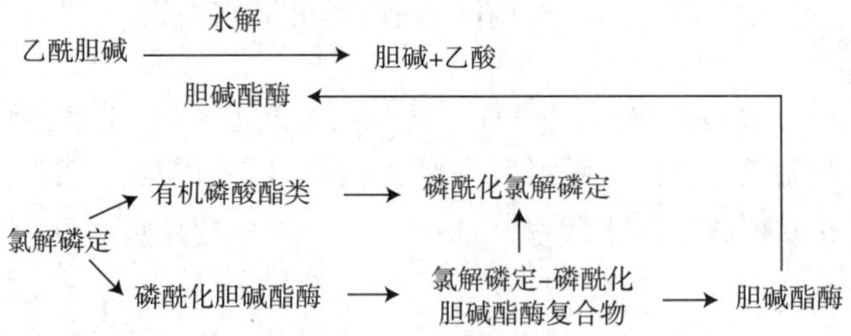

图13-3　氯解磷定解救有机磷酸酯类中毒机制

【临床用途】首选用于急性有机磷酸酯类中毒，能迅速解除N样症状，消除肌束颤动。但对M样症状效果差，故应与阿托品合用。对高毒性的内吸磷、对硫磷中毒疗效较好，对低毒性的美曲膦酯、敌敌畏、乐果等中毒疗效差。

【不良反应】肌内注射时局部有轻微疼痛。静脉注射过快（>500mg/min）可出现头痛、乏力、眩晕、视力模糊、复视、恶心及心动过速。用药量过大（>8g/d）可导致神经-肌肉传导阻滞，严重者呈癫痫样发作、抽搐、呼吸抑制。

此类药物还有碘解磷定、双复磷等。

（二）其他常用农药中毒和解毒药物的应用

其他常用农药中毒和解毒药物的应用见表13-4。

表13-4　其他常用农药中毒的解救药物应用

种类	代表药物	解毒药物	解毒药物的应用
有机氮农药	杀虫脒	无特效解毒药；多用小剂量亚甲蓝或大剂量维生素C	亚甲蓝1~2mg/kg，25%葡萄糖溶液稀释后缓慢静脉推注，2~6h重复给药；维生素C，4~6g/d，静脉滴注
菊酯类农药	除虫菊	无特效解毒药；多对症治疗	惊厥采用地西泮对抗，也可以选用中枢性肌松药美芬新；避免与普萘洛尔、氯丙嗪合用
杀鼠剂	二苯茚酮（敌鼠钠）	大剂量维生素K，必要时配伍维生素C和糖皮质激素	维生素K，静脉注射或肌内注射，每次10~20mg，2~3次/天，疗程视病情而定
杀鼠剂	毒鼠强	无特效解毒药	大剂量镇静催眠药
杀鼠剂	氟乙酰胺	乙酰胺（解氟灵）[基]	乙酰胺50%溶液5ml加入2%普鲁卡因2ml肌内注射。0.1~0.3g/（kg·d），每日分2~4次肌注，首剂为全日剂量一半

三、抢救其他化合物中毒的用药护理

（一）常见药物中毒的解毒药

常用药物中毒的解毒药见表 13－5。

表 13－5　常用药物中毒的解救药物应用

种类	代表药物	解毒药物	解毒药的应用、不良反应与注意事项
阿片类药物	吗啡	纳洛酮[基]、烯丙吗啡	纳洛酮 0.4～0.8mg 肌注或静注，必要时可以 0.8～1.2mg 静脉滴注维持。烯丙吗啡每次 5～10mg 静注，必要时间隔10～15 分钟重复注射
苯二氮䓬类药物	安定	氟马西尼[基]	惊厥采用地西泮对抗，也可以选用中枢性肌松药美芬新；避免与普萘洛尔、氯丙嗪合用
巴比妥类药物	苯巴比妥	尼可刹米[基]	
氰化物中毒	氢氰酸、氰化钠及氰化钾；桃仁、杏仁、枇杷仁、梅仁、银杏、木薯及硝普钠过量	亚硝酸钠	①亚硝基扩张血管反应，如恶心、呕吐、眩晕、头痛、低血压等；②高铁血红蛋白血症反应，大剂量可引起发绀、呼吸困难、晕厥、循环衰竭。孕妇禁用
氰化物、钡剂中毒	含有氰基和钡离子的药物	硫代硫酸钠[基]	偶见头晕、乏力、恶心、呕吐等。静脉注射过快可引起血压下降，故应缓慢注射
砷、汞和金中毒	含有砷、汞和金的药物	二巯丙醇	二巯丙醇有特殊的蒜臭味。一般不良反应常在给药后 10 分钟出现，30～60 分钟后消失。主要有恶心、呕吐、头痛、唇和口腔灼热感，流泪、流涕、流涎、多汗、腹痛、肌肉和关节酸痛。剂量超过 5mg/kg 时出现心动过速、抽搐和昏迷，持续应用可损伤毛细血管，导致低蛋白血症、代谢性酸中毒、血浆乳酸增高和肾脏损害等
铅中毒	含铅药物	依地酸钙钠	头昏、恶心、畏寒、发热，组胺样反应如鼻黏膜充血、打喷嚏、流涕和流泪。少数有蛋白尿、低血压。过大剂量可引起肾小管上皮细胞损害，导致急性肾功能衰竭
铁中毒	含铁药物	去铁胺	口服吸收差，必须肌内注射或静脉注射
铅、汞、铜中毒	含铅、汞、铜的药物	青霉胺[基]	本药毒性小，但与青霉素有交叉过敏，用前必做青霉素过敏试验。青霉素过敏者禁用
酒精中度	含酒精类饮料	纳洛酮	纳洛酮 0.4～0.8mg 肌注或静注，必要时可以 0.8～1.2mg 静脉滴注维持

知识链接

氰化物急性中毒的表现

一般急性氰化物中毒症状分为四期。①刺激期：眼和上呼吸道刺激症状、头痛、头晕、恶心、呕吐、震颤、大便急迫感等。②呼吸困难期：胸闷、心悸、呼吸困难、瞳孔先缩小后逐渐扩大、有恐怖感、意识逐渐模糊甚至昏迷、痉挛等。③痉挛期：阵发性或强直性痉挛，严重者角弓反张、牙关紧闭、大汗淋漓、大小便失禁、血压下降，晚期可出现肺水肿。④麻痹期：意识完全丧失，痉挛停止，瞳孔散大，反射消失，呼吸循环中枢麻痹死亡。

（二）其他常见化合物中毒的解毒药

其他常见化合物中毒的解毒药见表 13－6。

表 13-6 其他常见化合物中毒和解毒药物的应用

化合物种类	主要中毒症状	解毒药物及应用
苯及衍生物	急性中毒：中枢抑制、呼吸麻痹 慢性中毒：造血系统损害等	葡醛内酯 0.2g，肌内注射或静脉注射，2 次/日，也可口服给药
四氯化碳	中枢抑制、肝、肾坏死等	L-半胱氨酸每次 200mg，肌内注射，2 次/日；葡醛内酯 0.2g，肌内注射或静脉注射，2 次/日，也可口服给药
甲醇	酸中毒、视神经损害等	10% 葡萄糖溶液 500ml 和 20U 胰岛素静脉点滴，促进毒物排泄；也可以给予神经营养药、扩血管药等辅助治疗
亚硝酸盐	缺氧、发绀、心血管抑制	小剂量亚甲蓝*，1~2mg/kg，稀释后缓慢静脉滴注；注意高剂量亚甲蓝会加重中毒的缺氧症状

拓展提升

阿托品化应用的原则和指征

阿托品化应用的原则是指抢救有机磷中毒应及早、足量、重复给药，给药越早效果越好。由于有机磷农药中毒患者对阿托品的耐受量非常高，故用量可以大大超过常规剂量。

阿托品化应用的指征是要达到“阿托品化”，即瞳孔较前散大、颜面潮红、皮肤干燥、腺体分泌减少、四肢转暖、肺部湿啰音明显减少或消失、呼吸困难缓解、有轻度躁动不安等。

任务实施

按下面的任务实施流程单进行，详细内容扫码阅读。

扫码“学一学”

扫码“学一学”

用药前	护理评估	①健康评估：患者产生休克的原因、种类，是否存在血容量不足、酸中毒和心功能不全。 ②用药禁忌评估：对儿茶酚胺类药物过敏的禁用，老人慎用、妊娠者忌用。 ③用药情况评估：是否用过抗休克药物，应用的种类、剂量、时间、疗效等。患者及家属对所用抗休克药的有关知识
	调配药品	①主要剂型是注射剂等，盐酸肾上腺素注射液：0.5mg/0.5ml、1mg/1ml，一般采用多采用注射给药。②主要配伍禁忌是：盐酸肾上腺素注射液与异烟肼配伍时能增加毒性；与普萘洛尔、噻吗洛尔联用，均可导致严重的高血压
	提示建议	①对不合理用药，不安全剂量的用药行为及时提出质疑
用药中	护理问题	①血压过低 ②局部组织缺血坏死 ③心悸 ④头痛、头晕、恶心、呕吐 ⑤多尿、少尿，严重电解质紊乱
	护理措施	①血容量不足，应迅速补充血容量 ②发现局部皮肤组织苍白，立即停药并给予酚妥拉明 ③用药后注意尿量的变化
	用药要点	注意药物特殊用法，去甲肾上腺素皮下和肌内注射引起缺血坏死；肾上腺素可以皮下、肌肉、静注，紧急情况下可以给予心内注射
用药后	健康教育	①用药心理护理 ②配合非药物治疗措施 ③积极治疗原发病
	评价效果	①休克是否纠正。②心率、血压、尿量是否正常

用药前	护理评估	①健康评估：患者的瞳孔，心率，呼吸，血压，神志，大、小便；②用药禁忌评估：青光眼、前列腺肥大、高热患者禁用；③用药情况评估：是否用过抗胆碱药物，应用的种类、剂量、时间、疗效等
	调配药品	①主要剂型是注射剂，阿托品片剂：0.3mg。注射剂：0.5mg/ml、1mg/ml、5mg/ml。氯解磷定注射液为0.25g/2ml、0.5g/2ml。一般采用多采用注射给药；②主要配伍禁忌是：硫酸阿托品注射液同盐酸哌替啶、盐酸氯丙嗪、盐酸异丙嗪、强心苷合用可使毒性增加，联合应用时需密切监护
	提示建议	对不合理用药，不安全剂量以及可能违反《毒性药品管理规定》的用药行为及时提出质疑
用药中	护理问题	①眼痛、头痛；②便秘；③尿潴留；④口干、少汗；⑤心慌
	护理措施	①皮肤黏膜污染者应脱去污染衣服用清水冲洗污染部位禁用热水或酒精擦洗；口服毒者立即催吐、洗胃、导泻。 ②一般护理：密切观察病情，心电监护，详细记录出入量 ③特殊护理：昏迷期护理；发热护理；防止尿路感染
	用药要点	注意药物的正确给药方法和用药时间，使用阿托品抢救达到"阿托品化"，尽早、足量使用解磷定
用药后	健康教育	①做好用药心理护理；②配合非药物治疗措施
	评价效果	①呼吸困难和低血压是否缓解。 ②汗腺唾液腺分泌增多，缩小瞳孔大、小便，神志等是否正常。 ③患者是否知晓毒性药品的有关知识
	小结过程	①用药前进行护理评估、调配药品；②用药中注意护理问题，采取护理措施，把握护理要点。③用药后进行健康教育，评价护理效果

任务解析

1. 使用阿托品的目的是阿托品可阻断M受体缓解M样症状，进入脑内而缓解部分中枢抑制症状，还可兴奋呼吸中枢而对抗有机磷中毒所引起的呼吸抑制。

2. 还应该给予胆碱酯酶复活药，如碘解磷定、氯解磷定。

3. 护士应进行用药护理包括

（1）遵医嘱定时给予静脉阿托品，注意患者体征是否达到阿托品化，并避免阿托品中毒。

（2）早期给予足量的碘解磷定或氯解磷定。

（3）必要时用呼吸兴奋剂或气管切开行气管插管。

扫码"学一学"

目标检测

一、用药护理案例分析

1. 某患者，男性，20岁。因感染性休克入院治疗，在应用去甲肾上腺素后，发现尿量越来越少，已减至25ml/h以下，休克也未缓解，此时大夫换用多巴胺，为什么？

2. 男性，35岁，昏迷1小时。患者2小时前去稻田里打农药，患者腹痛、恶心，并呕吐一次，吐出物有大蒜味，逐渐神志不清，急送来诊，病后大小便失禁，出汗多。既往体健，无肝、肾、糖尿病史，无药物过敏史，个人史及家族史无特殊。查体：T 36.5℃，P 60次/min，R 30次/min，Bp 110/80mmHg，平卧位，神志不清，呼之不应，压眶上有反应，皮肤湿冷，肌肉颤动，巩膜不黄，瞳孔针尖样，对光反射弱，口腔流涎，肺叩清，两肺较多哮鸣音和散在湿啰音，心界不大，心率60次/分，律齐，无杂音，腹平软，肝脾未触及，下肢不肿。化验：血 Hb 125g/L，WBC 7.4×10^9/L，N 68%，L 30%，M 2%，PLT 156×10^9/L。

医嘱：①硫酸阿托品注射液　每10～30分钟用5～10mg，阿托品化后每2～4小时用0.5～1mg，静注。

②氯解磷定注射液　首次1.5～2.5g，用生理盐水10～20ml稀释后缓慢静注，30～60分钟后病情未见好转，可再注射0.75～1g，以后改为静脉滴注，每小时0.5g。

二、目标测试题

【A1/A2 型题】

1. 下列对于过敏性休克首选药物是
   A. 去甲肾上腺素　B. 异丙肾上腺素　C. 阿托品　D. 山莨菪碱　E. 肾上腺素
2. 酚妥拉明在抗休克中的作用正确的是
   A. 激动 β_2 受体，引起血管扩张　B. 阻断 α_1 受体，直接兴奋心脏
   C. 阻断 α_1 受体，间接兴奋心脏　D. 激动 α_1 受体，引起血管收缩
   E. 激动 α_1 受体，引起血管扩张
3. 哪项作用不属于阿托品抗有机磷农药中毒
   A. 抑制腺体分泌　B. 扩张支气管　C. 兴奋心脏　D. 解除肌肉震颤　E. 缓解部分中枢抑制症状
4. 不属于阿托品化的是
   A. 体温升高　B. 瞳孔散大　C. 呼吸困难缓解　D. 唾液分泌增加　E. 肺部湿啰音明显减少或消失
5. 不属于氯解磷定不良反应的是
   A. 抽搐　B. 视力模糊　C. 头痛、眩晕　D. 神经－肌肉传导阻滞　E. 心动过缓
6. 不属于阿托品抢救用药原则的是
   A. 早期　B. 适量　C. 反复　D. 持续　E. 阿托品化

【A3 型题】

患者，男性，20岁。在静滴去甲肾上腺素治疗神经源性休克时，发现给药部位出现皮肤苍白。

7. 皮肤苍白的原因是
   A. 过敏反应　B. 药物过量
   C. 药物外漏后局部血管过度收缩　D. 特异质反应
   E. 正常反应
8. 此时除更换注射部位、热敷外还可给予何种药物治疗
   A. 尼可刹米　B. 氢化可的松　C. 阿托品　D. 酚妥拉明　E. 异丙肾上腺素

患者，男性，45 岁，从事蓄电池电极焊接工作，因脐周绞痛阵发性发作加剧，伴恶心、呕吐 20 余日，曾在某县医院住院治疗一周无效。即转我院治疗均无明显疗效，疑为肠虫病，铅中毒，于 2012 年 5 月 28 日 10 时转入我院。体检：T 37.3℃，P 70 次/min，BP 120/85mmHg，急性面容，面色苍白，烦躁不安，剑突下及脐周左侧压痛，实验室检查，尿铅 4.88μmol/L，ZPP 2.16μmol/L。诊断：铅中毒

9. 考虑治疗该病的药物是

A. 氟马西尼　　B. 纳洛酮　　C. 硫代硫酸钠

D. 二巯丙醇　　E. 依地酸钙钠

10. 该药使用过量不可能出现的不良反应

A. 组胺样反应　　B. 畏寒　　C. 高血压

D. 肾功能衰竭　　E. 消化道不适

扫码“练一练”

（白　婧）

任务三　五官科、皮肤科药物与用药护理

学习目标

扫码“学一学”

识记

1. 熟悉眼科临床常用药物的作用和特点。
2. 熟悉口腔科临床常用药物的作用和特点。
3. 熟悉皮肤科临床常用药物的作用和特点。

应用

1. 能对眼科、口腔科、皮肤科常用药物进行规范合理的用药护理。
2. 会妥善处理药物导致的不良反应。

任务导入

1. 患者，男，58 岁，突发眼部剧痛，视力迅速下降，并伴有恶心、呕吐等其他症状。经检查瞳孔散大、对光反射消失、视盘充血水肿、眼压明显升高。经医生检查确诊为青光眼。医生给予硝酸毛果芸香碱滴眼液滴眼治疗。护士需要完成这项用药护理任务。

任务描述

需要护士完成的工作任务具体如下。

（1）说出使用毛果芸香碱的目的是什么？

（2）患者用药后可能出现什么不良反应？

（3）针对此患者，护士应如何完成用药护理程序？

知识平台

本任务主要介绍五官科中的眼科、口腔科、皮肤科常用专科药物的用药护理。

眼科是研究发生在视觉系统，包括眼球及与其相关联的组织有关疾病的学科。眼科一般研究玻璃体、视网膜疾病，眼视光学，青光眼和视神经病变，白内障等多种眼科疾病。眼科疾病针对病因治疗，一般局部给药为主，滴眼液滴眼，夜间可涂眼膏或眼用凝胶，必要时全身给药。

口腔科疾病种类较多，其中口腔牙周病种类最多。口腔疾病药物治疗的原则是保持口腔清洁，防止继发感染，去除局部刺激因素，对症处理，减轻疼痛。

皮肤科疾病主要有感染性皮肤病、变态反应或免疫相关性皮肤病、自身免疫性疾病。理想的治疗是去除病因，但皮炎湿疹、银屑病、白癜风等，发病与自身免疫异常相关，确切病因却不清楚，只能针对发病机制中免疫或炎症的某些环节进行治疗或仅仅作对症治疗。

扫码“看一看”

一、五官科药物与用药护理

（一）眼科常用专科药物与用药护理

1. 青光眼 青光眼是常见眼科疾病，病理性眼内压升高时其主要危险因素，表现为剧烈头痛、眼痛，可伴有恶心、呕吐等严重的全身症状，因高眼压引起角膜水肿，视力严重减退，严重者可致失明。临床使用药物治疗青光眼可降低眼内压，改善视神经血液供应，保护视神经。按作用机制可分为：拟胆碱药、脱水药、β肾上腺素受体阻断药、碳酸酐酶抑制药。

毛果芸香碱

毛果芸香碱[基]（pilocarpine，匹罗卡品）脂溶性高，能直接激动M胆碱受体，产生M样作用。其中对眼的作用最明显，局部滴眼用药，作用迅速，一般10～15分钟显效，维持4～8小时，发挥降低眼内压的作用，是临床治疗青光眼的首选药物。缓解因眼压过高所致的头痛和视力减退。毛果芸香碱对闭角型青光眼的疗效好于开角型青光眼。

甘露醇

甘露醇（mannitol）属于脱水药。口服吸收很少。静脉滴注后，提高血浆渗透压，使组织水分进入血管内，从而减轻组织水肿，降低眼内压、颅内压，可作为青光眼手术前准备。不良反应主要为水和电解质紊乱、过敏反应、头晕、视力模糊，大剂量快速静脉滴注易致一过性头痛、眩晕、视力模糊。用药后血容量增加，禁用于心功能不全及活动性颅内出血者。

> **考点提示**
>
> 青光眼可选用的药物种类。

需注意的是甘露醇在气温较低时，易析出结晶，可用热水（80℃）温热、振荡溶解后再用。

噻吗洛尔

噻吗洛尔[基]（timolol）属于β受体阻断药。可抑制房水生成而降低眼内压。降低眼内压同时不影响瞳孔大小及调节功能。不良反应包括心率减慢、心律失常、血压下降，诱发或加重支气管哮喘等。

乙酰唑胺

乙酰唑胺[基]（acetazolamide）属于碳酸酐酶抑制剂。减少房水生成进而降低眼内压。不良反应有过敏反应、唇面部及手指、脚趾麻木，消化道刺激症状，尿液浑浊等，长期使用引起尿路结石、肾绞痛等。

2. 眼部感染　眼部感染是眼科常见的病变，如睑缘炎、结膜炎、沙眼、角膜炎和眼内炎等疾病。引起眼部感染的微生物有细菌、衣原体、真菌和病毒等。治疗眼部感染的目标是控制感染，保护眼组织及其功能，有多种抗微生物药可以用于眼局部抗感染治疗。

左氧氟沙星

左氧氟沙星[基]（levofloxacin）用于治疗细菌性结膜炎、角膜炎、角膜溃疡、泪囊炎等外眼感染。不良反应少，偶尔有轻微似蜇样的刺激症状。不宜长期使用，以免诱发耐药菌或真菌感染。使用中如出现过敏症状，应立即停止使用。对本药或喹诺酮类药物过敏者禁用。

环丙沙星

环丙沙星（ciprofloxacin）用于敏感菌引起的外眼部感染，如结膜炎等。使用时偶有局部一过性刺激症状，可产生局部灼伤和异物感。少数人可有眼睑水肿、流泪、畏光、视力减低、过敏反应等。使用过程中若出现皮疹等过敏表现或其他严重不良反应，应当立即停药。不宜用于14岁以下的小儿及青少年。哺乳期妇女、老年患者慎用。孕妇禁用。

妥布霉素

妥布霉素（tobramycin）用于敏感细菌所致的外眼及附属器的局部感染。用药时偶有眼局部刺激，如眼睑发痒与红肿、结膜充血，罕见过敏反应。长期应用本品可能导致耐药菌过度生长，甚至引起真菌感染。肾功能不全、肝功能异常、前庭功能或听力减退者、失水、重症肌无力或帕金森病及老年患者慎用。孕妇、哺乳期妇慎用。对本药及其他氨基糖苷类抗生素过敏者禁用。

氯霉素

氯霉素[基]（chloramphenicol）用于由大肠杆菌、流感嗜血杆菌、克雷伯菌属、金黄色葡萄球菌、溶血性链球菌和其他敏感菌所致的结膜炎、角膜炎、眼睑缘炎、沙眼等。不良反应为眼睛疼痛、视力改变、持续性发红或有刺激感，口腔苦味，偶见儿童使用后出现再生不良性障碍性贫血。长期使用（超过3个月）可引起视神经炎或视神经乳头炎（多见于小儿），故长期应用本药的患者，应事先做眼部检查，并密切注意患者的视功能和视神经炎的症状，一旦出现立即停药。同时服用维生素C和维生素B。孕妇及哺乳期妇女慎用。新生儿和早产儿禁用。

红霉素

红霉素[基]（erythromycin）用于沙眼、结膜炎、角膜炎、眼睑缘炎及眼外部感染。涂眼后偶见眼痛、视力改变、持性眼红或刺激症状。用药部位如有烧灼感、瘙痒、红肿等情况应停药，并将局部药物洗净。用药时避免接触其他黏膜（如口、鼻等）。孕妇及哺乳期妇女应慎用。药物过敏者禁用。

3. 白内障 晶状体混浊称为白内障，是一种常见的眼科疾病。主要症状为视力障碍，视力下降程度与晶状体混浊程度有关。此病病因较复杂，与环境、营养、代谢、遗传等多因素对晶状体的长期作用有关。抗白内障药物主要减轻晶状体损害，延缓白内障发展。

考点提示

青光眼、白内障、眼内感染常用的治疗药物。

谷胱甘肽

谷胱甘肽（GSH）滴眼液常用于早期白内障的治疗。正常白内障可因谷胱甘肽含量增加使晶状体趋于透明。故维持谷胱甘肽正常水平对维持晶状体透明性方面起着重要的作用。

牛磺酸

牛磺酸（taurine）是抗氧化剂，可明显抑制或延缓不同类型白内障的发生及发展。其作用机制与该药可提高晶状体和房水中的牛磺酸含量，增加抗氧化能力，抑制晶状体上皮细胞凋亡和脂质过氧化等有关。

L－半胱氨酸

L－半胱氨酸（L－cysteine）结构中含有巯基，故可维持机体内多种酶的活性或有激活解毒、改善代谢的作用。其能抑制巯基含量下降，维持巯基的抗氧化水平进而抑制白内障的发展。

吡诺克辛

吡诺克辛（pirenoxine）是以醌体学说为基础的化合物。醌型物质可与晶状体中的羟基反应形成不溶性复合物使晶状体混浊。此药可抑制醌型物质对晶状体可溶性蛋白的氧化变性作用，用于早期的白内障治疗。

维生素类

维生素 C、维生素 E 为强还原剂，使自由基对晶状体的损害减轻，具有推迟白内障发展的作用。

索比尼尔

索比尼尔（sorbinil）滴眼液属于醛糖还原酶抑制剂。用于治疗糖尿病性白内障和半乳糖性白内障。糖尿病形成多元醇积累，导致晶状体水肿，膜渗透性改变。醛糖还原酶抑制剂可拮抗多元醇积累，改善高渗状态。

知识链接

眼科制剂的使用方法和注意事项

滴眼药水的方法：滴眼药水时，患者取坐位或仰卧位，头略后仰，眼向上看。操作者用手指或棉签拉开患者眼下睑，暴露下结膜囊，挤眼药水 1～2 滴滴入结膜囊内，将上睑轻提，使药液充盈整个结膜囊。病情较轻者对着镜子同法用药。注意事项：①勿将眼药直接滴在角膜上，因为角膜敏感易引起眨眼，将眼药挤出。滴眼药水每次 1～2 滴。②滴眼药时应距眼 3～5cm，以免触及睫毛，污染滴管或碰伤眼球，滴药后闭眼2～3min。③滴眼药水后，压迫内眦2～3分钟，以免药液经泪囊流入鼻腔引起不适反应。④眼药水（膏）不能和其他药水（膏）存放在一起，以免拿错，误点入眼。⑤患者间眼药不能混用，以免交叉感染。⑥眼药水开盖1个月后不建议继续使用。

涂眼药膏的方法：涂眼药膏时，患者取坐位或仰卧位，头略后仰，眼向上看。操作者手持眼膏软管，将药膏直接挤入结膜囊内，闭眼数分钟。眼药膏一般在睡觉前涂，起床后擦拭干净。

抗微生物药给药方法为：滴眼液一次1滴，可以每2小时1次。感染控制后减少使用频次。痊愈后持续用药48h。眼用凝胶或眼膏：如果白天使用滴眼液，则每晚涂用1次眼用凝胶或眼膏；如果只用眼用凝胶或眼膏，则一日涂用3～4次。

（二）口腔科常用专科药物与用药护理

1. 牙周炎　牙周炎是口腔科常见的慢性感染性疾病。牙周炎以局部治疗为主，用氯己定、西吡氯铵溶液等含漱，氟化钠甘油糊剂控制菌斑，侵袭性牙周炎可选用药物如硝基咪唑类、四环素类、阿莫西林等。

氯己定

氯己定（chlorhexidine）适用于牙龈炎、冠周炎、口腔黏膜炎等所致的牙龈出血、牙周肿痛及溢脓性口臭、口腔溃疡等症的辅助治疗用药。含漱时至少在口腔内停留2～5分钟。用药时偶见过敏反应或口腔黏膜浅表脱屑，长期使用能使口腔黏膜表面与牙齿着色，舌苔发黄、味觉改变，停药后可恢复。连续使用不宜超过3个疗程。

西吡氯铵

西吡氯铵（cetylpyridinium chloride）用于口腔疾病的辅助治疗，也可用于口腔日常护理及清洁口腔。仅供含漱用，含漱后吐出，不得咽下。过敏体质者禁用。

碘甘油

碘甘油（iodine glycerol）用于口腔黏膜溃疡、牙龈炎、冠周炎及慢性咽炎。口腔局部使用，偶见过敏反应和皮炎。涂布部位如有灼烧感、瘙痒、红肿等情况，应停止用药，并将局部药物洗净。过敏体质者慎用，新生儿慎用。

氟化钠甘油糊剂

氟化钠甘油糊剂（sodium fluoride and glycerol paste）增强牙釉质的抗酸能力，降低其溶解度；促进釉质再矿化；抑菌，抑制酶的酵解，改变口腔生态环境，防止牙菌斑的形成。

樟脑酚液

樟脑酚液镇痛性能好，渗透力较强，腐蚀性和防腐性能较低。主要用于轻度感染的消毒和牙髓安抚。

甲硝唑

甲硝唑[基]（metronidazole）为常用的抗厌氧菌感染的药物。能有效地杀灭牙龈卟啉单胞菌、中间普氏菌、具核梭杆菌及螺旋体等，对牙周炎和坏死性溃疡性牙龈炎具有很好的治疗效果，改善牙龈出血、牙周袋溢脓等症状。该药无明显的毒副作用，部分患者可出现恶心、胃肠道不适等症状，偶有腹泻、皮疹、口内金属异味等不良反应。长期服用可出现一过性白细胞减少、周围神经病变等。大剂量使用可能有致癌、致畸的倾向，故妊娠期、哺乳期妇女禁用；因大部分由肾排出，有血液疾病或肾功能不全者慎用。服药期间应忌酒。

多西环素、米诺环素

多西环素[基]（doxycycline）、米诺环素[基]（minocycline）为四环素类抗生素。本药为广谱抗生素，对革兰阳性菌、革兰阴性菌及螺旋体均有抑制作用。口服后在体内分布广，尤其对骨组织亲和力强，在龈沟液中的浓度为血药浓度的2～10倍。对于多种牙周致病菌都有抑制作用。四环素类抗生素的副作用有消化道反应、肝、肾功能损害、抑制骨骼、牙齿发育等。孕妇及8岁以下儿童禁用。

> **考点提示**
>
> 口腔科常用的抗感染药种类。

阿莫西林

阿莫西林[基]（amoxicillin）是合成的β－内酰胺类抗生素，抗菌谱广，对G^+及部分G^-菌有强大杀菌作用。与甲硝唑联合使用治疗牙周炎，可增强疗效。本药副作用少，偶有消化道反应、皮疹和过敏反应。对青霉素过敏者禁用。

螺旋霉素

螺旋霉素（spiramycin）为大环内酯类抗生素。对G^+菌抑菌力强，对G^-菌也有一定抑制作用。螺旋霉素进入体内后，在龈沟液、唾液、牙龈和颌骨等部位的浓度较高，有利于牙周病的治疗。该药毒性小，副作用少，偶有胃肠道不适。

西地碘

西地碘（cydiodine）用于慢性咽喉炎、口腔黏膜溃疡、慢性牙龈炎、牙周炎。偶见皮疹、皮肤瘙痒等过敏反应，长期含服可导致舌苔染色，停药后可消失。孕妇及哺乳期妇女慎用，甲状腺疾病患者慎用。对本品过敏者或对其他碘制剂过敏者禁用。

地喹氯铵

地喹氯铵（dequalinium chloride）用于急、慢性咽喉炎，口腔黏膜溃疡、齿龈炎。应逐渐含化，勿嚼碎口服。偶见皮疹等过敏反应，恶心、胃部不适。对本品过敏者禁用。

2. 口腔溃疡 口腔溃疡是最常见的口腔黏膜溃疡性疾病，具有周期性复发性和自限性特征。根据溃疡和数目分为轻型、口炎型和重型复发性口腔溃疡。局部治疗主要是消炎、止痛、促溃疡愈合。可选用氯己定、西吡氯铵溶液漱口，地喹氯铵、西地碘片含化（表13－3）。

> **考点提示**
>
> 牙周炎、口腔溃疡的常用治疗药物的作用和特点。

表13－3 局部治疗口腔黏膜溃疡的药物

药名	作用及特点	不良反应
曲安西龙软膏（triamcinolone）	抗炎、抗过敏，用于口腔黏膜溃疡、舌乳头炎以及急慢性咽喉炎	长期使用可引起局部皮肤萎缩、毛细血管扩张、色素沉着、毛囊炎等
呋喃西林液（furacilin）	抗菌药，用于多种革兰阳性及阴性细菌引起的耳、鼻、皮肤疾病，对厌氧菌引起的感染也有效	可引起过敏反应
盐酸达克罗宁液（dyclonine）	麻醉性镇痛药，用于溃疡疼痛和进食前使用，迅速止痛	不良反应少，可能出现轻度刺激或刺痛

续表

药名	作用及特点	不良反应
硝酸银液（silver nitrate）	药液烧灼溃疡使蛋白凝固，形成假膜，促进愈合	不宜经常使用，以免损伤健康组织
地塞米松乳膏（dexamethasone）	用于溃疡发作不频繁、个数较少、溃疡期较长的患者	用药部位出现皮疹、瘙痒、红肿等，连续使用可能继发性感染
曲安奈德凝胶（triamcinolone acetonide）	抗炎、抗过敏，用于口腔黏膜充血、糜烂及溃疡性病损	少数使用者皮肤会有灼热感、瘙痒和红肿等现象发生
复方四环素膜	抗炎、抗过敏，其作用强而持久，用于口腔黏膜充血、糜烂及溃疡性病损	可出现药物热、皮疹等过敏反应

知识链接

牙周炎及药物治疗原则

牙周炎是由牙菌斑中的微生物所引起的牙周支持组织的慢性感染性疾病，导致牙周支持组织的炎症、牙周袋形成、进行性附着丧失和牙槽骨吸收，最后可导致牙齿松动和被拔除。微生物是引发牙周炎的始动因子，革兰阴性厌氧菌，如牙龈卟啉单胞菌等及螺旋体引起的炎症由龈上向龈下扩延，扩大到深部组织，导致牙周袋形成、牙槽骨吸收。

治疗原则：①遵照循证医学的原则，合理使用药物。一般情况下，牙龈炎和轻、中度牙周炎不需要使用抗菌药物，彻底的清洁和认真的菌斑控制可使牙龈炎痊愈，也使牙周炎得到控制。②用药前清除菌斑、牙石。清除菌斑牙石有利于药物作用于残余细菌，达到治疗目的。③用药前作细菌学检查及药敏试验。可以有针对性地选择窄谱抗菌药物，减少对口腔微生态环境的干扰。④尽量采用局部给药途径。可以避免和减少产生耐药菌。

拓展提升

眼科与口腔科药物治疗影响因素

眼科患者要在医生的监控和指导下进行有规律的治疗。向患者仔细讲解药物治疗的重要性和持续性，让患者了解药物治疗的目的和坚持用药的意义，提高治疗的依从性。治疗期间，注意个人卫生，不随意用脏手与脏手帕揉拭眼睛，洗脸用具定期煮沸消毒，预防眼部感染，尽量少戴隐形眼镜。保持良好的工作、生活习惯。

由于口腔环境复杂，牙菌斑生物膜的结构使生存于其中的微生物对药物和宿主的防御机制有较高的抵抗性。因此在用药时，应先尽可能彻底地去除感染部位的微生物，如：菌斑、牙石、感染坏死的牙髓组织、溃疡表面的渗出物等，使药物直接作用于感染部位。

口腔科药物的治疗有全身治疗和局部治疗。口腔临床治疗中常常需要局部用药，许多慢性感染无需全身用药，仅局部应用抗炎抗感染药物即可，促进局部病损愈合。不同的抗感染药可制成含漱剂、膜剂、膏剂、口含片等，并可制成缓释剂型。

二、皮肤科药物与用药护理

（一）皮肤科用药基础知识

皮肤疾病的药物治疗，包括系统用药及局部用药二大类。此外，还有物理治疗包括光疗、水疗、药浴、激光、冷冻等，放射治疗，手术治疗，辅助治疗等。

系统用药如抗微生物药、抗组胺药、免疫抑制剂、糖皮质激素类等药物；局部用药是皮肤病的外用药物治疗，如皮肤科常用的抗感染药物、消毒防腐药及皮肤清洁药、糖皮质激素制剂等药物。外用药是皮肤病的一个主要治疗手段。根据皮肤病的病因、皮损特点，选择外用药物及其剂型是达到成功治疗的关键。

1. 外用药物种类 皮肤疾病种类繁多，所使用的药物也很多，性质和作用差异明显，主要有清洁药、温和保护药、止痒药、抗生素、抗真菌药、抗病毒药、角质促成药、角质松解药、收敛药、抗炎药、消毒防腐剂等，要针对不同的皮肤疾病和症状，选择不同的药物。

2. 外用药物剂型 皮肤科用药，除掌握药物作用和用途外，还应注意到药物的剂型，常用的有：粉剂、洗剂、湿敷剂、乳膏剂、酊剂、软膏或硬膏剂、糊剂、气雾剂和喷雾剂等。不同的剂型会有不同的作用和适应证，如急性湿疹的渗出期，应选用溶液湿敷为宜，如用硼酸水湿敷可收到较好效果。此时如选用软膏，例如硼酸软膏，虽然药物及浓度相同，反而会使渗出加重、炎症加剧。可根据病期、皮损性质选择外用药的剂型（表13－3）。

（1）散剂（粉剂） 有干燥、保护、散热等作用，适用于无渗出的急性、亚急性皮炎。常用的有滑石粉、氧化锌粉等。

（2）溶液 是药物的水溶液，有清洁、散热、消炎及促进上皮新生的作用。主要作湿敷用。适于有渗出的急性皮炎、湿疹或有小片糜烂、溃疡的皮肤损害。常用的有2%～4%硼酸溶液，0.05%小檗碱溶液，0.02%高锰酸钾溶液等。

（3）酊剂和醑剂 为药物的乙醇溶液或浸液。非挥发性药物的乙醇溶液为酊剂，如2.5%碘酊。挥发性药物的乙醇溶液为醑剂。酊剂或醑剂涂于皮肤后，乙醇挥发，溶于其中的药物均匀地分布在皮肤表面，发挥其药理性能。破损皮肤及腔口周围忌用。

（4）洗剂 为不溶于水的粉剂约30%～50%与水混合而成，用前应充分振荡混匀。有散热、干燥、消炎、止痒的作用。适用于急性皮炎无渗出者。常用的有炉甘石洗剂等。

（5）软膏 为药物与油脂性或水溶性基质混合制成的均匀的半固体外用制剂。油脂性基质常用凡士林及羊毛脂。软膏有保护、润滑、软化痂皮的作用。软膏的渗透作用较乳膏强，适用于慢性湿疹、神经性皮炎、银屑病等的治疗。有渗出的急性期皮损则不宜用软膏。

（6）乳膏 指药物溶解或分散于乳状液型基质中形成的均匀的半固体外用制剂。由于基质不同，可分为水包油（O/W）型和油包水（W/O）型。乳膏的渗透性较好，又易于清洗，是目前最为常用的剂型。适于亚急性或慢性皮炎、湿疹等。

（7）糊膏 指大量的固体粉末，一般25%以上，均匀地分散在适宜的基质中所组成的半固体外用制剂。因含粉末量较大，有一定的吸收水分和收敛作用。适用于有轻度渗出的亚急性皮炎、湿疹。毛发部位不宜用糊膏。

> **考点提示**
>
> 皮肤科常用的剂型及其特点。

（8）硬膏 药物溶于或混合于黏着性基质中并涂布在裱褙材料如纸、布或有孔塑料薄膜上而成。由于硬膏贴于皮肤表面后，阻止水分蒸发，增加了皮肤的水合作用，从而有利于药物的透皮吸收。适于慢性、局限性皮肤损害。有毛部位不宜应用。

（9）油剂　是以植物油或矿物油类为溶剂或以不溶性粉末混于上述油类而制成的剂型。常用的有40%氧化锌油。适用于渗出不多的急性皮炎、湿疹，有清洁、保护、减轻炎症的作用。

（10）凝胶剂　指药物与能形成凝胶的辅料制成均一、混悬或乳状液型的稠厚液体或半固体制剂。局部涂后形成一层薄膜，清洁透明。

（11）涂膜剂　指药物溶解或分散于含成膜材料溶剂中，涂搽患处后形成薄膜的外用液体制剂。

（12）搽剂　指药物用乙醇、油或适宜的溶剂制成的溶液、乳状液或混悬液，供无破损皮肤揉擦用的液体制剂。

3. 外用药物给药方法　选择外用给药也要注意给药方法，如创面须先清洗后再用药；湿敷时，敷料一般不少于6层纱布，每天更换不少于3次；粉剂、洗剂可多次使用；软膏、乳剂、糊剂1～2次/日为宜，糊剂一般不宜直接涂于皮肤，应先涂在纱布上，然后盖在皮肤表面。用药方法是否正确，常可影响治疗效果，要避免因用法不当而降低疗效或增加不良反应。

4. 外用药物浓度　注意正确选择药物浓度，外用药因浓度不同，其作用相差甚远，使用不当可引起不良后果。例如水杨酸软膏在低浓度（3%以下）可有止痒及轻度角质促成作用，浓度为5%～10%则有角质松解和剥脱、杀真菌作用，20%以上则有腐蚀用。

表13－3　外用药物的剂型及其特点和选用

病期	皮损特点	剂型
急性	1. 红斑、丘疹、丘疱疹，无糜烂及渗出 2. 水疱、糜烂、渗出	粉剂、洗剂、溶液湿敷
亚急性	1. 有少许渗出 2. 无渗出	溶液湿敷，油剂 糊膏，油剂
慢性	1. 泛发慢性皮损 2. 局限性肥厚皮损 3. 单纯瘙痒而无原发皮损	乳膏，软膏，凝胶剂 乳膏，软膏，酊剂硬膏，软膏，乳膏，凝胶剂，涂膜剂 酊剂，洗剂，乳膏，搽剂

知识链接

湿敷方法

用数层纱布浸透所选用的湿敷溶液（如热敷事先须将溶液加温），拧至纱布不滴水的程度，敷在患部并用绷带包扎。如患部渗液少，可在湿敷外覆盖油纸、油布或塑料布，以减少溶液蒸发。如患部渗液较多，白天可湿敷数次，晚上可根据病情改用其他方法。患部渗液过多时，可以日夜不停地湿敷。湿敷时应保持纱布一定的湿度，约为每20～30分钟更换一次敷料，从实际出发，应根据局部渗液多少来更换敷料。

（二）皮肤科常用专科药物与用药护理

真菌性皮肤病是指由浅部真菌所引起的人类表皮、毛发、甲板等皮肤附属器的一类真菌感染，在人群中患病率高。浅部真菌又称癣菌，根据感染部位不同，可分为头癣、股癣、手癣、足癣、甲癣等。临床一般选择丙烯胺类、咪唑类、三唑类抗真菌药。

考点提示

浅部真菌感染、湿疹的常用治疗药物的作用和特点。

湿疹的病因尚不很清楚，可能是由人体内部和外部多种因素相互作用引起的一类过敏性皮肤炎症性疾病。按病期可分为急性、亚急性和慢性三期。急性湿疹表现为红斑、丘疹、丘疱疹和水疱，抓破后有糜烂、渗液。亚急性湿疹水疱和渗液减少，出现结痂和脱屑。慢性湿疹以皮肤肥厚、粗糙呈苔藓样变为主。外用糖皮质激素制剂是治疗皮炎、湿疹的主要药物，瘙痒严重者可内服抗组胺药物或抗焦虑药物等，严重的湿疹患者，可能需要应用免疫抑制药。

地塞米松

地塞米松（dexamethasone）属于糖皮质激素类，此类药物包括氢化可的松等。对各种原因引起的炎症均有强大的抗炎作用，能抑制炎症反应的各个环节，抑制多种细胞及炎症介质、细胞因子，并对皮肤各层的增生也有抑制作用，缓解炎症症状，防止皮肤增生肥厚。但全身用药不良反应较多，故一般作为外用药。

氯雷他定

氯雷他定[基]（loratadine）属于抗组胺药。抗组胺药分为第一代 H_1 受体阻断药，如氯苯那敏、苯海拉明等，第二代 H_1 受体阻断药，如西替利嗪等。此类药物可抑制肥大细胞释放组胺等过敏介质，缓解炎症反应。临床一般口服给药。

环孢素

环孢素[基]（ciclosporin）属于免疫抑制剂，此类药物包括他克莫司等。有强大的免疫抑制作用，外用可以抑制 T 淋巴细胞、嗜酸性粒细胞等炎症细胞浸润。用药 3 天内，瘙痒即可明显减轻。仅用于顽固性、严重湿疹。

维 A 酸

维 A 酸[基]（tretinoin）乳膏，临床用于寻常痤疮、扁平苔藓、黏膜白斑、毛发红糠疹、毛囊角化病及银屑病的辅助治疗。不良反应主要为引起皮肤刺激症状，如灼感、红斑及脱屑，可自行逐渐消失。

知识链接

湿疹的临床治疗

外用糖皮质激素制剂是治疗皮炎、湿疹的主要药物。急性湿疹仅有红斑、丘疹者，可外用中、弱效糖皮质激素制剂，配合炉甘石洗剂消肿止痒。有糜烂渗出者，先采用冷湿敷，如采用 0.9% 氯化钠溶液、3% 硼酸液；糜烂渗出伴有感染者，可用 0.02% 高锰酸钾溶液、0.05% 小檗碱溶液等作冷湿敷，面积广泛者则需分部位进行冷湿敷。湿敷后外用氧化锌糊剂，并与糖皮质激素制剂交替使用。慢性湿疹皮损肥厚、苔藓样变明显者，可选用中、强效糖皮质激素软膏或硬膏，也可用焦油类软膏如黑豆馏油软膏及鱼石脂软膏与外用糖皮质激素制剂交替使用。瘙痒严重者可用多塞平乳膏等止痒剂。

拓展提升

皮肤科制剂使用注意事项

医护人员必须向患者详细说明药物的用法，如湿敷的方法；软膏、乳膏外用后应多加揉擦；对限局的苔藓化肥厚皮损可采用封包疗法，以促进药物吸收，提高疗效。药物浓度要适当，有刺激性的药物应从低浓度开始逐渐递增，如维A酸类制剂，应从低浓度、小面积开始，逐步递增至高浓度、大范围。用药要考虑患者年龄、性别、皮损部位，如儿童不宜使用强作用的糖皮质激素制剂；皮肤皱折及黏膜部位不应使用高浓度、有刺激作用的药物。嘱咐患者，外用药部位一旦出现刺激症状或红肿、皮肤瘙痒等过敏反应，应立即停药，清洗患处，并到医院就诊。乳膏及软膏在身体各部位外用，每天用药2次，一周的最大用药量：面部：15～30g；双手：25～50g；头皮：50～100g；四肢：100～200g；躯干：400g；腹股沟和外阴部：15～25g。

任务实施

按下面的任务实施流程单进行，详细内容扫码阅读。

1. 眼科用药护理部分

用药前	护理评估	①健康评估：患者的基本情况；②用药禁忌评估：心功能不全、活动性颅内出血、支气管哮喘、肾结石、对药物过敏、糖尿病、肝、肾功能不全、妊娠期、哺乳期妇女禁用或慎用；③用药情况评估：是否用过此类药物，患者及家属对药物是否了解
	调配药品	①本类药物主要有滴眼液、片剂和注射剂三种剂型。1%毛果芸香碱滴眼液、乙酰唑胺片剂，每片250mg、20%甘露醇高渗液、0.5%噻吗洛尔滴眼液；②主要配伍禁忌是：地塞米松是磷酸脂的钠盐注射液，内含0.2%亚硫酸钠，避免与过饱和20%甘露醇注射液混合，避免甘露醇发生盐析反应
	提示建议	①应注意药物的剂量，给药途径，药物配伍禁忌；②应避免不合理用药；③建议不安全的用药行为及时提出质疑
用药中	护理问题	①眩晕、气喘、心率减慢、流涎、多汗、视远物不清；②面部、四肢麻木、腰痛、血尿；③头痛、眩晕、视力模糊；④心血管反应
	护理措施	①应用毛果芸香碱滴眼液，滴药后应压迫内眦2～3min，可防止药物从鼻黏膜吸收入血，引起全身不良反应；②与乙酰唑胺同时服用碳酸氢钠和氯化钾，以减少副作用；③控制甘露醇静脉滴注速度，不能快速滴注；④使用噻吗洛尔需密切注意观察患者的血压、心率
	用药要点	①注意药物的正确给药方法和用药时间；②多采用滴眼、口服和静脉滴注的给药途径。两种不同药物滴眼间隔时间不少于15分钟
用药后	健康教育	①做好用药心理护理；②做好用药护理措施；③做好生活护理
	评价效果	③青光眼症状是否缓解，眼内压是否恢复正常；②是否有其他全身不良反应发生，不良反应经处理后是否缓解；③是否遵医嘱按时正确眼部给药
	小结过程	①用药前进行护理评估，正确调配药品及给药；②用药中注意药物不良反应，并实施用药护理；③用药后需提供健康教育，评价护理效果

扫码“学一学”

2. 口腔科用药护理部分

用药前	护理评估	①健康评估：患者的基本情况；②用药禁忌评估：对药物过敏者、肝、肾功能不全者、8 岁以下儿童、妊娠期、哺乳期妇女禁用；③用药情况评估：是否用过此类药物，患者及家属对药物是否了解
	调配药品	①本类药物主要有片剂、乳膏剂、糊剂、溶液剂、凝胶剂等剂型。1% 碘甘油溶液、75% 氟化钠甘油糊剂、樟脑酚液：600mg/ml、甲硝唑片：200mg、多西环素片：100mg
	提示建议	①应注意药物的剂量，给药途径，药物配伍禁忌；②应避免不合理用药；③建议不安全的用药行为及时提出质疑
用药中	护理问题	①恶心、呕吐、腹部不适；②二重感染；③皮疹、发热；④转氨酶升高、黄疸
	护理措施	①饭后服用可减轻胃肠道反应；②一旦发现马上停药，并给予其他有效抗生素或抗真菌药治疗；③如发生过敏反应，立即停药，报告给医生；④用药期间定期复查肝功能
	用药要点	①注意药物的正确给药方法和用药时间；②含漱剂多为水溶液，其成分多为消毒防腐药，含漱时不可吞咽；含漱后不宜马上饮水和进食，以保持口腔内药物浓度
用药后	健康教育	①做好用药心理护理；②做好用药护理措施；③做好生活护理
	评价效果	①牙周炎症状是否缓解②是否出现药物不良反应，不良反应经处理后是否缓解③是否遵医嘱按时正确使用药物
	小结过程	①用药前进行护理评估，正确调配药品及给药；②用药中注意药物不良反应，并实施用药护理；③用药后需提供健康教育，评价护理效果

3. 皮肤科用药护理部分

用药前	护理评估	①健康评估：患者的基本情况；②用药禁忌评估：对药物过敏者、严重肝功能不全、胆道梗阻、妊娠期、哺乳期妇女禁用或慎用；③用药情况评估：是否用过此类药物，患者及家属对药物是否了解
	调配药品	①本类药物主要有乳膏剂、粉剂、软膏剂等剂型。常用的为 2% 酮康唑乳膏、1% 克霉唑软膏、2% 硝酸咪康唑乳膏、1% 特比萘芬乳膏、氟康唑片：50mg、伊曲康唑片：100mg、200mg、特比萘芬片：250mg；②主要配伍禁忌是：伊曲康唑、氟康唑不能与抑制胃酸分泌药、抗酸药合用，与两性霉素 B 有拮抗作用，不能合用
	提示建议	①应注意药物的剂量，给药途径，药物配伍禁忌；②应避免不合理用药；③建议不安全的用药行为及时提出质疑
用药中	护理问题	①皮肤刺激症状，如烧灼感、红斑；②恶心、呕吐；③转氨酶升高；④皮疹
	护理措施	①如发生过敏反应，应及时报告医生；②与食物同服可减轻胃肠道不适；③治疗期间应定期监测肝功能，若转氨酶持续升高，或有肝损害时应及时停药
	用药要点	①注意药物的正确给药方法和用药时间；②多采用外涂的给药方法，皮损广泛或外用药疗效不佳者可考虑内服药物治疗
用药后	健康教育	①做好用药心理护理；②做好用药护理措施；③做好生活护理
	评价效果	①真菌性皮肤病症状是否缓解；②是否出现药物不良反应，不良反应经处理后是否缓解；③是否遵医嘱按时正确外涂、内服药物
	小结过程	①用药前进行护理评估，正确调配药品及给药；②用药中注意药物不良反应，并实施用药护理；③用药后需提供健康教育，评价护理效果

任务解析

1. 该患者为青光眼。青光眼的首选药物为毛果芸香碱滴眼液。毛果芸香碱可激动瞳孔括约肌 M 受体，收缩瞳孔，拉伸虹膜，扩大虹膜角膜角间隙，有利于房水回流，有效降低眼内压，缓解青光眼症状。

2. 主要为 M 受体激动引起的 M 样症状。可表现为眩晕、气喘、心率减慢、流涎、多汗、视远物不清等。

3. 本类药物多采用滴眼剂滴眼。应用毛果芸香碱滴眼液时，要注意勿将眼药直接滴在角膜上，滴眼药时应距眼 3 ~ 5cm，滴药后闭眼 2 ~ 3 分钟。滴眼药水后，压迫内眦 2 ~ 3 分钟，以免药液经泪囊流入鼻腔引起全身症状。治疗过程中，耐心向患者说明和解释用药后可能出现的不适反应，减轻患者心理压力。教育患者坚持用药，不能自行减药或停药。教育患者改变不良生活习惯，保持身心愉快，有利于疾病的控制和康复。

扫码“学一学”

目标检测

一、用药护理案例分析

1. 患者，男，5 岁。因面部皮肤瘙痒、皮损就诊。查体：面部红肿，散在丘疱疹，融合成片。瘙痒较重。医生开出如下医嘱，请分析是否合理？应采取哪些用药护理措施？

医嘱：0.05% 醋酸地塞米松软膏，外擦，2 ~ 3 次/日。

2. 患者，女，60 岁，主因右眼流泪且伴有视物不清 15 年，近半年加重。检查：右眼晶体白色混浊，眼底窥不进。诊断：右眼老年性白内障。开具了如下医嘱，请分析是否合理，为什么？应采取哪些用药护理措施？

医嘱：2% 谷胱甘肽滴眼液，滴眼，4 ~ 5 次/日。

3. 患者，男性，35 岁，近日口角区出现一深大溃疡，直径 25mm，深及肌层，溃疡周边红肿隆起，扪之基底较硬。边缘整齐。自觉疼痛症状明显，进食困难。诊断：重型阿弗他溃疡。医生开出如下医嘱，请分析是否合理？应采取哪些用药护理措施？

医嘱：0.5% 盐酸达克罗宁液，2 ~ 3 次/日。

0.05% 地塞米松乳膏，2 ~ 3 次/日。

二、目标测试题

【A1/A2 型题】

1. 可使房角开放的药物是

A. 20% 甘露醇　　B. 苏打片　　C. 1% 毛果芸香碱

D. 0.5% 噻吗洛尔眼药水　　E. 乙酰唑胺

2. 口服乙酰唑胺可出现

A. 房角开放　　B. 心率减慢　　C. 眼压升高

D. 瞳孔缩小　　E. 四肢末端麻木

3. 有腐蚀作用的抗口腔溃疡药为

A. 硝酸银液　　B. 达克罗宁液　　C. 糖皮质激素

D. 呋喃西林　　E. 以上都是

4. 具有抗菌作用的抗口腔溃疡药为

A. 硝酸银液　　B. 达克罗宁液　　C. 糖皮质激素

D. 呋喃西林　　E. 以上都是

5. 具有麻醉止痛作用的抗口腔溃疡药为

A. 硝酸银液　　B. 达克罗宁液　　C. 糖皮质激素

D. 呋喃西林　　E. 以上都是

【A3/A4 型题】

患者，女，30 岁。全身泛发皮疹伴发热 6 天。患者 6 天前因咳嗽、流涕，自服阿莫西林、板蓝根颗粒剂等药物，6 天前出现皮疹，渐泛发全身，伴发热、食欲不振，大小便正常。既往有头孢类药物过敏史。查体：全身泛发红斑、部分呈靶形损害，对称分布以四肢伸侧为主，口腔黏膜糜烂。诊断：药物性皮炎。

6. 患者皮疹可选用

A. 组胺　　B. 苯海拉明　　C. 肾上腺素

D. 糖皮质激素　　E. 阿奇霉素

7. 患者口腔黏膜糜烂可选用

A. 硝酸银液　　B. 达克罗宁液　　C. 糖皮质激素

D. 碳酸氢钠液　　E. 西吡氯铵

8. 患者首要的处理措施为

A. 停用阿莫西林　　B. 停用板蓝根　　C. 减少药物剂量

D. 使用抗过敏药　　E. 停用阿莫西林和板蓝根

【X 型题】

9. 临床用于治疗青光眼的药物有

A. 噻吗洛尔　　B. 甘露醇　　C. 阿托品

D. 毛果芸香碱　　E. 乙酰唑胺

（阚　晶　郑　磊）

扫码“练一练”

项目十四

药理学实验与用药护理实训

实训一　药理学动物实验基本技术

扫码“学一学”

扫码“看一看”

【目的要求】

1. 掌握小白鼠、家兔的捉持和给药技术。

2. 学会药理学动物实践基本技能。

【材料方法】常用实验动物：小白鼠、家兔等；1ml、5ml 注射器，注射用水或维生素 B_{12} 注射剂，小鼠、家兔的笼具和固定器，有关动物实验的视频资料等。也可以利用网络平台获得有关资料信息。

1. 教师讲解药理学动物实验的目的、意义和主要方法。

2. 观看视频资料《药理学动物实验的基本知识与技术》。

3. 教师结合视频资料，逐一示范以下操作技术，同学们动手模仿训练，教师巡回指导。

（1）注射器选择和使用方法训练　药理学动物实验多选择 1ml、5ml 一次性注射器和针头。首先检查注射器应包装合格，完整无裂缝，不漏气。针头要锐利，无钩，无弯曲，注射器与针头要衔接紧密，针尖斜面应与针筒上的刻度在同一水平面上。

一般采用单手持针法固定注射器，缓慢抽取药液，注射前应检查药液量是否准确及有无气泡，如有气泡应将其排净。注射时根据不同动物和不同给药途径，采用刺入或推入等方式，将药液缓慢注入动物体内。

（2）常用实验动物的捉拿与固定

小白鼠捉持法：包括双手和单手捉持法（图 14－1）。可用右手轻抓鼠尾，提起置于鼠笼上，将鼠尾略向后拉，用左手的拇指、示指和中指抓住小白鼠两耳后项背部皮毛，使鼠背贴于手掌中，以无名指及小指夹住鼠尾即可。

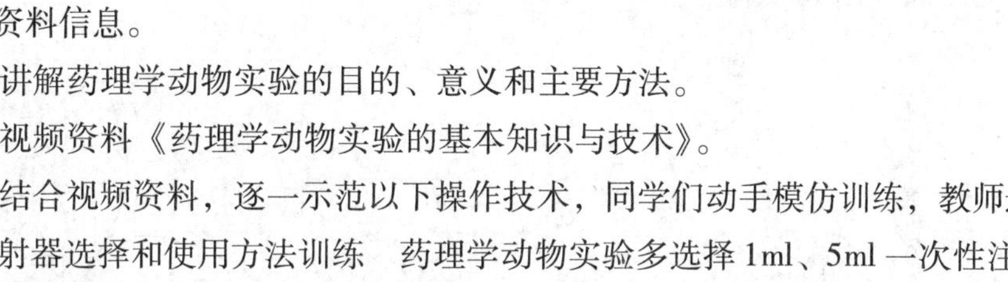

A.小白鼠单手捉持法　　B.小白鼠双手捉持法

图 14－1　小白鼠捉持法

家兔捉持法：自笼内取出家兔，用手抓住其项背近后颈处皮肤，提离笼底，以另一手托住其臀部或腹部，将其重心承托在掌上，兔身靠于体侧固定。若仅做兔头部操作，如耳缘静脉注射或取血，可将兔固定在兔盒中。若需进行颈、胸、腹部手术，应将家兔以仰卧位固定于兔手术台上。

蛙或蟾蜍捉持法：宜用左手握住蛙或蟾蜍，以中指、无名指和小指压住其左腹侧和后肢，拇指和示指分别压住右、左前肢，右手进行操作。如需长时间观察可破坏其脑脊髓或剪去脑部，用大头针将蛙/蟾蜍固定在蛙板上。

（3）常用实验动物的给药操作方法

小白鼠灌胃法：按前述捉拿法用左手抓住小白鼠，使其腹部朝上，右手持灌胃器（由1～2ml注射器连接磨钝的大号注射针头构成），先从鼠口角处插入口腔，以灌胃针管压其上腭，使口腔和食道成一直线后，再把针管沿上腭徐徐送入食道，在稍有抵抗感处（此位置相当于食道通过膈肌的部位），即可注入药液（图14－2）。如注射顺利，动物安静，呼吸无异常；如动物强烈挣扎不安，可能针头未进入胃内，必须拔出重插，以免误注入气管造成窒息死亡。一次投药量一般为0.1～0.25ml/10g体重，每只不超过0.5ml。

小白鼠腹腔注射法：用左手捕捉固定小白鼠，右手将注射针头自小白鼠下腹部与腹壁呈45°角刺入皮下后，再穿过腹肌，回抽无血或其他液体后，缓缓注入药液，刺入角度不宜太小，部位不能太高，刺入不能太深，以免损伤内脏。药量一般为0.1～0.2ml/10g体重，每只不超过0.5ml（图14－3）。

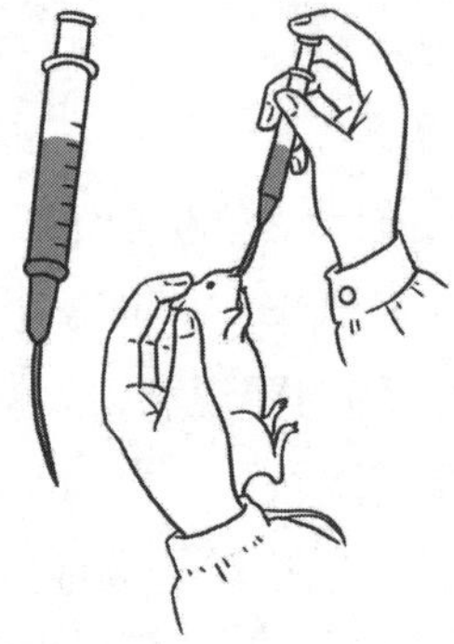

图14－2　小白鼠灌胃给药技术

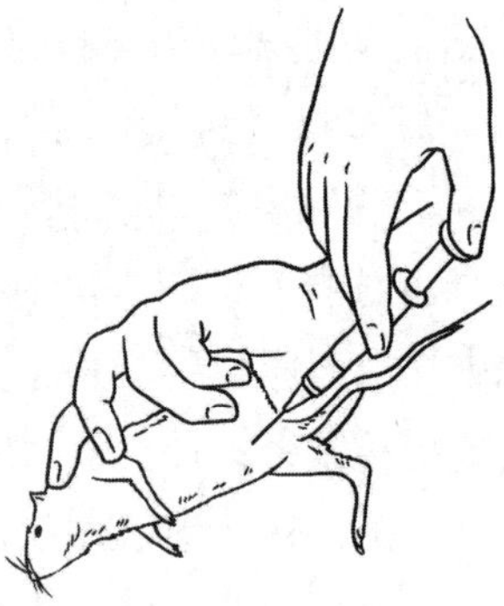

图14－3　小白鼠腹腔注射技术

家兔静脉注射：一般采用家兔外侧耳缘静脉注射，注射时应先用镊子拔去注射部位的被毛，用酒精棉球涂擦或用示指轻弹兔耳，使静脉扩张充盈，左手示指与中指夹住静脉的近心端，阻止静脉回流，用拇指和无名指固定耳缘静脉远心端，右手持针尽量从远端刺入，见到回血后，移动左手拇指固定针头，将药液注入（图14－4）。药液量一般为0.2～2.0ml/kg体重，注射完毕后，用干棉球压住针眼，拔出针头继续压迫数分钟以防出血。

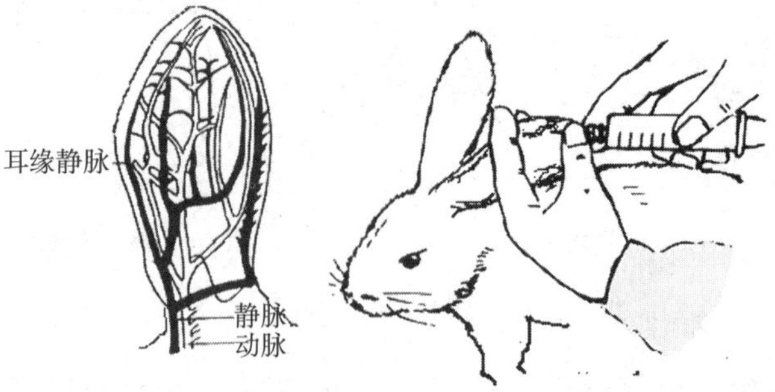

图14－4　家兔耳缘静脉注射技术

【结果结论】

1. 考核每名同学均能正确选择、使用注射器，独立完成两种捉持小白鼠技术，完成腹腔给药操作技术。

2. 考核每个实验小组均能完成家兔的捉持，熟练配合，完成家兔耳缘静脉给药技术。

3. 可采取分组考核、组间竞赛等形式，考核成绩作为平时成绩计入本课程最后成绩。

【思考讨论】

1. 说出小白鼠、家兔捉持和腹腔、耳缘静脉给药技术的操作要点。

2. 通过观看录像，说出还有哪些常用的实验动物和给药技术要点。

实训二　用药护理中的药品实用技能训练

扫码“学一学”

【目的任务】

1. 掌握应用药品剂型和包装标示信息进行用药护理的技能。

2. 学会利用药品说明书正确的选药、配药和用药，并能向患者做好解释说明。

【材料方法】根据本教材第一单元项目一下的“任务二 用药护理中的药品常识”准备有关材料，主要包括：固体、液体、半固体等代表剂型若干种，药品说明书每人2～3份（可由学生收集或教师准备），开展岗位模拟的临床环境等。也可以利用网络平台获得有关资料信息。

学生以实训小组为单位（一般6～8人）进行以下实训。

1. 常用剂型的识别与介绍　分别从准备的药品剂型标本或货架中找出以下剂型，并说明理由和给药途径。

（1）液体剂型1	药物名称	剂型名称	给药途径
（2）液体剂型2	药物名称	剂型名称	给药途径
（3）液体剂型3	药物名称	剂型名称	给药途径
（4）固体剂型1	药物名称	剂型名称	给药途径
（5）固体剂型2	药物名称	剂型名称	给药途径
（6）固体剂型3	药物名称	剂型名称	给药途径
（7）半固体剂型1	药物名称	剂型名称	给药途径
（8）半固体剂型2	药物名称	剂型名称	给药途径
（9）半固体剂型3	药物名称	剂型名称	给药途径
（10）其他剂型1	药物名称	剂型名称	给药途径
（11）其他剂型2	药物名称	剂型名称	给药途径
（12）其他剂型3	药物名称	剂型名称	给药途径

2. 正确观察阅读包装标示和说明书　从上述药品选取不同品种，通过包装标示和说明书了解每种药的以下信息。

（1）处方药、非处方药、国家基本药物。

（2）毒剧药、麻醉药品、精神药品等特殊管理药品。

（3）药品名称　通用名、商品名、化学名。

（4）性状　实物与标示的不符时为变质药品。

（5）注意事项　慎用：谨慎使用，注意观察。忌用：避免使用，最好不用。禁用：禁止使用。

（6）药物相互作用　配伍禁忌、拮抗作用、协同作用。

（7）规格　药物的单剂量标准。

（8）批准文号　格式：国药准字＋1位拼音字母＋8位数字。

（9）生产厂家　指该药的生产企业，承担责任的单位有关信息，信息不全的药品需慎用。

（10）批号　通常以生产日期表示，国内多采用6位数表示。

（11）有效期　表示方法有3种：直接标明有效期、直接标明失效期、标明有效年限等。

3. 用药护理情景模拟练习　以小组为单位，将药品按本教材的单元项目所列出的疾病进行分类，每组确定1～2个疾病种类，参考教材提供的“任务导入”“任务实施”“用药护理案例分析”，利用“任务驱动模式”，进行角色扮演，分别扮演患者、家属、医生、护士等，以相应药品为道具完成工作任务。

要求做到：

（1）根据“任务导入”、“用药护理案例分析”中提供的病例或疾病治疗方案，选取不同规格和剂型的药物。

（2）模拟护理岗位，进行给药前的药物制剂质量的外观检查。

（3）根据药品说明书中的信息，拟定用药前、用药中、用药后的护理措施。

（4）按说明书模拟指导患者用药，并说明有关注意事项。

（5）按照下列考核表格，进行赋分评定成绩。

【结果结论】结合下表考核实训结果，并写出实训结论。

项目		操作步骤	评分等级				总评	备注
			好	较好	一般	差		
选取和辨认剂型		随机取药，正确辨认剂型，说明依据及给药途径等	20	16	12	8		
阅读药品包装标示和说明书		药物名称、规格、形状、注意事项、药物相互作用、批准文号、生产厂家、生产日期和批号	20	16	12	8		
情景模拟练习	确定品种	根据任务的处方或医嘱，确定其种类，根据“任务实施”步骤，准备角色扮演	10	8	6	4		
	用药前	外观检查观察制剂的质量，做出正确判断，选择合理给药方法等	20	16	12	8		
	用药中	正确给药，观察病情变化，向患者或家属交代用药注意事项，耐心听取患者的疑问，再次核对无误后解释清楚	10	8	6	4		
	用药后	有计划地观察不良反应，介绍药物作用及可能发生的不良反应做好用药宣教等	20	16	12	8		
总分		考核组别：　　组 人　　数：　　人						

结论：

【思考讨论】

1. 结合任务中的实例，解释药物的剂型、给药途径如何影响药物的作用？

2. 通过案例说出在用药护理中，对常见剂型进行外表检查的要点。

实训三　药物剂量对药物效应的影响

扫码“学一学”

【目的任务】

1. 掌握小白鼠的捉持和腹腔注射法。

2. 学会观察药物剂量对药物作用效应的影响。

【材料方法】小白鼠2只、0.5%和2.5%的尼可刹米溶液、鼠笼或1000ml大烧杯、天平、1ml注射器若干。

1. 取小白鼠2只，称重、标记，然后放入鼠笼或大烧杯中。

2. 观察并记录两鼠的正常活动情况。

3. 按以下方案准确抽取药物并给药。

A鼠：按0.2ml/10g体重腹腔注射0.5%尼可刹米溶液；

B鼠：按0.2ml/10g体重腹腔注射2.5%尼可刹米溶液。

4. 将给药后的小白鼠放回鼠笼或大烧杯中，观察给药后两鼠活动情况，记录反应现象和发生时间，比较两鼠反应发生的快慢、程度和结果。

【结果结论】

鼠号	体重（g）	药物及给药剂量（ml）	给药前情况	用药后反应及发生时间
A				
B				

注：也可采用同类药物0.5%、2.5%苯A酸钠咖啡因溶液，按0.2ml/10g分别腹腔注射。或者采用中枢抑制药物2%水合氯醛溶液0.05ml/10g、0.15ml/10g分别腹腔注射；0.2%、0.8%地西泮注射液，按0.2ml/10g分别腹腔注射。

结论：

【思考讨论】

1. 请参考有关原理分析本实验结果的原因。

2. 结合用药护理案例，试讨论药物剂量对药物效应影响的意义有哪些？

实训四　给药途径对药物效应的影响

扫码“学一学”

【目的任务】

1. 掌握小白鼠的捉持和灌胃法、肌内注射法。

2. 学会观察不同的给药途径对药物效应的影响。

【材料方法】小白鼠2只、10%硫酸镁注射液、鼠笼或大烧杯、天平、1ml注射器、小白鼠灌胃器。

1. 取小白鼠2只，称重、标记，然后放入鼠笼或大烧杯中。

2. 观察并记录两鼠给药前的活动和粪便情况。

3. 按以下方案准确抽取药物并给药。

A 鼠：按 0.2ml/10g 体重以灌胃法给予 10% 硫酸镁注射液；

B 鼠：按 0.2ml/10g 体重肌内注射 10% 硫酸镁注射液。

4. 将给药后的小白鼠放回鼠笼或大烧杯中，观察给药后两鼠活动情况有何变化，并比较有什么不同?

【结果结论】

鼠号	体重（g）	给药前情况	药物和给药量（ml）	给药途径	用药后反应
A					
B					

结论：

【思考讨论】

1. 依据有关原理，分析本实验结果的原因。

2. 结合用药护理案例，试讨论药物给药途径对药物效应影响的意义有哪些?

扫码“学一学”

实训五 给药速度对药物效应的影响

【目的任务】

1. 掌握家兔的捉持及耳缘静脉注射方法。

2. 学会观察静脉注射给药速度对药物效应的影响。

【材料方法】家兔 2 只、5% 氯化钙注射液、10ml 注射器 2 支、脱脂棉花、婴儿秤。

1. 取家兔 2 只，称重、标记，观察并记录家兔呼吸、心跳、肌张力以及活动情况。

2. 按以下方案给药

A 兔：静脉注射 5% 氯化钙注射液 5ml/kg（5～10 秒内注射完）；B 兔：静脉注射 5% 氯化钙注射液 5ml/kg（4～5 分钟注射完）。

3. 观察、记录、比较给药后两兔呼吸、心跳和活动情况的变化。

【结果结论】

兔号	5% 氯化钙静脉注射		给药速度	呼吸（次/分）		心跳（次/分）		肌张力及活动情况	
	体重	剂量		用药前	给药后	用药前	给药后	用药前	给药后
甲									
乙									

结论：

【思考讨论】

1. 依据有关原理，分析本实验结果的原因。

2. 结合用药护理案例，试讨论药物给药速度对药物效应影响的意义有哪些?

扫码“学一学”

实训六　不同溶剂对乳糖酸红霉素溶解度的影响

【任务目的】

1. 掌握正确配制红霉素的方法。

2. 学会根据配伍禁忌正确选择溶剂的技能。

【材料方法】乳糖酸红霉素粉针 3 瓶（每瓶 0.5g）、注射用水 3 支、0.9% 氯化钠注射液、5% 葡萄糖注射液、5ml 注射器 3 支。

将乳糖酸红霉素粉针编号为 A、B、C，然后用注射器抽取 0.9% 氯化钠注射液 6ml 加入 A 瓶中；抽取 5% 葡萄糖注射液 6ml 加入 B 瓶中；抽取注射用水 6ml 加入 C 瓶中。振摇 3 ~ 5min 后，观察是否溶解。

【结果结论】

瓶 号	溶剂名称	溶解情况
A	0.9% 氯化钠注射液	
B	5% 葡萄糖注射液	
C	注射用水	

结论：

【思考讨论】

1. 依据有关原理，分析红霉素在溶剂中溶解度不同的原因。

2. 结合用药护理案例，说明配制红霉素的注意事项。

扫码“学一学”

实训七　用药护理中的药品不良反应监测与报告的模拟训练

【目的任务】

1. 熟悉药品不良反应/事件的收集与上报流程。

2. 掌握正确规范填写“药品不良反应/事件报表”。

【材料方法】复习有关药品不良反应报告上报流程，预习“药品不良反应/事件报表”规范填写注意事项，选择和确定调查对象（基层医疗单位），获取药品不良反应报告案例的资料。

1. 调研拓展　学生分若干小组，由教师带领至基层医疗单位调查药品不良反应/事件。

2. 确定案例　学生选取 1 例药品不良反应/事件，认真调查，获取药品不良反应报告案例的资料。

3. 小组研讨　以 4 ~ 10 人为一个小组，结合所学知识和课后调查，复习药品不良反应报告上报流程，并对获取药品不良反应报告案例的资料进行分析。

4. 填写报表　每名学生根据获取的资料，完成“药品不良反应/事件报表”规范填写。

5. 优化方案 对报表互相点评，教师讲评，优化确定方案。

【结果结论】

任意选取一例药品不良反应/事件，规范填写“药品不良反应/事件报表”。

药品不良反应/事件报告表

首次报告□ 跟踪报告□ 编码______________

报告类型：新的□ 严重□ 一般□ 报告单位类别：医疗机构□ 经营企业□ 生产企业□ 个人□ 其他□______

患者姓名：	性别： 男□女□	出生日期： 年 月 日 年龄：	民族：	体重（kg）：	联系方式：

原患疾病：	医院名称： 病历号/门诊号：	既往药品不良反应/事件：有□________无□ 不详□ 家族药品不良反应/事件：有□________无□ 不详□

相关重要信息：吸烟史□ 饮酒史□ 妊娠期□ 肾病史□ 过敏史□________ 其他□________

药品	批准文号	商品名称	通用名称（含剂型）	生产厂家	生产批号	用法用量（次剂量、途径、日次数）	用药起止时间	用药原因
怀疑药品								
并用药品								

不良反应/事件名称：	不良反应/事件发生时间： 年 月 日

不良反应/事件过程描述（包括症状、体征、临床检验等）及处理情况（可附页）：

患者因×××疾病于×××月×××日（必要时应详细到×××时×××分）以×××途径给予×××药品，×××剂量，用药×××时间出现×××反应（反应描述须明确，具体），×××时间后给予是否停药及×××处理（包括以×××途径给予×××药品及×××剂量，和其他处理措施），处理后×××时间患者转归情况。

不良反应/事件的结果：痊愈□ 好转□ 未好转□ 不详□ 有后遗症□ 表现：____________
死亡□ 直接死因：__________________________ 死讯时间： 年 月 日

停药或减量后，反应/事件是否消失或减轻？ 是□ 否□ 不明□ 未停药或未减量□
再次使用可疑药品后是否再次出现同样反应/事件？ 是□ 否□ 不明□ 未再使用□

对原患疾病的影响：不明显□ 病程延长□ 病情加重□ 导致后遗症□ 导致死亡□

关联性评价	报告人评价： 肯定□ 很可能□ 可能□ 可能无关□ 待评价□ 无法评价□ 签名： 报告单位评价： 肯定□ 很可能□ 可能□ 可能无关□ 待评价□ 无法评价□ 签名：			
报告人信息	联系电话：	职业：医生□ 药师□ 护士□ 其他________		
	电子邮箱：		签名：	
报告单位信息	单位名称：	联系人：	电话：	报告日期： 年 月 日
生产企业请填写信息来源	医疗机构□ 经营企业□ 个人□ 文献报道□ 上市后研究□ 其他________			
备注				

按照以下考核表完成实训技能的考核。

项目	考核内容		标准分（100）	评分标准	得分
职业素养（5分）	衣帽整洁，仪表端庄		2	学生着工作服；女生不得披头发；男女生不得穿拖鞋	
	报告班级、姓名、操作项目		1		
	举止得体，语言清晰		2		
实训实施（65分）	沟通能力（10分）	对调查对象的礼仪	5	面对考官的：见面问候（2分），离开道别（3分）	
		与患者或医务人员的沟通技巧	5	参考人际沟通知识，考生回答沟通技巧的内容	
	专业能力（55分）	对不良反应症状做出判断	10	判断正确（5分）；解释正确（5分）	
		收集信息	10	患者基本情况（2分）；用药情况（3分）；症状具体表现（3分）；处理与预后（2分）	
		对不良反应类型做出判断	10	判断正确（5分）；解释正确（5分）	
		填写报表	25	完成“药品不良反应/事件报表”规范填写。漏项、错项一项分别扣3分	
		对不良反应关联性评价	10	判断正确（5分）；解释正确（5分）	
理论知识（30分）	药品不良反应的分类		5	药品不良反应的类型	
	药品不良反应监测办法		15	药品不良反应监测办法	
	对不良反应关联性评价		10	不良反应关联性评价的方法（5分）；评价依据（5分）	
合计					

【实训思考】

1. 药品不良反应/事件的概念、监测的意义是什么？
2. 我国药品不良反应报告上报流程是什么？

实训八　传出神经系统药物对家兔瞳孔的影响

扫码“学一学”

【目的任务】

1. 掌握家兔的捉持方法，家兔的滴眼给药法和量瞳方法。
2. 学会观察扩瞳药和缩瞳药对瞳孔的影响。

【材料方法】手术剪刀、量瞳尺、滴管、手电筒、兔固定箱。1%硫酸阿托品、1%硝酸毛果芸香碱溶液、1%去氧肾上腺素溶液、0.5%水杨酸毒扁豆碱溶液。家兔2只，体重1.5～2.5kg。

取健康家兔2只，分别标记后放入兔固定箱内，剪去眼睫毛，在自然光线下测量并记录左右两眼正常瞳孔直径（mm），再用手电筒光照射两侧兔眼观察有否对光反射，如瞳孔随光照缩小，为对光反射阳性，否则为阴性。

然后按下列顺序给药（每只眼 3 滴）：

A 兔：左眼 1% 硫酸阿托品溶液，右眼 1% 硝酸毛果芸香碱溶液；

B 兔：左眼 1% 去氧肾上腺素溶液，右眼 0.5% 水杨酸毒扁豆碱溶液。

滴药时将下眼睑拉成杯状，并用手指压迫鼻泪管，使药液在眼睑内保留 1min，然后将手轻轻放开，任其自然溢出。15min 后，在同样的光照强度下，再分别测量并记录各眼瞳孔大小。若滴硝酸毛果芸香碱和水杨酸毒扁豆碱的瞳孔已明显缩小，则在滴硝酸毛果芸香碱的眼内再滴硫酸阿托品，在滴水杨酸毒扁豆碱的眼内再滴去氧肾上腺素，15min 后再测量瞳孔大小，将实验结果整理填入表内。

【结果结论】

兔号	眼	用药前		首次药物	首次用药后		二次药物	二次用药后	
		对光反射	瞳孔直径		对光反射	瞳孔直径		对光反射	瞳孔直径
A	左								
	右								
B	左								
	右								

结论：

【思考讨论】

1. 依据有关原理，分析阿托品和去氧肾上腺素扩瞳机制有何不同？毛果芸香碱和毒扁豆碱缩瞳机制有何不同？

2. 结合用药护理案例，说明所用的 4 种药物眼科用药护理要点。

3. 说出正确使用滴眼液的方法。

实训九　地西泮对实验家兔抗惊厥作用的观察

扫码“学一学”

扫码“看一看”

【目的任务】

1. 掌握家兔耳缘静脉注射技术。

2. 学会观察地西泮的抗惊厥作用并解释原理。

【材料方法】健康家兔 2 只、25% 尼可刹米溶液、0.5% 地西泮溶液、0.9% 氯化钠溶液、磅秤、注射器。

1. 方法与步骤

（1）取体重相近的健康家兔 2 只，称重编号。

（2）两兔分别耳缘静脉注射 25% 尼可刹米溶液 0.5ml/kg，待家兔出现惊厥后（躁动、角弓反张等），A 兔立即耳缘静脉注射 0.5% 地西泮溶液 5ml/kg，B 兔耳缘静脉注射等量 0.9% 氯化钠溶液，观察两兔惊厥有何不同。

2. 注意事项

（1）注射尼可刹米的速度易稍快，惊厥效果明显。

（2）地西泮应事先准备好，解救要及时，以免动物死亡。

【结果结论】

兔号	体重（kg）	药物及剂量（ml）	结果
A		25%尼可刹米溶液 + 0.5%地西泮溶液	
B		25%尼可刹米溶液 + 0.9%氯化钠溶液	

注：本实验也可用小鼠，分别采用2%尼可刹米溶液0.1ml/10g和0.5%地西泮溶液0.1ml/10g。

结论：

【思考讨论】

1. 依据地西泮作用用途，解释实验结果的依据。

2. 结合用药护理案例，地西泮的用药护理应注意哪些事项。

实训十　用药护理中防控药物依赖性的模拟训练

扫码“学一学”

【目的任务】

1. 掌握观察麻醉性镇痛药出现戒断症状的表现。

2. 学会开展防控药物依赖性的宣教措施。

【材料方法】临床或社区药物依赖案例，有关音像资料、调查问卷等，以及模拟治疗环境。

1. 介绍案例　赵某，男，38岁，已婚，工人，1年前受朋友唆使，吸食海洛因2～3次，3～4天后日吸食一次，2月后成瘾。一旦中断便出汗、无力、打哈欠、流泪、周身疼痛等。渐改为每日2～3次，每次0.1～0.2g。1个月前用曲马多在家中自行戒毒。每日服用2～3次，每次0.1g。1周后，又出现初吸海洛因时的感觉，全身愉悦轻松。不服时便感到心中有一种失落、空虚感，周身酸痛，并有出汗、便秘、乏力等症状。逐渐增至每日3次，每次0.2g。

扫码“看一看”

2. 观看有关禁毒、戒毒录像或宣传材料，也可到药物依赖戒除中心或戒毒所参观，组织讨论、启发指导和内容点评。

【结果结论】

1. 海洛因与吗啡是否是同一类化合物？吸食海洛因为什么会成瘾？患者出现的“出汗、无力、打哈欠、流泪、周身疼痛”是什么症状？

2. 曲马多为何类药物，有何作用，针对本例患者在自行戒毒时出现的症状，应采取何措施？

【思考讨论】

1. 结合本案例，试说明如何预防麻醉性镇痛药药物依赖性的发生？

2. 应如何在用药护理中鉴别、预防患者发生药物依赖性？

扫码"看一看"

实训十一　高血压的用药护理模拟训练

【目的任务】

1. 掌握常用抗高血压药的用药护理技能。

2. 学会对高血压患者进行合理用药指导。

【材料方法】病案 2 份，有关药品样品，模拟环境等。也可选用教材有关任务案例。

1. 介绍案例

案例 1：患者，女，28 岁，妊娠 30 周，眩晕、头痛、恶心、上腹部不适两日，血压 175/110 mmHg，间隔 6h 后再测血压，为 170/110mmHg，并出现烦躁不安等表现。患者无高血压病史。尿蛋白检查（+）。

诊断：子痫前期。

医嘱：

（1）25% 硫酸镁注射液 40ml
　　5% 葡萄糖注射液 500ml　／　静脉滴注

（2）盐酸肼苯达嗪片 25mg，口服，tid

案例 2：患者，男，48 岁，私营业主，高血压 13 年，自测最高时 230/120 mmHg，无明显自觉症状，曾用过复方利血平片、卡托普利等，因出现乏力、干咳而未能规律用药，否认其他病史，吸烟 26 年（约 20 支/日），父亲有高血压和脑出血病史，近期感到疲惫、运动时气喘，时有眩晕等感觉而就诊。查体：血压 185/115 mmHg。心电图、心脏超声检查显示左心室肥厚改变。尿常规（-）。血脂、血糖均在正常范围内。

诊断：高血压 3 级、高危。

医嘱：

（1）厄贝沙坦 75mg，口服，bid

（2）氢氯噻嗪 25mg，口服，qd；1 周后改为 12.5mg，qd

（3）硝苯地平缓释片 10mg，口服，bid

3 天后患者自诉有时从平卧突然站立时感觉双眼发黑，头昏不适，测血压 105/70 mmHg。

医嘱调整：将硝苯地平缓释片改为 5mg，口服，bid，其他药同前。2 天后头昏不适等症状消失，血压 135/845mmHg。

2 周后医嘱再调整：将硝苯地平缓释片恢复为 10mg，口服，bid，氢氯噻嗪改为每隔 2 天 12.5mg，其他同前。患者无不适症状，血压 115/70 mmHg，维持长期治疗。

2. 分组讨论病例　讨论用药前、用药中、用药后的护理要点。

【结果结论】案例 1/案例 2

用药步骤	用药护理要点
用药前	
用药中	
用药后	

结论：

【思考讨论】

结合用药护理案例，分析两个病案如下。

1. 案例1选用的两种抗高血压药是否合理？如果发生子痫，应采取什么药物治疗？

2. 案例2医嘱选择厄贝沙坦的依据是什么？硝苯地平和氢氯噻嗪调整是否合理？依据是什么？

实训十二　硝酸甘油的扩张家兔耳血管作用

扫码“看一看”

【目的任务】

1. 掌握家兔的捉持和给药技术。

2. 学会观察硝酸甘油的扩血管作用。

【材料方法】兔固定箱、滴管、小手电筒、水笔、1%硝酸甘油注射液、家兔1只（白色）。

取家兔1只，放入兔固定箱，用小手电光照兔耳并观察记录正常兔耳的颜色，以水笔标记兔两耳观察部位，测量血管粗细及密度。用滴管吸取1%硝酸甘油注射溶液，滴于兔舌下4～5滴，保持5秒左右，观察记录用药后家兔两耳皮肤的颜色，标记部位血管粗细和密度。

【结果结论】

动物编号	体重	药物及剂量	用药前			用药后		
			兔耳皮肤颜色	兔耳血管密度	兔耳血管粗细	兔耳皮肤颜色	兔耳血管密度	兔耳血管粗细

结论：

【思考讨论】

1. 根据硝酸酯类药物的基本作用，解释实验结果。

2. 结合用药护理案例，临床应用硝酸酯类药物的给药方式如何选择，为什么？

实训十三　血栓性疾病用药护理的模拟训练

扫码“看一看”

【目的任务】

1. 掌握抗凝血药用药护理技能。

2. 学会运用有关知识开展血栓性疾病合理用药的健康教育。

【材料方法】病案1份或任务案例，抗凝血药的药品标本，有关凝血机制的视频或教学片。

1. 介绍病案　患者，女，54岁，高血压病史2年，未服降压药治疗。清晨醒来后感到头晕，左侧肢体发麻无法活动2小时入院。查体：T 36.5℃，P 88次/分，R 21次/分，

BP 165/100mmHg。神经科检查：神志清，语言流利，查体合作，双侧眼球运动正常，对光反射灵敏。左侧鼻唇沟较右侧浅，露齿时口角右偏，左侧上下肢体肌力为0级。右侧上下肢体肌力5级，左侧肢体肌张力略高，左侧肱二、肱三头肌反射亢进，左侧Babinski阳性征。左侧面部和肢体痛觉较右侧明显减退。辅助检查：头颅CT示右侧大脑中动脉区低密度缺血灶。

诊断：急性脑梗死。

医嘱：（1）华法林200mg，一日3次；

（2）双嘧达莫25mg，一日2次；

（3）尿激酶1万U+10%葡萄糖注射液20ml静脉注射，一日2次；

（4）三磷酸腺苷40mg+辅酶A 100单位+10ml氯化钾+5%葡萄糖注射液500ml静脉滴注，一日1次。

同时给予其他治疗，患者临床症状缓解，继续观察治疗。

2. 分组讨论病例，然后观看抗凝血药物的用药护理模拟教学片，提出用药前、用药中、用药后的用药护理要点。

【结果结论】

用药步骤	抗血栓药物的用药护理要点
用药前	
用药中	
用药后	

结论：

【思考讨论】

分析本病案，结合教学片讨论以下问题。

1. 本病案治疗急性脑梗死所选用的四种药物是否合理？可否使用肝素？上述治疗如果出现出血现象应如何处置？

2. 抗凝血药的用药护理要点有哪些？

扫码“学一学”

实训十四　呋塞米对家兔尿量的影响

【目的任务】

1. 掌握家兔利尿药实验技术。

2. 学会呋塞米的用药护理要点。

【材料方法】

家养雄兔（体重在2.0kg以上）、20%乌拉坦溶液、1%呋塞米溶液、生理盐水、10号导尿管、注射器（5ml，10ml）、小烧杯、量筒、医用胶布、液状石蜡。

1. 取家养雄兔一只，称重，20%乌拉坦溶液5ml腹腔注射，待兔麻醉后，仰卧固定于手术台上。

2. 取10号导尿管，蘸少许液状石蜡后自雄兔尿道缓慢插入，待有尿液滴出后，再插入约 1cm，用胶布固定导尿管。轻压兔的下腹部排尽膀胱内的余尿。

3. 由兔耳缘静脉注射生理盐水 10ml/kg，注射后记录每 5 分钟尿液滴数，共记录 30 分钟，测量 30 分钟总尿量。

4. 由兔耳缘静脉注射 1% 呋塞米溶液 0.5ml/kg，记录每 5 分钟尿液滴数，共记录 30 分钟，测量 30 分钟总尿量。比较给呋塞米药物前后的尿量变化。

本实验步骤 3 也可以采用提前 1 小时灌胃生理盐水 100ml/kg 的方法。

扫码“看一看”

【结果结论】

药物	尿液滴数/5min						30min 总尿量
	0～5min	5～10min	10～15min	15～20min	20～25min	25～30min	
用药前							
用药后							

结论：

【思考讨论】

1. 依据有关原理，分析实验结果，说明呋塞米属于哪类利尿药。

2. 结合用药护理案例，说出利尿药的用药护理要点。

实训十五　缩宫素和麦角新碱对离体子宫的作用比较

【目的任务】

1. 学会缩宫素和麦角新碱对子宫平滑肌作用的实验技术。

2. 学会子宫兴奋药的用药护理要点。

扫码“学一学”

【材料方法】已孕豚鼠或小白鼠 1 只，手术剪、眼科剪、眼科镊、1ml 注射器、子宫平滑肌实验装置、细线若干，垂体后叶素注射液 0.02U/ml，麦角新碱注射液 0.5mg/ml。

1. 取鼠 1 只，颈椎脱臼致死，剪开腹部。找出子宫轻轻剥离，然后将两侧子宫角分别用线结扎，取出悬挂于麦氏浴皿内。连接描记正常曲线。

2. 将下列药液分别注入麦氏浴皿内，观察子宫对药物的反应。

给药顺序：①垂体后叶素注射液 5U/ml，0.2ml；②麦角新碱 0.5mg/ml，0.2ml（5 号针头）。根据子宫平滑肌活动描记曲线，比较分析正常曲线情况，与注入垂体后叶素及注入麦角新碱后描记曲线的不同特点。

扫码“看一看”

【注意事项】

1. 每次用药后，药效明显时即更换乐氏液，反复冲洗几次。待收缩曲线正常时再给下一个药。

2. 温度严格控制在 38～39℃。

注：乐氏溶液的配制：氯化钠 9.0g；氯化钾 0.42g；碳酸氢钠 0.24g；氯化钙 0.24g；葡萄糖 1.0g；加蒸馏水至 1000ml。

本实验麦角新碱也可以用大剂量（2U/ml）缩宫素代替。

扫码“看一看”

【结果结论】

实验指标	垂体后叶素注射液 0.02U/ml，0.2ml	麦角新碱 0.5mg/ml，0.2ml
子宫收缩曲线		
子宫收缩特点		

结论：

【思考讨论】

1. 依据有关原理，分析缩宫素和麦角新碱对子宫平滑肌的作用特点。
2. 结合用药护理案例，说出上述药物的临床应用和用药护理要点。

扫码“学一学”

实训十六　糖皮质激素的用药护理模拟训练

【目的任务】

1. 掌握糖皮质激素的用药护理。
2. 学会观察分析糖皮质激素的不良反应及护理措施。

【材料方法】病案 1 份或任务案例，激素类药物标本，激素作用机制的视频或教学片。

1. **介绍病案**　患者，女，45 岁，一年前开始无明显原因出现全身多个关节肿胀、疼痛，休息后症状得到缓解。3 个月前因旅游劳累后关节严重肿痛，影响活动而入院。以双手指关节和腕关节为主，伴有明显晨僵，时间大于 1h。病后无发热，无皮疹，无口腔溃疡，无光过敏。查体：结膜无苍白，巩膜无黄染，双手 2～4 掌指关节肿胀，双手腕关节肿胀，压痛阳性。实验室检查：Hb 120g/L，WBC 7.5×10^9/L，PLT 330×10^9/L。尿常规（－），类风湿因子 110IU/ml（正常值 0～20IU/ml），血沉 80mm/h。

诊断：类风湿性关节炎。

医嘱：

（1）双氯芬酸钠肠溶片，一次 25mg，一日 3 次，口服。

（2）曲安奈德注射剂，40mg/ml，一次 2.5～5mg，关节腔内注射，一周 2 次。同时给予其他治疗，患者临床症状缓解，继续观察治疗。

2. 分组讨论病例，然后观看激素类药物用药护理的模拟教学片，提出用药前、用药中、用药后的用药护理要点。

【结果结论】

用药步骤	激素类药物的用药护理要点
用药前	
用药中	
用药后	

结论：

【思考讨论】

1. 依据糖皮质激素有关知识，分析本病案所选用的两种药物是否合理。
2. 结合用药护理案例，激素类药的用药护理要点有哪些？

实训十七　胰岛素降糖作用观察与低血糖休克的抢救

扫码“学一学”

【目的任务】

1. 掌握胰岛素与口服降糖药的用药护理。

2. 学会观察分析与口服降糖药的不良反应及护理措施。

【材料方法】病案1份或任务案例，口服降糖药药物标本，模拟治疗场景等。

1. 介绍病案　患者，男，62岁，口干、多饮、多尿半个月，日饮水量约3000ml，尿量与饮水量大致相当，半个月来上述症状反复，1天前就诊。急诊查生化：葡萄糖30.34mmol/L，糖化血红蛋白14.2%；尿常规：尿糖4+，尿酮体2+；血气分析：pH 7.402，PCO_2 38.3mmHg，$PaO_2$77mmHg，末梢血氧饱和度95%，乳酸1.2mmol/L，予降糖、补液等治疗。复查尿常规：尿糖4+，尿酮体转阴，口干、多饮、多尿症状好转，收住入院。

诊断：2型糖尿病、糖尿病酮症

医嘱：

（1）重组人胰岛素注射液10U，皮下注射，tid（早餐前、午餐前、晚餐前）

（2）甘精胰岛素注射液16U，皮下注射，qd（睡前）

（3）5天后，联合使用口服降糖药阿卡波糖片100mg，餐时第一口嚼服，tid

2. 分组讨论病例，提出用药前、用药中、用药后的用药护理要点。

【结果结论】

用药步骤	激素类药物的用药护理要点
用药前	
用药中	
用药后	

结论：

【思考讨论】

1. 依据胰岛素与口服降糖药的知识，分析本病案所选用的两种药物是否合理？

2. 结合用药护理案例，胰岛素与口服降糖药的用药护理要点有哪些？

实训十八　抗感染药物治疗的耐药性影响

扫码“学一学”

【任务目的】

1. 掌握根据耐药性采取相应的用药护理措施。

2. 学会对抗微生物药发生耐药性进行预判和评估的技能。

【材料方法】病案、有关病原微生物发生耐药性的视频或教学片，下述药品样品以及病历等道具。

1. 介绍病案　患者，男，55岁。两年前开始出现上腹部疼痛、恶心、反酸等症状，经医生诊断为胃溃疡合并幽门螺杆菌（Hp）感染，给予奥美拉唑口服，一日2次，每次20mg；甲硝唑口服，一日3次，每次0.4g；克拉霉素口服，一日2次，每次250mg。用药4周后症状消失，患者其后时断时续用药，1年前溃疡症状加重，给予上述同样的药物治疗，症状有所缓解。3周前再次复发，服用上述药物症状无效。胃镜检查提示：胃溃疡合并Hp感染，做细菌培养及药敏试验，结果发现该菌对甲硝唑、阿莫西林、克拉霉素、呋喃唑酮耐药，对左氧氟沙星敏感，将甲硝唑更换为左氧氟沙星，口服，一日3次，每次0.2g，用药4周后患者康复。

2. 观看病原微生物耐药性的视频或教学片，采用角色扮演等形式分组讨论病例，完成护理任务。

（1）模拟岗位任务，填写完成下面的药敏试验结果表，分析发生的因素有哪些？

（2）以此病例，模拟完成用药前、用药中、用药后的用药护理程序。

【结果结论】

药物名称	药敏试验结果（敏感或耐药）
甲硝唑	
阿莫西林	
左氧氟沙星	
呋喃唑酮	

结论：

【思考讨论】

1. 依据有关原理，结合教学片讨论病原微生物耐药性产生的机制。

2. 结合用药护理案例，讨论病原微生物耐药性产生的危害和防治措施。

扫码“学一学”

实训十九　链霉素急性毒性反应与解救

【任务目的】

1. 掌握链霉素急性毒性反应的解救措施。

2. 学会联系临床实际分析中毒及解救机制。

【材料方法】小白鼠20只、4%硫酸链霉素注射液、0.9%氯化钠注射液、1%氯化钙注射液、1ml注射器若干、鼠笼2个、托盘天平等。

1. 取大小相当的小白鼠20只，随机分成A、B两组。称重、编号。然后观察并记录两组鼠的活动（正常、增多或迟缓）、呼吸（正常、加快或减慢）、肌张力（正常、增强或减弱）情况。

2. 按以下方案准确抽取药物并给药。

A组小白鼠：按照0.1ml/10g腹腔注射0.9%氯化钠注射液。

B组小白鼠：按照0.1ml/10g腹腔注射1%氯化钙注射液。

大约10min后，两组鼠均按照0.1ml/10g腹腔注射4%硫酸链霉素注射液，观察并记录每组小鼠活动、呼吸、肌张力的变化。并计算每组的死亡率。

【结果结论】

组号	给药方法	观察项目			死亡率
		活动	呼吸	肌张力	
甲	0.9%氯化钠 + 4%硫酸链霉素				
乙	1%氯化钙 + 4%硫酸链霉素				

注：本试验也可选取2～4只小鼠，以观察链霉素毒性反应及解救为目的。

结论：

【思考讨论】

1. 依据有关原理，分析链霉素引起神经肌肉阻滞的表现和抢救依据。

2. 结合用药护理案例，讨论链霉素的用药护理措施。

【注意事项】注射剂量要准确；链霉素的毒性反应一般在用药10min后出现，并逐渐加重。

实训二十　恶性肿瘤用药护理的模拟训练

扫码“学一学”

【目的任务】

1. 掌握癌症化疗用药护理程序。

2. 学会采取合理护理措施监护不良反应。

【材料方法】病案1份、肿瘤化疗的用药护理模拟教学片，也可以采用教材中的任务或案例。

1. 介绍病案　患者，男，49岁，有20多年烟酒史，喜好烧烤熏制肉食，进食喜好热烫。近半年自觉进行性吞咽困难，体重明显减轻，此次因吃干饭时胸骨后疼痛感不能缓解来院就诊。胃镜检查：食道中下段狭窄。局部活体组织病理检查：鳞状细胞癌。诊断为食管癌晚期。

医生建议化疗，拟定的给药方案如下。

①顺铂注射剂　10mg×2　×5

②氟尿嘧啶注射液　0.25g×4

③0.9%氯化钠注射液　500ml×5

用法：临用前以0.9%氯化钠注射液溶解，氟尿嘧啶按1000mg/(m^2·d)，顺铂按20mg/(m^2·d)，连用5天。间隔3～4周重复用药。

同时给予营养支持、镇痛、升白等措施，第一个疗程后患者临床症状有所缓解，但出现恶心呕吐、脱发、口腔溃疡、四肢无力等症状，给予止吐药后，呕吐症状有所缓解，按原方案继续观察治疗。

2. 分组讨论病例，然后观看肿瘤化疗的用药护理模拟教学片，提出用药前、用药中、用药后的用药护理要点。

【结果结论】

用药步骤	恶性肿瘤的用药护理要点
用药前	
用药中	
用药后	

结论：

【思考讨论】

分析本病案并结合教学片讨论以下问题：

1. 依据抗恶性肿瘤药物的有关知识，本病案治疗食道癌所选用的药物是否合理？

2. 针对此病例，可进一步采取哪些护理措施提高化疗疗效？

扫码“学一学”

实训二十一　局麻药的作用与毒性比较观察

（一）普鲁卡因与丁卡因作用比较

【目的任务】

1. 掌握家兔的捉持方法，家兔的滴眼法及眨眼反射的观察技术。

2. 学会观察比较普鲁卡因、丁卡因局麻作用。

【材料方法】

家兔、1%盐酸普鲁卡因溶液、1%盐酸丁卡因溶液、兔固定器、剪刀、滴管。

1. 取家兔一只，检查两眼情况，放入兔固定器内，剪去睫毛，用兔须触及角膜，观察正常的眨眼反射。

2. 左眼滴1%盐酸普鲁卡因溶液3滴，右眼滴1%盐酸丁卡因溶液3滴。约1min后将手放开，每隔5min测试眨眼反射一次，至30min为止。

【注意事项】

1. 滴眼应在下眼睑内侧，滴药后，向上提起眼睑闭合保持15秒，同时压迫内眦，避免药液流入口腔。

2. 刺激角膜所用兔须应为同根同端。

3. 兔须不可触及眼睑，以免影响试验的结果。

【结果结论】

兔眼	药物	滴眼前眨眼反射	滴眼后眨眼反射					
			5min	10min	15min	20min	25min	30min
左	1%普鲁卡因溶液							
右	1%丁卡因溶液							

结论：

【思考讨论】

1. 依据有关知识，说明普鲁卡因和丁卡因对角膜的麻醉作用为何有差异？

2. 结合用药护理案例，说出两药区别的临床意义和用药护理是什么？

（二）普鲁卡因与丁卡因毒性比较

【目的任务】

1. 掌握小白鼠的捉拿方法和腹腔注射法。

2. 学会局麻药的毒性反应指标和比较方法。

【材料方法】

托盘天平、1ml 注射器、大烧瓶或鼠笼、1% 盐酸普鲁卡因溶液、1% 盐酸丁卡因溶液、小白鼠。

1. 取小白鼠 2 只，编号，称重，观察正常的活动情况。

2. A 小白鼠按 0. 1ml/20g 体重、腹腔注射 1% 盐酸普鲁卡因溶液，B 小白鼠按 0. 1ml/20g 体重、腹腔注射 1% 盐酸丁卡因溶液，观察两只小白鼠鼠用药后的反应。

【结果结论】

鼠号	药物	用药后反应	
		惊厥发生时间（min）	惊厥程度
1	1% 盐酸普鲁卡因溶液（ml）		
2	1% 盐酸丁卡因溶液（ml）		

结论：

【思考讨论】

结合所学知识，解释普鲁卡因与丁卡因毒性差异的原因是什么？有何临床意义？

实训二十二　休克、中毒等急危重症用药护理的模拟训练

（一）休克用药的护理模拟训练

【目的任务】

1. 掌握抗休克药的合理应用技能。

2. 学会判断休克类型，采取相应用药护理措施。

【材料方法】病案 1 份或任务案例等，抗休克药标本，感染性休克发生机制的视频或教学片，模拟治疗场景等。

1. 介绍病案　患者，男，37 岁。因一天前淋雨，出现寒战、高热、呼吸困难、胸部刺痛入院；入院查体：体温 39. 8℃，心率 120 次/分钟，呼吸浅快 30 次/分钟，血压下降至 70/50mmHg，急性病容、口唇发绀、四肢冰冷、咳出铁锈色痰、意识模糊、反应迟钝、少尿。血常规：白细胞计数升高，达（20～30）×10^9/L，中性粒细胞占 85%，可见核左移或胞质内毒性颗粒。胸部 X 线检查：肺叶、肺段分布一致的片状均匀致密阴影。血气分析：PaO_2 下降，酸中毒。

诊断：肺炎并发感染性休克。

扫码“学一学”

扫码“看一看”

医嘱：(1) 青霉素注射剂　1000 万 U　皮试（－）后 ／

(2) 0.9%氯化钠注射液　500ml ／　静脉滴注

(3) 氢化可的松注射剂　200mg　静脉滴注

(4) 多巴胺注射剂　20mg　静脉滴注

(5) 5%碳酸氢钠　250ml　静脉滴注

同时给予高流量给氧、物理降温、扩充血容量等支持措施，患者临床症状缓解，继续观察治疗。

2. 分组讨论病例，然后观看感染性休克的用药护理模拟教学片，提出用药前、用药中、用药后的用药护理要点。

【结果结论】

用药步骤	休克的用药护理要点
用药前	
用药中	
用药后	

结论：

【思考讨论】

分析本病案并结合教学片讨论以下问题：

1. 本病案治疗肺炎并发感染性休克所选用的四种药物是否合理？

2. 结合用药护理案例，感染性休克用药护理要点有哪些？

（二）有机磷酸酯类中毒解救

【目的任务】

1. 观察有机磷酸酯类药中毒症状，并比较阿托品与解磷定对有机磷农药中毒的解救效果。

2. 了解急救的基本常识，培养学生处事不乱，稳重和理智的医德医风。

【材料方法】家兔，5%美曲膦酯溶液，2.5%解磷定溶液，0.1%硫酸阿托品溶液，注射器（5ml，10ml），量瞳尺，棉球。

1. 取家兔两只，称体重并编号。分别观察并记录呼吸频率、瞳孔大小、唾液分泌、大小便及有无肌颤等。

2. 两兔均背部皮下注射5%美曲膦酯2.5ml/kg，严密观察上述指标的变化情况。

3. 待中毒症状明显出现后，甲兔从耳缘静脉注射0.1%阿托品1ml/kg，乙兔注射2.5%解磷定2ml/kg，观察比较两药对家兔的解救效果。

4. 观察完解救效果后，两兔分别注射另外一种药物。观察并比较甲、乙兔解救后各项观察指标的变化情况，将观察结果记录下来。

【结果结论】

编号	药物和用量	M 样症状				N 样症状	活动情况
		瞳孔大小	呼吸频率	唾液分泌	大小便	肌肉颤动	
甲兔	用药前						
	5% 美曲膦酯 2.5ml/kg						
	0.1% 阿托品 1ml/kg						
	2.5% 解磷定 2ml/kg						
乙兔	用药前						
	5% 美曲膦酯 2.5ml/kg						
	2.5% 解磷定 2ml/kg						
	0.1% 阿托品 1ml/kg						

【思考讨论】

1. 有机磷酸酯类中毒应该用什么药物解救?

2. 解救有机磷酸酯中毒用药需注意什么?

【注意事项】

1. 美曲膦酯可通过皮肤吸收，接触后用自来水清洗，不可用肥皂水，其在碱性环境下变成毒性更大的敌敌畏。

2. 测量瞳孔时注意前后光线一致。

（张　庆　白　婧　郑　磊）

参考文献

[1] 陈新谦，金有豫，汤光．新编药物学［M］.18 版．北京：人民卫生出版社，2015.

[2] 国家药典委员会．中华人民共和国药典（2015 年版）［S］．北京：中国医药科技出版社，2015.

[3] 杨宝峰．药理学［M］.9 版．北京：人民卫生出版社，2018.

[4] 张庆．护用药理学［M］．北京：中国医药科技出版社，2018.

[5] 肖顺贞．护理药理学［M］.3 版．北京：北京大学医学出版社，2008.

[6] 张庆．药物学基础［M］.3 版．北京：高等教育出版社，2014.

[7] 徐红等．用药护理［M］．北京：高等教育出版社，2012.

[8] 蒋国贤．护理药理学［M］．北京：人民卫生出版社，2010.

[9] 张庆．药物学基础［M］.3 版．北京：人民卫生出版社，2015.

[10] 护士资格考试编写组.2018 年护士资格考试：护考急救书［M］．北京：人民军医出版社，2018.

[11] 全国护士执业考试用书编写专家委员会.2018 年全国护士执业考试指导［M］．北京：人民卫生出版社，2018.

[12] 国家基本药物处方集编委会．国家基本药物处方集（化学药品和生物制品 2009 年版基础部分）［S］．北京：人民卫生出版社，2010.

[13] 林志彬主译．朗－戴尔药理学［M］．北京：北京大学医学出版社，2010.